Hefte zur Unfallheilkunde
Beihefte zur Zeitschrift „Unfallheilkunde/
Traumatology"

Herausgegeben von J. Rehn und L. Schweiberer

129

40. Jahrestagung

der Deutschen Gesellschaft
für Unfallheilkunde e.V.

18. bis 20. November 1976, Berlin

Kongreßbericht
im Auftrage des Vorstandes zusammengestellt von

J. Probst

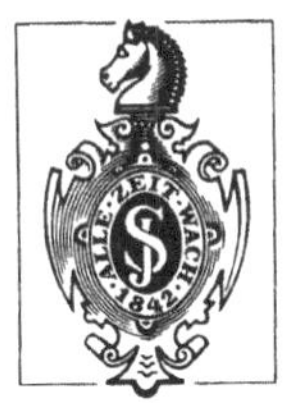

Springer-Verlag
Berlin Heidelberg New York 1977

Reihenherausgeber:

Prof. Dr. Jörg Rehn, Chirurgische Klinik und Poliklinik
der Berufsgenossenschaftlichen Krankenanstalten „Bergmannsheil",
Hunscheidtstraße 1, 4630 Bochum

Prof. Dr. Leonhard Schweiberer, Direktor der Abteilung für Unfallchirurgie der Chirurgischen Universitätsklinik, 6650 Homburg

Deutsche Gesellschaft für Unfallheilkunde e.V.

Geschäftsführender Vorstand 1976:
Präsident: Prof. Dr. H. Contzen, Frankfurt/M.
1. stellv. Präsident: Prof. Dr. W. Faubel, Dassendorf-Aumühle
2. stellv. Präsident: Prof. Dr. G. Dotzauer, Köln
1. Schriftführer: Priv.-Doz. Dr. J. Probst, Murnau
2. Schriftführer: Dr. W. Arens, Ludwigshafen/Rh.
Schatzmeister: Dr. G. Dorka, Berlin

Zusammenstellung des Berichts:

Priv.-Doz. Dr. J. Probst. Ärztlicher Direktor
der Berufsgenossenschaftlichen Unfallklinik Murnau

Mit 151 Abbildungen

ISBN-13:978-3-540-08261-3   e-ISBN-13:978-3-642-81144-9
DOI: 10.1007/978-3-642-81144-9

Inhaltsverzeichnis

III. Der posttraumatische Knorpelschaden *217*

X

Referentenverzeichnis

ACKERN, VON K., Dr.; Unfallchirurgische Klinik der Städt. Krankenanstalten Mannheim, Theodor-Kutzer-Ufer, 6800 Mannheim

AHLERS, J., Dr.; Unfallchirurgische Universitätsklinik Mainz, Langenbeckstraße 1, 6500 Mainz

ALBACH, W., Dr.; BG-Unfallklinik Murnau, Postfach 1380, 8110 Murnau/Obb.

AL HADDAD, H., Dr.; Oberarzt am Krankenhaus Siloah, Auestraße 46, 3000 Hannover

ARENS, WERNER, Dr.; Ärztlicher Direktor der BG-Unfallklinik Ludwigshafen, Pfennigsweg 13, 6700 Ludwigshafen/Rh.

BACHMANN, B., Dr.; Chirurgische Klinik Kantonsspital, CH-4410 Liestal

BAUMANN, U., Dr.; Chirurgische Universitätsklinik Freiburg, Hugstetterstraße 55, 7800 Freiburg i.Br.

BECK, H., Prof. Dr.; Vorsteher der Unfallchirurgischen Abteilung der Chirurgischen Klinik der Universität, Maximiliansplatz 2, 8520 Erlangen

BEHRENS, S., Dr.; Unfallchirurgische Klinik der Medizinischen Hochschule Hannover, Karl-Wiechert-Allee 9, 3000 Hannover 61

BILOW, H., Dr.; Leitender Arzt der Abteilung für Querschnittsgelähmte BG-Unfallklinik Tübingen, Rosenauer Weg 95, 7400 Tübingen

BLAUTH, W., Prof. Dr.; Direktor der Orthopädischen Universitäts- und Poliklinik Klaus-Groth-Platz 4, 2300 Kiel

BLÖMER, J., Dr.; Assistent an der Unfallchirurgischen Klinik der Medizinischen Hochschule Hannover, Karl-Wiechert-Allee 9, 3000 Hannover 61

BRÜGGEMANN, H., Dr.; Unfallchirurgische Klinik der Medizinischen Hochschule Hannover, Karl-Wiechert-Allee 9, 3000 Hannover 61

BURRI, C., Prof. Dr.; Chefarzt der Abteilung Unfallchirurgie, Department für Chirurgie der Universität Ulm, Steinhövelstraße 9, 7900 Ulm

CONTZEN, H., Prof. Dr.; Ärztlicher Direktor der BG-Unfallklinik Frankfurt am Main, Friedberger Landstraße 430, 6000 Frankfurt am Main 60

COTTA, H., Prof. Dr.; Direktor der Orthopädischen Universitäts-Klinik, Schlierbacher Landstraße 200a, 6900 Heidelberg 1

DELLING, G., Priv.-Doz. Dr.; Pathologisches Institut, Universitäts-Krankenhaus Eppendorf, Martinistraße 52, 2000 Hamburg-Eppendorf

DEXEL, M., Dr.; Orthopädische Universitätsklinik Balgrist, Forchstraße 340, CH-8008 Zürich

DIETSCHI, C., Dr.; Orthopädische Universitätsklinik Balgrist, Forchstr. 340, CH-8008 Zürich

DINY, G., Medizinalassistent; Unfallchirurgische Abteilung der Chirurgischen Universitätsklinik, 6650 Homburg/Saar

DOTZAUER, G., Prof. Dr.; Direktor des Instituts für Gerichtliche Medizin der Universität Köln, Melatengürtel 60—62, 5000 Köln 41

DÜBEN, W., Prof. Dr.; Leiter der Unfallchirgischen Abteilung des Friederikenstifts Hannover, Humboldtstraße 5, 3000 Hannover

DUSTMANN, H.O., Priv.-Doz. Dr.; Oberarzt der Orthopädischen Klinik und Poliklinik der Universität Heidelberg, Schlierbacher Landstraße 200a, 6900 Heidelberg

ECKE, H., Prof. Dr.; Leitender Arzt der Unfallchirurgischen Abteilung der Chirurgischen Universitätsklinik, Klinikstraße 37, 6300 Gießen

ERDMANN, H., Priv.-Doz. Dr.; Chefarzt der Röntgenabteilung der BG-Unfallklinik Frankfurt am Main, Friedberger Landstraße 430, 6000 Frankfurt am Main 60

EXNER, G., Prof. Dr.; Direktor der Orthopädischen Universitätsklinik und Poliklinik, Schützenstraße 49, 3550 Marburg

FAENSEN, M., Dr.; Abteilung für Unfall- und Wiederherstellungschirurgie im Klinikum Steglitz der Freien Universität Berlin, Hindenburgdamm 30, 1000 Berlin 45

FRANKE, N., Dr.; Unfallchirurgische Klinik der Städt. Krankenanstalten Mannheim, Theodor-Kutzer-Ufer, 6800 Mannheim

FRANKEN, TH., Dr.; Wissenschaftlicher Assistent der Radiologischen Universitätsklinik, Venusberg, 5300 Bonn

FRIEDEBOLD, G., Prof. Dr.; Direktor der Orthopädischen Klinik und Poliklinik der Freien Universität im Oskar-Helene-Heim, Clayallee 229, 1000 Berlin 33

FROMMHOLD, H., Priv.-Doz. Dr.; Oberarzt der Radiologischen Universitätsklinik, Venusberg, 5300 Bonn

GLINZ, W., Dr.; Oberarzt der Chirurgischen Universitätsklinik B, Kantonsspital, CH-8091 Zürich

GÖRDES, W., Priv.-Doz. Dr.; Oberfeldarzt, Leiter der Orthopädischen Abteilung im Bundeswehrkrankenhaus München, Cincinnatistraße 64, 8000 München 90

GOTZEN, L., Dr.; Wissenschaftlicher Assistent der Unfallchirurgischen Klinik der Medizinischen Hochschule Hannover, Karl-Wiechert-Allee 9, 3000 Hannover 61

GOYMANN, V., Priv.-Doz. Dr.; Oberarzt der Orthopädischen Universitätsklinik Essen, Hufelandstraße 55, 4300 Essen

GREILING, H., Prof. Dr.; Klinisch-chemisches Zentrallaboratorium der Medizinischen Fakultät an der Rhein.-Westf. Technischen Hochschule Aachen, Goethestraße 27—29, 5100 Aachen

GREINEMANN, H., Dr.; Chirurgische Klinik der BG-Krankenanstalten „Bergmannsheil", Hunscheidtstraße 1, 4630 Bochum

GRIEBEL, W., Dr.; Assistent an der Chirurgischen Klinik der BG-Krankenanstalten „Bergmannsheil", Hunscheidtstraße 1, 4630 Bochum

GRIESENBECK, K., Dr.; Abteilung Chirurgie der Medizinischen Fakultät an der Rhein.-Westf. Technischen Hochschule Aachen, Goethestraße 27−29, 5100 Aachen

GROHER, W., Priv.-Doz. Dr.; Orthopädische Klinik der Freien Universität im Oskar-Helene-Heim, Clayallee 229, 1000 Berlin 33

GRONERT, H.-J., Dr.; Oberarzt der Abteilung für Orthopädie und Traumatologie Krankenhaus Am Urban, Krankenhausbetrieb von Berlin-Kreuzberg, Dieffenbachstraße 1, 1000 Berlin 61

HAHN, F., Dr.; Abteilung für Unfall- und Wiederherstellungschirurgie im Klinikum Steglitz der Freien Universität Berlin, Hindenburgdamm 30, 1000 Berlin 45

HANĆEVIĆ, J., Prof. Dr. s.c. spez. za Kirurgiju; Nova Ves 27, YU-41000 Zagreb

HAVEMANN, D., Dr. med. habil.; Leitender Oberarzt für Unfallchirurgie, Zentrum für operative Medizin I, Chirurgische Universitätsklinik, Hospitalstraße 40, 2300 Kiel

HEIPERTZ, W., Prof. Dr.; Direktor der Orthopädischen Klinik und Poliklinik Friedrichsheim, Marienburgstraße 2, 6000 Frankfurt am Main 71

HEITLAND, W., Dr.; Wissenschaftlicher Assistent, Chirurgische Universitätsklinik Tübingen, Calwer Straße 7, 7400 Tübingen

HELBING, G., Dr.; Universitätsklinik, Department für Chirurgie, Steinhövelstraße 9, 7900 Ulm-Safranberg

HERRMANN, G., Dr.; Wissenschaftlicher Mitarbeiter, Chirurgische Universitätsklinik Mainz, Langenbeckstraße 1, 6500 Mainz

HERTEL, P., Dr.; Oberarzt der Abteilung für Unfallchirurgie der Chirurgischen Universitätsklinik, 6650 Homburg/Saar

HESSE, I., Dr.; Wissenschaftlicher Assistent, Anatomie II der Medizinischen Hochschule Hannover, Karl-Wiechert-Allee 9, 3000 Hannover 61

HESSEN, W., Dr.; Wissenschaftlicher Assistent der Unfallchirurgischen Klinik der Medizinischen Hochschule Hannover, Karl-Wiechert-Allee 9, 3000 Hannover 61

HEUWINKEL, R., Dr.; Oberstabsarzt, Wissenschaftlicher Assistent (Gastarzt), Unfallchirurgische Universitätsklinik, Langenbeckstraße 1, 6500 Mainz 1

HIERHOLZER, G., Priv.-Doz. Dr.; Ärztlicher Direktor der BG-Unfallklinik, Großenbaumer Allee 250, 4100 Duisburg-Buchholz

HINZ, P., Priv.-Doz. Dr.; Chefarzt der Orthopädischen Abteilung des St.-Johannis-Krankenhauses, 6790 Landstuhl

HOFMANN, G., Dr.; 1. Oberarzt der BG-Unfallklinik Murnau, Postfach 1380, 8110 Murnau/Obb.

HOLZ, U., Dr.; Oberarzt der BG-Unfallklinik Tübingen, Rosenauer Weg 95, 7400 Tübingen

XIV

HUDEC, M., Prof. Dipl.-Ing.; Cazmanska bb/A, YU-4100 Zagreb

HUPFAUER, W., Priv.-Doz. Dr.; Oberarzt der Orthopädischen Universitätsklinik, Hufelandstraße 55, 4300 Essen

IMHÄUSER, C., Prof. Dr.; Direktor der Orthopädischen Universitätsklinik, Josef-Stelzmann-Straße, 5000 Köln 41

JÄGER, M., Prof. Dr.; Leitender Oberarzt der Orthopädischen Klinik und Poliklinik der Universität, Harlachinger Straße 51, 8000 München 90

JÄGER, R., Dr.; Orthopädische Universitätsklinik und Poliklinik, Klaus-Groth-Platz 4, 2300 Kiel

JENSEN, H.P., Dr.; Oberarzt der BG-Unfallklinik Ludwigshafen, Pfennigsweg 13, 6700 Ludwigshafen

JUNGBLUTH, K.-H., Prof. Dr.; Direktor der Unfallchirurgischen Abteilung des Universitäts-Krankenhauses, Martinistraße 52, 2000 Hamburg-Eppendorf

KALLA, J., Dr.; Lehrkanzel für Unfallchirurgie I an der I. Chemischen Universitätsklinik, Alserstraße 4, A-1097 Wien

KIRSCHNER, P., Dr.; Unfallchirurgische Universitätsklinik Mainz, Langenbeckstraße 1, 6500 Mainz

KLAMMER, H.-L., Dr.; Oberarzt der Chirurgischen Universitätsklinik, Venusberg, 5300 Bonn

KLAPP, F., Dr.; Oberarzt der Abteilung für Unfallchirurgie der Chirurgischen Universitätsklinik, 6650 Homburg/Saar

KLEESIEK, K., Dr.; Klinisch-chemisches Zentrallaboratorium der Med. Fakultät der RWTH, Goethestr. 27/29, 5100 Aachen

KLEINING, R., Dr.; Oberarzt an der BG-Unfallklinik Duisburg-Buchholz, Großenbaumer Allee 250, 4100 Dusiburg-Buchholz

KLEMM, K. Dr.; Leitender Arzt der Abteilung für posttraumatische Osteomyelitis an der BG-Unfallklinik Frankfurt am Main, Friedberger Landstraße 430, 6000 Frankfurt am Main 60

KLOSORIS, E., Dr.; Wissenschaftlicher Assistent, Chirurgische Universitätsklinik, Venusberg, 5300 Bonn

KNAPP, U., Dr.; BG-Unfallklinik Tübingen, Rosenauer Weg 95, 7400 Tübingen

KÖNN, G., Prof. Dr.; Direktor des Pathologischen Instituts der Bergbau-BG Bochum Krankenanstalten „Bergmannsheil", Hunscheidtstraße 1, 4630 Bochum

KOLBOW, H., Dr.; Oberarzt an der Unfallchirurgischen Klinik der Medizinischen Hochschule Hannover, Karl-Wiechert-Allee 9, 3000 Hannover 61

KOUDSI, F., Dr.; Wissenschaftlicher Assistent der Unfallchirurgischen Klinik Mainz, Langenbeckstraße 1, 6500 Mainz

KUNER, E.H., Prof. Dr.; Ärztlicher Direktor der Unfallabteilung der Chirurgischen Universitätsklinik Freiburg, Hugstetterstraße 55, 7800 Freiburg i.Br.

KUROCK, W., Dr.; Unfallchirurgische Universitätsklinik Mainz, Langenbeckstraße 1, 6500 Mainz 1

LANG, D., Dr.; Assitenzärztin der Abteilung für Rückenmarkverletzte der BG-Unfallklinik Murnau, Postfach 1380, 8110 Murnau/Obb.

LANGER, ST., Dr.; Oberarzt der Abteilung Chirurgie der Medizinischen Fakultät der Rhein.-Westf. Technischen Hochschule Aachen, Goethestraße 27−29, 5100 Aachen

LEDERMANN, M., Dr.; Chirurgische Klinik im Kantonsspital Liestal, Traumatologische Abteilung, CH-4410 Liestal

LINDNER, J., Dr.; Assistenzarzt der Abteilung für Unfallchirurgie der Chirurgischen Universitätsklinik, 6650 Homburg/Saar

LUSSER, G.M., Dr.; Chirurgische Klinik im Kantonsspital Liestal, Traumatologische Abteilung, CH-4410 Liestal

MOCKWITZ, J., Dr.; Oberarzt der BG-Unfallklinik Frankfurt am Main, Friedberger Landstraße 430, 6000 Frankfurt am Main 60

MOMMSEN, U., Dr.; Wissenschaftlicher Assistent der Abteilung für Unfallchirurgie Universitäts-Krankenhaus, Martinistraße 52, 2000 Hamburg-Eppendorf

MÜLLER, H.J., Dr.; Chefarzt der Orthopädischen Abteilung der BG-Unfallklinik Murnau, Postfach 1380, 8110 Murnau/Obb.

MÜLLER, J., Priv.-Doz. Dr.; Leitender Arzt für Traumatologie, Chirurgische Klinik Kantonsspital, CH-4410 Liestal

MÜLLER, W., Dr.; Leitender Arzt Orthopädie Traumatologie, Kantonsspital Basel, Universitätskliniken, Department für Chirurgie, CH-4004 Basel

MÜLLER, W., Dr.; Unfallchirurgische Universitätsklinik Mainz, Langenbeckstraße 1, 6500 Mainz 1

MUHR, G., Priv.-Doz, Dr.; Oberarzt der Unfallchirurgischen Klinik der Medizinischen Hochschule, Karl-Wiechert-Allee 9, 3000 Hannover 61

MUSSGNUG, G., Dr.; Chefarzt der Chirurgischen Abteilung am Knappschaftskrankenhaus, Osterfelderstraße 157, 4250 Bottrop

NESKOVIC, N., Dr.; Oberarzt der Chirurgischen Abteilung am Knappschaftskrankenhaus, Osterfelderstraße 157, 4250 Bottrop

NEUGEBAUER, W., Dr.; Wissenschaftlicher Assistent der Chirurgischen Universitätsklinik, Calwer Straße 7, 7400 Tübingen

NIETHARD, F.U., Dr.; Orthopädische Universitätsklinik und Poliklinik der Universität Heidelberg, Schlierbacher Landstraße 200a, 6900 Heidelberg

NONNEMANN, H.C., Priv.-Doz. Dr.; Hohenzollerndamm 82, 1000 Berlin 33

OELLIG, W.P., Dr.; Berufsgenossenschaftliche Krankenanstalten „Bergmannsheil", Hunscheidtstraße 1, 4630 Bochum

OESTERN, H.J., Dr.; Unfallchirurgische Klinik der Medizinischen Hochschule Hannover, Karl-Wiechert-Allee 9, 3000 Hannover 61

Ohl, E., Dr.; Oberarzt der Klinik für Orthopädie und Unfallchirugie Dr. Baumann e.V., Alexanderstraße 5−7a, 7000 Stuttgart 1

PAHL, H.; BG-Unfallklinik Tübingen, Rosenauer Weg 95, 7400 Tübingen

XVI

PALLESEN, J., Dr.; Oberarzt der Chirurgischen Klinik der Berufsgenossenschaftlichen Krankenanstalten „Bergmannsheil", Hunscheidtstraße 1, 4630 Bochum

PERREN, S.M., Priv.-Doz. Dr.; Direktor des Forschungsinstitutes der Arbeitsgemeinschaft für Osteosynthesefragen, CH-7260 Davos

PERRET, W., Dr.; 8000 München, Königinstraße

PLAUE, R., Prof. Dr.; Direktor der Unfallchirurgischen Klinik der Städt. Krankenanstalten, Theodor-Kutzer-Ufer, 6800 Mannheim 1

POEPLAU, P., Dr.; Oberarzt der Abteilung für Unfallchirurgie der Chirurgischen Universitätsklinik, 6650 Homburg/Saar

PUHL, W., Priv.-Doz. Dr.; Oberarzt der Orthopädischen Klinik der Universität Heidelberg, Schlierbacher Landstraße 200a, 6900 Heidelberg 1

RAHMANZADEH, R., Prof. Dr.; Leiter der Abteilung für Unfall- und Wiederherstellungschirurgie im Klinikum Steglitz der Freien Universität Berlin, Hindenburgdamm 30, 1000 Berlin 45

REFIOR, H.J., Doz. Dr.; Oberarzt der Orthopädischen Klinik München, Harlachinger Straße 51, 8000 München 90

REHN, J., Prof. Dr.; Chefarzt der Chirurgischen Klinik und Poliklinik der BG-Krankenanstalten „Bergmannsheil", Hunscheidtstraße 1, 4630 Bochum

REICHELT, A., Prof. Dr.; Leitender Oberarzt der Orthopädischen Universitätsklinik, König-Ludwig-Haus, Brettreichstraße 11, 8700 Würzburg

RENNÉ, J., Dr.; Oberarzt der Orthopädischen Klinik der Justus Liebig-Universität, Freiligrathstraße 2, 6300 Gießen

RITTER, G., Prof. Dr.; Unfallchirurgische Klinik der Universität Mainz, Langenbeckstraße 1, 6500 Mainz 1

RODERER, J.,; Orthopädische Klinik des Wichernhauses, 8503 Altdorf

ROGGE, D., Dr.; Unfallchirurgische Klinik der Medizinischen Hochschule Hannover, Karl-Wiechert-Allee 9, 3000 Hannover 61

ROMPE, G., Prof. Dr.; Abteilungsleiter für Physiotherapie und Sportorthopädie, Orthopädische Universitätsklinik, Schlierbacher Landstraße 200a, 6900 Heidelberg 1

ROTH, B., Dr.; Chirurgische Klinik im Kantonsspital, CH-4410 Liestal

RÜTER, A., Dr.; Oberarzt am Department Chirurgie der Universität, Abteilung für Unfallchirurgie, Steinhövelstraße 9, 7900 Ulm-Safranberg

RUIDISCH, M.H., Dr.; Leitender Arzt der Abteilung für Rückenmarkverletzte der BG-Unfallklinik Murnau, Postfach 1380, 8110 Murnau/Obb.

SKUTELLA, E., Dr.; Chirurgische Klinik im Kantonsspital, CH-4410 Liestal

SPIER, W., Priv.-Doz. Dr.; Oberarzt der Universitätsklinik, Department für Chirurgie, Steinhövelstraße 9, 7900 Ulm-Safranberg

SCHEJBAL, B., Dr.; Oberarzt der BG-Krankenanstalten „Bergmannsheil", Hunscheidtstraße 1, 4630 Bochum

SCHELLMANN, W.D., Dr.; 1. Oberarzt der BG-Unfallklinik Frankfurt am Main, Friedberger Landstraße 430, 6000 Frankfurt am Main 60

SCHENK, R.K., Prof. Dr.; Direktor des Anatomischen Instituts, Bühlstraße 26, CH-3012 Bern

SCHEWIOR, TH., Dr.; Assistenzarzt der Orthopädischen Universitätsklinik Heidelberg, Schlierbacher Landstraße 200a, 6900 Heidelberg 1

SCHILLING, H., DR.; Chefarzt der Unfallchirurgischen Abteilung des St. Marienhospitals, Altstadtstraße 23, 4670 Lünen

SCHLEGEL, K.F., Prof. Dr.; Direktor der Orthopädischen Universitätsklinik und Poliklinik, Hufelandstraße 55, 4300 Essen

SCHMELZEISEN, H., Dr.; Oberarzt der BG-Unfallklinik Tübingen, Rosenauer Weg 95, 7400 Tübingen

SCHNEIDER, I., Dr.; Oberarzt der Chirurgischen Klinik der BG-Krankenanstalten „Bergmannsheil", Hunscheidtstraße 1, 4630 Bochum

SCHOBERTH, H., Prof. Dr.; Ärztlicher Direktor der Ostseeklinik Damp, 2335 Damp 2

SCHUCHARDT, E., Dr.; Orthopädische Universitätsklinik und Poliklinik, Klaus-Groth-Platz 4, 2300 Kiel

SCHUSTER, G., Dr.; Oberarzt der Abteilung Chirurgie der Medizinischen Fakultät der Rhein.-Westf. Techn. Hochschule, Goethestraße 27–29, 5100 Aachen

SCHWEIBERER, L., Prof. Dr.; Direktor der Unfallchirurgischen Abteilung der Chirurgischen Universitätsklinik, 6650 Homburg/Saar

STRUBE, H.D., Dr.; Wissenschaftlicher Assistent der Unfallchirurgischen Klinik, Langenbeckstraße 1, 6500 Mainz 1

STUFLESSER, H., Dr.; Assistenzarzt der Orthopädischen Universitätsklinik Balgrist, Forchstraße 340, CH-8008 Zürich

TALKE, M., Dr.; Ass.-Prof. für Orthopädie, Orthopädische Klinik und Poliklinik der Freien Universität im Oskar-Helene-Heim, Clayallee 229, 1000 Berlin 33

TERBRÜGGEN, D., Dr.; Oberarzt der Abteilung für Unfallchirurgie der Chirurgischen Universitätsklinik Freiburg i.Br., Hugstetterstraße 55, 7800 Freiburg i.Br.

THELEN, E., Dr.; Chirurgische Klinik der BG-Krankenanstalten „Bergmannsheil", Hunscheidtstr. 1, 4630 Bochum

THOMA, J., Dr.; Assistenzarzt der Abteilung für Orthopädie und Traumatologie Krankenhaus Am Urban, Dieffenbachstraße 1, 1000 Berlin 61

Trentz, O., Dr.; Oberarzt der Unfallchirurgischen Klinik der Medizinischen Hochschule, Karl-Wiechert-Allee 9, 3000 Hannover 61

TREUMANN, F., Dr.; Orthopädische Klinik und Poliklinik Friedrichsheim Frankfurt am Main, Marienburgstraße 2, 6000 Frankfurt am Main 71

TSCHERNE, H., Prof. Dr.; Direktor der Unfallchirurgischen Klinik der Medizinischen Hochschule, Karl-Wiechert-Allee 9, 3000 Hannover 61

VECSEI, V., Dr., Oberarzt, Lehrkanzel für Unfallchirurgie I an der I. Chirurgischen Universitätsklinik, Alserstraße 4, A-1090 Wien

VEIHELMANN, D., Priv.-Doz. Dr.; Oberarzt der Chirurgischen Universitätsklinik Tübingen, Calwerstraße 7, 7400 Tübingen

VOIGT, G.E., Prof. Dr.; Direktor des Instituts für Gerichtliche Medizin, Sölvie-Gatan 25, Lund/Schweden

WAGNER, H., Prof. Dr.; Ärztlicher Direktor der Rummelsberger Krankenanstalten, Chefarzt der Orthopädischen Klinik Wichernhaus, 8503 Altdorf

WALDE, H.J., Dr.; Unfallchirurgische Universitätsklinik Mainz, Langenbeckstraße 1, 6500 Mainz 1

WALZ, F., Dr.; Wissenschaftlicher Mitarbeiter am Gerichtlich-medizinischen Institut der Universität Zürich, CH-8028 Zürich

WANNSKE, M., Dr.; Wissenschaftlicher Assistent an der Unfallchirurgischen Klinik der Medizinischen Hochschule Hannover, Karl-Wiechert-Allee 9, 3000 Hannover 61

WEBER, M., Dr.; Orthopäd. Klinik der Universität, Schlierbacher Landstr. 200a, 6900 Heidelberg 1

WEIGERT, M., Prof. Dr.; Chefarzt der Abteilung für Orthopädie und Traumatologie, Krankenhaus Am Urban, Dieffenbachstraße 1, 1000 Berlin 61

WELLER, S., Prof. Dr.; Ärztlicher Direktor der BG-Unfallklinik Tübingen, Rosenauer Weg 95, 7400 Tübingen

WESSELY, J., Dr.; Assistenzarzt an den BG-Krankenanstalten „Bergmannsheil", Chirurgische Klinik, Hunscheidtstraße 1, 4630 Bochum

WESTERMANN, K., Dr.; Unfallchirurgische Klinik der Medizinischen Hochschule Hannover, Karl-Wiechert-Allee 9, 3000 Hannover 61

WILLENEGGER, H., Prof. Dr.; Präsident der AO International, Murtenstraße 35, CH-3008 Bern

ZECH, G., Dr.; Unfallchirurgische Klinik der Medizinischen Hochschule Hannover, Karl-Wiechert-Allee 9, 3000 Hannover 61

ZEILER, G., Dr.; Oberarzt der Orthopädischen Klinik des Wichernhauses, 8503 Altdorf

ZICHNER, LUDWIG, Dr.; Orthopädische Univ.-Klinik Friedrichshein, Frankfurt a.Main, Marienburgstraße 2

ZOLLINGER, H., Dr.; Assitenzarzt der Orthopädischen Universitätsklinik Balgrist, Forchstraße 340, CH-8008 Zürich

Eröffnungsansprache

H. Contzen

54 Jahre nach ihrer Gründung - am 23. September 1922 in Frankfurt am Main - begeht nun die Deutsche Gesellschaft für Unfallheilkunde ihre 40. Jahrestagung. Diese runde Zahl kann für uns nicht Veranlassung für irgendwelche Festlichkeiten sein; sie dokumentiert aber eine gewisse Tradition, die sich vor allem aus der Bedeutung dieses jährlichen Treffens für alle Mitglieder und Mitarbeiter im großen Bereich der Unfallheilkunde entwickelt hat. Das Interesse an unserer gemeinsamen Arbeit wird nicht zuletzt auch an den stetig ansteigenden Teilnehmerzahlen erkennbar.

Wir sehen als vornehmste Aufgabe einer solchen Tagung die Vermittlung des jeweils neuesten Standes wissenschaftlicher und praktischer Erkenntnisse in unserem Arbeitsgebiet an; wir versuchen hier, in einem sachlichen Meinungsaustausch die optimalen diagnostischen und therapeutischen Verfahren zu erkennen, um diese zum Nutzen unserer Patienten anwenden zu können.

Unter dieser Prämisse begrüße ich herzlich alle Anwesenden und danke Ihnen, daß Sie unserer Einladung gefolgt sind.

Mein besonderer Gruß gilt den Vertretern der gastgebenden Stadt Berlin, die für den verhinderten Herrn Regierenden Bürgermeister durch den Herrn Senator für Gesundheit und Umweltschutz, Herrn ERICH PÄTZOLD, repräsentiert wird. Ich begrüße den Herrn Bevollmächtigten der Bundesregierung in Berlin für den Geschäftsbereich Jugend, Familie und Gesundheit, Herrn Oberregierungsrat BÄRENWALD. Als selbstverständlich konnten wir die Anwesenheit des Präsidenten der Landesärztekammer Berlin, unseres Ehrenmitgliedes Herrn Prof. Dr. WILHELM HEIM voraussetzen, den ich, wie alle Ehrenmitglieder unserer Gesellschaft, die Professoren H. JUNGHANNS und A.N.WITT, besonders herzlich begrüße. Die Herren Professoren K.H. BAUER, HILGENFELDT, LOB und TÖNNIS haben aus gesundheitlichen Gründen, die Herren Prof. J. BÖHLER und Dr. LAUTERBACH wegen anderweitiger Verpflichtungen absagen müssen; sie alle lassen der Tagung einen guten Verlauf wünschen.

Wir freuen uns sehr, daß der amtierende Präsident der Deutschen Gesellschaft für Chirurgie, Prof. SCHEGA, und der Präsident des Berufsverbandes der Deutschen Chirurgen, Herr Kollege Dr. MÜLLER-OSTEN, unserer Einladung gefolgt sind. Der amtierende Präsident der Deutschen Gesellschaft für Orthopädie und Traumatologie, Prof. RÜTT, weilt selbstverständlich unter uns, da er, wie sein Vorgänger im Amt, Prof. Dr. RETTIG, langjähriges Mitglied unserer Gesellschaft ist. Das gilt in besonderem Maße für den amtierenden Präsidenten der Deutschen Gesellschaft für Plastische und Wiederherstellungschirurgie, Herrn Priv.-Doz. Dr. PROBST, unseren 1. Schriftführer. Der Präsident der Deutschen Gesellschaft für Lungenkrankheiten, Prof. Dr. BLAHA, ist uns als ehemaliger Zögling einer harten Chirurgenschule herzlich willkommen. Auch freuen wir uns über die Anwesenheit des Präsidenten des Deutschen Roten Kreuzes in Berlin, Herrn Kollegen Dr. SCHMIDT.

Die Schweizerische Gesellschaft für Unfallmedizin ist durch ihren Schriftführer, Prof. BAUR aus Luzern, die Österreichische Gesellschaft für Unfallchirurgie durch ihren neuen Präsidenten, Prof. TROJAN aus Wien, vertreten, der seinerseits bereits seit 1953 auch unserer Gesellschaft angehört. Aus Frankreich ist unser korrespondierendes Mitglied Prof. MARC ISELIN zu uns gekommen.

Allen Gästen aus dem In- und Ausland ein herzliches Willkommen.

Mit besonderer Freude begrüße ich Herrn Prof. RAISCH, den Präsidenten des uns so nahe stehenden Bundesverbandes der für Berufsgenossenschaften tätigen Ärzte, der gestern mit einem Festakt das 50 jährige Jubiläum seines Verbandes gefeiert hat. Mit unseren Glückwünschen möchte ich ihm noch einmal Dank sagen, daß unser Präsidium eingeladen war, dieses Jubiläum mitzufeiern.

Ganz besonders herzlich begrüße ich den Kollegen aus der DDR, der die Möglichkeiten seines Rentnerstatus genützt hat, um an unserer Tagung teilzunehmen.

Meine sehr verehrten Damen und Herren, der Begrüßung unserer Gäste möchte ich aber sogleich den Dank und Gruß an alle Mitarbeiter folgen lassen, die sich um die Vorbereitung und Durchführung dieser Tagung große Verdienste erworben haben. Es sind dies neben den Referenten und Sitzungsleitern vor allem der Schatzmeister unserer Gesellschaft, Herr Kollege DORKA, und die bewährte Leiterin unseres ständigen Sekretariats, Frau VOPEL. Ohne diese beiden Berliner wäre die Organisation dieser Tagung kaum vorstellbar.

Ich glaube, davon ausgehen zu können, daß Sie einfach von mir erwarten, die Gunst der Stunde, hier speziell die Anwesenheit zahlreicher Vertreter des öffentlichen Lebens zu nutzen, um einige Probleme anzusprechen, die nicht nur uns Ärzte sondern vielmehr auch die Öffentlichkeit interessieren. Diese Probleme beziehen sich in erster Linie auf eine optimale Versorgung unserer Bürger nach erlittenem Körperschaden, berühren damit aber gleichzeitig auch das derzeit brisanteste Thema der Sozialpolitik, nämlich deren Finanzierung.

Grundlage jeder seriösen Empfehlung für Neuplanung oder Reorganisation nicht nur im Bereich der Krankenversorgung muß eine genaue Bedarfsanalyse und eine exakte Kostenrechnung sein.

Auf diesen Prinzipien basieren die Empfehlungen der Träger der gesetzlichen Unfallversicherung u. a. zur Verbesserung der medizinischen Rehabilitation Unfallverletzter, nach denen auch die Einrichtung selbständiger Unfallabteilungen an etwa 90 Krankenhäusern außerhalb von Universitätskliniken und bereits bestehender

Spezialeinrichtungen als optimal angesehen wird. Dieser Empfehlung
ist bereits in erfreulichem Maße gefolgt worden; nur sollten sich
die Krankenhausträger gelegentlich daran erinnern, daß mit der
Schaffung selbständiger Unfallabteilungen eigentlich nicht eine
Lösungsmöglichkeit für interne Personalprobleme speziell beim
Chefarztwechsel gemeint war.

Weitaus gravierender ist das Problem fehlender Behandlungszentren
für Rückenmarkverletzte, für Schwer-Schädelhirnverletzte und für
Schwer-Brandverletzte. Es steht außer Frage, daß die ärztliche
Erstversorgung und die medizinische Rehabilitation dieser Verletzten wesentlich effektiver in entsprechenden Spezialabteilungen
erfolgen kann, die natürlich mit hohen Investitions- und Unter-
haltungskosten belastet sind. Wenn sich die Organe der öffentlichen Hand aber einmal mit den vorhandenen Kosten-Nutzenanalysen
beschäftigen würden, dann wäre bald erkennbar, daß sich - ganz
abgesehen von rein humanitären Erwägungen - auch unter dem Gesichtspunkt der Rentabilität - die Einrichtung solcher Behandlungszentren anbietet. Jedes auch für die Intensivversorgung
eingerichtete Krankenhaus ist mit der fachgerechten Betreuung
solcher Langzeitpatienten völlig überfordert, davon abgesehen,
daß die teuren Intensivpflegebetten blockiert werden und für
Patienten mit akuter Notfallsituation nicht zur Verfügung stehen.

Es sollte auch der Hinweis auf die unbedingt erforderliche Einrichtung handchirurgischer Behandlungsmöglichkeiten nicht fehlen.
Denn unsere Kollegen können mit ihrer feinen Nadel manchen Schaden
vermeiden oder reparieren, der sonst mit lebenslanger Rentenlei-
stung den Etat belastet.

Meine sehr verehrten Damen und Herren, einleitend hatte ich als
wichtigste Aufgabe der wissenschaftlichen Fachgesellschaften die
Vermittlung des neuesten Erkenntnisstandes im jeweiligen Arbeitsgebiet herausgestellt. Dazu gehört auch eine kritische Sichtung
bekannter und bewährter Behandlungsmethoden mit dem Ziel, damit
ggf. einen noch größeren Effekt zu erreichen. In der operativen
Medizin kann eine entsprechende Aussage nur auf dem Vergleich
exakt dokumentierter Ergebnisse basieren.

Unter diesem Motto sollte das I. Hauptthema unseres Kongresses
"Indikationen für die derzeit üblichen Osteosyntheseverfahren"
gesehen werden. Für jeden Arzt, besonders aber in einer operativen
Disziplin ist mit der Indikationsstellung bereits der entscheidende Schritt auf den Behandlungserfolg hin verbunden, an dem schließlich alles zu messen ist.

Das von KÜNTSCHER inaugurierte Verfahren der intramedullären
Frakturstabilisierung wird seit über 30 Jahren auch in Varianten
überall praktiziert; die vor nahezu 20 Jahren von unseren Freunden
in der Schweiz entwickelten Prinzipien der Arbeitsgemeinschaft für
Osteosynthesefragen sind weltweit anerkannt. Uns schien daher die
Zeit gekommen, sowohl anhand von Grundlagenkenntnissen als insbesondere auch durch den Vergleich der Ergebnisse von Nachuntersuchungen bei möglichst vielen Patienten den Versuch zu wagen, die
für bestimmte Frakturformen und Frakturlokalisationen jeweils optimale Indikationen zu finden.

4

Für die Wahl der beiden anderen Hauptthemen war die Tatsache
maßgebend, daß nicht zuletzt durch einige bevorzugte Sportarten
und durch bestimmte Unfallmechanismen vor allem im Straßenverkehr
heute Verletzungen am Bandapparat des Kniegelenkes wie auch Schäden an den Gelenken insgesamt weitaus häufiger als früher zu beobachten sind. Damit war zwangsläufig die Notwendigkeit gegeben,
sich intensiver mit deren subtiler diagnostischer Abklärung und
adaequater Behandlung, darüberhinaus auch mit der versicherungsrechtlichen Beurteilung verbleibender Unfallfolgen zu beschäftigen.

So wird das Thema "Das instabile Kniegelenk" für manchen Arzt
neue diagnostische und therapeutische Aspekte bieten. Die in den
vorhandenen Lehrbüchern noch unter dem Schlüsselwort "Wackelknie"
zu findenden Abhandlungen bedürfen für die nächste Auflage sicher
einer eingehenden Überarbeitung.

Ebenso haben sich in der Deutung, Diagnostik und Behandlung von
Gelenkknorpelschäden, die häufig schon beim Jugendlichen in be-
ängstigendem Ausmaß vorliegen, viele neue Erkenntnisse ergeben,
die im III. Hauptthema "Der posttraumatische Knorpelschaden" abgehandelt werden.

Es ist Ihnen sicher aufgefallen, daß wir uns auf dieser Jahrestagung der Deutschen Gesellschaft für Unfallheilkunde nur mit den
Folgeschäden von Verletzungen am Kniegelenk befassen. Es beruht
dies einmal auf einer Vereinbarung mit dem Herrn Präsidenten der
Deutschen Gesellschaft für Chirurgie, der die "Frische Kniegelenkverletzung" als ein Hauptthema des nächsten Chirurgenkongresses
vorgesehen hat, zum anderen aber kommt darin auch die besondere
Stellung des Unfallchirurgen als Bindeglied zwischen der gemeinsamen Mutter Chirurgie und der Orthopädie zum Ausdruck.

Außer dem Thema "Begutachtung des Knorpelschadens", in dem die
versicherungsrechtlichen Konsequenzen aus den neuen klinischen
Erkenntnissen abgehandelt werden, bieten auch die Sektionen Verkehrsmedizin und Versicherungsmedizin einen besonders interessan-
ten Überblick über Ursachen und Folgen von Verletzungen an der
Wirbelsäule und geben praktische Hinweise zur objektiven Beurteilung verbleibender Schäden.

Meine sehr verehrten Damen und Herren, bei der Vorbereitung dieses
Kongresses mußte ich die gleiche Erfahrung wie mancher meiner Vorgänger machen, nämlich, daß Wunsch und Wirklichkeit kaum noch
miteinander zu vereinbaren sind. Die primäre Konzeption, nur einige, im jeweiligen Themenkreis besonders erfahrene Kollegen um ein
Übersichtsreferat zu bitten, um ausreichend Zeit für eine Diskussion zu haben, mußte bald aufgegeben werden. Selbst auf die doch
relativ strengen Ausschreibungsbedingungen hin sind so viele, so
gute und zum Thema gehörende Vorträge angemeldet worden, daß deren
Ablehnung nicht gerechtfertigt erschien. Einerseits wurde dadurch
bestätigt, daß wirklich aktuelle und interessierende Themen ausgewählt worden sind, andererseits entspricht nun die Gesaltung dieses Kongresses dem gewohnten Bild. Vielleicht ist das auch gut so.

Natürlich ist die Medizin in erster Linie eine Erfahrungswissen-
schaft, bedarf also in erster Linie des ständigen Austausches von

Erfahrungen und Ansichten, die aber ihrer Erklärung auf wissenschaftlicher Grundlage bedürfen. Die zahllosen Einzelfragen, die sich aus einem Problem ergeben, müssen detailliert beantwortet werden. Die dafür erforderliche zeitraubende Arbeit wird nicht zuletzt von unseren jüngeren Kollegen und Mitarbeitern geleistet; wir müssen ihnen dafür auch die Möglichkeit geben, ihre Ergebnisse vorzutragen, um ihnen so die Motivation für die Fortsetzung ihrer Arbeit zu verschaffen. Wenn natürlich aus einer Klinik mehr als 10 Vorträge zum gleichen Thema angemeldet werden, dann fällt es etwas schwer, an ein ausschließlich wissenschaftlich begründetes Interesse an der Mitgestaltung des Kongresses zu glauben.

Ich hoffe trotzdem, daß wir mit dem Ihnen vorgelegten Programm für die 40. Jahrestagung unserer Gesellschaft eine akzeptable Synthese zwischen Wunsch und Wirklichkeit gefunden haben.

Die Eröffnungsfeier für die Jahrestagung unserer Gesellschaft bietet den würdigen Rahmen, um Kollegen, die sich in und um unseren Beruf besondere Verdienste erworben haben, zu ehren.

Das Präsidium der Deutschen Gesellschaft für Unfallheilkunde hat während seiner Sitzung am 25. Juni 1976 einstimmig beschlossen, Herrn Priv. Doz. Dr. med. habil. VILMOS HÖNIG, den stellvertretenden Direktor des Zentralinstitutes für Traumatologie in Budapest, zum korrespondierenden Mitglied zu ernennen. Herr Dr. HÖNIG ist nicht nur ein auch international anerkannter Vertreter der Traumatologie, er hat sich auch als einer der Gründer der Ungarischen Gesellschaft für Traumatologie und deren ständiger Generalsekretär um die guten Beziehungen zu den deutschsprachigen Gesellschaften verdient gemacht.

Leider mußte mir Herr Kollege HÖNIG auf meine Einladung hin mitteilen, daß ihm die Behörden seines Landes zwar die Einreise in die Bundesrepublik genehmigen, den Besuch Berlins jedoch verweigern würden. Ich kann ihm also die zugedachte Ehrenurkunde hier nicht persönlich überreichen.

Diese Urkunde hat folgenden Wortlaut:

Die Deutsche Gesellschaft für Unfallheilkunde e.V. ernennt auf einstimmigen Beschluß des Präsidiums

Herrn Dr. med. habil. VILMOS HÖNIG, Budapest

in dankbarer Anerkennung seiner außerordentlichen Verdienste um die Unfallheilkunde zu ihrem Korrespondierenden Mitglied

Meine sehr verehrten Damen und Herren, Sie sind sicher mit dem Beschluß des Präsidiums einverstanden, daß Herrn Priv. Doz. Dr. med. habil. HÖNIG die Ehrenurkunde während eines angekündigten Besuches in der Bundesrepublik im würdigen Rahmen von einem Präsidiumsmitglied überreicht werden wird.

Nach den gültigen Bestimmungen für die Verleihung des Hans Liniger-Preises der Deutschen Gesellschaft für Unfallheilkunde e.V.

6

ist dieser Preis im Jahre 1976 ausgeschrieben worden. Auf die
termingerechte Ausschreibung hin sind insgesamt 6 Preisarbeiten
eingegangen.

Das Preisrichterkollegium unserer Gesellschaft, dem die Herren
Proff.KÖNN, PANNIKE, SCHWEIKERT und ULMER unter der Federführung
von Prof. WELLER angehörten, hat sämtlichen Arbeiten ein hervorra-
gendes wissenschaftliches Niveau bescheinigt und sie für grundsätzlich preiswürdig erklärt.

Vom Preisrichterkollegium ist der <u>Hans Liniger-Preis</u> 1976

    Herrn Priv. Doz. Dr. med. HANS-OTTO DUSTMANN
    Oberarzt der Orthopädischen Univ. Klinik in Heidelberg

für seine eingereichte Arbeit mit dem Titel

    "Altersabhängige Reaktionen des Gelenkknorpels
    nach Verletzungen"

zuerkannt worden.

Ich gratuliere Herrn Kollegen DUSTMANN auch im Namen des Präsidiums und der Mitglieder der Deutschen Gesellschaft für Unfallheilkunde herzlich zu diesem großen Erfolg und darf ihm die dafür
ausgesetzte Urkunde und Prämie überreichen.

Meine sehr verehrten Damen und Herren, der festliche Rahmen einer
Eröffnungsfeier entspricht auch dem für eine ehrenvolle Pflicht.

Seit unserer Jahrestagung 1975 sind zahlreiche Kollegen und Mitglieder unserer Gesellschaft von uns gegangen.

In dieser Zeit sind verstorben:

Prof. Dr. med. Dr.h.c. WILHELM HALLERMANN, ehem. Direktor des
Instituts für gerichtliche Medizin der Universität Kiel; ge-
storben am 28.3.1975
Priv.-Doz. Dr. med. FRANZ-GEORG KOCH, Oberarzt der Orthopädischen
Univ.-Klinik Heidelberg, 39jährig verstorben am 4.7.1975
Dr. med. PAUL GUT, Chefarzt der Privat-Unfallklinik St. Moritz,
Schweiz; im März 1975
Prof. Dr. med. CARLHEINZ VELTEN, ehem. Leiter des Pathologischen
Instituts der Städt. Krankenanstalten Ludwigshafen; gestorben am
13.12.1975
Dr. med. WERNER JANTKE, ehem. Chefarzt der Berufsgenossenschaft-
lichen Unfallklinik Duisburg-Buchholz; <u>langjähriger 2. Schrift-
führer der Deutschen Gesellschaft für Unfallheilkunde</u>; gestorben
am 15.12.1975
Prof. Dr. med. KURT KOLLE, ehem. Direktor der Univ.-Nervenklinik
München; gestorben 1975
Dr. med. WILHELM EWALD, Facharzt für Chirurgie und Gynäkologie,
ehem. Chefarzt des Städt. Krankenhauses Amberg; gestorben bereits
1974
Prof. Dr. med. WALTHER EHALT, ehem. Leiter des Arbeitsunfallkran-
kenhauses Graz 1940-68; gestorben am 11.1.1976
Prof. Dr. med. HANS HELLNER, ehem. Direktor der Chirurgischen Uni-
versitätsklinik Göttingen; gestorben am 5.2.1976
Dr. med. ERNST WEGENER, ehem. Chefarzt der Chirurg. Abteilung des
Städtischen Krankenhauses Bremen-Nord; gestorben am 23.2.1976

Dr. med. ROBERT KAMPSHOFF, ehem. Chefarzt des Philippus-Stifts
in Essen-Borbeck; gestorben am 25.2.1976
Prof. Dr. med. WILHELM WAGNER, früher Direktor der Chirurgischen
Univ.-Klinik Halle, dann Chefarzt des Evang. Krankenhauses Wanne-
Eickel, danach Leitender Arzt des Burgberg-Sanatoriums Bad Harz-
burg; gestorben am 26.2.1976
Prof. Dr. med. EWALD WEISSSCHEDEL, ehem. Chefarzt der Chirurgischen
Abteilung der Städt. Krankenanstalten Konstanz; gestorben am
9.3.1976
Dr. med. HANS-JOACHIM SAEGER, Chefarzt der Chirurg. Abteilung
des Rot-Kreuz-Krankenhauses Drontheimer Straße in Berlin; ge-
storben am 16.3.1976
Dr. med. HEINZ-ULRICH JASCHKE, Facharzt für Orthopädie in Weiden;
gestorben 47jährig am 21.5.1976
Prof. Dr. med. FRITZ LANG, ehem. Direktor der Schweizerischen
Unfallversicherungsanstalt in Luzern; Korrespondierendes Mitglied
unserer Gesellschaft; gestorben am 5.6.1976
Prof. Dr. med. BERTHOLD MÜLLER, ehem. Direktor des Institutes für
gerichtliche Medizin der Universität Heidelberg; Präsident unserer
Gesellschaft 1960, Kongreß in Lindau, Ehrenmitglied unserer Gesell-
schaft seit 1969; gestorben am 9.7.1976
Dr. med. KARL KRAUS, ehem. Chefarzt der Chirurg. Abteilung des
Krankenhauses Jülich; gestorben am 14.7.1976
Prof. Dr. med. RUDOLF GEISSENDÖRFER, ehem. Direktor der Chirurgi-
schen Univ.-Klinik Frankfurt/Main; gestorben am 17.7.1976
Prof. Dr. med. WERNER BLOCK, ehem. Chefarzt der Chirurgischen Ab-
teilung des Gertrauden-Krankenhauses in Berlin; langjähriger
Schriftführer der Deutschen Gesellschaft für Chirurgie; gestorben
am 19.9.1976
Prof. Dr. med. MAX HOCHREIN, Professor für Innere Medizin in
Ludwigshafen; gestorben 1976
Prof. Dr. med. WERNER KINDLER, ehem. Direktor der Univ.-HNO-
Klinik Heidelberg; gestorben am 9.10.1976;
er hinterließ auf seinem Kalender für den 18.11.1976 die Eintra-
gung: "Der Deutschen Gesellschaft für Unfallheilkunde Erfolg wünschen"!

Sie haben sich zu Ehren unserer verstorbenen Mitglieder erhoben,
ich danke Ihnen.

Nun, meine sehr verehrten Damen und Herren, wollen wir uns durch
den Festvortrag unseres Mitgliedes und meines Mitarbeiters, Herrn
Priv. Doz. Dr. HELLMUT ERDMANN, mit dem Thema

   "Über den Blickwinkel
   Begegnungen zwischen Malerei und Medizin"

langsam auf den eigentlichen Sinn unseres Besuches in Berlin,
nämlich auf die wissenschaftliche Sitzung unserer Jahrestagung
einstimmen lassen.

Festvortrag

H. Erdmann, Frankfurt/Main

Über den Blickwinkel
Begegnungen zwischen Malerei und Medizin

Es soll hier vom Blickwinkel die Rede sein, und zwar vom <u>Blickwinkel im optischen Sinne</u>. Genaugenommen arbeiten wir uns ja alle irgendwie unter bestimmten Blickwinkeln an diejenigen Formeinzelheiten heran, die wir visuell erfassen wollen. Es spielt dabei keine Rolle, wie diese visuelle Erfassung vonstatten gehen soll, also durch die Betrachtung mit dem bloßen Auge oder aber dadurch, daß wir vom Röntgenverfahren Gebrauch machen.

Beginnen wir mit dem einfachsten Beispiel: Den üblichen Strahlengängen bei der röntgenologischen Darstellung der Brustorgane. Am geläufigsten ist das Vorderbild der Brustorgane. Die nächste Stufe bildet vielfach ein Ergänzungsbild, das im stirnparallelen Strahlengang angefertigt wird, also das sog. Seitenbild. Wir wissen alle, daß selbst diese beiden Standardbilder nicht immer ausreichen und daß <u>schräge Strahlengänge</u> als Ergänzung von Fall zu Fall Anwendung finden müssen. So bietet etwa der zweite schräge Durchmesser die Möglichkeit, wichtige Formmerkmale des Herzens zur Abbildung zu bringen, die für den Kardiologen von Bedeutung sind. Die zeichnerische Analyse der Schrägansicht des Herzens und der großen Gefäße, die Sie hier sehen, ist dem Lehrbuch von ZDANSKY entnommen.

Aber nicht nur die Herzfigur verlangt gelegentlich nach der Anwendung schräger Strahlengänge; auch die pulmonalen Krankheitsprozesse zwingen uns bisweilen dazu. Als Beispiel zeige ich Ihnen die Schrägansicht des rechten Lungenflügels bei einem Patienten, der in der Basis des rechten Lungenoberlappens einen infiltrativen Prozeß aufweist. Das im zweiten schrägen Durchmesser angefertigte Tomogramm und die dazugehörende zeichnerische Aufgliederung der wichtigsten pathologischen Einzelheiten verdanke ich der Monographie von HÄFLIGER und MARK.

Mit diesen Beispielen mag es sein Bewenden haben. Wir wollen festhalten, daß es mit den beiden Hauptstrahlengängen vielfach nicht getan ist. Wir benötigen öfter auch schräge Einblickrichtungen, um uns von den gestaltlichen Einzelheiten einen hinreichenden Bildeindruck vermitteln zu können.

Nun kommt etwas Neues: Die vier Strahlengänge, von denen bis jetzt die Rede war, bewegen sich alle auf einer transversalen Ebene an den Rumpf heran. Die geschilderte Sichtweise hält sich also gewissermaßen an die Vorstellung, der Rumpf sei unter allen Umständen in der vertikalen Richtung montiert, - ganz einfach so, wie

der Patient in gesunden Tagen vor uns zu stehen pflegt, - und wir
könnten ihn ausschließlich im rechten Winkel dazu optisch unter
Kontrolle nehmen, dies bedeutet: Im transversalen Strahlengang.
Es gibt reichlich Beispiele dafür, daß der transversale Strahlengang nicht ausreicht, also auch dann nicht, wenn er in mehreren
Richtungen Anwendung findet. Es kann auch der schräge Einblick von
vorne oben oder derjenige von vorne unten notwendig werden.

Für die Unzulänglichkeit der rein transversalen Einblickrichtungen
gibt es nun ein besonders anschauliches Beispiel aus der Kunstge-
schichte:

1639 malt Philippe de Champaigne das Bild des Kardinals Richelieu.
Der Kardinal selbst ist von diesem Gemälde sehr angetan. Man weiß,
daß er die mit Würde gepaarte Sachlichkeit, zugleich aber auch die
absichtlich etwas verdeckte Innerlichkeit dieses Malers sehr ver-
ehrt, während er dem exaltierten Schwulst des italienischen Barock
mit einer gewissen Skepsis gegenübersteht.

Das Gemälde von Champaigne erhält sofort einen Ehrenplatz in der
Nobilitätengalerie. Aber in Paris ist man mit dem Besitz des Öl-
bildes noch nicht zufrieden, es muß auch noch eine Büste her, um
die Person des Kardinals gebührend zu verewigen. Natürlich denkt
man an den Bildhauer Bernini, den berühmten Maestro, der in
Italien längst hoch in Ehren steht. Hinderlich ist nur der damali-
ge Papst, Urban der VIII., sein Brotherr in Rom: Er wird es nämlich bestimmt nicht dulden, daß sein künstlerisches Idol die
Ewige Stadt verläßt und Richelieu wiederum wird nicht nach Rom
fahren. Wie also soll man das Projekt verwirklichen?

Um diese Zeit ist der 37jährige Mazzarini gerade von Rom aufge-
brochen, um von da an auf Lebenszeit für Frankreich tätig zu
sein. Damals noch nicht in Kardinalswürden, wie Sie ihn hier auf
dieser Radierung sehen. Noch nicht also der nachmals berühmt gewordene Kardinal Mazarin, immerhin schon erster Mitarbeiter des
mächtigen Staatsmannes Richelieu. Für diesen Mazzarini ist es
nun eine faszinierende Aufgabe, die Verbindungen zu seinem Lands-
mann Bernini herzustellen und auf diese Weise die Voraussetzungen
zu schaffen, damit Bernini für diesen Auftrag überhaupt gewonnen
werden kann. Bernini kann mit dem Ölbild des Champaigne alleine
nichts anfangen, er braucht das Gesicht des Kardinals von mehreren
Seiten. Durchaus verständlich! Als Bildhauer bedarf er eben einer
mehrdimensionalen Information über den morphologischen Sachverhalt.
Also malt Champaigne das berühmte "Dreifachportät", das heute in
der Nationalgalerie in London hängt, ein Schrägbild von vorne, ein
Bild des Kopfes im frontalen Strahlengang von rechts und schließlich ein eben solches im Blick von links. Umständlicher Transport
des Bildes nach Rom und jetzt - das Ergebnis. Im September 1641
trifft die Büste in Paris ein.

Richelieu ist entsetzt. Alle sind sich darüber einig, daß diese
Skulptur dem Kardinal überhaupt nicht ähnlich sieht. Die Frage:
Was hätte man tun können, um diese Panne zu vermeiden. Eine Lösung
wäre es sicherlich gewesen, man hätte von vornherein darauf verzichtet, ausgerechnet Bernini mit dieser Aufgabe zu betreuen. Man
hätte es sich schließlich selber denken können, was dieser Proto-
typ italienischer Kunstauffassung aus dem ganz anders gearteten

Antlitz des Kardinals machen würde. Statt der verschlossenen, durch schlaflose Nächte ausgezehrten und durch geistige Anstrengungen veredelten Züge des Kirchenfürsten die feiste Visage eines italienischen Zirkusdirektors. Die andere Lösung hätte in der Wahl eines zusätzlichen Blickwinkels bestanden. Der Röntgenologe jedenfalls, der nun einmal auf Strahlengänge eingeschworen ist, hätte diesen Vorschlag anzubieten: Eine kurze Skizze im Blick von oben, also ein Aufsichtsbild aus der Vogelperspektive - und Bernïni hätte eine bessere Information über die Gestaltverhältnisse der Nase und der Wangen in die Hand bekommen, als diejenige Auskunft, die man ihm mit dem Dreifachporträt nach Rom übermittelt hat.

Dieses Beispiel sollte Ihnen veranschaulichen, daß es unter Umständen eben doch sehr auf die Summe der verschiedenen Blickwinkel ankommt. Gerade in dieser Beziehung berühren nun die beiden Welten auch einander, die Sphäre der bildenden Kunst und das sachlichere Feld der Medizin. Dafür ein Beispiel aus der deskriptiven Anatomie:

Sie sehen im folgenden ein Präparat des Hirnstammes. Man hat die linke Kleinhirnhemisphäre abgetragen und zugleich die Kleinhirnschenkel der linken Seite, welche die Verbindung nach oben herstellen sollten, an der Basis abgeschnitten; auf dem nächsten Bild ein Schema der verschiedenen Kabelführungen im Gebiet des Hirnstammes und der Kleinhirnverbindungen, eine Zeichnung, die uns die Funktionsabläufe in den drei Kleinhirnschenkeln übersichtlich vor Augen führt. Leider reicht aber auch das Schema nicht hin, um uns eine ausreichende Vorstellung von den räumlichen Verhältnissen zu vermitteln. Wie also gelangt das Corpus restiforme zur linken Kleinhirnhälfte hoch und wie ist das Brachium conjunctivum im Vergleich dazu angeordnet, das oben im Zentrum der linken Kleinhirnhälfte beginnt, nach rostral hin heruntersteigt, um dann unterhalb der Vierhügelplatte in die Brückenhaube einzumünden? Die übliche Methode, um solche Fragen zu klären, besteht bekanntlich darin, daß man Querschnitte durch das Rautenhirn legt und nun in jedem dieser Querschnitt nach dem Durchtrittsareal fahndet, das den infrage stehenden Strangbündeln zugehört. Mag sein, daß man durch diese Methode eine provisorische Information erhält, es bleibt jedenfalls immer noch eine fraktionierte Auskunft, weil sie ja an einzelne Querschnitte gebunden ist. Was uns interessiert, ist aber die durchgehende Verlaufsanordnung der gesuchten Strangbündel in dreidimensionaler Vorstellung. Um diese Verhältnisse anschaulich wiederzugeben, wurde die folgende Zeichnung konstruiert: Nur wenige Querschnitte wurden ausgesondert, teils herausgeschnitten als dünne Scheibe, teils als Anschnitte größerer Massenteile sichtbar gemacht und hintereinander aufgestellt. Durch die Hintereinanderschaltung der verschiedenen Querschnitte ist ein dreidimensionales Gerüst entstanden, in das sich die Strangverhältnisse recht übersichtlich einordnen lassen. Vergessen Sie aber bitte nicht: Auch hier besteht ein wesentlicher Kunstgriff zur Optischen Erfassung der Verhältnisse darin, daß wir den schrägen Einblick gewählt haben. In der Tat müssen wir uns vorstellen, daß der Patient, zu dem dieses Stammhirn gehört, über uns auf dem Bauche liegt, den Kopf gegen den Bildhintergrund gerichtet, die Füße nach dem Zuschauerraum hin, und wir können von unten auf die Brückenformation Einblick nehmen, sowie auf die basalen Teile der Medulla oblongata und auf das Chiasma opticum.

Es mag nun schwierig sein, sich in diese ungewohnte Sichtweise einzuleben, wir dürfen dabei aber versichert sein, daß dieser

Blick von unten nach oben kein Novum ist. Es hat eine ganze
Kunstepoche gegeben, in der die Ärzte über die Funktion des
Kleinhirns nur sehr viel weniger wußten, als wir heute, in der
dieser Blick zur Decke jedoch durchaus geläufig war. Ich meine
damit das Zeitalter des Barock, jene Epoche also, in der die
Deckenmalerei ihren Höhepunkt erreicht hat. Dieses Pferd aus der
Quadriga das Sonnengottes in der Würzburger Residenz ist auch im
Blick von unten gesehen und schwebt auch gewissermaßen bäuchlings
über uns hinweg. Wählen wir einen etwas größeren Bildausschnitt
dieses Deckengemäldes, dann wird uns auch der künstlerische Sinn
offenbar, den diese Deckengemälde hatten. Bei dem Beschauer sollte
der Eindruck erweckt werden, er könne aus dem umbauten Raum, in
dem er unten steht, direkt durch die Decke schauen und zwar nach
oben in einen lichtüberfluteten Raum, in dem sich Engel und Heili-
ge, Potentaten und Götterfiguren tummeln. In perspektivischer Hinsicht hat dieser Blick von unten nach oben selbstverständlich
seine Konsequenzen. Am besten läßt sich dies am Deckengemälde der
Klosterkirche Birnau erklären: Wenn Säulen im Bildausschnitt erscheinen oder auch Balustraden, so geraten sie automatisch in die
Schrägprojektion. Die Säulen erscheinen optisch verkürzt, sie
konvergieren in Richtung auf die Höhe, und die Heiligen, die am
Sockel dieser Säulen postiert sind, nehmen an diesem projektions-
bedingten Verzerrungsspiel teil. Auch die Edelleute, die hie und
da am Rande des Gemäldes einherschreiten und wohl als Stifter zu
deuten sind, geraten automatisch in die optische Verzerrung
hinein. Wir können gewissermaßen von unten in den dunklen Schlund
der wallenden Gewänder hineinsehen, mit denen sie sich umgeben
haben.

Die perspektivische Anordnung der Säulen im Aufblickbild war den
Malern und den Architekten dieser Epoche wohl bekannt, also auch
die Aufsicht von unten auf die Unterseite der profilierten und
miteinander verkröpften Gesimse. Übrigens will nicht nur das
Innere dieser Kirchenräume im Blick von unten nach oben optisch
ins Bewußtsein genommen uns so recht eigentlich erst künstlerisch
genossen werden, sondern von Fall zu Fall auch das Formenspiel
der Außenwände. Lassen Sie mich dies am Beispiel der Klosterkirche
des Stiftes Melk an der Donau demonstrieren. Diese nach Süden
gerichtete, endlose Front des Klostergebäudes, die hier im Lichte
der Mittagsonne leuchtet, mag in dieser Beziehung uninteressant
sein; denn diese Front ist kaum in sich gegliedert. Umgekehrt
verhält es sich indessen mit der Prachtseite der Klosterkirche,
mit der Portalfront also, die nach Westen gerichtet ist. Im
Folgenden sehen Sie die architektonische Zeichnung der Westfront,
ein Aufrißbild, das absichtlich nur mit Umrissen und mit Meßwerten
arbeitet. Der Bildeindruck dieser Zeichnung ist flach, es fehlt
jeder plastische Eindruck. Wieviel lebendiger wird unser Bildeindruck, wenn wir uns entschließen, dicht an den Sockel des Gebäudes
heranzutreten und nun den Blick von unten nach oben zu richten:
Jetzt erschließt sich uns die pulsierende Oberfläche der Gebäude-
front, die anmutige Bauchung des Mittelstückes über dem Kirchen-
portal, die Überkreuzstellung der Gesimse am oberen Ende der Säulen, überhaupt die plastische Ausgestaltung der Strebungen, die
von unten nach oben her$üführen. Es läßt sich denken, daß im
gleichen Zuge auch die Blickrichtung von oben nach unten von den
damaligen Architekten gepflogen wurde, also gleichsam der Blick

von der Empore herunter auf den Boden des Kirchenraumes. Diese
Illustration ist einem Lehrbuch der Architektur von 1719 entnommen. Was aber für die optische Erfassung von Gebäudeteilen gilt,
dies hat logischerweise auch Geltung für die Betrachtung des
menschlichen Körpers. Die folgende Radierung eines vom Himmel
stürzenden Phaeton ist sogar noch älteren Datums. Sie stammt von
einem Maler des Manierismus und ist um 1600 herum entstanden.
Faszinierend dieser Blick von cranial nach caudal auf den nackten
Körper eines fallenden Menschen. Gerade dieses letzte Beispiel
soll uns nun aber auch wieder zurückführen in unseren medizinischen Alltag: So etwa, wie in der folgenden Zeichnung dargestellt,
bietet sich uns der Körper des liegenden Patienten, wenn wir von
der Kopfseite her an ihn herantreten, um die Bewegungsfähigkeit
der Halswirbelsäule zu prüfen. Wer bei dieser Prüfung der Dreh-
beweglichkeit der Halswirbelsäule nicht gewillt ist, das Achsenorgan von cranial her anzuvisieren, der mag Drehexkursionen nach
rechts und links zustandebringen, er kann aber das Ergebnis nicht
in Form exakter Winkelwerte notieren. Unzulänglich ist überhaupt
die rein transversale Betrachtungsweise, also nicht nur der Halswirbelsäule gegenüber, sondern ebenso in bezug auf Brust- und
Lendenwirbelsäule. Wer seine Patienten immer nur im rechten Winkel
zur Längsachse betrachtet, der bringt sich ohne Not um wichtige
Bildauskünfte, die er bei tangential streifender Betrachtung ohne
weiteres gewinnen könnte. So gibt uns die Betrachtung des Rückens
von caudal her den Blick frei für den Schulterbuckel rechts, den
Rippenbuckel links und wiederum den Lendenbuckel rechts, für jene
alternierenden Verwringungen also, wie sie für den Träger der
genuinen Skoliose charakteristisch sind. Aber auch der Blick von
cranial nach caudal, also von oben nach unten vermittelt uns wichtige Bildeindrücke. Dies haben auch moderne Maler vielfach empfunden. Hier das Bildnis einer jungen Frau, die am Boden sitzt, ein
Gemälde des französischen Malers Lautrec. Die Perspektive und der
besondere Einfall des Lichtes, der damit verknüpft ist, geben uns
die Möglichkeit, die ärmliche Magerkeit des Mädchenkörpers und die
grazilen Wölbungen der Brustkorbhinterwand optisch abzutasten.
Lautrec war, wie übrigens auch Degas, fasziniert von der besonderen Grundlinienführung, die sich aus dieser schrägen Einblickrichtung ergibt. Beachten Sie bitte die Konturen der Holzbohlen
des Parketts, das gegen den Bildhintergrund zu sichtbar wird,
und im Winkel dazu die Achse des nach vorne aufgestellten rechten
Beines. Aus den beiden Grundlinien ergibt sich zusammengenommen
die Figur eines Kreuzes oder, besser gesagt, ergeben sich die
Randkonturen einer schräggestellten Raute. Die Situation der
schräggestellten Raute geht noch deutlicher aus einem anderen
Bilde des Malers Lautrec hervor, das im Theater entstanden ist.
Die mit Sammet überzogene Brüstung der Loge steht für die Rauten-
figur. Nicht ohne Absicht hat Lautrec diese Brüstung mit einem
besonders leuchtenden Rot ausgestattet, das dem Beschauer ins Auge
springt, während man doch eigentlich denken sollte, daß die beiden
dort sitzenden Damen als Motiv für den Maler wichtiger wären. Tatsächlich ist aber die schräggestellte Raute geradezu ein Grund-
element der schrägen Einblickrichtung. Es wird Ihnen auch einleuchten warum: Jedes Quadrat, das wir schräg von oben und seitlich betrachten, verwandelt sich automatisch zur Raute. Ganz ähnlich hier
die Verhältnisse in einer anatomischen Zeichnung. Schrägansicht
des Beckens: Eine Schnittebene ist durch die Mitte des Beckens
hindurchgelegt, um die Ringfunktion auf Höhe der Linea terminalis

besser zu veranschaulichen. Die Schnittebene wird durch eine
Glasplatte sichtbar gemacht. Da die betreffende Glasplatte qua-
dratisch ist, so stellt sie sich als schräggestellte Raute dar
und Sie erkennen die Randkonturen dieser Raute wie auf dem Bilde
von Lautrec auch.

Mit einem praktischen Beispiel aus der <u>Traumatologie</u> möchte ich
diese Ausführungen schließen. Sie kennen alle das charakteristische Bild der Luxatio posterior des Hüftkopfes. Der Assistenzarzt, der diese frisch verletzte Patientin mit dem Notarztwagen
in die Klinik brachte, war überzeugt davon, es handele sich um
eine hintere Hüftkopfluxation; aber er mußte vom Ergebnis des
ersten Routinebildes enttäuscht sein, weil dieses ja den wahren
Sachverhalt nicht zur Ansicht bringt. Wir müssen eben die Einblickrichtung wechseln. Zunächst also: Schrägaufnahmen im zweiten
schrägen Durchmesser. Jetzt sehen wir, daß es offenbar zwei verschiedene Pfannenabschnitte gibt, einmal einen autochthonen Pfannenabschnitt, der die Kontinuität mit dem restlichen Hüftbein
behalten hat, in dem der Kopf aber nicht mehr steht, - und einen
zweiten Pfannenabschnitt, der schalenförmig nach dorsal heraus-
gebrochen ist und dem der Hüftkopf nach dorsal hin folgen konnte.
Zum Schluß folgt die Gegenprobe, dasselbe Becken im ersten schrägen Durchmesser, Schichtaufnahmen: Jetzt sehen Sie den Hüftkopf
außerhalb der Pfanne und die schmale, schalenförmige Absprengung
aus der Hinterwand der Hüftpfanne, die der Kopf mit nach dorsal
gerissen hat. Die nächste Schicht liegt weiter vorne, 3 cm weiter
ventral: Hier ist die Hüftpfanne leer, der Hüftkopf durch das
Tomogramm nicht einmal mehr angeschnitten.

Gerade auf dem Felde der Unfallmedizin, also bei der Erfassung
der äußeren Körperformen, insbesondere aber auch bei der Erfassung des Skeletes muß es unser Ziel sein, soweit wie möglich eine
dreidimensionale Sichtweite anzustreben. Und die optische Erfassung dreidimensionaler Verhältnisse hat immer auch etwas mit dem
Blickwinkel zu tun.

H. Contzen

Meine sehr verehrten Damen und Herren,

nach diesem würdigen Ausklang unserer Eröffnungsfeier erkläre ich
nun die 40. Jahrestagung der "Deutschen Gesellschaft für Unfallheilkunde" für eröffnet.

I. Grundlagen, Methoden, Indikationen, Ergebnisse

J. Rehn, Bochum

Analyse verschiedener Behandlungsverfahren bei Frakturen unterschiedlicher Lokalisation

Die Osteosynthesen an den großen Röhrenknochen werden bei gegebener Indikation je nach Lokalisation und Frakturtyp mit verschiedenen Verfahren ausgeführt. Örtliche und allgemeine Gegebenheiten können zum vorläufigen oder endgültigen konservativen Vorgehen wie zum Abweichen von Standardverfahren zwingen.

Sehen wir die Indikation zur Osteosynthese als gegeben an, so müssen wir das Verfahren wählen, das sichere Übungsstabilität gewährleistet. Damit scheiden rush-pin's, Markraumschienungen, Drahtcerclagen und Ähnliches aus unseren Betrachtungen für eine gute Indikation aus. Ein schonender Zugang vermeidet iatrogene Gefäß- und Nervenschäden wie Devastierung der Weichteilgewebe. Die frühfunktionelle Behandlung ist auf einen bald beanspruchbaren Muskelmantel angewiesen. Die bestmögliche Durchblutung der Weichteile und des Knochens ist die Voraussetzung zur Heilung. Der vorhandene unfallbedingte Schaden sollte durch unseren Eingriff nicht wesentlich vergrößert werden. Das einfachste Verfahren mit einer geringstmöglichen Größe des metallischen Implantates ist zu wählen, das bei einwandfreier Reposition aber sichere Stabilität gewährleisten muß. Die absolute Ruhe in der Fraktur sorgt für die ungestörte Revaskularisierung und damit die Heilung und verhindert die Zerreißung der neugebildeten kleinen Gefäße, wie sie bei Instabilität erfolgen muß.

Pseudarthrose und verzögerte Bruchheilung in unterschiedlicher Häufigkeit sind typische Komplikationen aller Behandlungsverfahren. Ihre Ursache findet sich weit überwiegend in der heilungsverhindernden Instabilität. Diese kann durch ein primär instabiles Verfahren, durch technische Fehler bei der Osteosynthese, durch Mangeldurchblutung, durch eine Infektion wie durch eine zu frühe Belastung durch den Patienten ausgelöst werden.

Im Folgenden sollen Analysen der Entstehungsursachen der Pseudarthrosen unterschiedlicher Lokalisation und Hinweise für die jeweils am besten primär anzuwendenden Verfahren gegeben werden. Die jeweilige Zahl der Pseudarthrosen wird vielfach pauschal als Maßstab für die Beurteilung der verschiedenen Behandlungsverfahren herangezogen. Dieses Kriterium ist nur bedingt anwendbar: Die Osteosynthesen kommen in unserem Lande in großem Umfang erst seit etwa 10 Jahren zur Anwendung. So zeigt eine eigene Gesamtübersicht aus den Jahren 1945-1966 mit 1455 Falschgelenken ein Überwiegen der konservativen Erstbehandlung mit 857 Patienten. Unter den 523 Osteosynthesen überwogen die intramedullären Verfahren mit 389 Fällen. 75 mal war die Vorbehandlung nicht zu ermitteln.

Vergleichen wir z.B. die Vorbehandlung der Schienbeinschaft-
pseudarthrosen von 1945-1966 und 1969-1973, so steigen in dem
späteren Zeitraum die operativen Verfahren, trotz der relativen
Indikation zur Osteosynthese der Tibiaschaftfrakturen, deutlich
an. In unserem Nachbarland, der Schweiz, liegen (nach einer Statistik von WEBER) die Osteosynthesen vor allem mit Platten, Schrauben und Cerclagen gegenüber dem konservativen Vorgehen und der
Marknagelung noch weiter an der Spitze. Mit anderen Worten:
Statistiken über Pseudarthrosen aus unterschiedlichen Zeiträumen
zeigen Entwicklungen auf, die, wie in dem von uns beobachteten
Krankengut, die zunehmende Tendenz zur Osteosynthese auch in der
Zahl der, diesen Verfahren zuzuordnenden, Falschgelenke widerspie-
geln. Nehmen die Nagelungen oder Verplattungen zu, so ist ein Anstieg der Komplikationen nach Anwendung dieser Verfahren, also
auch der Pseudarthrosen, zwangsläufig. Dieses Phänomen wird noch
deutlicher beim Vergleich mit dem Krankengut von WEBER. Regionale
und zeitliche Unterschiede in den statistisch erfaßten Kollektiven
sind die Gründe, warum pauschale Aussagen über die Pseudarthroserate, die bestimmten Verfahren zugeordnet wird, irreführend sind.

Demgegenüber besitzen Analysen eines Verletztengutes mit unterschiedlichen Methoden behandelter Patienten in der Summe aber
vergleichbarer Kollektive eine Beurteilungsmöglichkeit für die
jeweilige Therapie. Aus 358 frischen von 1962-1972 in unserem
Hause behandelten Unterarmschaftfrakturen wurden 99 Kinder bis
12 und Adoleszenten bis 18 Jahren für die Beurteilung ausgeschie-
den. Die verbleibenden 259 Erwachsenen wurden im ersten Zeitabschnitt konservativ, z.T. bis 1963 mit dem Küntschner-Nagel, der
Markdrahtung und schließlich bis heute ausschließlich primär mit
Platten behandelt. Die hohen Pseudarthroseraten der konservativ
und mit Nägeln behandelten Gruppen, wie der große Anteil der mit
Renten entschädigten Patienten in diesen Kollektiven sind im Vergleich mit der durch Verplattung versorgten Gruppe ein wirkliches
Argument für die Verplattung der Unterarmschaftfrakturen (Tabelle 1). Die Reposition und Retention im Gipsverband ist - ausgenommen beim Kind - unvollkommen und führt bei der erforderlichen
langen Ruhigstellung häufig zu erheblichen Funktionseinschränkun-
gen. Die Marknagelung - wie auch Drahtung - ist nach vorgegebener
Form und Verlauf der Markhöhle nicht paßgerecht, nicht rotations-
stabil und damit ungeeignet. Zusätzliche, länger liegende Gipsverbände sind die Ursache schlechter funktioneller Ergebnisse,
vor allem der Unterarmdrehung. Klinische Ergebnisse und biomechanische Analysen bestätigen gemeinsam die Überlegenheit der primären Plattenosteosynthese.

Die auswärts vorbehandelten Pseudarthrosen aus dem selben Zeitraum zeigen zwar in der Art der vorherigen Therapie ähnliche Rela-
tionen. Es wäre aber falsch, diese gleichwertig zu beurteilen. Die
Gesamtzahlen der mit den unterschiedlichen Verfahren behandelten
Patienten sind uns nicht bekannt. Die ihnen zuzuordnende Komplikationsrate an Pseudarthrosen ist daher nicht zu bestimmen (Tabelle 2).

Die <u>Oberarmschaftfraktur</u> gilt als eine Domäne der konservativen
Behandlung. Über die anerkannten relativen und absoluten Indikationen soll hier nicht gesprochen werden. Immerhin muß es zum Über-
denken der Indikationsstellung zur Osteosynthese anregen, wenn

Tabelle 1. Pseudarthrosehäufigkeit der Behandlung von
Unterarmschaftfrakturen mit verschiedenen Methoden

358 Frische Unterarmschaftfrakturen
1962-1972

61 Kinder (3-12); 38 Adoleszenten (13-18)

259 Erwachsene	Pseudarthrosen		Rente nach 2 Jahren
konservativ	73	27,4%	31 %
Nägel	44	34,9%	43,7%
Platten	142	6,7%	15,7%

Tabelle 2. Die Behandlungsverfahren bei 115 auswärts
vorbehandelten Unterarmschaftpseudarthrosen

konservativ	37,4%
intramedullär	47,8%
Platten	14,8%

von 65 in den Jahren 1969-1974 bei uns aufgenommenen Pseudarthrosen nur 13 konservativ vorbehandelt wurden. Bei den operierten
Patienten war meist weder eine relative, noch eine absolute Indikation zur Osteosynthese gegeben. Die Instabilität war bei allen
Verletzten als Ursache der Pseudarthrose nachweisbar. Es sei
nochmals hervorgehoben, daß gerade die mit instabilen Osteosynthesen behandelten Patienten - auch trotz zusätzlicher Gipsverbände - eine ausgesprochen schlechte knöcherne Heilungstendenz
zeigen. Die konservative Behandlung mit dem Hängegips, dem
Desault, oder gar der frühfunktionellen Therapie ist demgegenüber
mit Sicherheit ebenfalls nicht als stabil zu bezeichnen. Auch die
zusätzliche Ruhigstellung bei den operierten Patienten kann die
verzögerte Bruchheilung bzw. Pseudarthrose in einem größeren Prozentsatz der so behandelten Patienten, als nach konservativem
Vorgehen, nicht verhindern.

Als instabil ist auch am Oberarm die überwiegend angewandte
Nagelung oder Markraumschienung anzusehen. Außer der mit Bündelnägeln versorgten Querfraktur im mittleren Drittel sind diese Verfahren am Oberarm ungeeignet. Für Schrauben und Cerclagen trifft
das gleiche zu. Die Plattenosteosynthesen mit nachfolgender Pseudarthrose waren technisch falsch ausgeführt und aus diesem Grunde
instabil (Abb.1).

Ist die Indikation zur Osteosynthese der Oberarmschaftfraktur
primär gegeben, so ist die Verplattung das Verfahren mit der
besten Stabilität. Der hiernach gehäuft auftretende Radialisschaden und die in dieser Statistik extrem hohe Infektionsrate
von etwa 40% lassen sich durch eine gute Operationstechnik und
strikte Asepsis, wie noch zu zeigen sein wird, vermeiden. Unter
den 52 operativ vorbehandelten Pseudarthrosen waren 9 Patienten
mit 24 Eingriffen, d.h. 2-4 Eingriffen pro Patient. Weichteil-
traumatisierungen und die Eingriffe am Knochen selbst gehen nicht

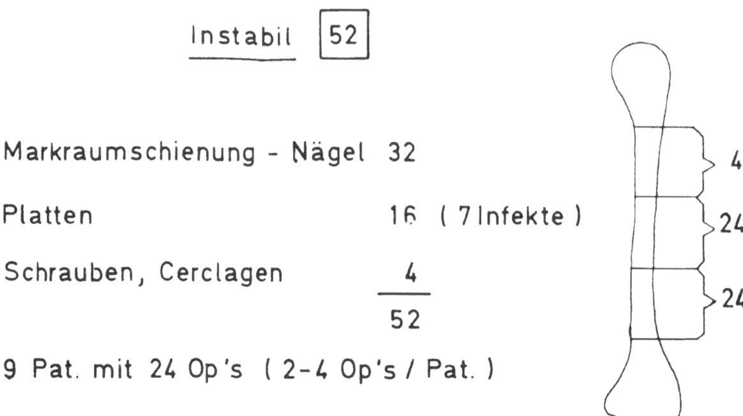

Abb.1. Die angewandten Verfahren bei 51 operativ vorbehandelten Oberarmschaftpseudarthrosen

spurlos an Trophik, Durchblutung, damit auch Frakturheilung und Funktion vorüber. - Die Häufigkeit der Lokalisation der Pseudarthrosen entspricht nicht der der Frakturen. Die distal gelegenen Pseudarthrosen sind deutlich vermehrt gegenüber den Frakturen dieser Lokalisation (Abb.1).

Wenn die Indikation zur Osteosynthese gegeben ist, dann mit dem derzeit besten Verfahren und möglichst frühzeitig. Die beste Funktion erzielten wir mit der primären Plattenosteosynthese bei gegebener Indikation. Bei der verzögerten Bruchheilung und erst recht der Pseudarthrose verschlechtern sich die funktionellen Ergebnisse, die letztlich das Kriterium unserer Therapie sind, wesentlich (Abb.2).

Für die Praxis läßt sich die Schlußfolgerung ziehen, daß die verzögerte Bruchheilung unter konservativer Therapie eine Indikation zur baldmöglichen Osteosynthese darstellt. Dieses Vorgehen scheint mir in der Gesamtheit aller Behandlungsverfahren beherzigenswert. Ihnen wird in der großen Zahl der Vorträge eine vielfältige Palette von Osteosynthesemethoden und Indikationen vorgestellt. Die Diskussion wird hoffentlich klären, welche Verfahren bei welcher Fraktur die optimale Stabilität ergeben. Eine schulmäßige Systematisierung nach biomechanischen und klinischen Gesichtspunkten erscheint mir unabdingbar. Nur auf dieser Basis ist die kritische Erkennung eigener oder auch fremder Fehlleistungen möglich, die zum frühestmöglichen Zeitpunkt korrigiert werden sollten, d.h. möglichst bereits im Stadium der verzögerten Bruchheilung.

Die Behandlung der <u>Schienbeinschaftbrüche</u> wird nach Lokalisation und Art des Bruches unterschiedlich gehandhabt. In diesem Konzept nehmen mit voller Berechtigung konservative Maßnahmen ihren Raum ein. Stellt man die Forderung nach Stabilität an den Anfang aller Betrachtungen, vor allem aber der Überlegung in der Klinik, so kommt man zu klaren Indikationen für die Therapie.

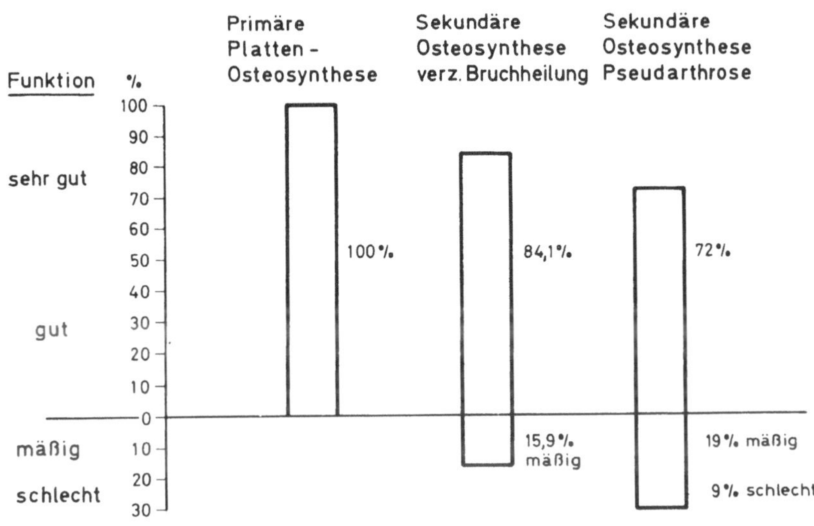

Abb.2. *Die Abhängigkeit der Funktion von mit Platten versorgten Oberarmschaftfrakturen nach dem Zeitpunkt der Operation nach dem Trauma*

Tabelle 3. Die Zahl der infizierten und nichtinfizierten Pseudarthrosen nach offenen Tibiakopffrakturen

498 Tibiapseudarthrosen 1945–1966

davon 350	offene Frakturen	= 70%
davon 220	Ohne Osteomyelitis	= 44%
davon 130	mit Osteomyelitis	= 26%
konservativ 10%		
operativ 14%		

Tabelle 4. Die Pseudarthroseursachen von 100 Tibiafrakturen (1969–1974)

Instabilität	90
Minderdurchblutung	15
Infektion	27
Falsche Indikation	23
Falsche Technik	33

Die gerade an der Tibia häufigen offenen Frakturen beinhalten, neben Anderem, wegen der über der medialen Tibiakante schlechten Weichteildeckung besondere Probleme. Die heute erhobene Forderung nach optimaler sofortiger Stabilisierung der offenen Frakturen 2. und 3. Grades wird durch die Tatsache unterstrichen, daß von den hier zusammengestellten Tibiapseudarthrosen 70% nach offenen Frakturen entstanden. Bei 26% fand sich eine chronische posttraumatische Osteomyelitis (Tabelle 4).

Die von ALLGÖWER, BURRI und vielen anderen empfohlene gute Stabilisierung zur Infektverhütung und auch Pseudarthroseprophylaxe, wird durch solche Zahlen klar bewiesen.

Die vorrangig und gut erkennbaren Pseudarthroseursachen wiederholen sich auch bei 100 exakt ausgewerteten Falschgelenken der Tibia in der bereits geschilderten Form. 32 Patienten waren konservativ vorbehandelt. Die 15 mal nachweisbare Minderdurchblutung des Knochens, die wesentlich und häufiger als bekannt, die Heilung verzögert, ist aus dem Röntgenbild ohne Kenntnis eines genauen Operationsberichtes meist nicht ablesbar (Tabelle 4).

Überblicken wir die von uns durchgeführte, beispielhafte Studie, so können wir daraus für die Klinik schließen, daß nicht alle Wege der Therapie nach Rom sondern zum Teil offensichtlich in recht unwirtliche Gefilde führen. Klare Indikationen für die zu wählenden Verfahren sollten von einer technisch einwandfreien Ausführung der therapeutischen Maßnahmen gefolgt sein. Wir sollten nicht zu beweisen versuchen, daß der Nagel oder die Platte das Verfahren der Wahl ist. Vielmehr sollten wir erkennen, daß diese Verfahren gute und schlechte Indikationen haben. Die AO-Methoden ergeben nur dann ein wahres Bild, wenn sie richtig angewandt und technisch gut ausgeführt sind. Instabile Methoden, wie z.B. der rush-pin, Markraumschienungen oder Cerclagen stehen wegen der fehlenden Stabilität außerhalb der Diskussion.

Biologische und biomechanische Untersuchungen sind die Grundlage dieser Betrachtungen. Außerdem gehört, wie in der gesamten Chirurgie, zu erfolgreichen Operationen Übung und Erfahrung. Die Unfallchirurgie läßt sich nicht mit der linken Hand betreiben. Der Schwierigkeitsgrad der Osteosynthesen ist sehr unterschiedlich, wie in der geamten Organchirurgie.

Unser Bestreben sollte es sein, "schlecht" operierte Fälle mit meist längerem Spitalaufenthalt, höherer Komplikationsrate und damit häufiger erforderlichen Zweit- oder Mehrfacheingriffen und damit insgesamt schlechteren Ergebnissen zu reduzieren. Nur eine lückenlose Dokumentation der eigenen Fälle ermöglicht die Selbstkritik, die für ein solches Vorhaben unumgänglich ist.

Ich hoffe, Sie mit diesen trockenen Zahlen nicht allzusehr gelangweilt zu haben. Besser als die Paradebeispiele einzelner gut gelungener Osteosynthesen zeigen uns Zusammenstellungen negativer Ergebnisse unserer Therapie, welche Wege wir einschlagen müssen. Unser Ziel ist die ständige Verbesserung unserer Behandlungsmaßnahmen.

M. Hudec, J. Hanćević und Mitarbeiter, Belgrad
W.D. Schellmann, Frankfurt/M.

Über das mechanische Zusammenwirken von Implantaten und Knochen nach verschiedenen Osteosyntheseverfahren* (analytische und experimentelle Studie)

Im Rahmen einer größer angelegten biomechanischen Untersuchungs-
reihe durch ein interdisziplinäres Team von Chirurgen, Anatomen
und Technikern, wurde die Prüfung von Osteosynthesen und dabei
speziell der Eigenschaften des Verbundsystems Knochen-Metall zu
einem wichtigen Teilaspekt.

In Erweiterung, Ergänzung und auch zum Teil im Gegensatz zu anderen derartigen Untersuchungen über das Zusammenwirken von Knochen
und Implantaten, wurden an die Methode folgende Forderungen gestellt:

- Jeder Versuchsgang sollte reproduzierbar sein, Knochen- und
  Metallgefüge durften nicht zerstört werden.

- Bei identischer Versuchsanordnung sollten möglichst alle
  Versuchsgänge am gleichen Modell durchgeführt werden können.

- Jeder Abschnitt des Verbundsystems mußte für sich alleine
  analysiert werden können.

Nach sorgfältiger Prüfung aller derzeit gängigen Untersuchungs-
methoden entschlossen wir uns, die in der Technik gebräuchliche
Deformationsmethode, auch Steifigkeits- oder Elementenmethode
genannt, anzuwenden. Zum Verständnis der Untersuchungsergebnisse
ist es unerläßlich, die Grundlagen dieser Methode zunächst zu
erläutern.

Belastet man z.B. einen Knochenabschnitt mit der Kraft "P", so
kommt es zu einer Deformation "U" (Abb. 1a).

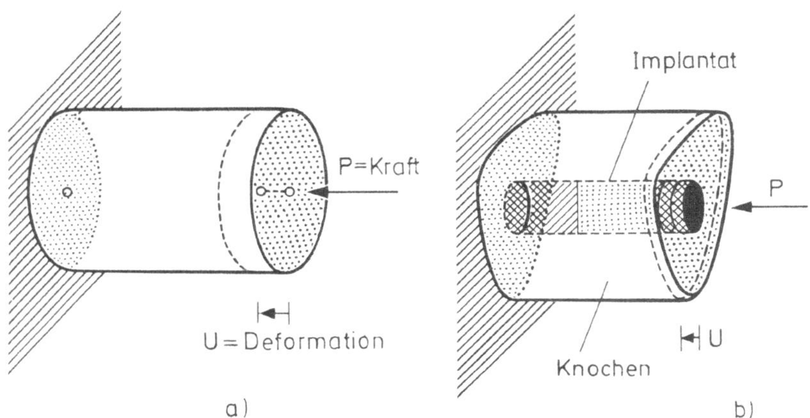

Abb. 1a u. b. Die Belastung eines Knochenabschnittes ohne und mit Implantat

*Unter Mitwirkung von F. HUDEC, N. NIKOLIĆ, B. BANOVIĆ, und
  S. VUKEĆEVIĆ, Zagreb

Das Ausmaß dieser Deformation ist abhängig von geometrischen und physikalischen Eigenschaften des untersuchten Abschnittes oder Elementes. Diese Eigenschaften lassen sich durch eine Konstante "K" definieren, man bezeichnet sie als Steifigkeit.

(Formel 1) $P = K \times U$
               $K = P : U$

Steifigkeit ist also nur das Verhältnis der Kraft zu der zugehörigen Information.

Als einfachstes Anwendungsbeispiel soll eine in Abb. 1b dargestellte ideale Osteosynthese dienen. Die Gesamtkraft teilt sich auf 2 Komponenten, die durch Knochen, bzw. Implantat übernommen werden.

(Formel 2) $P = P_{impl.} + P_{knoch.}$

Jedes Verbundmitglied hat einen anderen Steifigkeitswert, diese werden mit "K_i" und "K_k" bezeichnet.

(Formel 3) $P_{impl.} = K_i \times U$
               $P_{knoch.} = K_k \times U$

Die Gesamtdeformation des Verbundsystems wird bei gleicher Belastung natürlich kleiner, da sich die Steifigkeitswerte einfach addieren.

(Formel 4) $P = (K_i + K_k) \times U$

Dieses Prinzip bleibt auch gültig, wenn die Deformationen des Knochens und des Implantates in einem Abschnitt unterschiedlich sind. Die Deformation des Knochens ist immer proportional dem, von ihm übernommenen Kraftanteil.

Hierin besteht auch die Grundidee der Untersuchung, bzw. des Verfahrens. Zunächst werden die Steifigkeitswerte der jeweiligen Abschnitte bei intaktem Knochen bestimmt und dann, nach Osteotomie und Osteosynthese, die Deformationen an denselben Abschnitten gemessen.

Natürlich ist der Begriff der Steifigkeit weit umfassender und nicht nur auf axiale Belastung anwendbar. Eine willkürlich wirkende Kraft "P" wird mit seinen 3 Komponenten P_x, P_y, P_z dargestellt. Die Drehwirkung der extentrisch angreifenden Kraft werden als 3 Komponenten des statischen Momentes M_x, M_y, M_z beschrieben.

Die Gesamtwirkung einer Kraft kann also durch seine 6 Komponenten definiert werden.

Es leuchtet ein, daß das Ergebnis der Krafteinwirkung, nämlich die Deformation, ähnlich beschrieben werden kann.

Das Grundverhältnis zwischen Kraft und Deformation bleibt dabei immer im Prinzip gleich, es gibt nur mehrere Glieder, die in Matrizenform darstellbar und erfaßbar sind.

(Formel 5)

$$\begin{bmatrix} P_x \\ P_y \\ P_z \\ Mx \\ M_y \\ Mz \end{bmatrix} = \begin{bmatrix} K_{11} & O & O & O & O & O \\ O & K_{22} & O & O & O & K_{26} \\ O & O & K_{33} & O & K_{35} & O \\ O & O & O & K_{44} & O & O \\ O & O & K_{53} & O & K_{55} & O \\ O & K_{62} & O & O & O & K_{66} \end{bmatrix} \times \begin{bmatrix} U_x \\ U_y \\ U_z \\ W_x \\ W_y \\ W_z \end{bmatrix}$$

Die Steifigkeit "K" wird dabei eine Matrix mit 6 x 6 Gliedern, welche das jeweilige Verhältnis einer Kraftkomponente zur dazugehörigen Deformation charakterisieren. Einige Glieder sind dabei gleich Null.

Es läßt sich zusammenfassend feststellen, daß die Wirkung einer Kraft z.B. auf ein kurzes, stabsförmiges Element in 6 Einzelbelastungen aufgeteilt und jede für sich rechnerisch und experimentell untersucht werden kann.

Es ist üblich, die Einflüsse der Querkräfte P_x und P_y nur durch die entstehenden Biegemomente auszudrücken. Es verbleiben so nur 4 typische Belastungsfälle, welche dadurch charakterisiert werden können, daß Verschiebungen nur in Richtung der Krafteinwirkung auftreten.

Unseres Erachtens nach war die Prüfung dieser 4 typischen Belastungssituationen - Druckbelastung, Torsion und Biegebelastung in 2 Ebenen - ausreichend, die Eigenschaften verschiedener Verbundsysteme vergleichen zu können.

Methodik

Entsprechend den Prinzipien der Steifigkeitsmethode sollte bei Untersuchung einer Osteosyntheseform nicht etwa der Gesamtknochen betrachtet, sondern in mehreren begrenzten Abschnitten oder Elementen das Zusammenwirken von Knochen und Implantat geprüft werden.

Die Untersuchungen wurden am menschlichen Schienbeinknochen durchgeführt, wir beschränkten uns auf Überprüfung von je 3 Elementen dies und jenseits einer vorgesehenen Bruchfuge.

Krafteinwirkung erfolgte nur über Stahlbolzen, welche mittels Kunstharz in die Knochenenden des Schienbeinknochens eingebettet waren.

Die lineare Deformation bei Druckbelastung, d.h. die Verkürzung der Elemente, wurde mit dem mechanischen Tensometer nach HUGEN-BERGER, zusätzlich aber auch mit Dehnungsmeßstreifen von HOTTINGER-BALDWIN und Meßgeräten von BRUEL-KJÖR gemessen.

Biegungs- und Torsionsdeformationen wurden durch Winkelmessung registriert, es wurde dabei die Ablenkung bestimmt, welche ein reflektierter Gas-Laserstrahl durch einen auf dem jeweiligen Element befestigten Spiegel erfuhr.

Alle Untersuchungsgänge, d.h. Prüfung auf Druckbelastung, Biegung und Torsion wurden nach Einbetten der Endbolzen zunächst am sonst unverletzten Knochen und dann, nach Aufbohrung des Markraumes auf 12,5 mm geprüft.

Nach Osteotomie und Implantatbefestigung wurde die Untersuchung unter identischen Bedingungen wiederholt.

Dabei wurde zunächst mit Nagel und dann erst, und zwar im Interesse einer unversehrten Knochenrinde, mit der Platte stabilisiert. Die Osteotomie wurde nicht quer, sondern keilförmig vorgenommen, um der verzahnenden Wirkung eines natürlichen Knochenbruchverlaufes näherzukommen.

Zusätzlich wurde bei Biegungs- und Torsionsprüfung ein minimaler Vordruck von 5 kp angewandt, um den Ruhetonus der Muskulatur nachzuahmen.

Bei den Untersuchungen von Verbundsystemen wurden 12 mm starke Nägel der Firma Ortopedia, Kiel, und zwar mit und ohne Querkanäle für Verriegelung sowie schmale 8-Loch-AO-Platten benutzt.

Untersuchungsergebnisse

Axiale Druckbelastung. Axiale Druckbelastungen wurden immer wiederholbar über eine kleine Stahlkugel auf den Bolzen an den Knochenenden ausgeübt.

Wie schon bemerkt, wurde die Verkürzung der Elemente am unverletzten und vorgebohrten Knochen gemessen und daraus nach der Formel (1) die Steifigkeitswerte ausgerechnet. In Abb. 2 sind die relativen axialen Steifigkeiten eingetragen. Genauere Messungen zeigen teilweise exzentrische Wirkung, bzw. kleine Biegemomente, die durch die natürlichen Krümmungen des Knochens und die zufällige Lage der Haltebolzen verursacht wurden.

Nach der Osteosynthese wurden die Längenveränderungen wieder gemessen und mit Formel (3) die Kraft bestimmt, die vom jeweiligen Knochenabschnitt übernommen wurde. Der Anteil dieser Kraft wurde prozentual in das Verhältnis zur Gesamtkraft bestimmt und im Diagramm als Knochenanteil eingetragen.

Bei konventioneller Marknagelung übernahm der Knochen die axiale Druckkraft überwiegend, Biegungseffekte konnten vernachlässigt werden.

Bei einem proximal und distal mit Querbolzen versehenem Nagel übernahm das Implantat die Druckkräfte ausschließlich. Der zwischen den Bolzen liegende Knochenabschnitt wurde dabei neutralisiert.

Bei Druckplattenosteosynthese ließ sich nachweisen, daß die Platte mehr als die Hälfte der einwirkenden Axialkraft übernahm. Durch

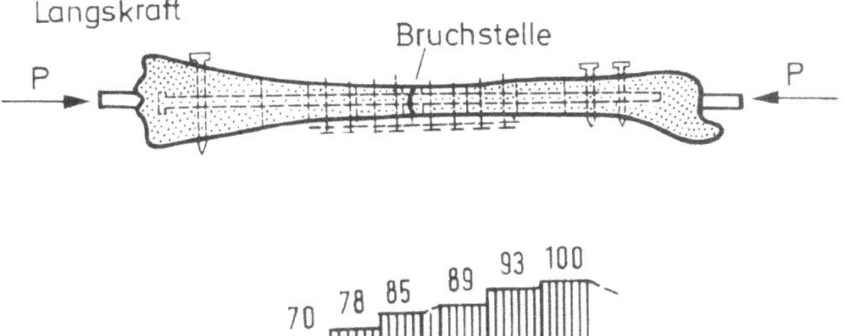

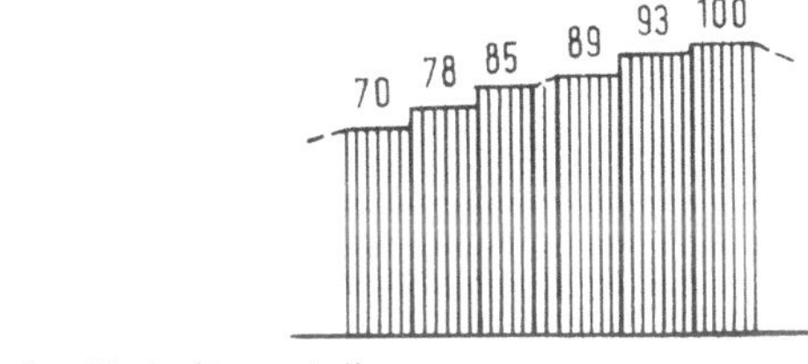

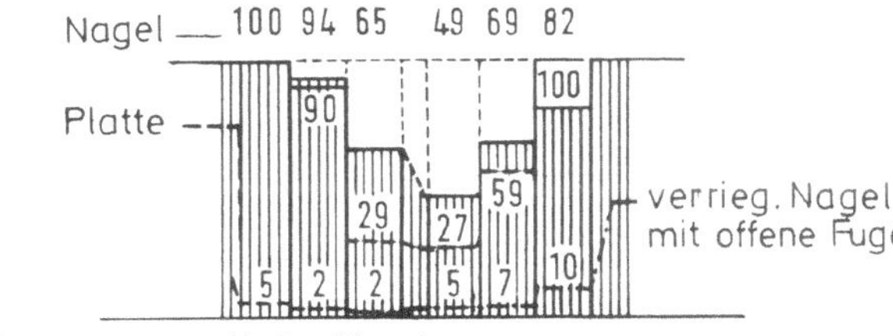

Abb. 2.
Meßergebnisse
bei der Axial-
belastung

einen außermittig wirkenden Kraftanteil entstand im Knochen eine
merkbar zusätzliche Biegebelastung.

Torsion

Die in Abb. 3 dargestellte Einrichtung wurde für Torsionsversuche
benutzt.

Das Drehmoment wurde dabei über eine Riemenscheibe am linken
Lager abwechselnd links oder rechts aufgetragen. Die damit verbundene Deformation der einzelnen Elemente ließ sich dadurch
charakterisieren, daß in der Längsachse und an den Grenzflächen
zwischen den einzelnen Elementen eine Verdrehung um einen Winkel
Δ-α erfolgte. Die Torsionssteifigkeit des Elementes war im allgemeinen Sinn das Verhältnis von Kraft zur dazugehörigen Verschiebung oder hier - Verhältnis des aufgetretenen Torsionsmomentes zum gemessenen Winkel. Das weitere Auswertungsverfahren
war ähnlich wie bei den Axialkraftversuchen.

Die Diagramme zeigen einen deutlichen Meßsprung in Frakturhöhe,
abhängig von der Osteosyntheseform.

Die den intramedullären Kraftträger charakterisierende Kurve
zeigt, daß Torsionsstabilätt nur bei relativ kleinen Torsions-
momenten besteht. Dies nur so lange, wie Axialkraft und Verzahnung

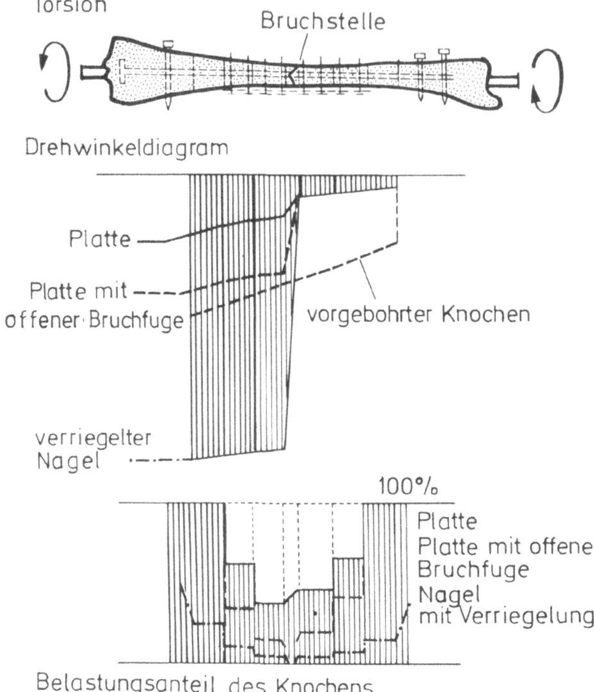

Abb. 3.
Meßergebnisse
bei der Torsions-
belastung

genügende Reibung in der Bruchfuge erzeugen. Danach sind die Verdrehungen erheblich und der Knochenanteil an der Momentübernahme deutlich vermindert.

Bei endständiger Querverankerung eines Nagels (Verriegelung) kommt es trotzdem zu erheblicher Verdrehung, die Stabilität der Osteosynthese hängt letztlich nur von der Stabilität des Nagels ab.

Bei Plattenosteosynthese läßt sich ebenfalls ein Sprung in der Drehwinkelkurve erkennen. Er ist aber kleiner, da durch den interfragmentären Druck der Knochenquerschnitt in der Bruchfuge wirksam wird und einen Teil des gesamten Torsionsmomentes übernehmen kann.

Bei geringerem interfragmentärem Druck (Trümmerbruch) oder beim Abfall desselben, muß die Platte das ganze Torsionsmoment übertragen und der Sprung im Drehwinkeldiagramm wird größer.

Biegung

Bei diesen Versuchen wurden die endständigen Bolzen mit einem Vierkanteisen verlängert, um den Hebelarm zur Erzeugung eines Biegemomentes zu bekommen. Bei Belastung ging die ursprünglich gerade Mittelachse in eine gekrümmte Durchbiegungslinie über. Dadurch wurden die anfänglich parallelen Grenzflächen der einzelnen Elemente zueinander um einen kleinen Winkel Δ-α verdreht. Die

Biegesteifigkeit konnte hier als Verhältnis des biegenden Momentes zum festgestellten Winkel Δ-α definiert werden.

Die mit Laserstrahl bestimmten Winkel, um den sich die einzelnen Querschnitte gedreht hatten, wurden im Diagramm (Abb. 4) abgetragen und die Steifigkeitswerte für die einzelnen Elemente daraus berechnet. Danach ließ sich behaupten, daß die Biegesteifigkeit im mittleren Schaftabschnitt größer ist, als an den Knochenenden. Es könne dies ein Grund für bevorzugte Frakturlokalisation sein.

Bei aufgebohrtem Markraum reduzierte sich die Biegesteifigkeit um wenige Prozent.

Bei Biegebelastung einer Nagelosteosynthese fiel im Verlauf der gemessenen Drehwinkelkurve in Höhe der Bruchfuge ein deutlicher Sprung auf, der auf die Knickung in der Durchbiegungslinie zurückzuführen war.

Das Diagramm (Dia) zeigt die Drehwinkel- und Biegemomentanteile, welche bei Osteosynthesen von den einzelnen Knochenelementen übernommen werden. Die Kurvenlinie für Nagelung mit gleichzeitiger

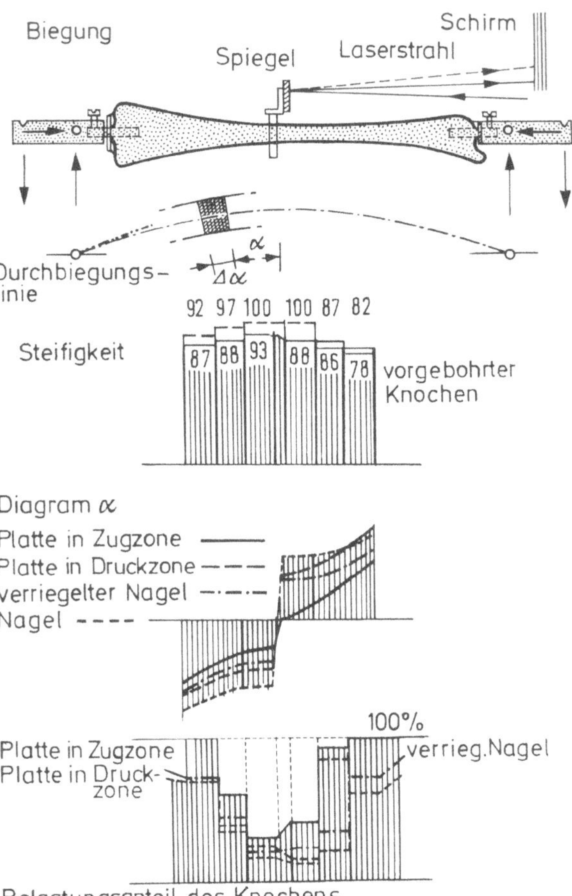

Abb. 4. Meßergebnisse bei der Biegebelastung

Querverriegelung durch Querbolzen zeigt einen kleineren Sprung
im Drehwinkeldiagramm, also einen geringeren Knick in der Durchbiegungslinie.

Bei Plattenosteosynthese mit Vorspannung von ca. 30 kp ist der
Kurvenverlauf ähnlich. Auch hier findet sich der Bruch im Drehwinkeldiagramm , die Knickung der Durchbiegungslinie verschwindet
aber, wenn die Platte in der Zugzone liegt. Das bedeutet, daß die
Durchbiegung in Richtung auf die Platte erfolgt. In allen Fällen
übernimmt die Platte aber einen erheblichen Anteil des Biegemomentes.

Ergebnisse

Die gewonnenen Untersuchungsergebnisse stellen für sich keine
neuen Erkenntnisse dar. Sie bestätigen aber bisherige Erfahrungen
und Kenntnisse.

Obwohl das mechanische Zusammenwirken nicht alleine als entscheidender Faktor angesehen werden kann, schien eine solche Untersuchung doch neue Gesichtspunkte für die Beurteilung des Verbundsystems Knochen-Implantat zu versprechen.

Da unser derzeitiges Wissen über die tatsächlichen Knochenbela-
stungen bei Bewegungen noch nicht ausreichend sind, werden Modell-
versuche immer nur Näherungswerte ergeben können.

Es kann aber als sicher gelten, daß die Querschnittsformen der
röhrenförmigen Knochen wie auch die Steifigkeitsverteilung entlang
der Knochenachse als funktionelle Adaptation an die natürlichen
Belastungen aufgefaßt werden kann. Sie zeigen, daß die Schaftmitte langer Röhrenknochen überwiegend durch Längskräfte belastet
wird, anderenfalls wären ganz andere Querschnittsformen und Gestalten des Knochens zu erwarten.

Es erscheint deshalb nicht gerechtfertigt, einer isolierten Prüfung von Biegung oder Torsion zu große Aufmerksamkeit zu erweisen.

Es bleibt abschließend festzustellen, daß mit dieser Untersuchung
nicht etwa eine Wertung einzelner Osteosyntheseverfahren vorgenommen, sondern lediglich der Versuch unternommen werden sollte,
mit einer neuen Methode detaillierte Kenntnisse über das Zusammenwirken von Knochen und Implantat im Gesamtverlauf des Verbundsystems zu erhalten.

Zusammenfassung

Mit Anwendung der in der Technik gebräuchlichsten Deformations-
methoden auch Steifigkeits- oder Elementenmethode genannt, wurde
der Versuch unternommen, die pyhsikalischen Eigenschaften des
Verbundsystems Knochen-Metall nach verschiedenen Osteosyntheseverfahren zu überprüfen. Im Gegensatz zu allen anderen Unter-
suchungsmethoden ist Aussage über alle Abschnitte des Verbundsystems möglich und der Versuch reproduzierbar. Empirisch ge-
wonnene Erkenntnisse vorangegangener Untersuchungsreihen konnten
bestätigt werden.

R.K. Schenk, Bern, und S.M. Perren, Davos

Biologie und Biomechanik der Frakturheilung am Röhrenknochen als Grundlage der Osteosynthese

Der Knochenbruch stellt eine mechanisch ausgelöste Diskontinui-
tät des Knochens dar: Falsche Beweglichkeit weist auf interfragmentäre Unruhe und die functio laesa auf die fehlende Kraftüber-
tragung durch die Fraktur hin. Bei der "Spontan"-Heilung erfolgt
eine biologische Stabilisierung durch die Callusnarbe, und der
Knochen erreicht seine ursprüngliche Integrität sekundär durch
inneren Umbau.

Die Heilung nach Osteosynthese kann unter absoluter Stabilität
der Frakturzone erfolgen: Die biologische Stabilisierung durch
Callus ist hier nun überflüssig und fehlt im Wesentlichen, und
die primäre Frakturheilung beruht auf dem inneren Umbau allein.
Der interfragmentären Kompression kommt die Aufgabe zu, die absolute Stabilität der Fixation zu gewährleisten. Darüber hinaus
ist ein Einfluß der Kompression auf den Knochenumbau denkbar,
er wurde am intakten lebenden Knochen untersucht.

Frakturen bestehen meist aus Kontakt- und Spaltzonen, wobei die
Spaltzonen durch die Kontakte abgestützt und stabilisiert werden.
In diesen Spaltzonen wird primäre, angiogene Knochenbildung be-
obachtet.

Bei der spontanen Knochenbruchheilung, unter konservativer Behandlung wie auch nach instabiler Osteosynthese beantwortet der
Knochen interfragmentäre Unruhe durch Resorption der Fragmentenden, Callusbildung und sekundäre Knochenbildung. Die erwähnten
Beispiele unterscheiden sich jedoch insofern, als bei der ge-
schienten Fraktur, ja selbst bei fehlender Behandlung die interfragmentäre Unruhe biologisch überwunden werden kann, während
zum Beispiel nach instabiler Plattenosteosynthese relativ häufig
eine Pseudarthrose entsteht.

Biologische Stabilisierung

Grundlage der biologischen Stabilisierung bei der Spontanheilung
ist die Entwicklung eines periostalen Callus (Abb.1). Dieser stützt
sich zunächst als Ankercallus auf die unmittelbar an den Frakturspalt angrenzende Oberfläche der Fragmentenden. Aus Abb.2 ist ersichtlich, daß der Callus auf Höhe der Frakturzone zu einer Vergrößerung der Querschnittsfläche (1) führt. Abb.2 zeigt auch die
mechanischen Auswirkungen dieses biologischen Vorgangs. Die Zunahme der Querschnittsfläche verlängert den wirksamen Hebelarm des
stabilisierenden Gewebes: Die Bewegungsausschläge nehmen bei
gleichbleibendem Biegemoment ab. Der zweite Mechanismus biologi-
scher Stabilisierung besteht in der Zunahme der Gewebesteifigkeit:
Vom Frakturhämatom über Granulationsgewebe zu Binde-, Knorpel-
und schließlich zu Knochengewebe nimmt die Steifigkeit des interfragmentären Gewebes ständig zu. Dieser Ablauf ist in Abb.2c bis
2e dargestellt: Unter der Annahme einer gleichbleibenden Querschnittsfläche nimmt allein durch die Versteifung des interfragmentären Gewebes (1) die Beweglichkeit bei gleichbleibender funk-

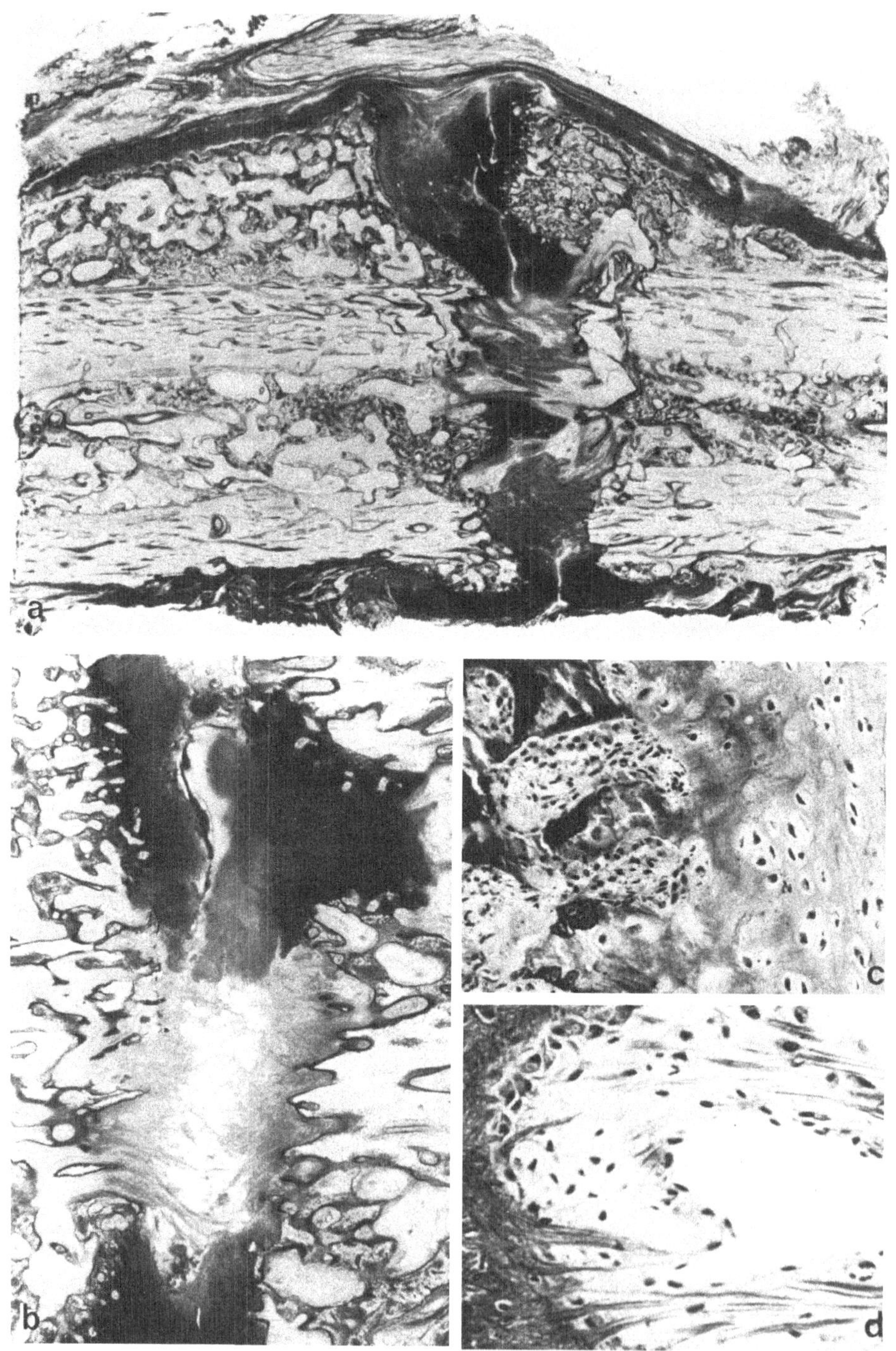

Abb. 1a-d. Histologie der spontanen Frakturheilung nach Querosteotomie und Teilresektion am Hunderadius. (a) Übersichtsaufnahme eines Längsschnittes durch die Frakturzone; (b) Interfragmentärer Faserknorpel und Bindegewebe; (c) Ossifikationsvorgänge an der Grenze zum Faserknorpel; (d) Desmale Ossifikation an einer ans Bindegewebe grenzenden Fragmentoberfläche

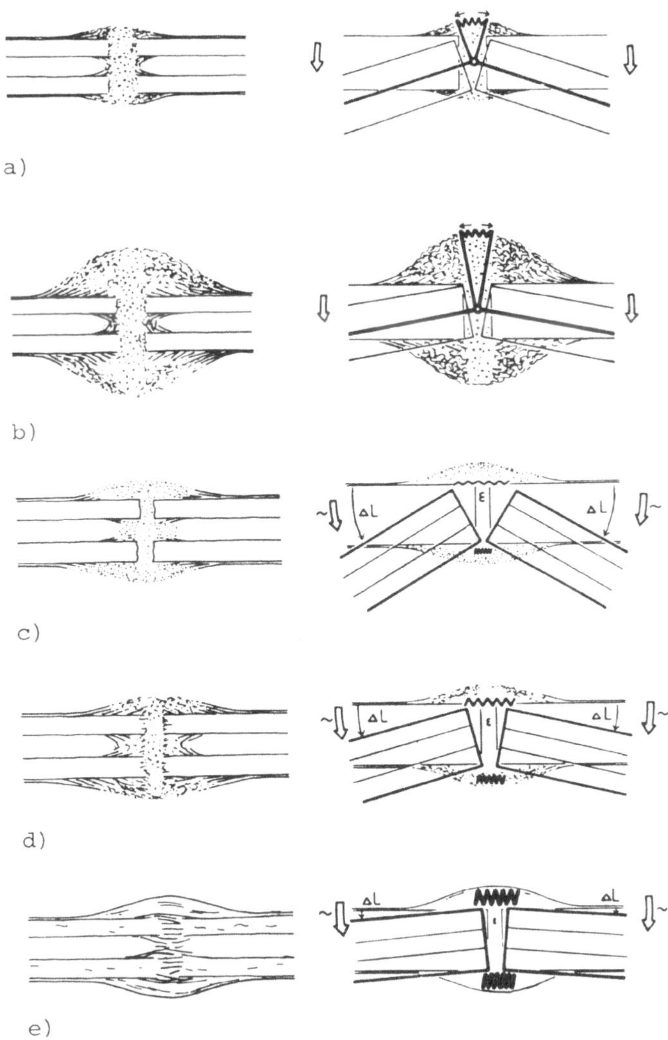

a)

b)

c)

d)

e)

Abb. 2a–e. Mechanik der biologischen Stabilisierung. Wie in (a) und (b) ersichtlich, führt die Zunahme der Querschnittsfläche mechanisch zu einer Verlängerung des wirksamen Hebelarms der stabilisierenden Gewebe und damit zu einer Reduktion des Bewegungsausschlags unter gleicher funktioneller Belastung (b). Die zunehmende Verdichtung des interfragmentären Gewebes von Granulationsgewebe (c) über Binde- und Knorpelgewebe (d) zu Knochen (e) führt mechanisch zu einer zunehmenden Versteifung und damit unter gleichbleibender funktioneller Last zur Abnahme der interfragmentären Bewegung. Beide Prozesse kommen bei der normalen Frakturheilung simultan und synergetisch vor. (Nach MUELLER u. PERREN, 1972 modifiziert)

tioneller Belastung ab. Bei der Frakturheilung laufen beide Prozesse gleichzeitig ab und führen so zu einer effizienten Reduktion der Bewegungsausschläge, die offensichtlich die Toleranzgrenze für die Knochenbildung unterschreitet und eine solide knöcherne Verbindung ermöglicht.

Die Ossifikationsvorgänge selbst laufen je nach den lokalen Bedingungen im Frakturspalt, d.h. nach der Präsenz von Bindegewebe und Faserknorpel nach dem Muster der desmalen oder chondralen Osteogenese ab. Im Zusammenhang mit diesem Ossifikationsprozeß ist eine einwandfreie Gefäßversorgung von grundlegender Bedeutung. Die Ausbildung und Tätigkeit der Osteoblasten sind nur in unmittelbarer Nachbarschaft gut durchbluteter Capillaren möglich. Instabilität beeinträchtigt die capillare Zirkulation und kann derart die Frakturheilung verzögern.

Stabilisierung durch interfragmentäre Kompression und Schienung

Die lokale Druckwirkung ist Grundlage jeglicher Stabilisierung durch ein Implantat. Ohne Leim kann über die Kontaktzone zwischen Implantat und Knochen nur durch Druck Kraft übertragen werden. Als interfragmentäre Kompression bewirkt Druckkraft zwischen den Fragmentenden eine absolut stabile Verbindung auf Grund des Prinzips der Vorspannung und jenes der Reibung (11).

Die Stabilisierung einer Fraktur durch Schienung kann am Beispiel der äußeren Schiene - des Gipsverbandes - erklärt werden. Die Schiene übernimmt einen Teil der Kraftwirkung und vermindert die interfragmentäre Bewegung, hebt sie jedoch nicht ganz auf. Wir sprechen hier von relativer Stabilität im Gegensatz zur absoluten Stabilität. Die periostale innere Schiene (Neutralisationsplatte) sowie die endostale innere Schiene (Marknagel) bewirken allein eine relative Stabilisierung. Wie wir später sehen werden, induziert die verbleibende interfragmentäre Bewegung unter relativer Stabilisierung die Resorption der Fragmentenden. Dies ist bei der gleitenden Schiene (Marknagel) unproblematisch, bei der sperrenden Schiene (Neutralisationsplatte) kann die Resorption der Fragmentenden zur Pseudarthrose führen. Die Neutralisationsplatte ist daher an die zusätzliche Stabilisierung durch interfragmentäre Kompression gebunden.

Primäre Knochenheilung bei interfragmentärem Kontakt

Die ersten histologischen Untersuchungen über die primäre Knochenheilung wurden am Radius von Hunden ausgeführt (2, 3). Nach einer Querosteotomie in Schaftmitte wurden die Fragmente mittels einer Kompressionsplatte stabil fixiert (Abb.3a). Die mikroskopische Untersuchung zeigt, daß zumindest in dem direkt unterhalb der Platte gelegenen Corticalisbereich die Fragmente in unmittelbarem Kontakt stehen. Röntgenologisch erfolgt die Heilung einer so fixierten Querosteotomie ohne wesentliche Callusbildung. Mikroskopisch basiert sie an den Kontaktstellen auf dem inneren, sog. Havers'schen Umbau der Corticalis (Abb.3b), d.h. auf einem Erneuerungsprozeß der Osteone, der im intakten Knochen unter physiologischen Bedingungen jeweils nur etwa 2 bis 3% der Osteone erfaßt.

Bemerkenswert an der Erneuerung der Osteone ist die strenge
räumliche und zeitliche Koppelung zwischen Knochenresorption
und Knochenanbau. Die Neubildung eines Osteons beginnt mit der
Resorption eines Kanals, der parallel zur Längsachse der Diaphyse in der Corticalis vorwächst. Die Resorption des Kanals
ist gebunden an eine Gruppe von Osteoklasten, die meist kegel-
förmig angeordnet sind und mit einem Bohrkopf (cutter head) verglichen wurden (2, 3) (Abb.3c). Durch Anzahl und Anordnung der
Oberklasten wird der äußere Durchmesser des neuen Osteons festgelegt. Unmittelbar auf die Osteoklasten folgen eine zentrale
Gefäßschlinge und Begleitzellen, aus denen sich Präosteoblasten
und Osteoblasten differenzieren (Abb.4). Die Osteoblasten reihen
sich entlang der Wandung der Resorptionskanäle in einem mesothe-
lialen Verband an und übernehmen das konzentrische Auffüllen des
Kanals mit Knochenlamellen (Abb.3d). Für den Erfolg der Kontaktheilung ist entscheidend, daß die Osteoklasten-Bohrköpfe ohne
weiteres überqueren können und so die Fragmente durch die neugebildeten Osteone miteinander "verbolzen" (Abb.3b). Da die Kontaktheilung fast ausschließlich auf dem Haver'schen Umbau beruht,
sind die Ergebnisse quantitativer Untersuchungen über dessen Dyna-
mik interessant (5). Sie haben ergeben, daß die Osteoklasten in
der Lage sind, die Spitze des Resorptionskanals pro Tag um 70
bis 100 µm voranzutreiben. Das Auffüllen des Kanals mit neuen
Knochenlamellen beansprucht hingegen mehrere Wochen. Für den
Erfolg der Konsolidierung entscheidend ist aber die Zahl der
Osteone, die im Anschluß an die Fraktur vom Umbau erfaßt wird.
Nach Sequenzmarkierung mit Tetracyclin an Hunden ergab sich nach
acht Wochen eine Erneuerungsquote von über 60%, wobei die höchste
Umbauintensität zwischen der dritten und sechsten Woche beobachtet wurde (5, 6). Vergleichende Untersuchungen an anderen Tieren
(7) und am Menschen ergaben zwar erwartungsgemäß beträchtliche
Unterschiede im Bezug auf die Latenzperiode und den zeitlichen
Ablauf, bestätigen aber die Effizienz der Haver'schen Umbauvorgänge für die Konsolidierung und Rekonstruktion der Kontaktzone,
die aus der exakten anatomischen Reposition und stabilen Fixation
durch interfragmentäre Kompression entstehen.

Die Beobachtung des Haver'schen Umbaus als wesentliches Element
der primären Kontaktheilung wirft die Frage auf, inwiefern die
durch Kompressionsplatte erzeugte Druckkraft den Umbau des
Haver'schen Systems direkt beeinflußt. Läßt sich die Geschwindigkeit der Primäreinstellung durch statische Kompression erhöhen?
MATTER et al. (7) haben diese Frage für den Knochenumbau unter
Kompressionsplatten am intakten Knochen mit Hilfe der polychro-
men Sequenzmarkierung (8, 9) verneint (Abb.4).

Der Frage nach der Drucknekrose galten umfangreiche tierexperimentelle Untersuchungen mit Hilfe chronisch implantierbarer Kraft-
meßzellen (Abb.5a-e). Die Versuche von PERREN et al. und BLÜMLEIN
et al. (10, 11, 12) zeigen übereinstimmend, daß die am lebenden
Knochen angelegte Druckkraft nur langsam vermindert wird, die
Frakturheilungszeit überdauert und es nach ALLGÖWER (13) erlaubt,
"die mechanischen Vorteile der Druckkraft auszunützen, ohne biologische Nachteile in Kauf nehmen zu müssen".

Primäre Knochenheilung in stabil fixierten Spalten

An Querosteotomien des Hunderadius wurde beobachtet, daß nach
der Kompression neben den Kontaktzonen stabil fixierte Spalten
bestehen bleiben (2). Die Ausdehnung dieser Spalten betrug
0,2 bis 0,5 mm. Histologisch sind bereits nach einer Woche im
Spaltraum eingewanderte Gefäße und lockeres mesenchymales Gewebe
nachweisbar (Abb.3e). Entlang der die Spalte begrenzenden Oberfläche der Fragmentenden sind Osteoblasten aufgereiht, die bereits Osteoid abgelagert haben. Durch fortschreitende Bildung
neuer Knochenlamellen werden diese Spalten in der Regel innerhalb
von drei bis vier Wochen primär knöchern überbrückt (Abb.3f).
Unter stabilen Bedingungen tritt kein intermediäres Stützgewebe
auf, das Auffüllen der Spalte erfolgt nach dem Muster der primären
(angiogenen) Ossifikation. Es muß aber beachtet werden, daß diese
in der ersten Phase der Spaltheilung erreichte knöcherne Vereini-
gung der Fragmentenden noch keine eigentliche Heilung darstellt
und auch relativ geringe Festigkeit aufweist (14). Erst in der
anschließenden zweiten Phase werden durch intensiven Haver'schen
Umbau die ursprüngliche Struktur der Corticalis wieder hergestellt und gleichzeitig von der Osteotomie her nekrotisch gewordene Corticalisbezirke revitalisiert (Abb.3g).

Der Modus der Spaltheilung gewinnt besonders bei Frakturen Bedeutung, da durch das Feinrelief der Bruchflächen eine mikroskopisch perfekte Adaptation praktisch kaum möglich ist und dadurch neben umschriebenen Kontaktzonen zahlreiche offene Spalten
bestehen. Es bestätigt sich bei der Untersuchung an Frakturen
beim Menschen, daß die Überbrückung von ausgedehnteren Spalten
oft längere Zeit beanspruchten und indirekte Ossifikation eintreten kann (6). Auf Grund dieser Beobachtungen hat JOHNER (15)
an der Kaninchentibia den Einfluß der Defektgröße auf die Heilung von Bohrlöchern studiert. Bis zu einem Durchmesser von 0,6
mm tritt immer primär knöchernes Auffüllen des Defektes ein. Bei
1 mm Durchmesser beschränkt sich diese Überbrückung meist vorerst
auf den subperiostalen Bereich, und Defekte über 1 mm sind auch
bei einwandfreier Stabilisierung intermediär mit Bindegewebe aufgefüllt.

Bewegung und Knochenresorption

Mit Hilfe von Kompressions-Meßplatten konnte der Zusammenhang
zwischen Bewegung und Knochenresorption demonstriert werden (16).

---

*Abb.3a-g. Primäre Frakturheilung an stabil fixierten Querosteoto-
mien am Hunderadius; (a) Röntgenaufnahme 10 Wochen nach der Osteotomie; (b) Kontaktheilung der vollständig adaptierten Fragmente
nach 6 Wochen; (c) Längsschnitt durch die Spitze eines regenerierenden Osteons (Färbung mit basischem Fuchsin); (d) Mikro-
tomschnitt eines regenerierenden Osteons (Färbung nach GOLDNER);
(e) Spaltheilung, 1 Woche nach Osteotomie; (f) Spaltheilung,
4 Wochen nach Osteotmie; (g) Spaltheilung, 6 Wochen nach Osteotomie*

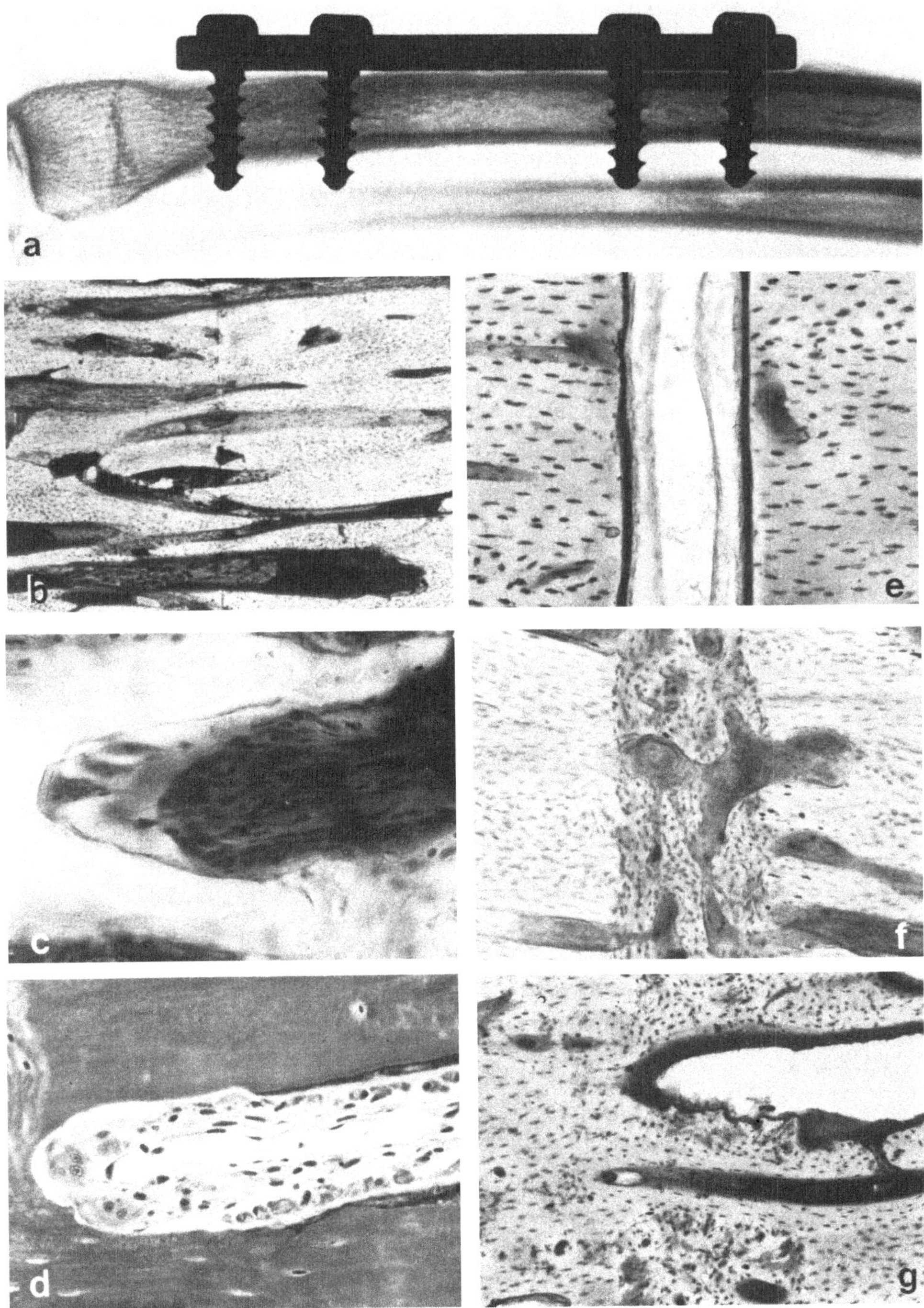

Es ließ sich nachweisen, daß die früher fälschlich als Drucknekrose bezeichnete Knochenresorption in Kontaktzonen immer dann
erfolgt, wenn ein Implantat (wie zum Beispiel eine Schraube)
einer ihre Richtung wechselnden Kraft unterliegt. Die gleichen
Experimente zeigten, daß Mikrobewegungen nicht nur Knochenresorption, sondern auch Bindegewebe, Knorpel- und Callusbildung bewirken. Sind unter sonst gleichen Voraussetzungen durch Vorspannung Mikrobewegungen vermieden worden, so fanden sich keine
Knochenresorption und minimale Callusbildung. Diese experimentellen Befunde erklären unserer Ansicht nach die unterschiedlichen
Heilungsbilder.

1. die spontane Knochenheilung bei relativer oder fehlender
   Ruhigstellung mit Callus, Knochenresorption und sekundärer
   Knochenbildung
2. die primäre Knochenheilung unter absoluter Stabilität mit
   fehlender Resorption, primärer Ossifikation und geringer
   Callusbildung.

Wir betrachten die Resorption der Fragmentenden wie auch die
Knorpel- und Callusbildung bei der spontanen Fakturheilung als
bewegungsinduziert und verstehen damit, warum genau diese Elemente
bei der primären Knochenheilung unter absoluter Stabilität fehlen.

Pseudarthrose

Wie bereits besprochen, lösen Bewegungen im Frakturspalt eine
ausgedehnte periostale und endostale Callusbildung und das vorübergehende Auftreten von Bindegewebe und Faserknorpel im anfänglich durch osteoklastische Reaktionen erweiterten Frakturspalt aus. Wenn es durch all diese biologischen Reaktionen
nicht gelingt eine Stabilisierung zu erzielen, dann entwickeln
sich unter persistierender interfragmentärer Bewegung Pseudarthrosen vom reaktiven oder hypertrophen Typ. Experimentell
konnten diese am Hunderadius nach Teilresektion in der Schaftmitte bei intakter Ulna erzeugt werden (17) (Abb.6a). Nach 20
Wochen sind diese Pseudarthrosen bereits voll ausgebildet und
histologisch charakterisiert durch das Persistieren von Faserknorpel im Frakturspalt und durch intensive Umbauvorgänge in
den Fragmentenden, die mit der Zeit zu einer Sklerose führen.
Im interfragmentären Faserknorpel kommen aber sowohl die Minera-
lisationsvorgänge als auch das Vordringen der gefäßführenden
Resorptionskanäle zum Stillstand.

---

*Abb.4a-c. Die Reaktion des Knochens auf interfragmentäre Druck-
kraft; (a) Das verplattete Segment einer intakten Schaftibia
zeigt in der an die Platte angrenzenden Corticalis einen intensiven Knochenumbau mit temporärer Osteoporose; (b) Verlauf der
Druckkraft bzw. fehlende Druckkraft und der Distraktion in den
drei Versuchsgruppen; (c) Morphometrisch ermittelte Umbaurate
in den drei Gruppen mit unterschiedlicher Kompression. Es konnte
gezeigt werden, daß die Kompression keine signifikante Beschleu-
nigung des Knochenumbaus bewirkt.(Nach MATTER et al. (7) mit
freundlicher Genehmigung des Verlags)*

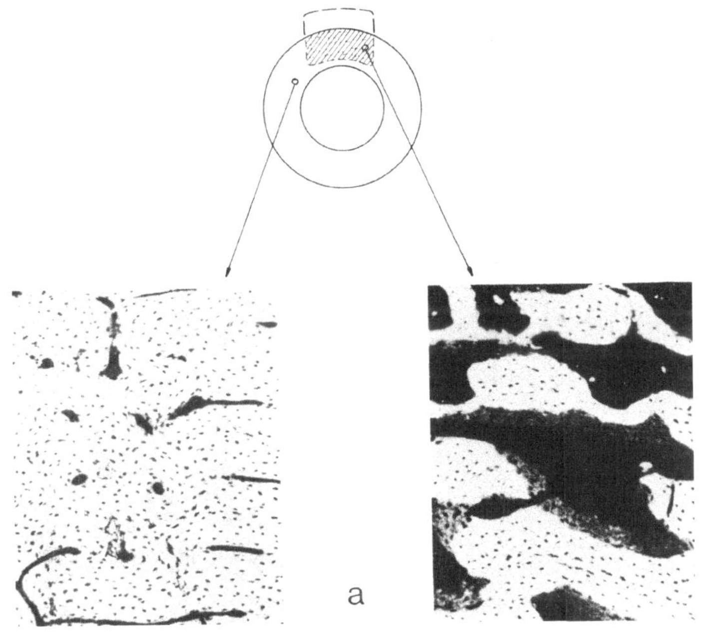
a

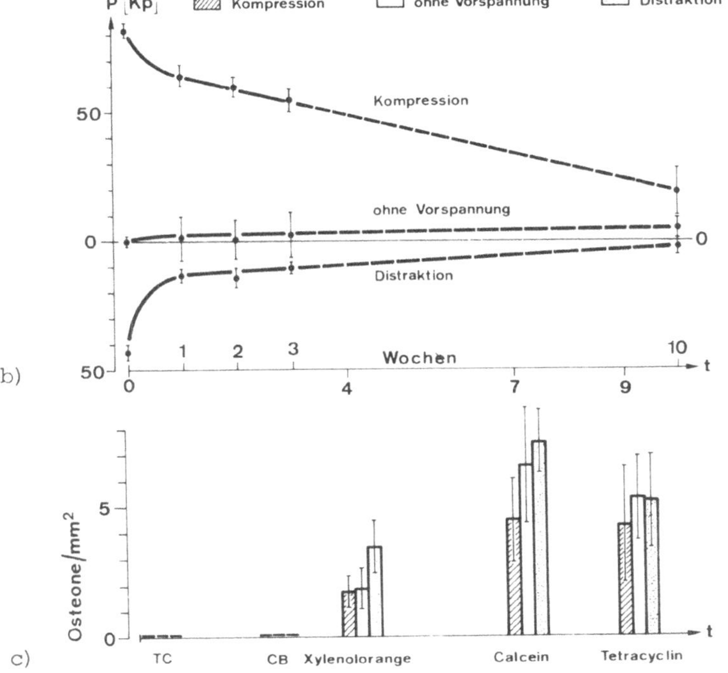
P [Kp]
Kompression
ohne Vorspannung
Distraktion
50
Kompression
ohne Vorspannung
0
0
Distraktion
1
2
3
Wochen
10
4
7
9
50
0
t
b)
Osteone/mm²
5
0
TC
CB
Xylenolorange
Calcein
Tetracyclin
t
c)

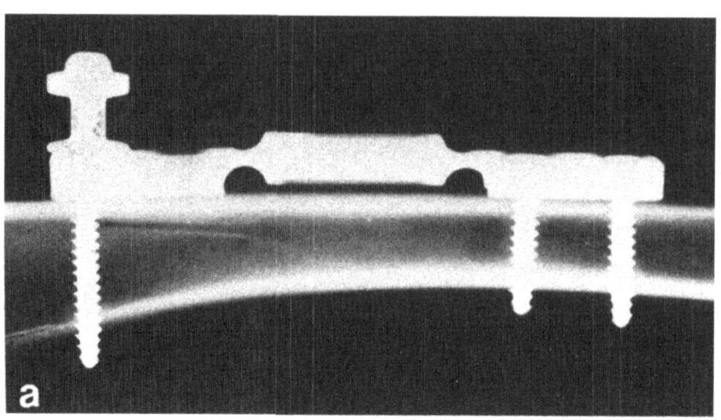

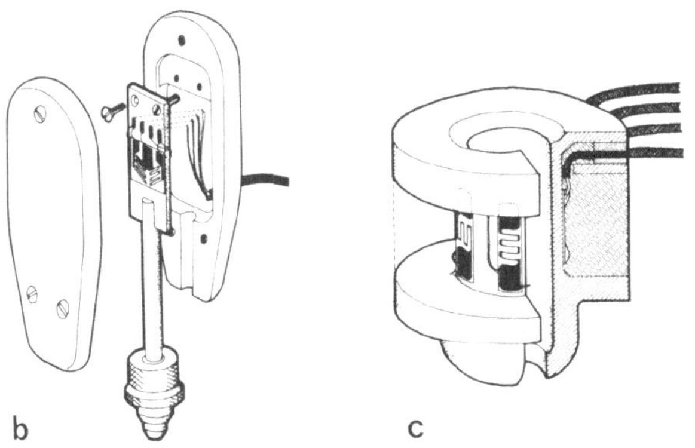

Abb. 5a–c. In-vivo-Messung der Kompression; (a) Chronisch implantierbare, mit Dehnungsmeßstreifen versehene Druck-Meßplatte; (b) Elektronischer Drehmoment-Schraubenzieher; (c) Chronisch implantierbare Schraubenmeßdose

Pseudarthrosen dieses Typs heilen erfahrungsgemäß nach einem stabilisierenden Eingriff innerhalb weniger Wochen aus (Abb.6b). Entsprechende Experimente am Pseudarthrosenmodell am Hunderadius haben ergeben, daß der erste Schritt des knöchernen Durchbaus in der Mineralisation des Faserknorpels besteht (Abb.6c). Diese Mineralisation beginnt immer in der unmittelbaren Umgebung von Faserknorpelzellen. Damit kommt der Reaktion des interfragmentären Gewebes beim Durchbau eine wesentliche Bedeutung zu. Mit der Mineralisation des Faserknorpels sind die Voraussetzungen für eine knöcherne Konsolidierung geschaffen, die - wie bei der Spontanheilung - nach dem Muster der chondralen Ossifikation erfolgt. Auf diesem Wege wird zunächst der Faserknorpel durch Faserknochen ersetzt (Abb.6g). Dann erfolgen eine stufenweise Einschmelzung des Callus und ein Ersatz des interfragmentären Faserknorpels durch trabekulär angeordneten Lamellenknochen (Abb.6h) und schließlich - unter der liegenden Platte - die völlige Rekonstruktion einer knöchernen Diaphyse.

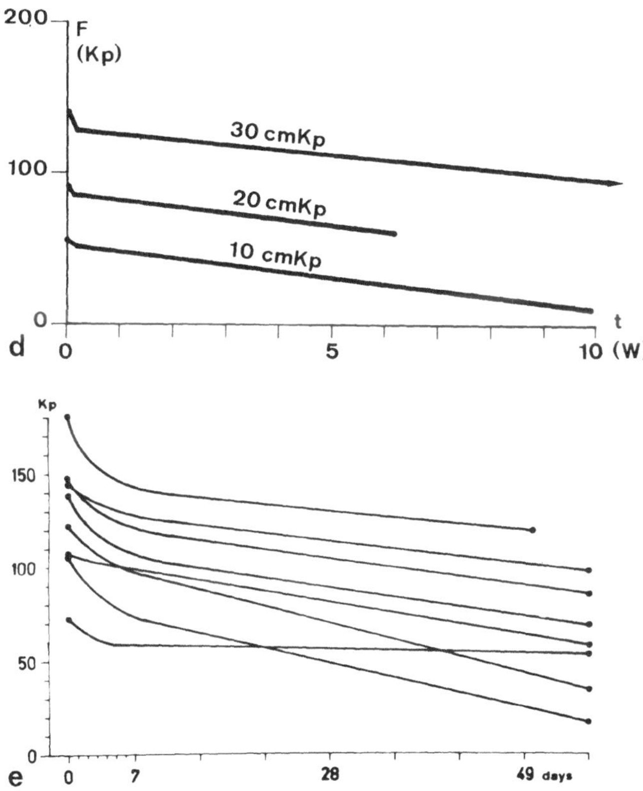

Abb.5d u.e. (d) Verlauf der axialen Kraft in einer Corticalis-schraube an der Schaftibia. Die Mittelwerte von drei Gruppen von Schrauben mit unterschiedlichem Eindrehmoment sind dargestellt; (e) Verlauf der in vivo angelegten Kompression durch Osteo-syntheseplatten. Es zeigt sich eine langsam kontinuierliche Druckabnahme. Die interfragmentäre Kompression überdauert die Frakturheilung. Das Fehlen einer plötzlichen Druckabanhme schließt die Drucknekrose als druckbedingtes Absterben des Knochens mit nachfolgender Resorption in der Kontaktzone aus

---

Abb.6a-h. s. nächste Seite.

Abb.6a-h. Heilung experimenteller Pseudarthrosen nach Stabili-sierung mit einer Kompressionsplatte; (a) Hypertrophe Pseudarthro-se nach Querexzision am Hunderadius, 20 Wochen p.o.; (b) Röntge-nologische Konsolidierung, 8 Wochen nach Verplattung. 20 Wochen alte Pseudarthrose, Frakturspalt mit nicht mineralisiertem Faser-knorpel; (c) Kalknachweis nach VON KOSSA; (d) Mikroradiogramm. Pseudarthrose, 6 Wochen nach Stabilisierung. Mineralisation des interfragmentären Faserknorpels; (e) VAN KOSSA; (f) Mikroradio-gramm; (g) Pseudarthrose, 12 Wochen nach Stabilisierung. Ersatz des Faserknorpels (Schnitt und Mikroradiogramm); (h) Pseudarthrose 16 Wochen nach Stabilisierung. Ersatz des Faserknochens durch lamelläre Knochen und Rekonstruktion der Compacta (Schnitt und Mikroradiogramm)

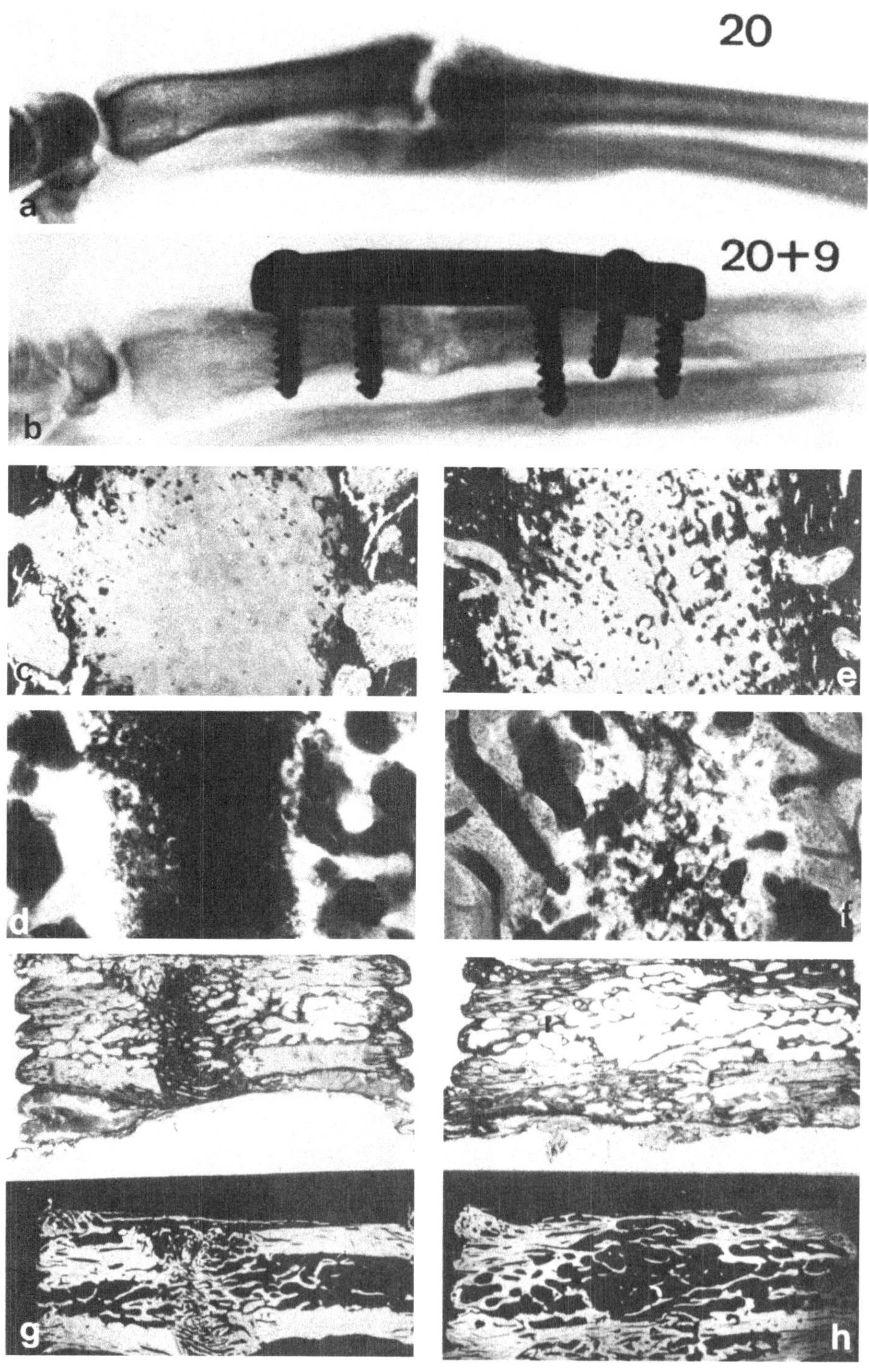

Abb. 6a-h. (Legende s. Seite 39)

<u>Zusammenfassung</u>

Die biologischen Vorgänge bei der Frakturheilung werden in ihrer
morphologischen Erscheinungsart zusammenfassend dargestellt und
mit den bis heute bekannten biologischen Reaktionsformen auf
mechanische Einflüsse wie Kraft und Bewegung kombiniert. Grundlegende Prinzipien der mechanischen Stabilisation werden erwähnt.

<u>Literatur</u>

 1. MÜLLER, M.E., PERREN, S.M.: Mschr. Unfallheilk. <u>75</u>, 442 (1972).
 2. SCHENK, R., WILLENEGGER, H.: Experientia (Basel) <u>19</u>, 593
    (1963).
 3. SCHENK, R., WILLENEGGER, H.: Langenbecks Arch. Chir. <u>308</u>,
    440 (1964).
 4. SCHENK, R., WILLENEGGER, H.: Symp. biol. Hung. <u>7</u>, 75 (1967).
 5. SCHENK, R., WILLENEGGER, H.: Second European Symposium on
    Calcified Tissues, Liège 1964 b, p.125.
 6. SCHENK, R.K.: Fortschritte der Kiefer- und Gesichtschirurgie,
    Band XIX, S. 8-12. Stuttgart: Thieme 1975.
 7. MATTER, P., BRENNWALD, J., PERREN, S.M.: Helv. chir. acta
    supl. 12 (1974).
 8. RAHN, B.A., PERREN, S.M.: Chem. Rundschau <u>28</u>, 12 (1975).
 9. RAHN, B.A.: Nova acta leopoldina <u>44</u>, 249 (1976).
10. PERREN, S.M., RAHN, B.A., CORDEY, J.: Fortschritte der Kiefer-
    und Gesichtschirurgie, Band XIX. Stuttgart: Thieme 1975.
11. PERREN, S.M., ALLGÖWER, M.: Nova acta leopoldina <u>44</u>, 61
    (1976).
12. BLÜMLEIN, H., CORDEY, J., RUSSENBERGER, M., PERREN, S.M.:
    International Conference on Biomedical Transducers 1975.
13. ALLGÖWER, M.: Persönliche Mitteilung.
14. KINZL, L.: Unveröffentlichte Arbeit aus dem Laboratorium für
    experimentelle Chirurgie, Davos.
15. JOHNER, R.: Helv. chir. acta <u>39</u>, 409 (1972).
16. PERREN, S.M., GANZ, R., RÜTER, A.: Med. orthop. Techn. <u>95</u>,
    6 (1975).
17. MÜLLER, J., SCHENK, R.: Helv. chir. acta 40, 253 (1973).
18. WILLENEGGER, H., PERREN, S.M., SCHENK, R.K.: Chirurg <u>42</u>,
    241 (1971).

W. Gördes und M. Jäger, München

Die Problematik bei und nach Plattenfixation langer Röhrenknochen im Experiment und in tierexperimentellen Untersuchungen

Aus verschiedenen klinischen und experimentellen Untersuchungen
ist die verminderte Knochenfestigkeit nach Plattenosteosynthese
bekannt geworden, die auf eine als Spongiosierung bezeichnete
lokale Osteoporose zurückzuführen ist.

In eigenen Untersuchungen wurde an 121 ausgewachsenen weiblichen
Kaninchen u. a. nach Resektions- bzw. Querosteotomie und stabiler

42

Plattenfixation der Tibia sowohl unter Diastase als auch Adaptation der Knochenenden der Hydroxyl-Apatitgehalt mittels Profil-Scanning (^{125}J) gemessen (1). Dabei konnte unabhängig von der Art der Knochenheilung (direkt und indirekt) ein signifikanter Abfall des Hydroxyl-Apatitgehaltes bis zur 24. Woche von 26% (+ 19%) registriert werden (Abb.1).

Nicht nur der Verlust der harten Knochensubstanz, sondern auch die nach der Entfernung der Platte verbleibenden Schraubenlöcher stellen einen erheblichen Risikofaktor für die Belastung langer Röhrenknochen dar. DIETSCHI und ZENKER sahen bei Nachuntersuchungen von 15 Refrakturen und neuen Frakturen nach Plattenentfernung, daß unabhängig von der Ursache der Refraktur oder neuen Fraktur die neue Frakturlinie ausnahmslos entlang einem der Schraubenkanäle verlief, eine Beobachtung, die auch von MATTER et al. (4) mitgeteilt wurde.

JÄGER et al. (2) haben deshalb anhand von 80 autopisch gewonnenen Tibiae Bruchlastversuche vorgenommen. Als Untersuchungsmodell wurde eine Torsionsfraktur mit Drehkeil im mittleren Tibiadrittel nachgeahmt, welche unter Fixation mit einer 6-Lochplatte und 2 Zugschrauben ausgeheilt sein sollte. Es wurde jeweils die durchlöcherte linke Tibia mit der unversehrten rechten dem Bruchlastversuch in der Universalprüfmaschine Typ ZWICK 1442 unterworfen. Das arithmetische Mittel aus 64 endgültigen Versuchen ergab eine Bruchfestigkeitsminderung von 13,5% (+ 10,05%).

Wenn sich auch bis heute die Indikation zur operativen oder konservativen Bruchbehandlung differenziert hat, so bleiben zwei Problemkreise bestehen:

1. Es herrscht Unklarheit bezüglich der Bruchfestigkeit nach absolut stabiler interner Fixation (z.B. Plattenosteosynthese) bzw. externer, nicht absolut stabiler Fixation (z.B. Gipsverband mit und ohne Markraumschienung).
2. Das komplexe Problem gelegentlicher Refrakturen, abhängig von der Bruchlastminderung durch Schraubenlöcher und zusätzlicher Spongiosierung.

Daraus haben wir folgende Fragestellung abgeleitet und untersucht:

1. Wie verändert sich die Bruchfestigkeitsminderung abhängig von der Art der Osteosynthese (Adaptations- und Druckosteosynthese)?
2. Wie verhält sich die Bruchfestigkeit abhängig von der Verweildauer des Implantates und nach Implantatentnahme?
3. Wie ist der Vergleich zwischen der Bruchfestigkeit nach stabiler Plattenfixation und instabiler Fixation mit Gipsverband und Markraumschienung?

Dazu wurden folgende Versuchsserien aufgestellt:

An den rechten Tibiae von 102 ausgewachsenen männlichen Kaninchen mit einem durchschnittlichen Gewicht von 3-4 kg wurde in Allgemeinanästhesie eine Querosteotomie zwischen lateralem Malleolus und der proximalen fibulotibialen Synostose durchgeführt.

Die Bruchfestigkeit wurde 4, 8, 16 Wochen nach der Osteotomie in der Universalprüfmaschine Typ ZWICK 1442 mit 3-Punktfixierung geprüft.

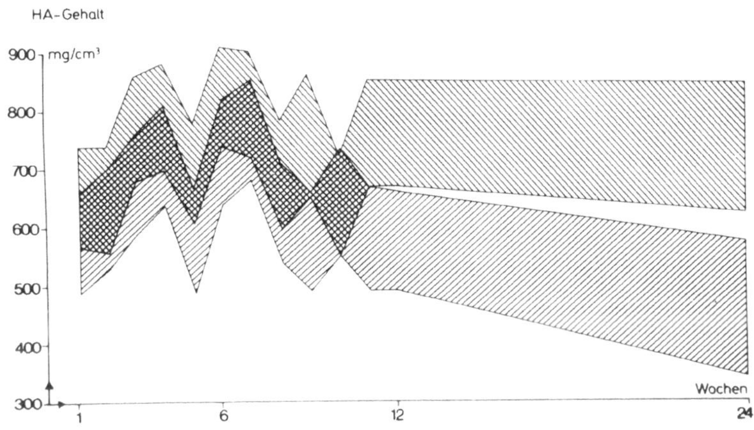

Abb.1. Absinken des Hydroxyl-Apatitgehaltes unter Einfluß der Plattenosteosynthese. Doppelt-s-Kurven, unten behandelter Knochen, oben Kontrollknochen

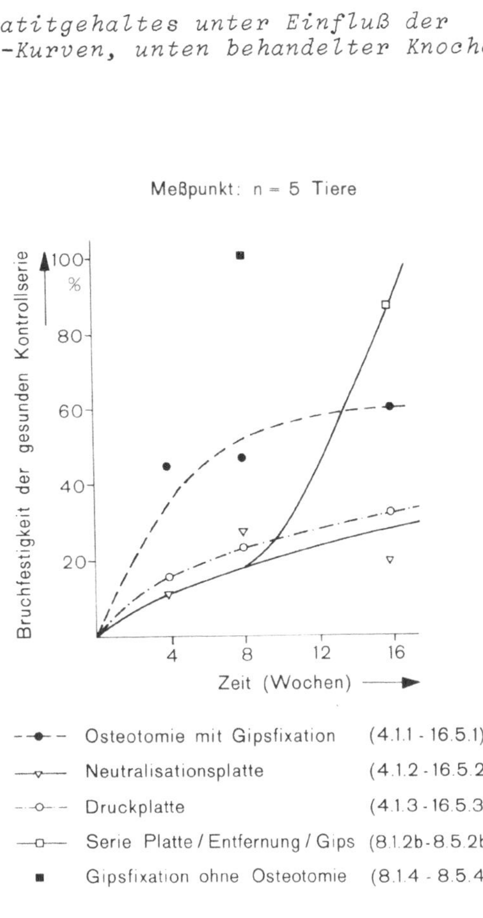

Abb.2. Diagramm der Gesamtergebnisse

44

Serie 1: Osteotomie und lockere Markraumschienung, Gispfixation.
Versuchsgruppen von je 5 Tieren für die 4., 8. und 16. Woche.

Serie 2: Osteotomie, Fixation mit Neutralisationsplatte unter
Adaptation der Knochenenden. Versuchsgruppen von je 5 Tieren für
die 4., 8. und 16. Woche.

Serie 3: Osteotomie, Fixation mit Druckplatte. Versuchsgruppen
von je 5 Tieren für die 4., 8. und 16. Woche.

Serie 4: Osteotomie, Fixation mit Neutralisationsplatte unter
Adaptation der Knochenenden. Eine Versuchsgruppe von 5 Tieren.
Nach 8 Wochen Plattenentfernung, für 4 Wochen Hinterlaufgips und
weitere 4 Wochen volle Belastung ohne Gips.

Serie 5: Eine Versuchsgruppe von 5 Tieren mit Hinterlaufgips für
8 Wochen (Kontrollserie).

Die Bruchkraftminderung mit Standardabweichung wurde in Indi-
vidualkontrollen berechnet, operierte Seite gegen nichtoperierte
Seite.

<u>Ergebnisse: (Abb.2)</u>

Man konnte zwei typische Kraft-Dehnungskurven sehen:

Die unbehandelte Kontrolltibia zeigte einen linearen Anstieg bis
in den Bereich von 40 kp, indessen war der Steigungswinkel der
Diagrammkurven sowohl der einst gipsfixierten als auch platten-
fixierten Tibia geringer. Die Bruchlastminderung der behandelten
Tibia war zu allen Entnahmezeitpunkten ausgeprägt.

Ferner erfolgte der Bruch bei den callös geheilten Tibiae (Gips
und Markraumschienung) zunächst im Callusbereich und endete in
der ehemaligen Osteotomie.

Dagegen brach die ehemals plattenfixierte Tibia nach Erreichen
der maximalen Bruchlast immer abrupt. Die Bruchlinie verlief bei
allen verschiedenen Entnahmezeitpunkten durch die ehemalige Osteotomie als echte Refraktur. Dabei war das Bruchverhalten nach verschiedener Plattenfixation gleich.

Die im Gips mit Markraumschienung ausgeheilten Tibiae zeigten
eine ständig ansteigende Biegebruchfestigkeit.

Nach 4 Wochen betrug die Bruchlastminderung 60%, nach 8 Wochen
55% und nach 16 Wochen noch 40%.

Die mit Platten fixierten Tibiae hatten eine erheblich geringere
Zunahme der Biegebruchfestigkeit, dabei lagen die Werte der
selbstspannenden Druckplatte etwas höher als die der Neutralisationsplatte.

Besonders auffällig war der steile Anstieg der Bruchfestigkeit
8 Wochen nach Plattenfixation und anschließender Plattenentfernung
mit 4 wöchiger Gipsbehandlung und weiteren 4 Wochen ohne Gips-

fixation. Hier wurde nach 16 Wochen nur noch 12,85% Bruchkraftminderung gefunden.

In der 8 wöchigen Kontrollserie (Gipsfixation ohne Osteotomie)
wurde keine Minderung der Bruchkraft festgestellt.

Zusammenfassung und Schlußfolgerungen

1. Der Bruchverlauf nach Entfernung des fixierenden Materials ist
einerseits durch die Spannungskonzentration der Dreipunktauflage,
andererseits durch die therapeutischen Maßnahmen bedingt.

2. Die indirekte Knochenbruchheilung mit Callus gibt primär bes-
sere Bruchfestigkeitswerte im Vergleich zur direkten calluslosen
Heilung. Es kommt hier nämlich der hohe Verlust des Hydroxyl-
Apatits als Ausdruck der lokalen Inaktivitätsosteoporose zum
Tragen.

3. Dem nach Plattenentfernung und dosierter Belastung (Gipsverband) folgende starke Anstieg der Biegebruchfestigkeit ist wahrscheinlich dahingehend zu interpretieren, daß die vorgegebenen
Corticalisstrukturen nach Wegfall der Streß-Protection und unter
zunehmender Belastung ihre mechanische Festigkeit schneller wie-
dererlangen als der Bruchcallus, welcher sich erst zu mechanisch
belastbaren Strukturen umwandeln muß.

4. Das gering unterschiedliche Verhalten der Bruchfestigkeit nach
Neutralisationsplatte und Druckplatte wird unsererseits als Folge
einer geringeren Rigidität der Druckplatte auf Grund ihrer anderen
Konstruktionsmerkmale aufgefaßt.

Inwieweit hier Plattenkonstruktionen mit geringerer Rigidität
weiterführen werden, bleibt abzuwarten (ZENKER et al. (5)).

Literatur

1. GÖRDES, W., KOSSYK, W, BÖDEFELD, P.: Versuche zur Kalksalz-
   dichtebestimmung an der osteotomierten und stabilisierten
   Tibia des Kaninchens. Arch. orthop. Unfall-Chir. 81, 125-147
   (1975).
2. JÄGER, M., DIETSCH, C., UNGETHÜM, M.: Experimentelle Untersuchungen zur Bruchlastverminderung der Tibia nach Osteosyn-
   these-Plattenentnahme. Orthop. Praxis 10, 468-471 (1974).
3. JÄGER, M., GÖRDES, W., KOSSYK, W., UNGETHÜM, M.: Bruchfestig-
   keitsuntersuchungen bei konservativ (Gipsfixation und Markraumschienung) und operativ (stabile Plattenosteosynthese)
   behandelten Osteotomien der Kaninchentibia. Hefte z. Unfallheilk. 79, 193-201 (1976).
4. MATTER, P., BRENNWALD, J., RÜTER, A., PERREN, S.M.: Die knöcherne Heilung von Schraubenlöchern nach Metallentfernung.
   Z. Orthop. 110, 920-922 (1972).
5. ZENKER, H.: Entwicklung und Erprobung einer elastischen Osteosyntheseplatte. Fortschr. Med. 93, 942 (1975).

J. Müller, B. Roth und E. Skutella, Liestal

Aspekte zur rationellen Anwendung von Implantaten bei Plattenosteosynthesen

Die Qualität einer Osteosynthese bei Schaftfrakturen mit mehreren
Fragmenten (Drehkeilfrakturen) ist nicht abhängig von der Quantität der Implantate (Platten und Schrauben). Die Gleichung Plattenosteosynthese = Plattenosteosynthese stimmt bei weitem nicht.
Eine mechanisch fehlerhafte Osteosynthese hat große biologisch
bedingte Folgen im Verlauf der Frakturheilung. So wird z. B. bei
einer zu langen oder zu dicken Platte, die in allen Löchern noch
mit Schrauben versehen ist, wegen mangelhalfter Beanspruchung des
Knochens, die Corticalis im Sinne einer Spongiosierung aufgelok-
kert und verdünnt. So besteht nach der Metallentfernung die Gefahr
der Refraktur. Wohl ist zu fordern, daß im Schaftbereich sowohl
im proximalen wie im distalen Hauptfragment mit Schrauben an der
Tibia 5, am Femur 7 Corticales gefaßt werden. Es hat aber keinen
Sinn bei der Verwendung langer Platten alle Schraubenlöcher automatisch mit einer Schraube zu besetzen. Es dürfen Schraubenlöcher
leer gelassen werden. Ein eventueller Plattenbruch ist nicht die
Folge von unbesetzten Schraubenlöchern, sondern diejenige von
mangelnder medialer Knochenabstützung, falscher Lage der Platte,
zu großer Devitalisation mit Knochennekrosen etc., alles technisch
mechanische Fehlleistungen der Osteosynthese. Die für eine prompte
Knochenheilung benötigte Stabilität wird zu einem großen Teil bereits durch die interfragmentäre Kompression der Verschraubung
der einzelnen Fragmente gegeneinander und gegen die Hauptfrag-
mente erzielt. Die zusätzliche Neutralisationsplatte soll die
Übungsstabilität der verschraubten Fraktur gewährleisten, indem
sie durch das Überleiten der Krafteinwirkungen vom proximalen
direkt auf das distale Hauptfragment die Verschraubung mit Zugschrauben sichert.

Fehlerhafte Osteosynthesen, wie zu viel Schrauben in einer Platte
oder sogar Doppelplatten im Schaftbereich mit entsprechender Devitalisation des Knochens bei der Operation, führen nur allzu
oft zu ausgedehnten Knochennekrosen. Bei der Annahme, daß jede
Operationswunde mehr oder weniger mit Keimen kontaminiert ist,
führen nicht nur Instabilität, sondern auch Knochennekrosen zu
einer erhöhten Gefahr der Osteomyelitis.

An einigen schlechten und guten Beispielen wurde demonstriert,
daß mechanische Fehlleistungen sich biologisch auswirken und die
Osteosynthese in Gefahr bringen. Wir sollten uns bemühen bei
Osteosynthesen mit langen Platten eine vernünftige Relation
zwischen Stabilität und der dazu benötigten Metallmenge anzustreben. Eine technisch richtige und mit sparsamen Implantatmen-
gen durchgeführte Osteosynthese, die aber die notwendige Stabilität gewährt, garantiert uns in den allermeisten Fällen eine rasche
und komplikationslose Knochenheilung. Durch technisch-mechanische
Fehler hingegen entstehen Knochennekrosen, Plattenbrüche, Refrakturen, Osteomyelitis etc., die den Heilungsverlauf sehr kompli-
zieren und zeitlich verlängern, nicht zu reden vom finanziellen
Mehraufwand.

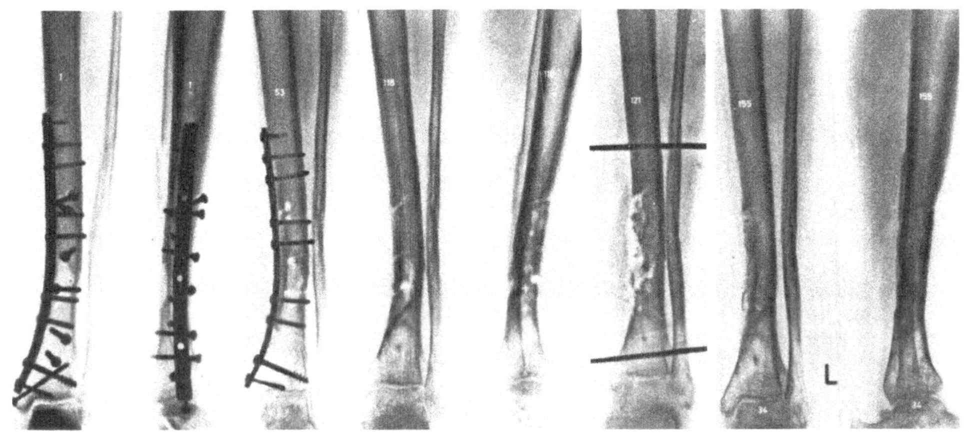

Abb.1. B.E. 48jähr. ♂ zu viel Metall, zu große Devitalisation,
Knochennekrosen, Instabilität, Infekt, Refraktur nach 118 Wochen,
erneute Stabilisierung mit äußeren Spannern, Spülung, autologe
Spongiosaplombe, Entfernung der äußeren Spanner nach weiteren
15 Wochen. Gesamtbehandlungsdauer: 155 Wochen

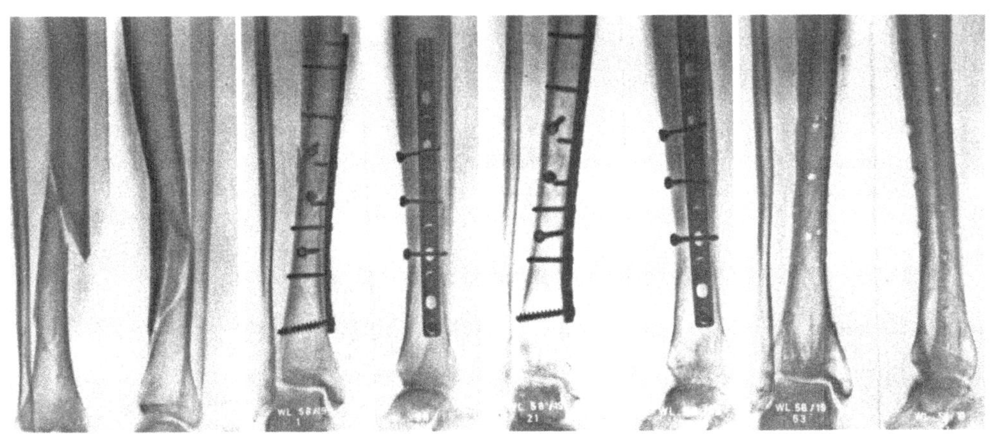

Abb.2. R.H. 37jähr. ♀ ökonomische, rationelle Osteosynthese.
Knöcherne Heilung, volle Belastung, volle Arbeitsfähigkeit nach
16 Wochen

Literatur

1. MÜLLER, M.E., ALLGÖWER, M., WILLENEGGER, H.: Manual der Osteosynthese. Springer Berlin - Heidelberg - New York: 1969.
2. SCHNEIDER, R.: Mechanische Fehlleistungen bei der Druckosteosynthese. Zbl. Chir. 100, 201 (1975).

W.D. Schellmann, Frankfurt/M.

Grundlagen der intramedullären Osteosynthesen

Als GERHARD KÜNTSCHER auf dem Deutschen Chirurgenkongreß 1940
seine Methode der Marknagelung vorstellte und damit zunächst
auf Entrüstung und Widerstand stieß, war die Idee der Knochenbruchbehandlung mit intramedullärer Markraumschienung schon
längst nicht mehr neu.

Von VOLKMANN, GLUCK, LAMBOTTE, SCHÖNE, HEY GROVES, LAMBRIDUNT
u.v.a. hatten vor ihm bereits versucht, die äußere Fixation durch
innere Schienung des gebrochenen Knochens zu ersetzen.

Mangelnde Asepsis, unzureichende technische Ausrüstung und ma-
terialtechnische Probleme hatten diesen Versuchen aber enge
Grenzen gesetzt.

Es war das Verdienst von KÜNTSCHER, mit seiner Marknagelungs-
technik die erstarrten Fronten einer bis dahin überwiegend konservativen Frakturenbehandlung durchbrochen und eine stürmische
Entwicklung dieses Teilgebietes der Chirurgie eingeleitet zu
haben.

Mit der Küntschernagelung konnten erstmals die von LORENZ BÖHLER
1929 aufgestellten Grundgesetze der Knochenbruchbehandlung buch-
stabengetreu befolgt werden:

1. Bei jedem Knochenbruch müssen die verschobenen Knochenstücke
   genau eingerichtet werden;

2. Die eingerichteten Bruchstücke müssen solange ununterbrochen
   in guter Stellung festgehalten werden, bis sie knöchern fest
   miteinander verheilt sind;

3. Während der Knochenheilung müssen möglichst viele oder alle
   Gelenke ohne Schmerzen frei bewegt werden können.

Die Tragweite und Bedeutung der Küntscher-Nagelung läßt sich
vielleicht auch an der Tatsache messen, daß in 36 Jahren ca.
1,8 Mill. Nägel verbraucht wurden. Es waren nur noch geringfügige Änderungen in der ursprünglichen Küntscher-Technik nötig,
andere Verfahren intramedullärer Stabilisation fanden nur sehr
beschränkte Ausbreitung. Zumeist verfolgten sie auch das Ziel,
den begrenzten Anwendungsbereich des Küntscher-Nagels zu erwei-
tern.

Prinzipiell wird zwischen offener und gedeckter Marknagelung
unterschieden. Bei offenem Vorgehen wird die Bruchzone freigelegt, von Hämatom und Bohrmehl gesäubert und unter Sicht des
Auges ohne Bildverstärkerkontrolle eine anatomisch exakte Stellung der Knochenbruchstücke hergestellt.

Bei der sog. gedeckten Marknagelung wird der Bruch unter Bildverstärkerkontrolle reponiert und dann der Nagel eingebracht.
Bei diesem Vorgehen müssen Strahlenbelastung, intraoperative
Schwierigkeiten und gelegentlich geringe Fehlleistungen in Kauf
genommen werden.

Als wesentliche Vorteile intramedullärer Markraumschienung werden heute angesehen:

1. Die Möglichkeit den Nagel fernab der Frakturzone einzuführen (sog. "gedeckte" Nagelung);
2. Die frühe Belastbarkeit der verletzten Extremität, welche der zentrale Kraftträger bei geeigneten Indikationen gewährleistet;
3. Die in aller Regel problemlose und gewebeschonende Metallentfernung.

Diesen Vorteilen steht nachteilig gegenüber, daß

1. zur stabilen Markraumschienung die Aufbohrung des Markraumes erforderlich ist und damit eine Beeinträchtigung der zentralen Blutversorgung unumgänglich erscheint,
2. bei gedeckter Nagelung eine Strahlenbelastung unvermeidlich ist und
3. röntgenologische Mängel bis hin zur Fehlstellung (Torsion!)

möglich sind.

Unabhängig von den genannten Vor- und Nachteilen sind aber an eine Osteosynthese durch einen intramedullären Kraftträger noch folgende Forderungen zu stellen:

1. Durch elastische Verklemmung der inneren Schiene im Knochen muß sichere Fixation der Brückstücke erreicht werden.
2. Es muß ausreichende Stabilität des Implantates gewährleistet sein.
3. Die Verhältnismäßigkeit des Mittels muß gewahrt bleiben (Nutzen-Schadenrelation).

Der lange Röhrenknochen ist überwiegend auf axiale Belastung ausgerichtet, bei Muskelgleichgewicht sind große Biegemomente kaum zu erwarten. Wäre das anders, hätte sich im Laufe der Entwicklung eine andere Knochenform entwickelt. Somit ist nach rein mechanischen Gesichtspunkten der intramedullär gelegene Kraftträger ein idealer Stabilisator.

Mit der elastischen Verklemmung des Nagels sollen momenterzeugende Kräfte neutralisiert und möglichst nur axiale Belastung des Bruches gewährleistet werden (Abb.1). Je fester ein ausreichend dimensionierter intramedullärer Kraftträger verklemmt ist, um so stabiler ist die Osteosynthese, d.h. nicht nur Biegemomente, sondern auch Drehmomente können abgefangen werden. Da an den oberen Gliedmaßen nicht selten Distraktion im Bruchspalt und damit Drehinstabilität auftritt und auch die Kraftträger meist nur schwach dimensioniert werden können, kommt intramedulläre Schienung eigentlich nur an der unteren Extremität in Betracht.

Die z.T. recht erheblichen Verkrümmungen in den einzelnen Schaftabschnitten langer Röhrenknochen und die unterschiedlichen Markraumlumina zwingen den primär geraden Nagel, gewundene Wege zu gehen.

Von Schaftabschnitt zu Schaftabschnitt wird dabei das Implantat unterschiedlich umhüllt, verklemmt oder sogar deformiert. Auch nach Aufbohrungen wird so an zahlreichen Punkten eine zumindest kleinflächige Auflage des Nagels gewährleistet.

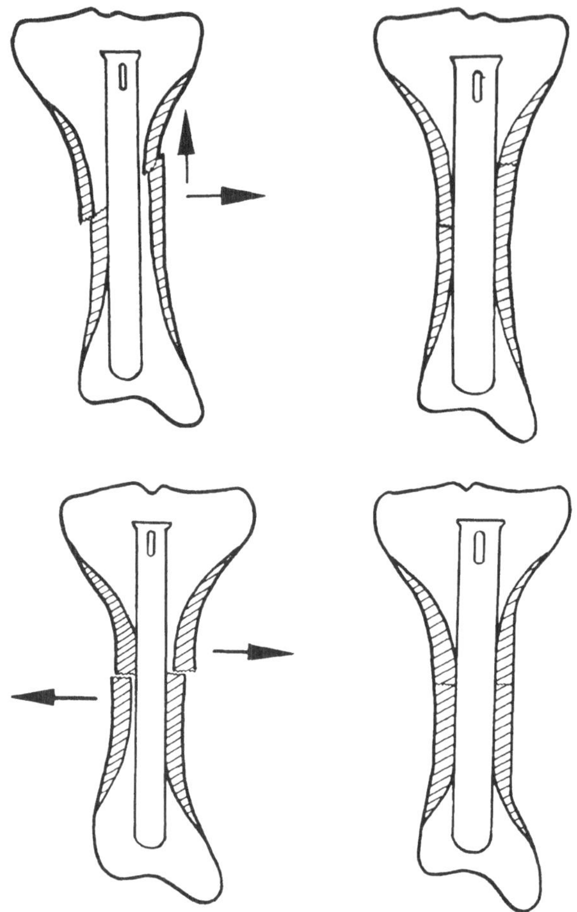

Abb.1. Elastische Verklemmung des Nagels im Markraum

Bei der etappenweisen Auffüllung des Markraumes mit mehreren
dünnen Einzelnägeln - das Grundprinzip der Bündelnagelung - läßt
sich erst mit extremer Verkeilung durch eine maximale Anzahl von
Nägeln eine befriedigende Stabilität erzielen (Abb.2). Andernfalls
ist diese Osteosynthese, wie auch eine solche mit Rush pin's oder
Spreiznägeln, vollkommen instabil.

Die für den intramedullären Kraftträger geforderte Verklemmung
oder Verkeilung ist nur an der corticalen Wand des Röhrenknochens
denkbar und somit eigentlich nur in dessen mittlerem Schaftabschnitt gewährleistet.

In den sich ausweitenden spongiösen Schaftabschnitten kann der
Knochen um den Nagel herum abkippen, der Indikationsbereich für
die intramedulläre Stabilisation ist damit bereits abgegrenzt.

Auch im mittleren Schaftabschnitt können bestimmte Frakturformen,
z.B. Trümmerbrüche sowie lange Schräg- und Spiralbrüche, durch

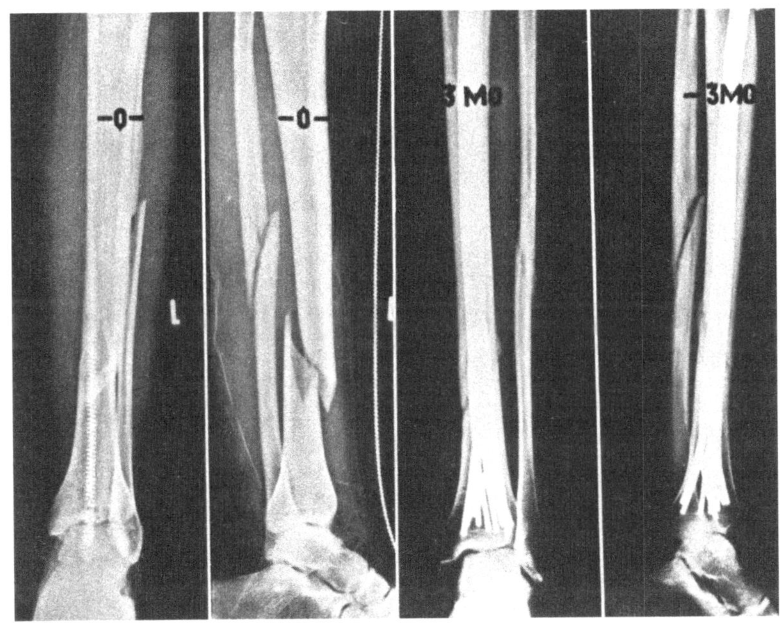

Abb.2. Bündelnagelung bei relativer Indikation

intramedulläre Kraftträger nur unvollkommen fixiert werden. Nur
in Ausnahmesituationen und bei sehr viel Erfahrung könnte hier
eine Indikation für die intramedulläre Frakturstabilisierung
gesehen werden, diese Frakturen stellen nur eine relative Indikation für die Marknagelung dar (Abb.3).

Für alle verbleibenden Fälle, d.h. bei kurzen Schrägbrüchen, bei
Querbrüchen, ja sogar bei einzelnen Formen der Stückbrüche, kann
man von einer begründeten Indikation für deren intramedullären
Stabilisation sprechen (Tabelle 1).

Tabelle 1. Begründete Indikationen zur Marknagelung

Querbrüche mittlere 2/4 des Schaftes

Kurze Schrägbrüche mittleres 1/3 des Schaftes

Einzelne Stückbruchformen mittleres 1/3 des Schaftes
(z.B. mit kleinem Biegungskeil)

Pseudarthrosen mittlere 2/4 des Schaftes

Die 2. Forderung an die Leistungsfähigkeit einer Osteosynthese
war die nach hoher Stabilität des Implantates. Die derzeit an-
gebotenen Werkstoffe lassen in Bezug auf Korrosionsfestigkeit,
Biegeelastizität und Verarbeitungsmöglichkeiten kaum noch Wünsche
offen. Die Stabilität einer Osteosynthese hängt damit letztlich
von der Dimensionierung und Form des Nagels ab.

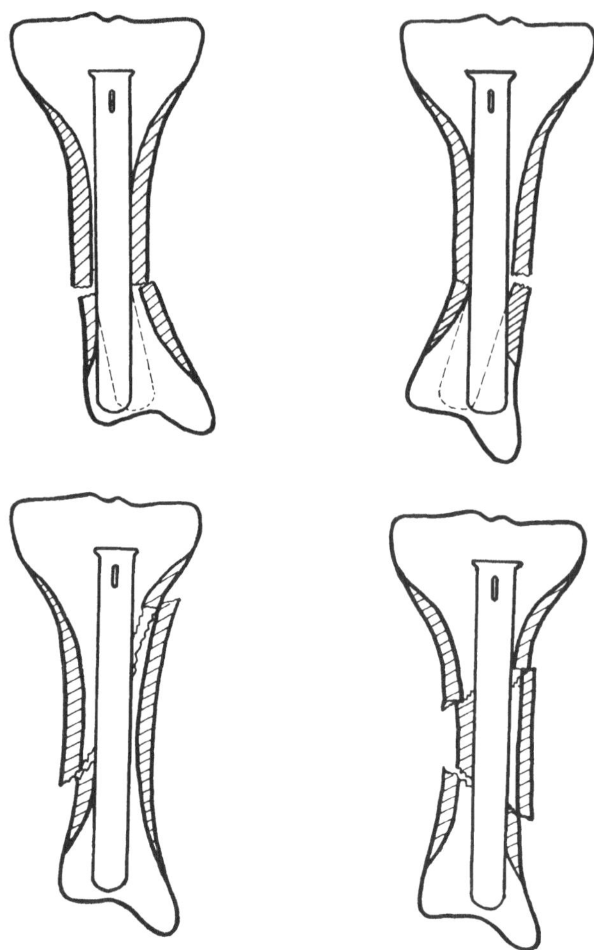

Abb.3. Grenzbereiche intramedullärer Stabilisation

Da intramedulläre Kraftträger heute vorwiegend nur noch an der unteren Extremität verwendet werden, dürften Rush pin's, dünne V-Nägel sowie zu schwach dimensionierte Nägel kaum noch in Betracht kommen. Andernfalls wäre der Kardinalfehler operativer Bruchbehandlung, die Kombination operativer Maßnahmen mit nachfolgender Immobilisation durch Gipsverband unvermeidbar.

Es ist also grundsätzlich die ausreichende Dimensionierung des Kraftträgers und ein besonders belastungsfähiger Querschnitt zu fordern. Hier hat sich das Kleeblattprofil bewährt, welches heute bei mehreren Nagelversionen angeboten wird.

Biege- und Torsionselastizität solcher Nägel sind erheblich; diese steigen mit dem Nageldurchmesser, wobei als Leistungsgrenze die Belastung angegeben werden kann, bei der die bleibende Deformation des Materials eintritt.

Die Belastungsfähigkeit des Implantates wird durch den Verbund mit dem Knochen sogar noch erheblich gesteigert, eigene Untersuchungen haben nachweisen lassen, daß die Biegebelastbarkeit annähernd 50% höher liegt (Abb.4).

Die Verwendung ausreichend dimensionierter Marknägel setzt allerdings in den meisten Fällen die Aufbohrung des Markraumes voraus, eine Maßnahme, die immer wieder im Kreuzfeuer der Kritik stand. Hierfür können Sie in den kommenden Vorträgen weitergehende Ausführungen erwarten. Es sollte aber bedacht werden, daß sich der intramedulläre Kraftträger ohne Aufbohrung meist nicht ausreichend dimensionieren läßt und an Stelle einer so gearteten Minimalosteosynthese leistungsfähigere Konkurrenzverfahren zur Verfügung stehen.

Natürlich muß der Aufbohrvorgang den Gegebenheiten des Knochens angepaßt sein, d.h. die Corticalis darf nicht übermäßig geschwächt werden, aber jeder aufgebohrte Millimeter ist als Gewinn für die Stabilität anzusehen.

Bei der Festlegung der optimalen Nagelstärke gibt es immer wieder Mißverständisse. Hierfür sei eine einfache Erklärung gegeben.

Das Kleeblattprofil des Nagels verlangt einen Hohlraum, dessen Durchmesser größer als das Schublehrenmaß ist, welches am Nagel abgegriffen werden kann. Der mit einer Schublehre meßbare größte Quermesser des Nagels liegt etwa 1 mm unter dem Durchmesser des Hohlraumes als des Bohrkanales, welchen das Nagelprofil aber braucht (Abb.5).

Beim Küntscher-Nagel ist die Diskrepanz einbezogen, d.h. die angegebene Nagelstärke entspricht dem jeweiligen Bohrkopf, der Nageldurchmesser ist in Wirklichkeit geringer.

Bei Nägeln anderer Herkunft wird der reale größte Quermesser des Nagels angegeben. Man muß also mindestens 0,5 mm weiter aufbohren.

Ein Wort noch zur Länge des Nagels. Mit Ausnahme der "Idealbrüche" in Schaftmitte, wird bei jedem anderen Bruch nicht nur die Corticalis, sondern auch der spongiöse Teil des Bruchstückes zur Verankerung benötigt. Je weiter der Nagel nach körperfern geführt wird, um so mehr schwinden die Einwände gegen diesen spongiösen Bereich.

Als einen weiteren Gesichtspunkt für die Beurteilung einer Osteosynthese hatte ich eingangs die Nutzen-Schadenrelation genannt.

Die Verhältnismäßigkeit des Osteosynthesemittels Nagel zu seinem Effekt, d.h. der gefahrenarm erzielbaren Stabilität der Osteosynthese, sollte immer gewahrt bleiben.

Jedem Chirurgen sind aber Situationen bekannt, in denen sich Knochenbrüche tückisch allen Repositionsmanövern widersetzten, die Gewebeirritation im Verlaufe des Eingriffes unerträglich und die Strahlenbelastung bedenklich wurde. Letztlich mußte aus der gedeckten Nagelung ein offener Eingriff gemacht werden, zur Schädigung des Markraumes addierte sich die Denudierung des Weichgewebes. Angesichts der damit verbundenen Gefahren wird ein solcher Eingriff fragwürdig.

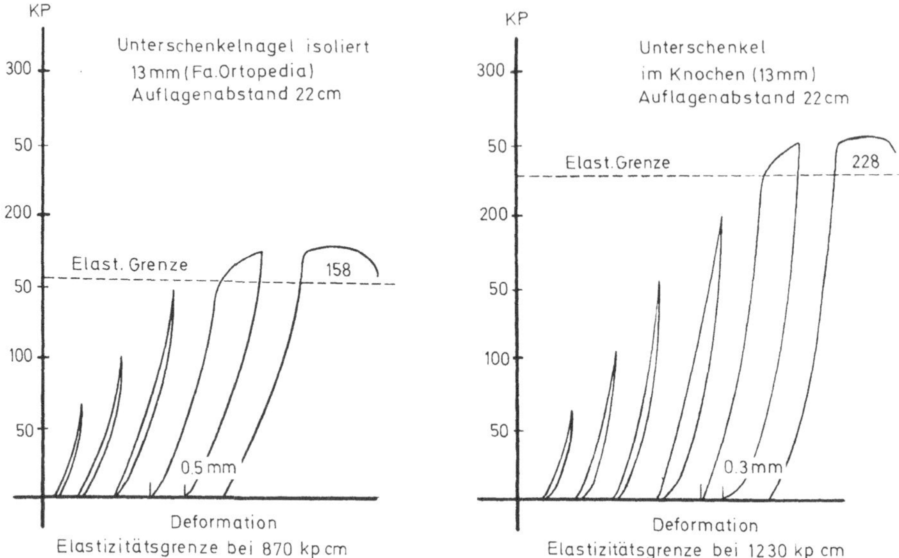

Abb. 4. Biegebelastbarkeit eines Unterschenkelnagels ohne und mit Knochenverbund

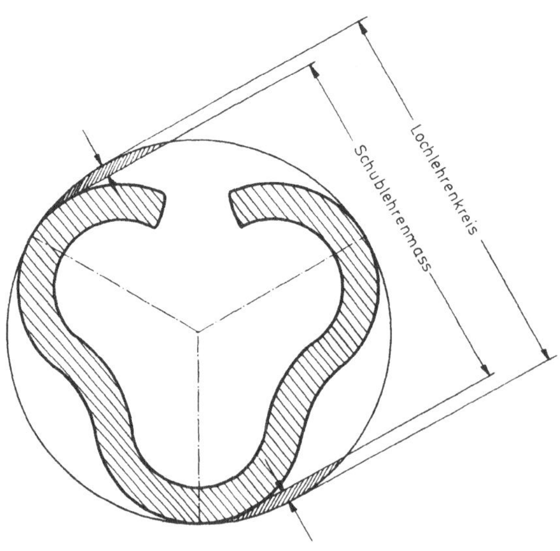

Abb. 5. Die unterschiedlichen Methoden der Nagelstärkebestimmung (nach KÜNTSCHER)

Gleiches gilt auch für die Fälle, in denen ein ungeeignet dimensionierter oder schlecht plazierter Nagel anschließende Gipsruhigstellung erforderlich macht. Zum Operationsrisiko addiert sich der Immobilisierungsschaden. Der mit einer solchen Operation angestrebte Nutzen ist geringer als der vorausschaubare Schaden.

Thematik und Zeit lassen ein näheres Eingehen auf Technik und Komplikationen der Marknagelung nicht zu, einige grundsätzliche Fragen, die im Zusammenhang mit der intramedullären Osteosynthese immer wieder auftauchen, sollten aber angeschnitten werden.

1. Wie erfolgt die Knochenheilung bei intramedullärer Stabilisation?

Unter der Voraussetzung, daß bei begründeter Indikation ein ausreichend dimensionierter Kraftträger fest im Markraum verkeilt werden kann, ist soviel Stabilität zu erwarten, daß die Knochenheilung ungestört verläuft. Mikrobewegungen und, methodisch bedingt, unzureichender Druck im Bruchspalt lassen zwar nur sekundäre Knochenheilung über Geflechtknochen bzw. Callus erwarten, Geschwindigkeit und Güte des Heilungsprozesses sind davon aber unbeschadet. Röntgenkosmetische Gesichtspunkte sind sicher von untergeordneter Bedeutung.

Der mit Bewegung und Belastung induzierte zusätzliche interfragmentäre Druck und seine positiven Auswirkungen bedürfen aber noch weiterer Untersuchungen.

2. Wie verhält es sich mit der Rotationsinstabilität des Marknagels?

An dieser Stelle erscheint die Klarstellung berechtigt, daß der Vorwurf der Rotationsinstabilität bei intramedullärer Osteosynthese wohl überwiegend des Ergebnis experimenteller Untersuchungen ist. Nur bei Bruchformen mit Biegungskeil und bei einer Querosteotomie sind in der Praxis ähnliche Bedingungen wie im Experiment zu erwarten. Diese Fälle sind selten, man sollte sich dann andere Maßnahmen zur Stabilisation einfallen lassen. Schon bei jedem normalen Querbruch, um so mehr aber bei den Schrägbrüchen, verzahnen sich die unter Druck der Muskulatur stehenden Bruchstücke vollkommen ausreichend. Liegt ein Drehfehler vor, so wird er nahezu immer durch unzureichende intraoperative Reposition oder durch fehlerhafte Indikationsstellung zur Nagelung zu erklären sein.

3. Welche Auswirkungen hat die Aufbohrung, aber auch die Nagelung auf die intramedulläre Blutversorgung?

Die bestechenden Untersuchungen der Homburger Arbeitsgruppe über die Blutversorgung des Röhrenknochens und der Nachweis einer Dominanz der endostalen Blutversorgung haben manchen Kritiker der Marknagelung bestärkt. Es sollte aber darauf hingewiesen werden, daß Sequesterbildung nach Marknagelung ungleich seltener zu beobachten ist als z. B. nach anderen Osteosynthesen, bei denen der Markraum überhaupt nicht tangiert wird.

Sicher dürfte aber beim zweit- und drittgradig offenen Knochenbruch mit Störung der periostalen Blutversorgung ein zusätzlicher, wenn auch nur vorübergehender Ausfall der medullären Gefäßversorgung durch Aufbohrung oder Nagelung verhängnisvolle Folgen für die Abwehrkraft und Vitalität des Knochens haben.

Damit sei auch übergeleitet zur letzten Frage.

4. Wann ist der günstigste Termin für Marknagelung?

Der geschlossene Quer- und Schrägbruch dürfte hier sicherlich keine Entscheidungsprobleme aufwerfen. Sofortige Operation gewährleistet sofortige Stabilität mit ihren Vorteilen, aufgeschobene Marknagelung läßt wahrscheinlich etwas bessere Ernährungsbedingungen im Knochen erwarten. Bei erstgradig offenem Bruch, aber auch beim Stückbruch wird man im Interesse besserer Durchblutung in aller Regel erst nach einigen Tagen die Marknagelung vornehmen oder aber ein anderes Verfahren der Stabilisation wählen.

Lassen Sie mich schließen mit diesem Hinweis auf die Variationsbreite moderner Unfallchirurgie. Für intramedulläre Stabilisation gibt es keine absolute Indikation, ihr Anwendungsbereich ist beschränkt. Bei fachgerechter Durchführung stellt sie aber für den Patienten sicherlich eine angenehme Methode dar.

Literatur

1. BIEHL, G.: Gestaltfestigkeitsuntersuchungen an Osteosynthesedrähten und -nägeln. Vortrag beim öffentlichen Symposium des Arbeitskreises Osteosynthese, DGOT-Kongreß, Aachen 1973.
2. KÜNTSCHER, G., MAATZ, R.: Technik der Marknagelung. Leipzig: Thieme 1945.
3. LABITZKE, R.: Grundsätzliche biomechanische Probleme bei Osteosynthesen. Arch. orthop. Unfall-Chir. 84, 207 (1976).
4. SCHWEIBERER, L., DAMBE, L.T., EITEL, F., KLAPP, F.: Revaskularisation der Tibia nach konservativer und operativer Frakturenbehandlung. Hefte z. Unfallheilk. 119, 18 (1974).
5. VALVERDE, E.: Vergleichende Studie über das Verhalten des Marknagels und der juxtacorticalen Platte. Übersetzung aus Barcelona quirúrg. 17, 13 (1973).
6. WILLENEGGER, H.: Verplattung und Marknagelung bei Femur- und Tibiaschaftfrakturen. Pathophysiologische Grundlagen. Chirurg 46, 145 (1975).

W. Arens, Ludwigshafen/Rh.

Muß und soll die frische Fraktur für die Küntscher-Nagelung aufgebohrt werden?

Wenn wir 50 Jahre alte Lehrbücher der Chirurgie aufschlagen,
dann finden wir darin Ausheilungszeiten für Knochenbrüche angegeben, die uns wegen ihrer Kürze im Gegensatz zu unseren heutigen
Erfahrungen in Erstaunen versetzen. Mein Lehrer BÜRKLE DE LA CAMP
erzählte uns oft von den Holzfällern, die sein Vater im südlichen
Schwarzwald um die Jahrhundertwende ohne Röntgenbilder mit Bettruhe und Sandsäcken behandelte. Nach 6 Wochen seien diese markigen
Gestalten nach Ober-und Unterschenkelbrüchen wieder herumgelaufen,
zwar mehr oder weniger krumm und schief, aber ohne Osteomyelitis,
zumindest nach geschlossenen Brüchen.

Diese Behandlungsmethoden sind fürwahr nicht ideal gewesen, das
Gegenteil der fast bedingungslosen operativen Behandlung geschlossener Knochenbrüche, wie es vor etwa 10 Jahren propagiert wurde,
aber auch nicht. Mir ist ein etwas schiefer Ober- oder Unterschenkel lieber als eine das Leben lang dauernde chronisch-eitrige
Osteomyelitis mit all ihren Komplikationsmöglichkeiten.

Ist es nicht eine bedenkliche Entwicklung, wenn es heute eigene
septische chirurgische Abteilungen mit verantwortlichen Chefärzten
nur für dieses Gebiet gibt? Ist das nicht eine Fehlentwicklung in
der Knochen- und Gelenkchirurgie, die uns zu denken geben sollte?

Primum nil nocere, das sollte nach meiner Ansicht, der ich in
30 Jahren die Höhen und Tiefen der operativen Knochenbruchchirurgie
mitgemacht habe, für uns alle heute mehr denn je als wichtigste
Richtschnur gelten. Diejenigen, die den Rush-Pin als Marknagel des
Feiglings bezeichnen, sind für mich etwas arrogante Chirurgen. Mir
ist ein mit Rush-Pin und Hängegips behandelter Oberarmbruch, nach
4-6 Wochen fest, viel lieber als ein verplatteter Oberarmbruch,
bei dem es beim Ein- oder Ausbau der Platte zum Radialisschaden
kommen kann.

Der Bruch eines großen Röhrenknochens stellt schon für sich allein
ein erhebliches Trauma dar. Sind mehrere Knochen gebrochen oder
erleben wir gar wieder einmal eine tödliche Fettembolie, dann wird
uns bewußt, welche Belastungen die große Fraktur für den gesamten
Organismus mit sich bringt. Unser Ziel sollte es deshalb sein,
die zusätzliche Traumatisierung durch operative Maßnahmen so gering wie möglich zu halten. Als klassisches Beispiel sei hier der
Bruch im Trochanterbereich des alten Menschen genannt. Der Tro-
chanternagel nach KÜNTSCHER stellt ebenso wie der Ender-Nagel ein
Musterbeispiel für die operative Minimal-Traumatisierung dar.

37 Jahre sind es bald her, als GERHARD KÜNTSCHER während der
64. Tagung der Deutschen Gesellschaft für Chirurgie vom 27.-30.
März 1940 in Berlin erstmalig über das von ihm entwickelte Verfahren der Nagelung von Brüchen der langen Röhrenknochen berich-
tete. - Mit Skepsis und Zurückhaltung wurde sein Referat von der
überwiegenden Mehrheit der deutschen Chirurgen aufgenommen. Im
Sitzungsbericht heißt es: "KÜNTSCHER, Kiel, hat in sehr origi-

neller Weise das Prinzip der Schenkelhalsnagelung auf die Brüche
der langen Röhrenknochen übertragen. Experimentell und klinisch
zeigte sich gute Callusbildung und keine nennenswerte Schädigung
des Markes. In der Aussprache warnen NORDMANN und KONJETZNY aus
theoretischen Erwägungen vor diesem Vorgehen."

Schon 5 Jahre später sagte dann A.W. FISCHER in seinem Geleitwort
zur ersten Auflage des Buches "Technik der Marknagelung" von
KÜNTSCHER - MAATZ 1945: "Das KÜNTSCHER'sche Vorgehen stellt in
meinen Augen die größte Umwälzung dar, welche die Behandlung
der Knochenbrüche seit Erfindung der Nagelextension durch KLAPP
erfahren hat, es wird sich die Welt erobern."

Diese Voraussage FISCHERS ist fürwahr eingetroffen. Hunderttau-
sende verdanken KÜNTSCHER, daß sie wieder mit geraden Knochen ihr
Leben fortsetzen konnten.

Das Nicht-eröffnen-müssen der geschlossenen Fraktur und das Nicht-
versenken-müssen von Metall im Frakturbereich bei der offenen
Fraktur sind für mich die entscheidenden Vorzüge des KÜNTSCHER'
schen Verfahrens.

Bei genügender Erfahrung kann man fast jede geschlossene Fraktur
geschlossen nageln. Eine vollkommene technische Ausstattung und
vor allem gutes Hilfspersonal sind dabei von großer Bedeutung.

Die über 30 Jahre nach dem Kriege, die ich aus persönlichem Erleben überblicke, sind durch Höhen und Tiefen in der Bewertung
des Küntscher-Nagels gekennzeichnet. Auf Einzelheiten kann ich
in diesem Zusammenhang nicht eingehen. Ich glaube aber, daß es
einer der größten Fehler der ersten 10 Jahre der Küntscher-Nagelung war, daß diese Operation als so enorm einfach und elegant
dargestellt wurde. Leider zunächst auch von Herrn KÜNTSCHER
selbst, worüber ich mich oft mit ihm unterhalten habe. Nur zu
oft fühlte sich einer als kleiner Meister der Knochenchirurgie,
wenn ihm die beiden ersten Nagelungen gelungen waren. Zusätzlich
vertraute man dann auf die blind prophylaktisch gegebenen Antibiotica. Das große Erwachen setzte dann ein, wenn mit größer wer-
dender Zahl auch die operativen Komplikationen und vor allem die
Quote der Pseudarthrosen und Osteomyelitiden anstieg. Ein hoff-
nungslos festgefahrener Marknagel in der Tibia auf halbem Wege,
Gelenkempyeme aller drei großen Gelenke an einem Bein nach einem
geschlossenen Unterschenkelbruch,den man mal eben nagelte, das
sind Ereignisse, die einen das Fürchten vor dieser einfachen Marknagelung lehren können. Leider ein teures Lehrgeld, vor allem auch
aus der Sicht des Verletzten. Ich meine, daß diese Dinge, die
genau so, wenn nicht noch mehr, auch für die anderen Osteosyntheseverfahren gelten, einmal klar ausgesprochen werden müssen.

Und so weiß ich nicht, ob die Aufbohrung der Markhöhle, die
KÜNTSCHER Mitte der fünfziger Jahre angegeben hat, bei der Behandlung der frischen Fraktur einen echten Fortschritt darstellt.

Wir wissen, daß der Bluterguß bei einem frischen Oberschenkelbruch zwischen einem und zwei Litern umfassen kann. Wenn wir dann
einen solchen Oberschenkelbruch aufbohren, dann müssen wir noch
einmal etwa 1 Liter in den Vacuum-Flaschen des Redonsystems, das

ja für jegliche Knochenbruchbehandlung einen entscheidenden Fortschritt darstellte, erwarten. Ein solcher Blutverlust schwächt sicherlich die eigenen Abwehrkräfte, vor allem beim Polytraumatisierten.

Viel wichtiger aber noch erscheint mir die Erhöhung des Infektrisikos durch die Aufbohrung. Die Operation wird im Mittel durch die Aufbohrung bei der frischen Fraktur um 75% Zeitdauer verlängert. Das Hantieren mit dem Gestänge bringt auch zusätzliche Turbulenzen und Bakterien an die Front.

Welchen Vorteil bringt dann eigentlich das Aufbohren der frischen Fraktur mit sich. Eine belastungsstabile Osteosynthese an der unteren Extremität will ich nicht, weil es sie auch ohnehin bei jedem Verfahren nicht gibt. Mir genügt eine übungsstabile Osteosynthese und diese können wir in fast allen Fällen auch ohne Aufbohrung mit dem Küntscher-Nagel erzielen.

Wir scheuen uns auch nicht für 3-4 Wochen noch eine lange Gips-U-Schiene bei isometrischem Muskeltraining vom ersten Tage nach der Operation an zu belassen, um Drehfehler, die nach der Operation auftreten können - bei der Operation dürfen sie einfach nicht auftreten - zu verhindern. Aus ähnlichen Überlegungen lassen wir auch in seltenen Fällen beim Oberschenkelbruch gelegentlich den Drahtzug zusätzlich noch für 3-4 Wochen liegen, bis eine Verkittung eingetreten ist. Ich weiß, daß diese Ausführungen bei Etlichen des Auditoriums auf wenig Verständnis und auch auf krasse Ablehnung stoßen werden.

Wie oben schon gesagt, mir sind diese einfacheren,manchem primitiv erscheinenden Methoden viel lieber als eine erhöhte Zahl von fistelnden chronisch eitrigen Osteomyelitiden.

Vier bis fünf Osteomyelitiden nach geschlossenen Knochenbrüchen, die operativ eingestellt wurden, wiegen 95 bis 96 ideal verlaufene Fälle nicht auf!

Diese Grundeinstellung mit der Angst vor der Infektion ist es, die mich der primären Aufbohrung gegenüber so zurückhaltend gemacht hat.

Man möge mich richtig verstehen. Ich bin ein Anhänger der Aufbohrmethode, aber nicht beim frischen Bruch, sondern bei der Behandlung der Pseudarthrose des langen Röhrenknochens. Hier ist die Aufbohrung für mich schlechthin die Methode der Wahl. Hier sind die Voraussetzungen ja auch völlig andere.

In wenigen Fällen bohren auch wir die Markhöhle bei der frischen Fraktur auf. Ich bin erstaunt, daß wir sowohl am Oberschenkel wie auch am Unterschenkel in 10% unserer Fälle aufgebohrt haben. Dieser für mich hohe Prozentsatz kommt dadurch zustande, daß ich meinen Mitarbeitern verhältnismaäßig frei Hand lasse, und daß ein älterer Mitarbeiter, der 2 Jahre bei uns war, diese 10% erheblich heraufgedrückt hat. Er hatte immer Gründe mir mitzuteilen, warum er aufbohren mußte.

Eine Aufbohrung kommt dann infrage, wenn extreme Markhöhlenverhältnisse vorliegen. Hierzu gehört ohne Zweifel ein gewisser "Markhöhlenblick", den man erst nach entsprechender Erfahrung bekommt.

In diesem Zusammenhang sollen auch nicht die technischen Probleme übergangen werden. Wer viel aufbohrt, der hat mit Sicherheit auch schon einmal einen abgebrochenen Bohrkopf in der Markhöhle erlebt, der weiß auch, wie schwierig solch ein Metallstück zu entfernen ist. Hier sei kurz ein Wort an die Industrie gerichtet. Oft muß man sich ja wirklich fragen, ob chirurgisches Instrumentarium nicht besser sein kann. Man denke hier auch nur an überdrehte Gewinde, abgebrochene Marknagelentfernungsgeräte usw.

Zur Schonung Ihrer Augen habe ich auf die Vorführung von erfolgreichen Diapositivserien verzichtet. Sie müssen sich ja ohnehin viele Tausende von Diapositiven in diesen Tagen in Doppelprojektoren ansehen.

Ich hielt es für wichtiger einige Erfahrungstatsachen herauszustellen und fasse jetzt zusammen:

Für die Behandlung der frischen Fraktur der langen Röhrenknochen halte ich, vor allem am Ober- und Unterschenkel, die Marknagelung nach GERHARD KÜNTSCHER für ein, um nicht zu sagen, das ideale Verfahren. Ich bin aber nicht dafür, daß jeder frische Bruch aufgebohrt werden muß. Die Aufbohrung stellt eine zu große zusätzliche Traumatisierung und somit auch zusätzliche Infektionsgefahr dar. Nur in Ausnahmefällen sollte aufgebohrt werden.

Unser Grundsatz der Knochenbruchbehandlung ist der: so konservativ wie möglich, auch bezogen auf das operative Vorgehen, so operativ wie nötig, um für den Verletzten das bestmögliche Heilergebnis zu erreichen.

G. Hierholzer, Duisburg

Prinzipien der Fragmentstabilisierung mit äußerem Spanner

Die Osteosynthese mit Fixateur externe geht auf verschiedene Entwicklungsstufen zurück und hat bereits eine jahrzehntelange Vorgeschichte. Sie ist ein Verfahren für Problemfälle in Situationen, in denen das Ausmaß einer knöchernen Schädigung oder das Ausmaß einer begleitenden Weichteilschädigung klinisch ganz im Vordergrund stehen. Die Methode soll also mit den Standardverfahren nicht konkurrieren, sondern diese ergänzen. Nach dem heute gültigen Behandlungsprinzip wird die Indikation zur Stabilisierung eines Verletzungsbereiches umso dringlicher gestellt, je größer der Knochen- und Weichteilschaden ist. Unter Berücksichtigung des damit verbundenen Risikos kann dabei aber die Marknagel- oder Plattenosteosynthese kontraindiziert sein. Mit dem Gipsverband ist in diesen Problemfällen weder eine ausreichende Stabilität zu erzielen, noch die erforderliche Weichteilbehandlung gewährleistet.

Es können folgende Merkmale der Fixateur-externe-Osteosynthese zusammengefaßt werden:

1. Stabilisierung unter Aussparung eines gefährdeten Bereiches
2. Stabilisierung trotz Knochendefekt
3. Möglichkeit der zweizeitigen Spongiosaplastik
4. Möglichkeit auf eine andere Osteosynthesetechnik überzugehen.

Wir stellen die Indikation unter folgende Gesichtspunkte:

Diaphysärer, metaphysärer Bereich

offene Fraktur III. Grades
infizierte Fraktur
infizierte Pseudarthrose
Weichteilvorschaden bei Fraktur, Pseudarthrose
und knöcherner Fehlstellung

Articulärer Bereich

posttraumatischer, degenerativer Schaden
(Kniegelenk-, Sprunggelenkarthrodese)

Bemerkungen zur Technik: Ohne auf die historische Entwicklung eingehen zu können, haben wir in der Abb.1 verschiedene Montagegrundformen dargestellt. Läßt es die Topographie des Verletzungsbereiches zu, so wenden wir das Prinzip der räumlichen Verstrebung an (Abb.1), das gegenüber dem eindimensionalen Vorgehen eine wesentlich höhere Stabilität gewährleistet. Dabei hat sich die von MATHYS entwickelte Rohrstange bewährt, sie weist gegenüber gebräuchlichen Stangen eine etwa 3-fach höhere Biegefestigkeit auf. Wir haben für verschiedene Montageformen die Durchbiegung der Steinmann-Nägel, die Verschiebung der Bruchenden, den Druck auf die Rohrstangen und die Biegebeanspruchung der Rohrstangen gemessen. Aus den Abb.2a u. 2b ergibt sich die Steifigkeit verschiedener Montagegrundformen (Steifigkeit = Kraft/Deformation). Aus den Kurven geht insbesondere hervor, daß mit dem räumlichen Fixateur externe auch im metaphysären Bereich kleine Fragmente stabilisiert werden können. Die Bestimmung der Biegespannungen, die in den Rohrstangen unter zentrischer und exzentrischer Belastung vorgenommen wurde, zeigt für die verschiedenen Montageformen unterschiedliche Ergebnisse (Abb.3). Die Stabilität des Rahmenfixateur kann danach erhöht werden, indem nicht nur Schanz'sche Schrauben in ventrodorsaler Richtung eingebracht, sondern diese miteinander zum räumlichen Fixateur externe verbunden werden.

Legt man die obengenannte Indikation zugrunde, so ist bei diesen Problemfällen wegen der herabgesetzten oder aufgehobenen knöchernen Abstützung das Kompressionsprinzip bei der Fixateur-externe-Osteosynthese meist nicht anwendbar. Insofern sollte die Bezeichnung "äußerer Spanner" durch den allgemein beschreibenden Begriff "Fixateur externe" ersetzt werden. Bei Stückfrakturen, beim Knochendefekt und stark veränderter Knochenstruktur übernimmt der Fixateur externe hauptsächlich eine abstützende und neutralisierende Funktion. Nur bei gegebener knöcherner Abstützung kann die Fixation mit gespanntem Rahmen vorgenommen werden und nur in diesen Fällen ist die Bezeichnung äußerer Spanner gerechtfertigt.

A   RAHMENFIXATEUR

B   KOMBINIERTER RAHMENFIXATEUR

C   RÄUMLICHER FIXATEUR EXTERNE

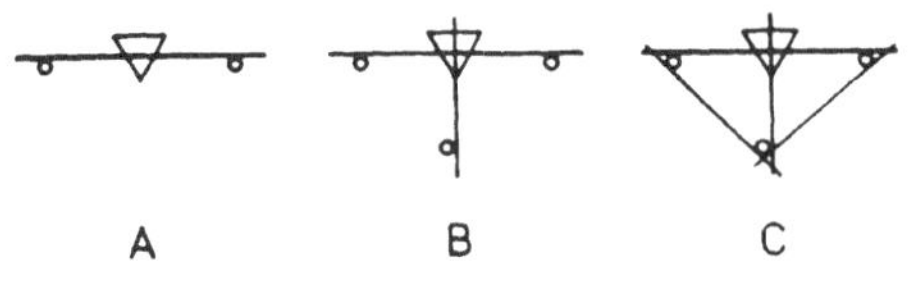

Abb.1. Montagegrundformen der Fixateur-externe-Osteosynthese sowie klinisches Beispiel der räumlichen Anwendung

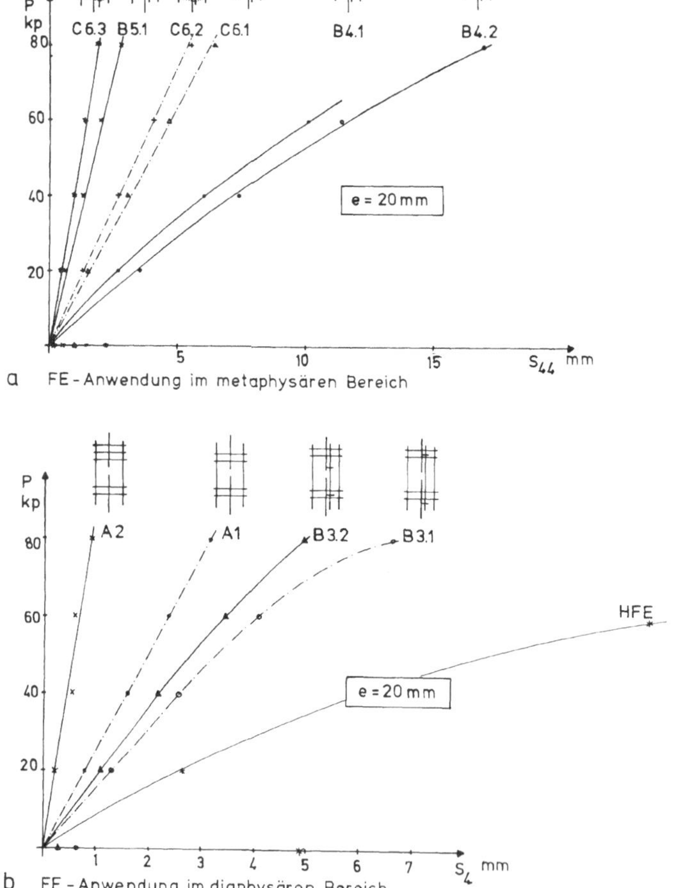

Abb.2a u. b. Vergleichende Darstellung der Steifigkeit (Kraft/ Deformation) verschiedener Montageformen der Fixateur-externe-Osteosynthese im metaphysären (a) und diaphysären Bereich (b) e = Exzentrizität

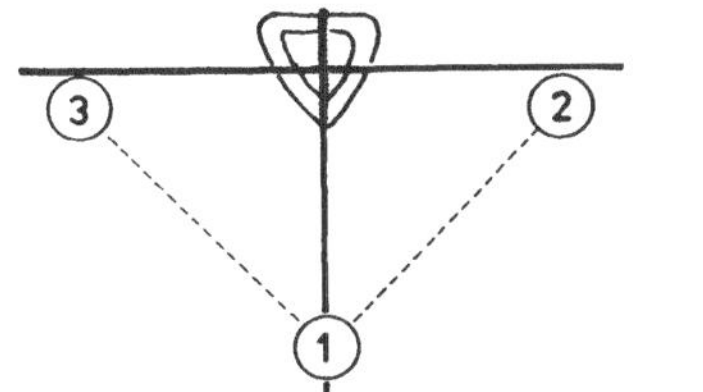

σ_3	:	σ_1	:	σ_2	MONTAGEFORMEN
0,5	:	0,3	:	0,5	B 3.1, B 3.2, B 4.1, B 4.2
0,5	:	0,4	:	0,5	C 6.1, C 6.2
0,5	:	0,7	:	0,5	B 5.1
0,5	:	0,8	:	0,5	C 6.3

Abb. 3. Vergleich der Biegebeanspruchung der Rohrstangen bei verschiedenen Formen der Fixateur-externe-Osteosynthese (s. dazu auch Abb. 2a u. b.)

In Verletzungsbereichen, in denen aus topographischen Gründen der räumliche Fixateur nicht oder nur unter speziellen Voraussetzungen anwendbar ist, verwenden wir zur Stabilisierung den Wagnerapparat. Im folgenden werden beispielhafte Fälle für den Unterschenkel gezeigt, an dem zahlenmäßig die Indikation zur Osteosynthese mit dem räumlichen Fixateur externe ganz im Vordergrund steht:

An dem Beispiel einer offenen Fraktur 3. Grades erkennt man den Vorteil der knöchernen Stabilisierung für die Behandlung der ausgedehnten Weichteilverletzung. Wird dabei die Fixation in gelenküberbrückender Form vorgenommen, so ist jede Kompression in diesem Bereich zu vermeiden und ein baldmögliches Umsetzen der Steinmann-Nägel zur Remobilisierung des Gelenkes anzustreben.

An dem Beispiel der infizierten Fraktur wird der Vorteil der Aussparung des entsprechenden Knochen- und Weichteilbereiches ersichtlich.

Am Beispeil einer metaphysären Pseudarthrose mit vorbestehendem ausgedehnten Weichteilschaden wird angezeigt, daß auch kurze metaphysäre Bruchstücke mit dem räumlichen Fixatuer externe übungsstabil fixiert werden können.

In der Tabelle 1 ist ein Zwischenergebnis ausschließlich mit dem räumlichen Fixateur behandelter Patienten dargestellt.

Tabelle 1. Räumlicher Fixateur externe

Tibia	Ps. asept. n = 18	Ps. sept. n = 28	o. Fr. II.–III$^{\circ}$ n = 9
Übungsstabilität	18	26	8
Durchbauung	18	26	8
Amputation	–	3	1

Den räumlichen Fixateur externe nutzen wir auch bei der Operation zur Arthrodese des Kniegelenkes. Über das Vorgehen wurde bei der vorausgegangenen Tagung dieser Gesellschaft ausführlich berichtet. Zusammenfassend kann hervorgehoben werden: Gegenüber dem eindimensionalen Vorgehen ist es mit dem räumlichen Fixateur externe möglich, axiale Kompression zu erreichen. Ein ventrodorsal gerichtetes Biegemoment wird mit der räumlichen Anordnung jedoch besser neutralisiert und damit die Übungsstabilität erhöht.

H. Ecke, Gießen

Prinzipien der Zuggurtung

Das Zuggurtungsverfahren wird nicht zu Unrecht für das bestdurchdachte und eleganteste Prinzip der funktionellen Chirurgie mit einem maximalen Wirkungsgrad gehalten. Es tritt überall da in seine Rechte, wo Biegungskräfte auftreten und das ist stets auf auf der Konvexseite des Biegungskräften ausgesetzten Gegenstandes oder Skelet-Teiles. Die Entdeckung der Zuggurtung für die Medizin geht auf den Orthopäden PAUWELS zurück, der seinerseits Begriff und Funktion der Technik entlehnt hat. Darüber hinaus hat er Zuggurtungen im Bauplan des Menschen an verschiedenen Sekeletabschnitten nachgewiesen. Sein prominentestes Beispiel ist der Oberschenkelknochen, dessen Längsachse bekanntlich nicht mit der Belastungsachse übereinstimmt und der aus diesem Grunde besonders im Schenkelhalsbereich Biegungskräften ausgesetzt wird. Im menschlichen Organismus werden sie durch den natürlichen Zuggurt des Tractus ileo-tibialis inhibiert. Durch die Wirksamkeit der Zuggurtung an dieser Stelle wird der Natur eine weniger materialaufwendige Bauweise des Femur ermöglicht. Als therapeutisches Prinzip hat PAUWELS Zuggurtungen insbesondere bei seinen Umlagerungen im Hüftbereich mit großem Erfolg angewendet. Später haben MAURICE MUELLER und WEBER Operationsmethodiken für die Patellaquerfraktur und die Malleolarfraktur angegeben, die auf dem Zuggurtungsprinzip beruhen. Unabhängig davon führen ähnliche Methodiken im Bereich des Schultergelenkes zu guten Ergebnissen. Unabdingbare Voraussetzung für die Anlegung einer Zuggurtungsosteosynthese sind reine Biegekräfte ohne rotatorische Momente. Die Rotation würde sehr schnell die Stabilität der Zuggurtungsosteosynthese zerstören.

Im Prinzip kann jede Kompressionsplatte der AO selbstverständlich als Zuggurtungsplatte angelegt werden, - dann nämlich, wenn sie auf der konvexen Seite des Röhrenknochens unter Kompression fixiert wird, auf der Zugkräfte wirksam werden. So besteht das wirksame Prinzip der Zuggurtungen, die in mancher Beziehung Antipoden zur Abstützung sind darin, jene für die Frakturheilung schädlichen, reinen Zugkräfte in Druckkräfte umzuformen, die ihrerseits wegen der innigen Fragmentannäherung die Frakturheilung fördern (Abb.1).

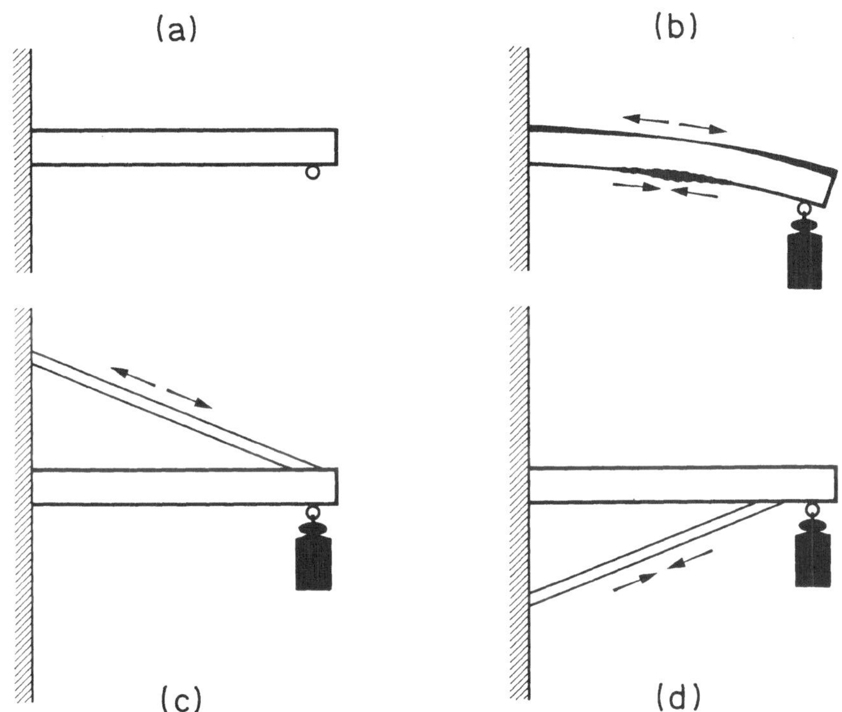

Abb.1a-d. Die Abb. zeigt vier auf Biegung belastete Balken. Während der Balken in der Abb.a lediglich eine durch das Eigengewicht hervorgerufene Biegebelastung, die weit unter seiner Toleranzgrenze liegt, auszuhalten hat, ist die Toleranzgrenze bei der Gewichtsbelastung der Abb.b bereits deutlich überschritten. Die Biegungskräfte lassen sich aber durch eine Zuggurtung (c) oder durch eine Abstützung (d) ausschalten. Das Modell c stellt das Grundmodell der therapeutischen Zuggurtung dar

Zusammenfassung

Zuggurtungen sind deshalb so wirkungsvoll, weil sie die der Knochenheilung abträglichen Kräfte umwandeln und in den Heilungsplan mit einbeziehen. Sie haben sich bei Sprengungen des Schultereckgelenkes, bei Olecranonfrakturen, bei Patella- und Malleolarfrakturen vielfach bewährt, sind aus der Therapie nicht mehr wegzudenken und empfehlen sich von selbst.

H. Beck, Erlangen

Vor- und Nachteile der Bündelnagelung

Ohne Zweifel ist die 1961 von HACKETHAL propagierte Bündelnagelung vom technischen Fortschritt der Osteosynthese teilweise
überholt worden. Ihr ursprünglicher Zweck, die risikoarme und
formgerechte Stabilisierung einer Schaftfraktur ohne unnötige
Freilegung des Bruches selbst und ohne knochenschädigende Aufbohrung der Markhöhle ist jedoch auch heute noch aktuell, gerade
bei eher steigenden Komplikationszahlen nach z. Zt. mehr gebräuchlichen Osteosyntheseverfahren und bei der deutlichen Tendenz zu
Schadenersatzforderungen schon bei eventuell unvermeidlichen
Störungen der Knochenbruchheilung.

Effektivität bei Risikoarmut kennzeichnen aber die Bündelnagelung, die allerdings in 2 Punkten anderen Osteosyntheseverfahren
unterlegen ist:

Geringere Stabilität gegenüber dem starren Nagel und höhere
Korrosion durch Oberflächenschäden bei Schränkung und Verkeilung
der einzelnen Nägel.

Die Stabilität, die der starre Nagel für Frakturen in Schaftmitte
bringt, ist mit der Bündelnagelung nicht erreichbar. Das betrifft
vor allen Dingen die Femur- und Tibiafrakturen, die andererseits
mit dem Küntscher-Nagel fast regelmäßig Achsenabknickungen er-
leiden. Die verhältnismäßig geringe Stabilität erlaubt zunächst
lediglich Bewegungsübungen der genagelten Gliedmaßen und die Aufnahme von Belastungsübungen erst 6-8 Wochen nach der Operation.

Eine merkliche Korrosion der Nägel beginnt schon knapp 1 Jahr
nach der Operation und 2 Jahre nach dem Eingriff ist bereits
mit korrosionsbedingten Nagelbrüchen zu rechnen. Das erzwingt
die Nagelentfernung etwa 1 Jahr nach der Operation und damit
allein wird die Indikation zur Bündelnagelung eingeschränkt.

Diesen nicht unwesentlichen Nachteilen stehen aber einige Vorteile
gegenüber:

1. Das Infektionsrisiko wird durch Vermeidung von Asepsisfehlern
   bei der grundsätzlichen Unterteilung des Eingriffes in eine
   unsterile Repositions- und eine sterile Operationsphase sehr
   gering gehalten.

2. Die anatomische Form des gebrochenen Knochens kann im Repo-
   sitionsgerät schonend und vollständig wieder hergestellt werden. Stellungsfehler, insbesondere Rotationsdeformationen, die
   bei gedeckter Küntscher-Nagelung mit Recht so gefürchtet sind,
   lassen sich zuverlässig vermeiden. Die einmal erreichte Stellung wird sicher während des ganzen Eingriffes gehalten und
   kann in beiden Röntgenstandardebenen jederzeit kontrolliert
   werden.

3. In der sterilen Phase sind Eröffnung der Fraktur und Aufbohrung
   des Markraumes überflüssig. Damit wird weiter das Infektionsrisiko verringert und werden zusätzliche Ernährungsstörungen
   und Stabilitätsverluste der Knochenrinde vermieden.

4. Intraoperative Wiederverformung, die durch physiologische
   Krümmung des Markrohres oder notwendige Vorspannung des starren Nagels häufig hervorgerufen werden, sind mit den einzeln
   hintereinander eingebrachten elastischen Bündelnägeln, die sich
   jeder Markhöhlenform nahezu zwanglos anpassen, nicht zu erwarten.

5. Die weite Verspreizung der Nagelenden im einschlagfernen
   Knochenabschnitt bringt in Abhängigkeit von der Festigkeit
   der Spongiosa günstige Stabilität, insbesondere auch für Rotation. Damit lassen sich auch außerhalb der Schaftmitte liegende
   Frakturen zuverlässig versorgen. (Der Indikationsbereich an
   Ober- und Unterschenkel hat sich jedoch mit dem Verriegelungsnagel, der weit bessere Stabilität bringt, stark eingeschränkt).

6. Die Nagelung kann immer von einem seitlichen Knochenfenster
   aus, das nicht in gefährlicher Nähe des benachbarten Gelenkes
   liegen muß, erfolgen.

Diese Vorteile der Bündelnagelung können die genannten Nachteile
wohl kompensieren unter der Voraussetzung, daß die Richtlinien der
im Ganzen genommen simplen Technik exakt eingehalten und einige
wichtige Gesichtspunkte zur Indikation beachtet werden.

A) Dabei ergaben sich nur Nachteile im Vergleich zum Küntscher-
   Nagel oder zur Druckplatte bei distalen Radiusfrakturen, proximalen Femur- und Tibiafrakturen und Schaftfrakturen mit weiten
   Zertrümmerungszonen. Hier ist für die Bündelnagelung nicht mit
   genügender Wahrscheinlichkeit Übungsstabilität bei korrekter
   Formwiederherstellung zu erwarten, andere Behandlungsmethoden
   sind deshalb vorzuziehen.

B) Mit eindeutig geringerer Stabilität, aber mit besserer Formwiederherstellung als durch starren Nagel und mit geringerem
   Risiko als durch Platte lassen sich Femur- und Tibiafrakturen
   in Schaftmitte versorgen: Sie sind allerdings nur im Ausnahmefall innerhalb der ersten 8 Wochen belastbar und deshalb nur
   bei Jugendlichen und jüngeren Erwachsenen, deren feste Spongiosa gute Verankerung der Nagelspitzen verspricht, eine sinnvolle Indikation.

C) Zu den Frakturen, die ähnlich zuverlässig in Form und Festigkeit, aber mit geringerem Risiko als mit starrem Nagel oder
   Druckplatte versorgt werden können, gehören distale Oberschen-
   kelschaftfrakturen (hier ist nur der Verriegelungsnagel überlegen) oder distale Tibiaschaftfrakturen.

D) Dagegen ergeben sich Indikationen, die bei korrekter Stellung
   der Fraktur und unter geringem Risiko bessere Ergebnisse für
   Form und Stabilität als andere Osteosyntheseverfahren erwarten
   lassen. Das betrifft besonders den Oberarmschaft: Hier können
   Frakturen von unmittelbar subcapital bis 4 Querfinger supra-
   condylär, wahlweise auf- oder absteigend versorgt werden. Die
   Nägel sind gewöhnlich nach 4-6 Monaten wieder zu entfernen.
   Risiken wie bei Verplattung oder Küntscher-Nagelung sind
   vermeidbar.

   Unter dieser Indikationsstellung kann die Bündelnagelung von
   Schaftfrakturen neben der Küntscher-Nagelung oder der Druckplatte durchaus ihre Berechtigung haben. Erfolg mit dieser
   Methode ist aber nur bei kritischer Beschränkung auf Frakturformen zu erwarten, die nicht sicherer mit anderen Osteosyntheseverfahren oder konservativen Mitteln zu versorgen sind.

J. Blömer und G. Muhr, Hannover

Verfahrenswahl bei pathologischen Frakturen und Ermüdungsbrüchen langer Röhrenknochen

Hauptlokalisation der pathologischen Fraktur, also des spontanen oder durch eine Bagatelleinwirkung entstandenen Knochenbruches am Röhrenknochen sind Oberarm und Oberschenkel, seltener Unterarm und Unterschenkel.

Ursachen dieser Bruchformen sind Systemerkrankungen, primäre Knochentumore, Metastasen und Osteoporosen. Hier einige klinische Beipiele von pathologischen Frakturen bei Systemerkrankungen.

Chondrodystropher 30jähriger Mann mit Zwergenwuchs und charakteristischer Varusfehlstellung am Ober- und Unterschenkel. Die rechtsseitige Spontanfraktur des Oberschenkels wurde durch eine vorgebogene Platte stabilisiert. Um weitere Ermüdungsfrakturen zu verhindern, sind multiple Korrekturosteotomien vorgesehen.

8jähriger Junge, der wie 3 seiner Geschwister an einer Osteogenesis imperfecta leidet. Typische Valgusdeformität beider Unterschenkel. Durch Bagatelltrauma Fraktur des rechten Unterschenkels. Nach Reposition und Korrektur der Fehlstellung führt die Ruhigstellung im Oberschenkelgips nach 8 Wochen zur achsengerechten Ausheilung.

52jährige Patientin mit Marmorknochenkrankheit zieht sich diese subtrochantäre Fraktur zu, die mit einer Winkelplatte versorgt wurde. Nach Plattenbruch und gleichzeitigem pertrochantären Oberschenkelbruch Einsetzen einer Prothese, die wegen Infektion entfernt werden muß. Danach Resektion, Debridement und Extension. Hier der Oberschenkelschaft mit bleistiftdünnem Markkanal. Nach Einsetzen einer Krückstockprothese rechts, kommt es 1,5 Jahre später linksseitig zu einer subtrochantären Fraktur, die mit Platte stabilisiert wird.

Bei den primären malignen Knochentumoren sind es in erster Linie Osteosarkome und das äußerst maligne myelogene Ewing-Sarkom, die pathologische Frakturen verursachen. Zahlenmäßig absolut dominierend sind die metastatisch bedingten Zerstörungen des Knochens vor allem beim Mamma-, Prostata- und Bronchialcarzinom sowie beim Hypernephrom.

Letztlich können eine erhebliche Inaktivitätsathrophie des Knochens sowie eine ausgeprägte senile oder metabolische Osteoporose pathologische Frakturen verursachen. Dazu folgender Fall:

75jährige Patientin mit hochgradiger Osteoporose, bei der im Abstand von 12 Monaten die linke und rechte pertrochantäre Oberschenkelfraktur mit einer Verbundosteosynthese versorgt wurde. 1 Jahr später Spiralfraktur des linken Oberschenkels ohne adäquates Trauma. Durch Auffüllen des Markraumes mit Knochenzement und Stabilisierung mit gerader Platte wird eine sofortige Belastungsstabilität erreicht.

Ist die Ursache einer Knochendestruktion unbekannt, kann vielfach durch Röntgenaufnahmen in zwei Ebenen sowie durch eine Angiographie der Tumor klassifiziert werden. Die Ganzkörperszintigraphie gibt Aufschluß über weiteren Skeletbefall, vor allem über die röntgenologisch oft schwer lokalisierbaren Metastasen in der Wirbelsäule. Während diese diagnostischen Möglichkeiten beim Knochentumor ohne Fraktur zutreffen, ist bei der pathologischen Fraktur mit zwingender Indikation zur Operation die <u>histologische Untersuchung</u> zur Diagnosesicherung unerläßlich.

<u>Ermüdungsbrüche</u> an langen Röhrenknochen sehen wir fast ausschließlich beim gestörten ossären Kraftfluß am Plattenende, nach Implantation von Prothesen und bei der chronischen Osteomyelitis. Dazu folgende Fälle:

8jähriger Junge mit Oberschenkelschaftbruch. Osteosynthese mit breiter Platte. Nach 11 Monaten Plattenentfernung, Refraktur und Reosteosynthese wieder mit breiter Platte. Nach weiteren 8 Monaten Ermüdungsfraktur am Plattenende. Nach Metallentfernung führt homologe Spongiosaplastik und Ruhigstellung im Becken-Beingips zur achsengerechten Ausheilung.

Knöchern fest verheilte Pseudarthrose der Tibia. Unmittelbar vor der Plattenentfernung Ermüdungsfraktur am distalen Plattenende. Nach Metallentfernung Weiterbehandlung im Gipsverband.

68jährige Patientin mit Oberschenkelspiralfraktur am Prothesenende. Stabilisierung mit langer Condylenplatte.

Wie diese klinischen Beispiele zeigen, kann die Ermüdungsfraktur nach Beseitigung der Ursache der üblichen Frakturbehandlung zugeführt werden. Gleiche Prinzipien gelten für die Frakturen bei benignen Knochentumoren nach Herdsanierung (Abb.1b). Dazu folgende Beispiele:

Ausgedehnte mehrkammerige iuvenile Knochencyste. Erst die Zielaufnahmen zeigen eine durchgehende Frakturlinie. Excochleation der Cyste, Füllen des Defektes mit Spongiosa und Stabilisierung mit Platte. Die Verlaufskontrollen 3 und 12 Monate später zeigen zunehmende Durchbauung. Metallentfernung nach 2 Jahren (Abb.2).

Nach Bagatelltrauma Fraktur des rechten Oberarmes bei iuveniler Knochencyste. Ruhigstellung im Gipsverband führt nach 6 Wochen zur Ausheilung. Die Röntgenkontrollen 1 und 1 1/2 Jahre später zeigen erneut cystische Aufhellungen, die einer Excochleation bedürfen.

Bei weitem problematischer ist die Frakturbehandlung beim malignen Knochentumor und den Metastasen, da hier nicht nur ein Defekt im Knochen stabilisiert, sondern auch die Ursache der fortschreitenden Osteolyse behandelt werden muß.

Während beim primären malignen Knochentumor, der fast ausschließlich isoliert auftritt, die Amputation mit nachfolgender Strahlen- und Chemotherapie indiziert ist, bietet sich beim metastatisch bedingten Knochenbruch je nach Lokalisation die prothetische Versorgung oder eine Kombination von Resektion, Spongiosaplastik, Osteosynthese und Knochenzement an (Abb.1a). Die Behandlung ist fast ausschließlich operativ, da Immobilisation und Fixierung im Gipsverband für den zumeist alten und oftmals kachektischen Patienten eine zusätzliche Gefährdung bedeuten.

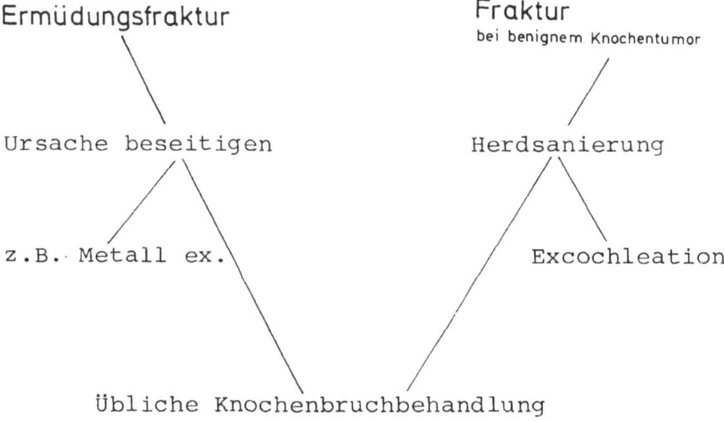

Abb. 1a u. b. Verfahrenswahl bei malignen Knochentumoren (a), Ermüdungsbrüchen und benignen Tumoren (b)

<u>Ziel der operativen Therapie</u> ist neben Erreichen der raschen Schmerzfreiheit die Pflegeerleichterung. Bei vorwiegend oder gänzlich bettlägerigen Patienten entschleißen wir uns auch dann zur operativen Stabilisierung der Fraktur, wenn eine Überlebenszeit von mindestens 6 Wochen angenommen werden kann.

Die Verfahrenszahl bei pathologischer Fraktur der oberen Extremität ist die ersatzlose Resektion, die Bündelnagelung, die Verbundosteosynthese oder die prothetische Versorgung. An der unteren Extremität sind es die Marknagelung, die Verbundosteosynthese und ebenfalls die prothetische Versorgung. Hierzu nachfolgend einige klinische Beispiele:

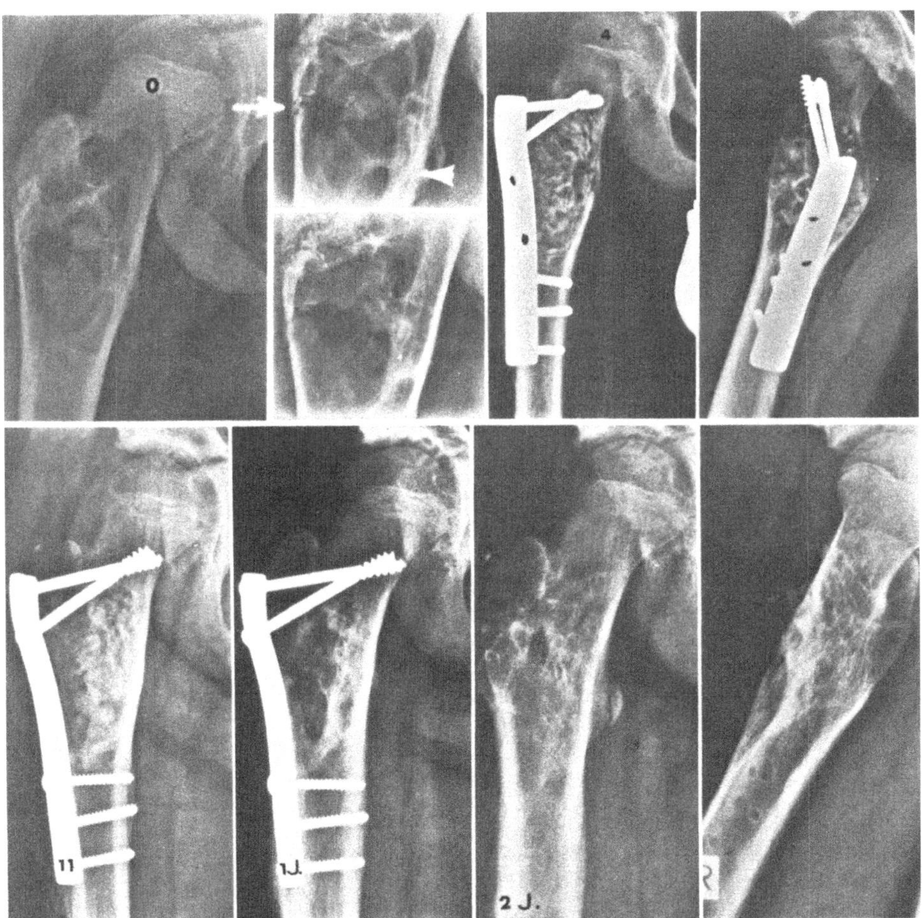

*Abb.2. 8jähriger Junge. Spontanfraktur bei iuveniler Knochen-
cyste. Excochleation der Cyste, Auffüllen mit Spongiosa und
Stabilisierung. Die Verlaufskontrollen zeigen zunehmende Durchbauung. Metallentfernung nach 2 Jahren*

72jähriger Patient mit generalisiertem ossären Plasmozytom,
Spontanfraktur des Oberarmes subcapital, die durch Verbundosteosynthese mit langer T-Platte versorgt wurde.

68jähriger Patient mit multiplen Plasmozytomherden. Zunächst
erfolgt die Halswirbelsäulenverblockung mit Platte und Palacos
wegen Osteolyse des 4. und 5. Halswirbelkörpers. 6 Monate später
pathologische Oberarmfraktur links, die mit einer Oberarmbündel-
nagelung versorgt wird.

Metastase eines Bronchialkarzinoms und Fraktur im distalen
Drittel des Oberarms. Versorgung mit Doppelplatte und Knochenzement. Die Kontrolle 2,5 Jahre nach der Operation zeigt eine
gute schmerzfreie Funktion.

Pathologische pertrochantäre Fraktur mit ausgedehnter Osteolyse.
Resektion des Oberschenkels und Einsetzen einer Krückstockprothese. Die Verlaufskontrollen 1 und 1,5 Jahre nach der Operation zeigen zunehmende Verkalkung um den Prothesenstiel und im
Bereich des Gelenkes bei weiterhin guter Funktion und schmerz-
freier Belastung.

72jährige Patientin mit multiplen Hypernephrommetastasen. Ersatzlose Resektion des proximalen Drittels des Radius. Nach-
einander Stabilisierung des linken und rechten Oberschenkels
mit Verbundosteosynthese.

Als intramedulläre Stabilisierung bietet sich bei der Oberarm-
schenkelschaftosteolyse neben der einfachen Marknagelung die
Verbundosteosynthese mit Marknagel an.

Bei ausgedehnten Zerstörungen kann ausnahmsweise die Kombina-
tionsosteosynthese mit einer Doppelplatte erforderlich sein,
wobei eine Platte intramedullär fixiert wird.

Grundsätzlich läßt sich sagen, daß Frakturen bei benignen Tumoren
und die Ermüdungsbrüche nach Ausschaltung der biomechanischen Ursachen problemlos zur Ausheilung gebracht werden können. Bei
malignen Osteolysen kann auch in verzweifelten Fällen durch eine
der geschilderten Maßnahmen das Los des Tumorpatienten erleichtert werden.

Literatur

1. GREIF, E.: Die Verbundosteosynthese bei pathologischen Frakturen. akt. traumatologie 4, 261-270 (1974).
2. LEHNER, M., GESSENDORFER, H.: Besonderheiten benigner Knochentumoren im Kindesalter. Helv. chir. Acta 40, 147-151 (1973).
3. SZYSZKOWITZ, R.: Pathologische distale Femurfrakturen. akt.
   traumatologie 2, 91-96 (1972).
4. UEHLINGER, E.: Pathologische Anatomie der Knochengeschwülste.
   Helv. chir. Acta 40, 5-27 (1973).
5. WILLENEGGER, H.: Präliminäre Überbrückungsosteosynthese bei
   der Resektion von Knochentumoren. Helv. chir. Acta 40, 185-
   192 (1973).

G. Hofmann, Murnau
Die Wahl des Verfahrens bei Reosteosynthesen

Der Begriff Reosteosynthese für den wiederholten operativen Eingriff am Knochen zur Wiederherstellung seiner Einheit durch sofortige oder verzögerte Auswechslung von Implantaten umfaßt not-
wendigerweise auch die besonderen Schwierigkeiten bei dieser
Behandlung, die sich sowohl örtlich als auch allgemein unterscheiden von den Bedingungen bei der ersten operativen Knochenbruch-

versorgung. Die Struktur und die Vitalität des Knochengewebes
und die mechanischen Eigenschaften des Knochens sind verändert,
die Weichteile sind geschädigt, Gefäß- und Nervensystem sind
irritiert, der Muskelmantel ist atrophiert, die angrenzenden
Gelenke sind mehr oder weniger versteift. Besonders schwierige
Verhältnisse liegen bei einer Infektion vor.

<u>Diese Erschwernisse für das erneute operative Vorgehen</u> erfordern
eine besonders kritische Auswahl der Methode für die Reosteosynthese und ein noch sorgfältigeres, geradezu zartes Operieren, um
die Wiederherstellung doch noch zu erreichen und eine Wendung
zum Schlimmeren jedenfalls zu vermeiden.

In der Berufsgenosschenschaftlichen Unfallklinik Murnau haben wir
in den Jahren von 1971-75 <u>324 Reosteosynthesen an den oberen und
unteren Extremitäten</u> vorgenommen. Durchschnittlich waren die
Patienten bereits zweimal auswärts voroperiert worden. In Extrem-
fällen waren bei einem Unterschenkelbruch 11, bei einem Oberarmbruch 10 Operationen vorangegangen. Die Verteilung der Reosteosynthesen an den einzelnen Körperteilen ergeben sich aus der
Tabelle.

Die <u>Indikationsstellung</u> für die von uns vorgenommenen Reosteosynthesen ergaben sich aus folgenden Erwägungen: Bei sogenannter
verzögerter Knochenbruchheilung ist die Reosteosynthese erforderlich, wenn mehr als 4 Monate nach der Erstversorgung keine Kno-
chenbindung erkennbar ist. Die Hauptkontingente stellen Pseudarthrosen, Implantatlockerungen, Implantatbrüche und Refrakturen.
Ungenügende Stellungsverhältnisse sind dann zu berichtigen, wenn
die angrenzenden Gelenke statisch gestört werden. Auch die Reosteosynthesen bei oder nach Osteomyelitis machen in unserer
Klinik einen großen Teil des Operationsgutes aus.

Bei der <u>Auswahl des Reosteosyntheseverfahrens</u> ist der biomechanische Befund, d.h. die Ergründung der Ursache der bisherigen
Fehlheilung und die biomechanische Beurteilung der Aussichten
der Wiederherstellung von größter Wichtigkeit. In unserem Krankengut liegt an erster Stelle die ungenügende Primärosteosynthese.
Hier kann entweder bei richtig gestellter Indikation die Erstversorgung unzureichend durchgeführt worden sein oder aber die Wahl
der Methode für die erste Operation hat sich als nicht richtig
erwiesen. Zu frühe Belastung kann zu Metallbrüchen führen, nach
zu früher Metallentfernung oder inadäquater Belastung nach der
Metallentfernung treten Refrakturen auf.

Grundsätzlich ist zur Auswahl des Reosteosyntheseverfahrens zu
bemerken, daß nicht in jedem Falle das <u>Verfahren beim Wiederho-
lungseingriff</u> anders sein muß, als bei der Erstversorgung. Wenn
etwa eine sperrende Schraube die Frakturheilung behindert, so
reicht es aus, diese Schraube gegen eine Zugschraube auszuwech-
seln oder aber sie ganz zu entfernen. Verzögerte Knochenbruchheilung oder Pseudarthrosenbildung als Folge einer unzureichend
durchgeführten Osteosynthese erfordert lediglich Wiederholung der
Osteosynthese mit zureichenden Maßnahmen. Nach einer Nagelung mit
zu dünnem, nicht wandschlüssigem Marknagel wird durch die Umnage-
lung mit einem dickeren Nagel die Frakturheilung erreicht. Dies
wird um so schneller geschehen, je eher der Metallaustausch vorgenommen wird.

Schwieriger ist die neuerliche Versorgung nach solchen Osteosynthesen, die von der Indikationsstellung her falsch waren. Form-
und Strukturveränderungen wirken zusätzlich nachteilig auf die
Technik der Osteosynthese. Das Auswechseln eines Nagels etwa
gegen eine Platte hat nur dann einen Sinn, wenn die eingebrachten
Schrauben im Knochengewebe genügend Halt finden. Deshalb empfehlen
manche Autoren, z.B. zwischen Marknagelentfernung und Neuverplatt-
tung, einige Monate zu warten. Diese Auffassung teilen wir nicht,
da die notwendige Ruhigstellung der weiteren Knochen- und Weich-
teilathrophie Vorschub leistet. Die Nagelung nach Verplattung ist
dann indiziert, wenn die Fraktur bzw. Pseudarthrose in der Enge
des Markraumkanals liegt, so daß schlüssig genagelt werden kann.

Ist eine Neuverplattung aus technischen Gründen nicht möglich,
eine schlüssige Nagelung aber ebenfalls nicht durchführbar,
stehen andere Verfahren zur Verfügung:

Die von KÜNTSCHER angegebene und von KLEMM und SCHELLMANN weiter-
entwickelte Verriegelungsnagelung bewährt sich besonders bei infizierten Pseudarthrosen. Bei nicht infizierten Oberschenkel-
brüchen lassen sich mit der Krallennagelung gute Ergebnisse erzielen. In neuerer Zeit besonders herausgestellte Verfahren, wie
das Prinzip der elektrodynamischen Markraumnagelung haben auch
wir zu Reosteosynthesen angewandt. Wir haben indessen Zweifel,
ob die guten Behandlungsergebnisse auf die korrekt gehandhabte
Nagelung oder tatsächlich auf das elektromagnetische Wirkungs-
prinzip zurückzuführen sind.

Zur Wahl der Reosteosyntheseart an den verschieden langen Röhrenknochen kann man kein allgemein gültiges Rezept vermitteln. Wir
versorgen die Ober- und Unterarmbrüche bei den Zweit- und Mehrfacheingriffen in der Regel mit Platten unter gleichzeitiger
Anlagerung von Spongiosa. Gerade am Oberarm können gut aufein-
anderpassende Resektionsflächen durch Entfernen von minderwertigem
Gewebe geschaffen werden, da eine Verkürzung des Oberarmknochens
leichter in Kauf genommen werden kann, als etwa am Ober- oder
Unterschenkel. Bei schlechten Weichteil- oder Knochenverhältnissen
am Unterarm ist im Einzelfall nochmal eine Versorgung durch Markraumnagelung möglich. Die funktionellen Ergebnisse sind nach
mehreren Voroperationen in der Regel mäßig bis brauchbar.

Am Ober- und Unterschenkel scheinen die Umstellungsosteotomien
und die ziemlich früh vorgenommenen Reosteosynthesen den Operateur
meist vor keine großen Probleme zu stellen, immer handelt es sich
jedoch dabei um besonders verantwortungsvolle Eingriffe, die vor
allem am Unterschenkel durch Infektionen im Bereich der Wunde
belastet sind. Bei Defektpseudarthrosen und vor allem bei infizierten Brüchen ergeben sich in vielen Fällen Probleme, die mit
Platte oder Nagel praktisch nicht beherrscht werden können. Hier
liegt das Anwendungsgebiet für die äußeren Spanner, sei es in der
normalen äußeren Spannrahmen-Osteosyntheseform, im Wagner-Apparat
oder dem System nach ROUL-HOFFMANNS. Auf die Spongiosaplastik muß
ich an dieser Stelle noch einmal besonders hinweisen. Da der klinische und erst recht der röntgenologische Befund keinen sicheren
Hinweis auf den Festigkeitsgrad des Knochens geben, ist eher zu
viel als zu wenig autologe Spongiosa oder ein cortico-spongiöser
Span aus dem Beckenkamm zu verwenden. Bei den infizierten Osteo-

synthesen bevorzugen wir die Spongiosaeinlagerung nach Beseitigung der Infektion durch Einlagerung von Refobacin-Palacoskugeln.

Diese Hinweise zum Reosteosyntheseverfahren können das sich
stellende Problem nur andeuten. Daß weitere spezielle Verfahren
möglich und gegebenenfalls nötig sind, wird dadurch nicht in Frage
gestellt. Immer kommt es darauf an, daß der an sich regenerati-
onsfreudige Knochen sehr sorgfältig bearbeitet wird, jede Ge-
webeschädigung vermieden und auf absolute Stabilität geachtet
wird. Knochen und Weichteile sind stets sehr empfindliche Gewebe,
erst recht sind sie es infolge einer Frakturkrankheit. Die Reosteosynthese gehört daher stets in die Hand desjenigen Fachmann-
nes, der sich täglich mit wiederherstellungschirurgischen Eingriffen am Knochen befaßt. Weiterhin ist es nötig, daß die Klinik,
in der diese Eingriffe durchgeführt werden, über die nötige Erfahrung in der so wichtigen Übungsbehandlung und der sozialen
Betreuung des Patienten verfügt.

K.H. Jungbluth, Hamburg
Begründete Indikationen für die Osteosynthese mit Platten und Schrauben

Im Spannungsfeld konkurrierender Therapieverfahren - von der
konservativen Behandlung über die Marknagelung bis hin zum
Fixateur externe - gibt es für die Plattenosteosynthese der
Schaftfrakturen klare und definierte Indikationen.

Die Breite der Anwendbarkeit des Verfahrens beruht auf den unterschiedlichen Möglichkeiten der technischen Durchführung. Sie kann
mit geraden oder Winkelplatten einerseits, als Kompressions- oder
Adaptationsosteosynthese andererseits ausgeführt werden.

Bei der Kompressionsosteosynthese wird der interfragmentäre Druck
entweder durch Zug an der Platte selbst oder über das Prinzip der
"Zugschraube" erreicht.

Muß auf eine stabilisierende Kompression verzichtet werden oder
bestehen knöcherne Defekte, wird die Osteosynthese nutzbringend
durch eine primäre, autologe Knochenplastik (Spongoisaplastik)
gesichert.

Im Vorfeld jeder Indikationsstellung muß geklärt werden, inwieweit
der Patient gewillt oder in der Lage ist, der herabgesetzten Belastbarkeit der Gliedmaße Rechnung zu tragen. Nur bei Einsicht,
Mitarbeit und Diszipliniertheit des Patienten können Übungsbehandlung und dosierte Belastung realisiert und Materialbrüche
vermieden werden.

Die Wahl des Behandlungsverfahrens wird in erster Linie bestimmt
durch <u>Lokalisation und Typ des Knochenbruches</u>.

Plattenosteosynthesen werden - im Unterschied zu Marknägeln -
bevorzugt im proximalen und distalen Schaftabschnitt verwendet,
wo die Markhöhle sich weitet und der Nagel keinen sicheren Halt
in der Spongiosa findet.

Vom Bruchtyp her sind Schräg-, Spiral- und besonders Stückbrüche
geeignet.

Zu den einzelnen Sekeletabschnitten:
Brüche am Oberarmschaft sind nach wie vor eine Domäne der konservativen Therapie.

Liegen Radialisschäden oder sonstige Begleitverletzungen an Nerven
und Gefäßen vor, wird der sofortigen Revision vom gleichen Zugang
aus die Plattenosteosynthese angeschlossen.

Doppelseitige Armverletzungen, irreponible gleichseitige Schulter-
luxationen, pathologische Frakturen und Weichteilinterpositionen
stellen weitere begründete Ausnahmeindikationen dar.

Dem Marknagel ist die Plattenosteosynthese am Oberarm wegen ihrer
hohen Rotationsstabilität und des Ausschlusses der Fragmentdistrak-
tion biomechanisch weit überlegen. Die Lagebeziehung zum Nervus
radialis setzt allerdings eine subtile Operationstechnik voraus.

Distale, gelenknahe Schaftbrüche des Humerus stellen dann eine
Indikation zur Plattenversorgung dar, wenn es auf konservativem
Wege dann nicht gelingt, eine ausreichende Frakturstellung zu
erzielen oder zu fixieren. Wertvoll erweist sich, die frühfunktionelle Therapie bei diesen Verletzungstypen.

Die Plattenosteosynthese dislocierter Schaftfrakturen des Radius
und der Ulna kann heute geradezu als Therapie der Wahl angesprochen werden. Einerseits lassen sich diese Brüche geschlossen
schlecht reponieren und neigen zur Sekundärdislokation, andererseits schränken bereits minimale Fehlstellungen der Fragmente -
auch im Sinne der Verkürzung - die Rotationsbeweglichkeit des
Unterarmes dauerhaft ein. Selbst bei geringgradig dislocierten
Frakturen ist deshalb - nicht zuletzt im Interesse der Frühmobilisation - die sofortige Osteosynthese angezeigt.

Als ungeeignet haben sich die Methoden der Markraumschienung
erwiesen, da sie weder ausreichende Rotationsstabilität gewähren
noch den individuellen Krümmungen des Unterarmknochens gerecht
werden können.

Als Sonderindikationen seien die Monteggia- und Galeazzi-Frakturen
erwähnt.

Im Gegensatz zu den oberen Extremitäten tritt bei Schaftfrakturen
der unteren Gliedmaßen die Marknagelung in den Vordergrund. So
führen wir im mittleren Drittel des Oberschenkelschaftes Plattenosteosynthesen nur bei langen Schräg-, Spiral- oder Mehrfragment-
brüchen durch. In jüngster Zeit tritt bei dieser Lokalisation
der Verriegelungsnagel in Konkurrenz zur Plattenosteosynthese.

Je weiter sich der Bruch proximal oder distal dem Gelenk nähert, desto eindeutiger spricht die Lokalisation für die Plattenosteosynthese. Finden Schrauben im metaphysären Fragment keinen ausreichenden Halt mehr, werden Winkelplatten eingesetzt (Condylenplatten - bei subtrochanteren Femurfrakturen gelegentlich auch 130° - Platten -).

Am Unterschenkel bzw. an der Tibia ist die Indikationsstellung zur Plattenosteosynthese nach wie vor umstritten. Die kunstgerechte konservative Therapie läßt bei geeigneten Bruchformen gute Behandlungsergebnisse erwarten. Querbrüche und kurze Schrägbrüche im mittleren Drittel gewährleisten nach Marknagelung eine frühzeitige Belastungsstabilität. Sieht man von den offenen Frakturen und anderen speziellen Indikationsstellungen ab, so sind der Plattenosteosynthese lange Schrägbrüche, Stückbrüche und Frakturen des distalen Tibiadrittels vorbehalten.

Gelegentlich ergibt sich wegen offener Frakturen, Mehrfachverletzungen oder aus anderer allgemeiner Ursache die Anzeige zur Osteosynthese einer Fraktur im proximalen, gelenknahen Tibiadrittel. Bei dieser Lokalisation sehen wir heute noch die einzige Indikation für eine Doppelplattenosteosynthese, wobei die Platten um 1/4-Schaftbreite gegeneinander versetzt werden.

Indikationen allgemeiner Art

Bei offenen Brüchen aller Schweregrade stellt die Plattenosteosynthese die bevorzugte Behandlungsmethode dar. Mit Ausnahme des Oberschenkels verzichten wir selbst bei Verletzungen ersten Grades auf die Markraumschienung unter dem Eindruck der Markraumphlegmone als Frühkomplikation.

Besonders am Unterschenkel beweist der Fixateur externe für offene Frakturen zweiten bis dritten Grades mehr und mehr seine Leistungsfähigkeit. Nach Sanierung der Weichteile wird dann häufig eine Plattenosteosynthese als Zweitoperation angeschlossen.

Nicht nur der Ersatz devitalisierter Corticalisfragmente sondern auch die generell verzögerte knöcherne Heilung nach offenen Brüchen veranlaßt uns, von der autologen Spongiosaplastik großzügig Gebrauch zu machen.

Eine zwingende Indikation zur Osteosynthese besteht bei Begleitverletzungen der Nerven und Gefäße. Für die Restitution der Strom- und Leitungsbahnen ist eine optimale Geweberuhigstellung unerläßlich. Die Plattenosteosynthese bietet sich u.a. wegen der ohnehin erforderlichen Revision an.

Mehrfachverletzungen beeinflussen oft durch differenzierte behandlungstaktische Erwägungen die Wahl des Osteosyntheseverfahrens. So kann beispielsweise wegen Lagerungsschwierigkeiten auf dem Operationstisch die Plattenosteosynthese einem anderen Stabilisierungsverfahren vorgezogen werden. (Als Beispiel: Versorgung von Unterschenkelfrakturen beiderseits im mittleren Drittel durch Plattenosteosynthese statt der normalerweise angezeigten Marknagelung. Grund hierfür waren gleichzeitig bestehende Oberschenkelfrakturen beiderseits).

<u>Im Kindesalter</u> sind Osteosynthesen bei Schaftfrakturen bis auf wenige Ausnahmen - wie offene Frakturen zweiten und dritten Grades - überflüssig und daher <u>nicht</u> angezeigt. Erst mit der Adoleszenz gleicht sich die Indikationsstellung dem Erwachsenenalter an.

Meine Damen und Herren, ich habe versucht, einen kurzen, kritischen Überblick über die Indikationsstellung zur Plattenosteosynthese zu geben und die derzeit bewährten Indikationen herauszustellen.

Gerade in der modernen Unfallchirurgie mit ihren vielfältigen Behandlungsverfahren ist die sichere Indikationsstellung Voraussetzung einer erfolgreichen Behandlung.

S. Weller, Tübingen

Begründete Indikationen für die Anwendung des Marknagels

Die Erkenntnis, daß die Frakturheilung nicht nur durch das biomechanische Prinzip des interfragmentären Druckes und der Abstützung bzw. der Adaptation, sondern auch durch den intramedullären Kraftträger garantiert werden kann, zählt heute zur unumstrittenen klinischen Erfahrung. Die Marknagelung besitzt somit ihren wichtigen Platz unter den Osteosynthesen.

Die von SCHWEIBERER und Mitarb. anhand von mikroangiographischen Untersuchungen dargestellte Vorrangigkeit der medullären Gefäßversorgung des Knochens wird durch die Marknagelung offenbar nur kurzfristig gestört und hat klinisch gesehen keine Bedeutung. Klinische Erfahrungen bei der langsamen Einheilung von Biegungskeilen und ungünstige Heilungsabläufe nach Platten-, insbesondere Doppelplattenosteosynthesen an Diaphysen weisen andererseits weiterhin auf die Wichtigkeit der periostalen Gefäßversorgung bei der Frakturheilung des menschlichen Knochens hin.

Unter diesen biologischen Gegebenheiten muß bei der Frakturheilung dem Prinzip der Stabilität unter größtmöglicher Schonung der Weichteile vorrangige Bedeutung zukommen. Diese Forderung kann bei verschiedenen Frakturtypen der langen Röhrenknochen durch die Marknagelung elegant erfüllt werden.

Für den Erfolg der Behandlung ist dabei nicht entscheidend, ob die knöcherne Konsolidierung über eine sog. primär-ossäre oder callöse Heilung eintritt, welche letztere zumeist bei der Marknagelung anzutreffen ist. Das Ausmaß der Callusbildung nach einer Marknagelosteosynthese läßt lediglich einen Rückschluß auf den Grad der durch die Marknagelung erreichten Stabilität zu.

Gemäß dem technischen System einer Rohr-in-Rohrstabilisierung ergibt sich für den intramedullären Kraftträger dann eine gute Indikation, wenn ausreichend große Kontaktflächen zwischen Innen-

corticalis und Marknagel herzustellen sind. Diese Voraussetzungen
sind am ehesten im diaphysären Abschnitt von Femur und Tibia,
d.h. im mittleren Schaftdrittel, gegeben.

An den Röhrenknochen der oberen Extremität ist die Kaliberschwan-
kung des Markraumes auch im diaphysären Abschnitt groß, so daß
die Möglichkeiten einer soliden Stabilisierung durch eine Marknagelung sehr beschränkt sind. Neben der Gefahr einer Fragment-
distraktion, die durch die Trompetenform der Markhöhle am Oberarm
gegeben ist, wird in vielen Fällen die Nageleinschlagstelle zu
einer vorübergehenden oder gar bleibenden Funktionsbeeinträchti-
gung im Schultergelenk führen. Als intramedulläre Stabilisierung
kommen am Oberarm allenfalls die elastische Verspannung der Fragmente mit Hilfe der Bündelnagelung in Frage. Auch die Vorderarm-
schaftfraktur ist aus anatomischen Gründen eine eindeutige Domäne
der Plattenosteosynthese.

Aufgrund der klinischen Erfahrung kann man heute 3 in der Wertigkeit unterschiedliche Indikationsbereiche für die Marknagelung
an Femur und Tibia abgrenzen:

1. gute Indikation
2. relative Indikation
3. Ausnahmeindikation

Anatomisch gesehen zählen zum Bereich der guten Indikation Frakturen im mittleren Drittel von Femur und Tibia, bei denen nach
entsprechender Markraumaufbohrung eine ausreichend große Kontakt-
fläche und dadurch gute Stabilisierung der Knochenfragmente durch
den Marknagel erzielt wird.

Vom Frakturbild her zählen zu diesem Indikationsbereich:

1. quere und kurze Schrägfrakturen
2. verzögerte Bruchheilung
3. Pseudarthrosen
4. erfolglose andere Osteosynthesen
   (Platten, Schrauben, Cerclagen, Rush-pins u.a.)
5. postprimäre Versorgung offener Frakturen 1. Grades

Bei einer Marknagelung aus guter Indikation wird bei richtiger
Technik eine ausreichend hohe Stabilität gegenüber Biegebeanspruchung und axialer Belastung erreicht.

Die "relativen Indikationen" bei der Marknagelung fallen anatomisch
gesehen in den Übergangsbereich zwischen dia- und metaphysären
Abschnitt, d.h. in den Bereich, in welchem die Markhöhle sich
nach proximal oder distal zu erweitert und trotz Aufweitung der
Markhöhle ein inniger Kontakt zwischen der Innenseite der Corticalis in beiden Fragmenten nicht mehr erreichbar ist. Es sind
dies Frakturbereiche, welche hinsichtlich der Indikation zur
Osteosynthese zu Überschneidungen zwischen verschiedenen Methoden
führen. Man wird also hier mit einer Schrauben- oder Plattenosteosynthese in vielen Fällen einen höheren Grad an Stabilität erreichen wie mit einem Marknagel.

Wegen der geringeren Rotationsstabilität muß während der postoperativen Lagerung und in der frühen Nachbehandlungsphase auf

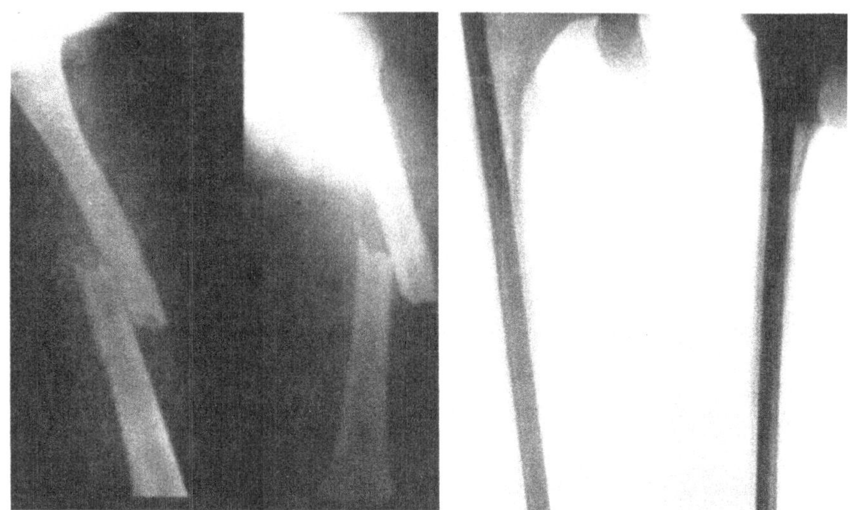

Abb.1. Gute Indikation

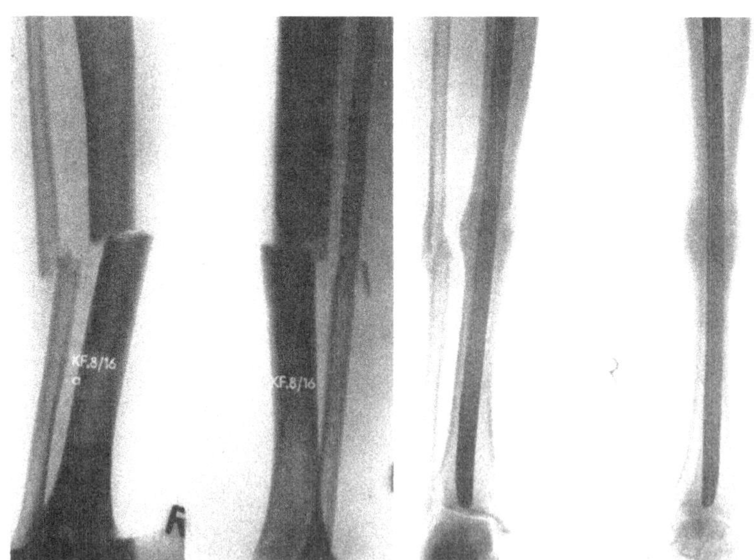

Abb.2. Gute Indikation

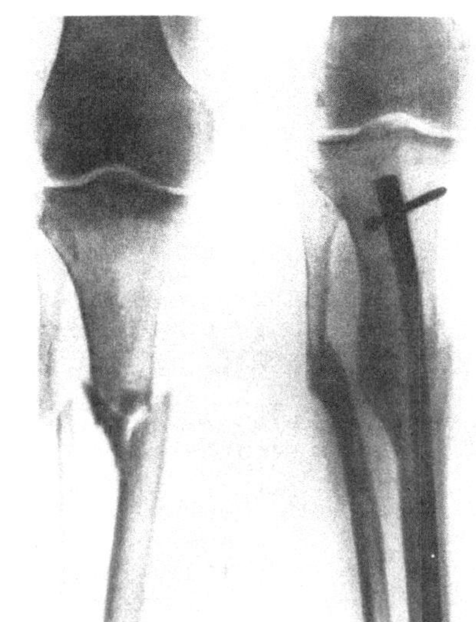

Abb.3. Relative Inidikation

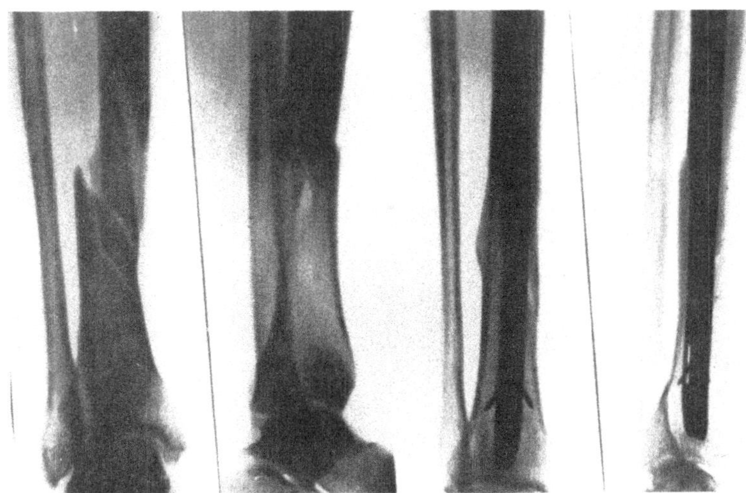

Abb.4. Relative Indikation

die Vermeidung größerer Drehhebel und seitlicher Biegebeanspruchungen geachtet werden. Man wird in zahlreichen Fällen zusätzliche Kunstgriffe wie Ausklinkdrähte oder eine blockierende Schraube im proximalen Nagelfenster oder am Femur gelegentlich eine rotationsstabilisierende kleine Platte anwenden, um Komplikationen wie eine sekundäre Fehlstellung, eine verzögerte Heilung oder gar Pseudarthrose zu vermeiden.

Zu den relativen Indikationen für die Marknagelung gehören:
1. Frakturen und Pseudarthrosen am Übergang vom diaphysären zum metaphysären Knochenabschnitt
2. Frakturen mit größeren Biegungskeilen
3. segmentale Frakturen (à deux étage)
4. maligne Tumoren mit drohender spontaner Fraktur (Palliativmaßnahme!)

Jenseits der Grenzen der relativen Indikation sollte eine Marknagelung nur ganz ausnahmsweise angewandt werden. Es handelt sich dabei um Ausnahmeindikationen, die nur unter ganz speziellen Umständen, z.B. bei schlechten Weichteilverhältnissen u.a. gewählt werden sollten.

Dabei muß man sich im klaren darüber sein, daß bereits bei der relativen, mehr noch bei der Ausnahmeindikation die Belastung der Methode durch Komplikationen vor allem operativ-technischer Art signifikant ansteigt.

Relative und Ausnahmeindikationen sollten daher nur dort ausgeführt werden, wo eine große Erfahrung mit der Marknageltechnik besteht. Unter "Ausnahmeindikation" versteht man:
1. Trümmerfrakturen
2. lange Schräg- und Torsionsfrakturen
3. metaphysäre Frakturen und Pseudarthrosen im gelenknahen Abschnitt bei schlechten Weichteilverhältnissen
4. sekundäre Stabilisierung offener Frakturen 2. und 3. Grades

Frischoffene Frakturen 2. und 3. Grades sollten wegen der großen Gefahr einer Markrauminfektion primär nicht mit einer Marknagelung behandelt werden.

Die Indikation zur Marknagelung von Femur und Tibia soll soweit gestellt werden, wie nach kritischer Betrachtung des Frakturtypes und des anatomischen Ortes durch eine Nagelung Übungsstabilität erreicht werden kann. Eine Grenzüberschreitung zur Ausnahmeindikation verlangt auch beim routinierten Operateur eine zusätzliche Sicherung während der frühen Nachbehandlung.

Sind im Rahmen einer relativen Indikationsstellung von vornherein zusätzliche Ausklinkdrähte, Schrauben, Cerclagen oder Bolzenverriegelungen zu erwarten, so sind diese Hilfsmittel als Warnlicht anzusehen, die der kritischen Prüfung dienen sollen, ob nicht im speziellen Fall doch ein anderes, besseres Behandlungsverfahren - konservativ oder operativ - risikoärmer und zuverlässiger wäre.

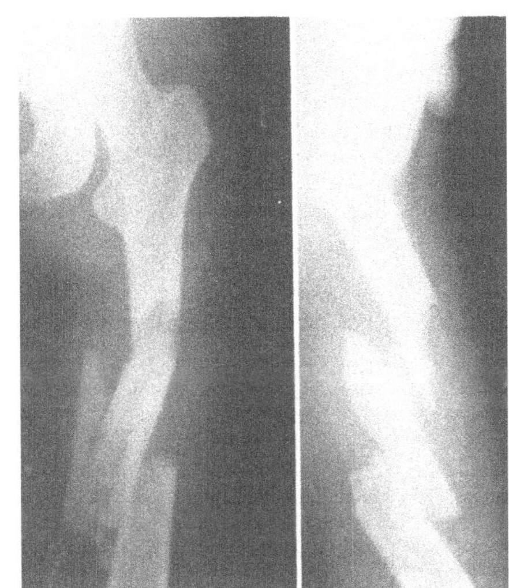

Abb.5. Ausnahme-Indikation

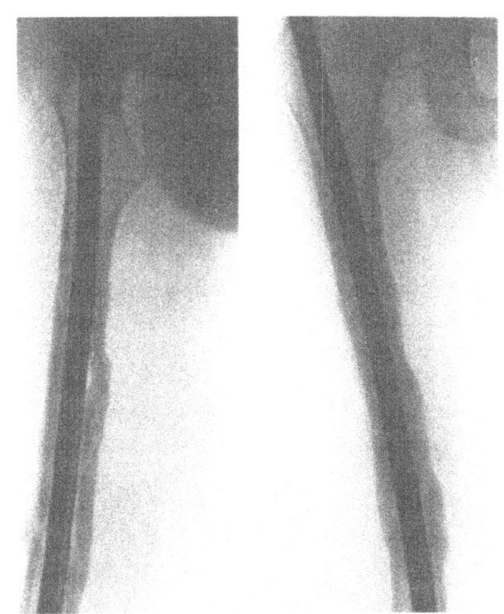

Abb.6. Ausnahme-Indikation

Auch für den Marknagel gilt, daß Fehlergebnisse zwar überwiegend Folge einer unrichtigen Indikationsstellung oder unsachgemäß angewandter Methodik sind, gelegentlich aber ihre Ursache auch in den persönlichen Grenzen der speziellen operativen technischen Erfahrung haben.

Literatur

1. BROOKES, M., ELKIN,A.C., HARRISON,R.G., HEALD,C.B.: A new concept of capillary circulation in bone cortex. Lancet I (1961) 1078.
2. EITEL, F., DAMBE, L.T., KLAPP, F., SCHWEIBERER, L.: Vaskularisation der Diaphyse langer Röhrenknochen unter Cerclagen. Unfallheilkunde 79, 41-44 (1976).
3. DIEHL, K., HANSER, U.: Biomechanische Untersuchungen zur Marknagelung nach KÜNTSCHER. Monatszeitschrift f. Orthop. u. Traumatol. 5, 117-120 (1975).
4. GRÖTHMANN, L.: Vascular reactions in experimentell fractures. Acta chir. scand. Suppl. 284, (1961).
5. KÜNTSCHER, G.: Die Marknagelung. Verlag Dr. Werner Saenger, Berlin: 1950.
6. KÜNTSCHER, G.: Praxis der Marknagelung. Stuttgart: Schattauer 1962.
7. MORGAN, J.D.: Blood supply of growing rabbits tibia. J. Bone Jt. Surg. 41 (B) 185, (1959).
8. RHINELANDER, F.W.: The normal microcirculation of diaphyseal cortex and its respone to fracture. J. Bone Jt. Surg. 50, (A) 784 (1968).
9. SCHWEIBERER, L., van de BERG, A., DAMBE, L.T.: Das Verhalten der intraossären Gefäße nach Osteosynthese der frakturierten Tibia des Hundes. Vortrag Mittelrhein. Chirurgenkongreß Mainz 1969.
10. SCHWEIBERER, L., DAMBE, L.T., EITEL, F., KLAPP, F.: Revaskularisation der Tibia nach konservativer und operativer Frakturbehandlung. Hefte z. Unfallheilk. 119, 18 (1974).
11. TRUETA, G.: The role of the vessels in osteogenesis. J. Bone Jt. Surg. 45, (B) 402 (1963).
12. WELLER, S.: Komplikationen bei der Marknagelung. Therapiewoche 22, 47, 4178 (1972).
13. WELLER, S.: Marknagelung. Grundsätzliche Fehler und Komplikationsmöglichkeiten der Marknagelung. Chirurg 44, 533-538 (1973).
14. WELLER, S.: Die Marknagelung von Unterschenkelschaftbrüchen. Hefte z. Unfallheilk. 117, 98-102 (1973).
15. WELLER, S., KNAPP, U.: Die Marknagelung. Chirurg 46, 152-154 (1975).
16. WILLENEGGER, H., PERREN, S.M., SCHENK, R.: Primäre und sekundäre Knochenbruchheilung. Chirurg 42, 241 (1971).

K. Klemm, Frankfurt/M.

Begründete Indikationen für den Verriegelungsnagel

Die Verriegelungsnagelung (VN) des Ober- und Unterschenkelschaftes ermöglicht eine intramedulläre Osteosynthese bisher nicht nagelfähiger Schaftbrüche. Im Vergleich zum konventionellen Marknagel wird zusätzliche Stabilität durch Quer- und Schrägbolzen erzielt, die eine Verkürzung und Drehinstabilität in der Bruchzone verhindern und den Nagel auch im kurzen Fragment sicher verankern.

Optimale Indikationen für dieses intramedulläre Osteosyntheseverfahren sind Trümmerbrüche des Ober- und Unterschenkelschaftes
und Defektbrüche im Oberschaftschenkelbereich, die durch andere
Osteosyntheseverfahren nur unzureichend - häufig nur in Kombination mit gleichzeitiger Drahtextension oder Gipsverband - oder
mit dem Risiko einer ausgedehnten Freilegung des Bruchbereiches
stabilisiert werden können.

Als Vorteile der Verriegelungsnagelung bei den genannten Bruchformen sind anzusehen:

1. Die Freilegung der Bruchzone mit dem Risiko der Devitalisierung von Fragmenten entfällt.
2. Sofortige Übungsstabilität der Osteosynthese und frühe Belastbarkeit des Beines.
3. Keine Notwendigkeit für zusätzliche äußere Fixationsmittel,
   wie Drahtextension oder Gipsverband.
4. Keine Gefahr der Spongiosierung des Knochens.
5. Nach Konsolidierung risikolose Metallentfernung.

An der Berufsgenossenschaftlichen Unfallklinik Frankfurt/M. wurden
von 1971-1973 420 Verriegelungsnagelungen durchgeführt, davon

32 mal bei Trümmerbrüchen des Oberschenkelschaftes
28 mal bei Trümmerbrüchen des Unterschenkelschaftes
 3 mal bei Defektbrüchen des Oberschenkelschaftes

Auffällig war der hohe Anteil von Polytraumatisierten (Schädel,
Abdomen, Extremitäten) mit 62%. Ein Polytraumatisierter verstarb
an seiner Schädel-Hirnverletzung, so daß sich die Ergebnisse auf
31 Fälle beziehen.

Bei 20 Patienten mit zusätzlichen Verletzungen wurden 4 mal Komplikationen mit Auswirkung auf die Dauer der stationären Behandlung
und die Minderung der Erwerbsfähigkeit beobachtet. Am schwerwie-
gendsten war die Ausbildung einer Osteomyelitis mit allgemeiner
Sepsis bei einem Polytraumatisierten mit Leber- und Milzriß,
Unterschenkelbrüchen beiderseits und Serum-Hepatitis, so daß aus
vitaler Indikation eine Oberschenkelamputation durchgeführt werden
mußte.

Im Gegensatz zu den Trümmerbrüchen des Oberschenkels waren die
des Unterschenkels weniger häufig mit anderen Verletzungen kombiniert. Bei Mehrfachverletzungen handelte es sich zumeist um weitere Brüche der unteren Extremitäten.

Es wurden 2 Osteomyelitiden beobachtet, und zwar bei den beiden
Patienten mit 3.gradig offenen Brüchen, so daß wir heute bei einer
3.gradig offenen Fraktur jede Form von Marknagelung für kontraindiziert ansehen. Die bei 3 Patienten beobachtete Instabilität
der Osteosynthese war auf technische Mängel (Verwendung nur eines
proximalen Querbolzens bei sehr kurzem proximalem Fragment) zurückzuführen.

Bei 3 Patienten wurden primär offene Trümmerbrüche des Oberschenkelschaftes mit Defektstrecken bis zu 12 cm nach Wundheilung
sekundär durch Verriegelungsnagel stabilisiert. In allen 3 Fällen
war der Verlauf komplikationslos, das funktionelle Ergebnis zufriedenstellend.

Tabelle 1. Behandlungsergebnisse bei Verriegelungsnagelungen
von Trümmerbrüchen des Oberschenkelschaftes

N = 32   (1971 - 1973)

Krankengut

geschlossen	28 =	88%
offen 1gradig	2 =	6%
offen 2gradig	2 =	6%
	32 =	100%

als isolierte Verletzung	12 =	38%
mit Begleitverletzungen	20 =	62%
	32 =	100%

Behandlungsergebnisse

Stationäre Behandlungsdauer			Dauer der Arbeitsunfähigkeit bei isolierten Trümmerbrüchen	
unter 1 Monat	bei isoliertem Trümmerbruch	5		
	mit Begleitverletzungen	2	unter 4 Monaten	5
unter 2 Monaten	bei isoliertem Trümmerbruch	7	unter 6 Monaten	6
	mit Begleitverletzungen	2	über 6 Monate (Nagelwechsel wegen Nagelverbiegung)	1
über 2 Monate	bei isoliertem Trümmerbruch	O		12
	mit Begleitverletzungen	15		
		31		

Komplikationen			MdE unter Abzug der Unfallrückstände durch Begleitverletzungen		
keine Komplikationen	26	= 84%	unter 20 v.H.	14 =	45%
mit Komplikationen	5	= 16%	20 v.H.	15 =	49%
1 x Osteomyelitis					
2 x Drehfehler			30 v.H. (postthrombotisches Syndrom)	1 =	3%
1 x Nagelverbiegung					
1 x postthrombotisches Sydrom			70 v.H. (Osteomyelitis, Amputation)	1 =	3%
		31 = 100%			
Infektionsrate 3,2%				31 =	100%

Tabelle 2. Behandlungsergebnisse bei Verriegelungsnagelungen von Trümmerbrüchen des Unterschenkelschaftes

N = 28 (1971 - 1975)

Krankengut

geschlossen	12 =	43%
offen 1.gradig	6 =	21%
offen 2.gradig	8 =	29%
offen 3.gradig	2 =	7%
	28 =	100%
als isolierte Verletzung	17 =	61%
mit Begleitverletzungen	11 =	39%
	28 =	100%

Behandlungsergebnisse

Stationäre Behandlungsdauer

unter 1 Monat	bei isoliertem Trümmerbruch	8
	mit Begleitverletzungen	0
unter 2 Monaten	bei isoliertem Trümmerbruch	6
	mit Begleitverletzungen	6
über 2 Monate	bei isoliertem Trümmerbruch	3
	mit Begleitverletzungen	5
		28

Dauer der Arbeitsunfähigkeit bei isolierten Trümmerbrüchen

unter 4 Monaten	4
unter 6 Monaten	8
über 6 Monate	5
	17

Komplikationen

keine Komplikationen	23 =	82%
mit Komplikationen	5 =	18%
2 x Osteomyelitis		
3 x Instabilität		
	28 =	100%

Infektionsrate 7,1%

MdE unter Abzug der Unfallrückstände durch Begleitverletzungen

unter 20 v.H.	14 =	50%
20 v.H.	11 =	39%
30 v.H.	1 =	3,5%
40 v.H. (Osteomyelitis)	2 =	7,5%
	28 =	100%

Zusammenfassend kann gesagt werden, daß der Verriegelungsnagel sich vor allem bei Trümmerbrüchen des Ober- und Unterschenkelschaftes sowie Defektbrüchen des Oberschenkelschaftes bewährt hat, zumal eine gleichwertige Stabilisierung durch andere Osteosyntheseverfahren nicht erzielt werden kann.

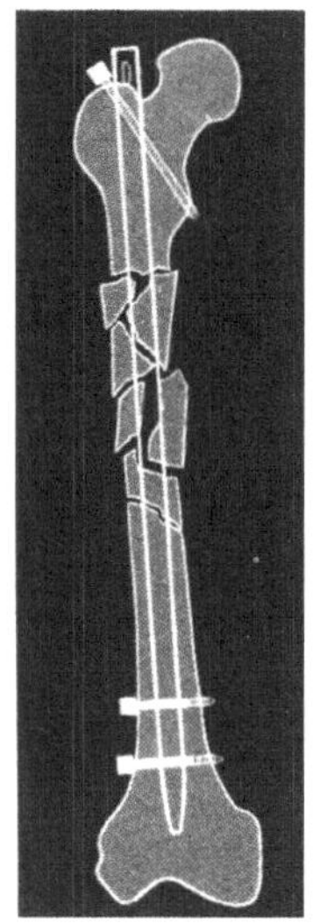

Abb.1. Verriegelungsnagelung (statisch) bei Oberschenkeltrümmerbruch

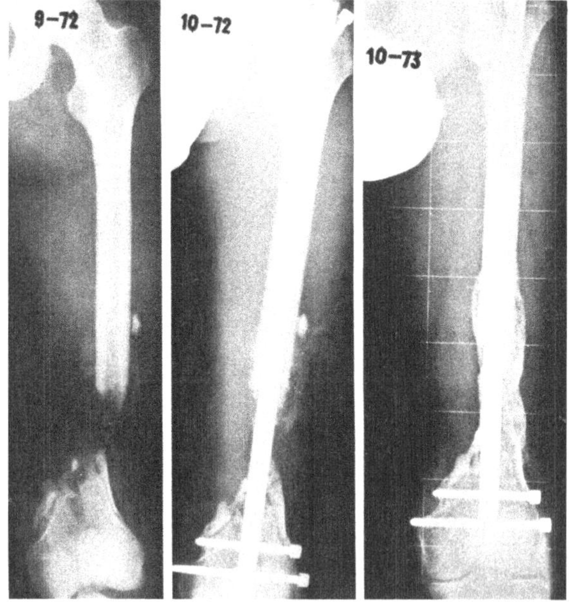

Abb.2. Verriegelungsnagelung

V. Vecsei und J. Kalla, Wien

Die begründete Indikation für die Federnagelung

Die Anwendung eines Osteosyntheseverfahrens ist dann begründet,
wenn es dem Alter, dem Allgemeinzustand, der Fraktur und den
Anforderungen, die ein Patient an sein weiteres Leben stellt,
gerecht wird.

Die trochanteren Frakturen sind Frakturen des höheren Alters.

Es handelt sich um ein Patientengut, das die ganze Palette der
geriatrischen Problematik mit sich trägt:

1. Multimorbidität (z.B. kardiovasculäre Erkrankungen, erhöhte
   Infektionsbereitschaft, Thromboseneigung, Exsiccose, Präurämie,
   Inkontinenz und dergleichen mehr),
2. psychische Veränderungen (Mangel an Verständnis und Kooperation, Cerebralsklerose) und
3. Mannigfaltigkeit der morphologischen Frakturform bei poröser
   Knochenstruktur.

Es herrscht heute Einigkeit darüber, daß die operative Behandlung sowohl quoad vitam, als auch quoad sanationem einen Fortschritt bedeutet.

Das ideale Osteosyntheseverfahren der trochanteren Frakturen muß
folgende Vorteile in sich vereinigen:

1. Kurzeingriff
2. kleines Operationsgebiet
3. geringes Infektionsrisiko
4. Belastungsstabilität

Diesen Forderungen wird derzeit nur die 1970 von ENDER und
SIMON-WEIDNER konzipierte Nagelung mit elastischen Rundnägeln
gerecht. Es handelt sich um eine dynamische Osteosynthese mit
drei oder mehr 4,5 mm starken elastischen Rundnägeln, die am
Übergang medialer Femurcondyl-Schaft nach Eröffnen des Markraumes mit einem Pfriem, vom Schaft aus über die, unter Bildwandlerkontrolle reponierte Frakturzone hinweg, in das Kopf-
Halsfragment dirigiert werden. Die Rotationsstabilität wird
durch Aufspreizung der Nagelenden erreicht. Die Tragfähigkeit
ist nur dann gewährleistet, wenn die Entfernung der Spitzen von
der Kopfoberfläche nicht mehr als 1 cm beträgt.

Die Operationsdauer ist 20-40 Minuten. Sie ist abhängig von
der Erfahrung des Operateurs und von der Anzahl der Federnägel,
die eingeschlagen werden.

Die Vollbelastung kann nach Abklingen des Wundschmerzes, in der
Regel am 5. postoperativen Tag erfolgen.

Welche biomechanischen Momente liegen der Federnagelung zugrunde?

1. Die mäßige Valgisierung des Kopf-Halsfragmentes und intramedulläre Lage der Kraftträger nahe dem Adam'schen Bogen,

führt einerseits zur Verkürzung des Hebelarmes für die auftretenden Biegekräfte, andererseits kommen sie nahe der biomechanischen Druckzone des proximalen Femurs zu liegen, das
zumindest eine überwiegend axiale Beanspruchung bedeutet.
Die Kraftflußübertragung ist "anatomisch".

2. Aufgrund des dynamischen Prinzipes blockieren die Nägel im
   Markraum nicht, wodurch ein Zusammenrücken der Fragmente im
   Zuge der Belastung ermöglicht wird. Die Gefahr der Gelenkper-
   foration - sowohl im Bereiche des Hüftgelenkes, wie im Bereiche
   des Kniegelenkes - ist bei richtiger Technik gering.

In Erkenntnis der großen Vorteile der Federnagelung hat TROJAN
bereits 1971 die Methode übernommen. Im Zeitraum von 1971 -
August 1976 wurden an dem Ordinariat für Unfallchirurgie I, 54o
Federnagelungen durchgeführt. Davon:

pertrochantere Frakturen   500
subtrochantere Frakturen   35
pathologische Frakturen   5

Das Durchschnittsalter der männlichen Verletzten liegt bei 69,0,
das der Frauen bei 80,2 Jahren.

Insgesamt sieht man eine Zunahme des Alters: Während im Zeitraum
1971-1973 es bei 77 Jahren lag, war das Durchschnittsalter 1974
bis Juli 1976 77,8 Jahre. Auf einen männlichen Verletzten entfallen vier weibliche Verletzte.

Pertrochantere Frakturen

1975 wurde von POIGENFÜRST und SCHNABL eine Nachuntersuchung
der ersten 266 pertrochanteren Federnagelungen, die im Zeitraum
1971-1973 durchgeführt wurden, vorgenommen. Die nächstfolgenden
Angaben sind dieser Zusammenstellung entnommen. Die Federnagelung
war am Einlieferungstag in 58 Fällen möglich. Am 2. bis 5. Tag
nach der Einlieferung wurden 146 Patienten operiert, 62 Patienten
konnten erst nach der ersten Woche versorgt werden.

259 Verletzte (97%) wurden geschlossen, 7 (3%) offen reponiert.

Die Mortalität, berücksichtigt wurde der Zeitraum bis zum 25.
postoperativen Tag, war 11% (29 Patienten sind verstorben). Das
Durchschnittsalter der Verstorbenen war 85 Jahre.

Setzt man den Zeitpunkt der Operation mit dem Todeszeitpunkt in
Beziehung, so ergibt sich folgendes:

Operation am 1. bis 2. Tag nach Einlieferung 5 (+): 73 (6,8%).

Operation am 3. bis 7. Tag nach Einlieferung 22 (+): 156 (14,1%).

Operation am 8. bis 14. Tag nach der Einlieferung 2 (+): 8 Über-
lebende.

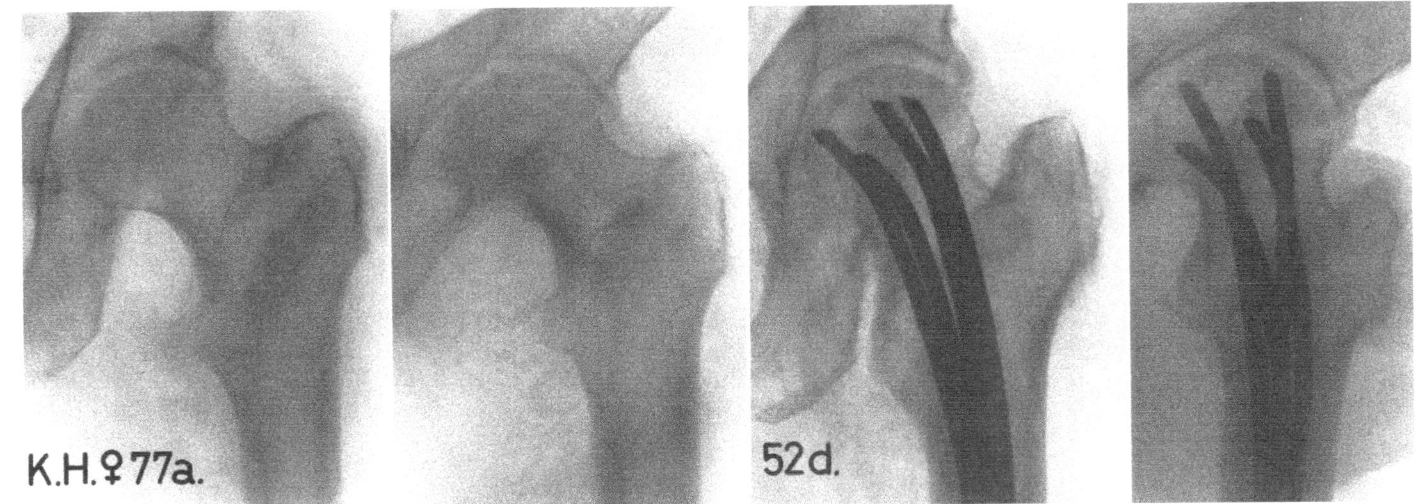

Abb. 1. K.H., 77 Jahre, weiblich, Prot.Nr.: 9397/76 Unverschobene pertrochantere Fraktur, Federnagelung am 3. Aufenthaltstag. Röntgenkontrolle 52 Tage später, Gehfähigkeit voll erlangt

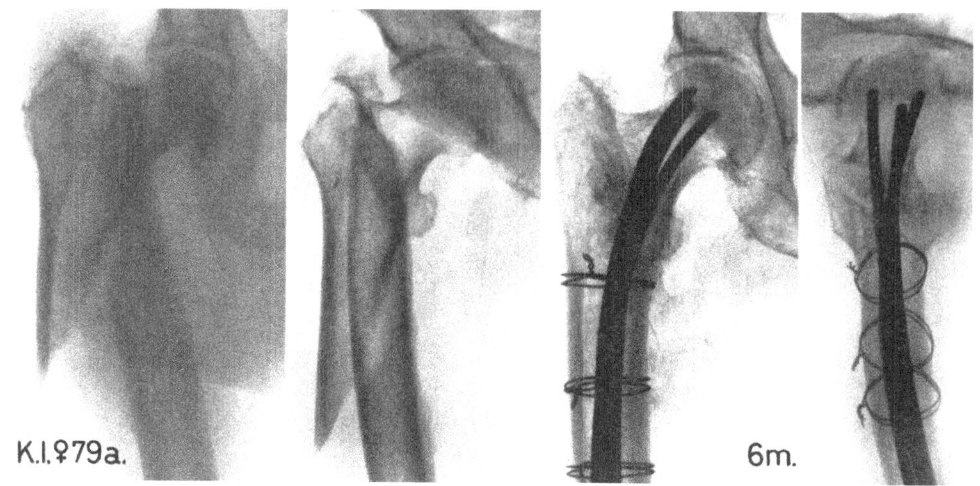

Abb.2. K.I., 79 Jahre, weiblich, Prot. Nr.: 1499/75 Subtrochantere Torsionsfraktur. Offene Cerclage und Federnagelung. Mobilirung am 8. postoperativen Tag. 6 Monate später die Fraktur knöchern geheilt, die Gehfähigkeit einwandfrei

Es liegt die Folgerung nahe, daß die bald versorgten Patienten von vornherein in einem guten Allgemeinzustand waren, daher konnten sie sie ohne Bedenken der Operation zugeführt werden. Dem war jedoch nicht so, vielmehr befanden sich in dieser Gruppe Verletzte, deren Zustand eine Extension nicht mehr erlaubte und daher operiert werden mußten. Die Folgerung heißt also richtig: Je früher operiert wird, um so besser sind die Überlebenschancen.

Zeitpunkt der Mobilisierung: Von den 266 Patienten konnten 133 (50%) zwischen dem 2. und 7. postoperativen Tag, 57 (21%) zwischen dem 8. und 14. Tag belasten.

Nachuntersuchung

Bis zum Nachuntersuchungszeitpunkt im Jahre 1975 verstarben jene Patienten, die bereits während des stationären Aufenthaltes ad exitum kamen mit eingeschlossenen 161 Patienten. Von den 105 Überlebenden konnten lediglich 80 einer klinischen und röntgenologischen Kontrolluntersuchung unterzogen werden.

Folgende Komplikationen wurden beobachtet:

Sekundäre Achsenfehlstellung	16
Perforation am Kopf	2
Perforation am Hals	2
Perforation im Kniebereich	4
Nagelbruch und Pseudarthrose	1

Reinterventionen waren in 3 Fällen, d.h. 4% notwendig.

Subtrochantere Frakturen
===

Das Krankengut der mit elastischen Rundnägeln versorgten sub-
rochanteren Frakturen haben VECSEI, LEHFUSS und KALLA nachuntersucht.

Im Zeitraum 1971-1975 wurden 35 subtrochantere Frakturen feder-
genagelt. Das Durchschnittsalter betrug 80 Jahre.

Unser Indikationsschema für die Federnagelung bei subtrochanteren
Frakturen:

1. Trümmerfraktur
2. hohes Alter
3. kurzer Eingriff
4. mangelnde Kooperation
5. Unfähigkeit zum entlastenden Gehen
6. rasche Mobilisierung

Der operative Eingriff wird nach Möglichkeit geschlossen vorgenommen. Nur bei Irreponibilität und beim Ausbruch langer Keile
wurde offen reponiert und cercliert. Abschließende Federnagelung
von distal. In einigen Fällen hat sich das Einführen der Nägel
zusätzlich von lateral in das Trochantermassiv bewährt.

6 Patienten (17%) sind verstorben (2 an Pulmonalembolie, 3 an
kardialem Versagen und 1 Patient an Decubitalsepsis). Das Durchschnittsalter der Verstorbenen betrug 85,5 Jahre.

Eine Reoperation wurde in einem Fall wegen Perforation eines
Nagels distal in das Kniegelenk notwendig.

Die überlebenden 29 Patienten wurden zum Teil mit Gehhilfe,
jedoch alle gehfähig.

Folgendes Ausmaß des Bewegungsdefizites wurde gefunden (Tabelle 1).

Tabelle 1. Unfallchirurgie I Wien.
Subtrochantere Frakturen (1971-75)

Ausmaß des Bewegungsdefizites	n = 35			
Qualität	0-10°	10-20°	20-30°	30-40°
Beugedefizit	12	9	4	4
	0 behind.	1/3 behind.	2/3 behind.	3/3 behind.
Adduktion	10	14	5	0
Abduktion	8	12	7	2
Innenrotation	0	11	11	7
Außenrotation	7	13	9	0
Außenrotationsfehlstellung 7 (0-30°)				

Pathologische Frakturen des Trochanterbereiches

Bei pathologischen Frakturen ist die Federnagelung im Zusammenhang mit einer multilokulären Metastasierung indiziert. Eine
Herdsanierung ist nicht mehr, aus welchem Grund auch immer,
möglich. Das Ziel ist die Schmerzfreiheit und die Abkürzung der
Liegedauer. Das Motto: Zeit ist Leben!

Diskussion

Die Vorteile der Federnagelung sind anhand des dargestellten
Materiales abzulesen.

Die Nachteile der Methode sind:

1. Aufgrund der dorsalen Trümmerzone auf der einen, die Nichtbe-
   rücksichtigung der Antetorsion des Schenkelhalses, auf
   der anderen Seite, indem die Nägel nur in einer Ebene vorge-
   schränkt sind, kommt es häufig zu einer Außenrotationsfehl-
   stellung. (Bei der Nachuntersuchung 0-20°). Unsere Erfahrung,
   dies nach den Vorschlägen KUDERNA's, nämlich die Nägel in eine
   zweite Ebene vorzuschränken, auszumerzen sind noch bescheiden,
   aber ermutigend.

2. Die Kniebeschwerden an der Einschlagstelle hängen in der Regel
   mit der fehlerhaften Wahl der Einschlagstelle zusammen. Wir
   versuchen von Anfang an die Nägel in den Markraum zu versenken
   und hoffen dadurch mit Erfolg die Kniebeschwerden auf ein Minimum zu reduzieren.

3. Die Strahlenbelastung ist aufgrund der Untersuchungen von
   LÖHR und Mitarb. vertretbar.

Zusammenfassend kann die laterale Schenkelhalsfraktur als Ausnahmeindikation, die basocervicale Fraktur als relative Indikation
und die trochanteren Frakturen bis hin in den subtrochanteren
Bereich als absolute Indikation im hohen Lebensalter angesehen
werden. Subtrochantere Spiralbrüche bei intaktem Trochantermassiv
werden aus Stabilitätsgründen besser cercliert und markgenagelt.

Zusammenfassung

Anhand von 540 Federnagelungen werden die trochanteren Frakturen
im höheren Lebensalter als begründete und ideale Indikation für
die Federnagelung angesehen. Die biomechanische Problematik wird
kurz berührt, das klinische Material in extenso dargestellt.

M.H. Ruidisch und D. Lang, Murnau

Indikationen zur Osteosynthese bei Rückenmarkverletzten

Während der letzten 5 Jahre, von 1971 bis 1975, wurden in der
Unfallklinik Murnau 1530 Patienten mit Rückenmarkverletzungen
erstmals stationär aufgenommen.

Von diesen 1530 Patienten hatten 199, d.s. 13% Brüche der oberen
und 383 d.s. 23% Brüche im Bereich der unteren Extremität.

Bei der Versorgung dieser Frakturen sind beim Rückenmarkverletzten
besondere Umstände zu beachten: Die konservative Therapie ist nur
bedingt möglich. Denn zirkuläre, fixierende Verbände, vor allem
Gipsverbände, üben auf die gelähmten, trophisch gestörten, von
der Schmerzwahrnehmung ausgeschalteten Körperpartien einen un-
kontrollierbaren Druck aus, der meistens zu nicht rechtzeitig
erkennbaren, ausgedehnten Weichteilschädigungen bis zu tiefen
Weichteilnekrosen führt.

Bekanntermaßen muß bei Rückenmarkverletzten zur allgemeinen
Decubitusprophylaxe eine Drehbehandlung in etwa vierstündlichem
Rhythmus durchgeführt werden. Diese Therapie ist übergeordnet und
schließt deshalb die Extensionsbehandlung der Frakturen aus.

An unserer Klinik wird die Lagerung im Quaderbett mit Lagewechsel
zwischen Seite-Rücken-Seite bevorzugt.

Beim Paraplegiker kommt den oberen Gliedmaßen und dem Schultergürtel eine erhöhte Bedeutung zu. Sie müssen weitgehend die Funktion der gelähmten unteren Gliedmaßen übernehmen und sind für
den Selbständigkeitsgrad des Verletzten bestimmend. Um eine
exakte, achsengerechte, frühbelastbare Stabilisierung zu erreichen, werden deshalb Frakturen im Bereich der oberen Gliedmaßen
bei diesen Patienten meist operativ versorgt.

Wie wichtig dies für einen Rückenmarkverletzten ist, zeigt die
Tatsache, daß ein Paraplegiker durch eine Oberarmpseudarthrose
im Selbständigkeitsgrad dem eines Tetraplegikers gleich kommt.

Frakturen der unteren Gliedmaßen sollten ebenfalls operativ versorgt werden, da die Beine trotz der bestehenden Lähmungen für den
Verletzten eine hohe funktionelle Wertigkeit haben.

Rollstuhlfähigkeit ist die Mindestforderung die wir bei der Rehabilitation von Rückenmarkverletzten stellen. Sie darf nicht durch
Achsenfehlstellung oder Gelenkkontrakturen behindert werden.

Stehübungen im Barren und Gehen mit Hilfe von Streifelinschienen
oder Schienenhülsenapparaten ist nur bei regelrechtbelastbaren
Knochen möglich. Ebenso setzen die Übungen im Stehbrett beim
Tetraplegiker intakte untere Gliedmaßen voraus. Die senkrechte
Körperhaltung ist neben der psychischen Wirkung für das Wieder-
in-Gangkommen der Kreislaufregulationsmechanismen sowie die mecha-
nischen Ablaufvorgänge bei der Urinproduktion von erheblicher
Bedeutung.

Bei der Wahl der Operations-Methoden nimmt der Marknagel mit all
seinen Variationen die erste Stelle ein.

An zweiter Stelle steht die Plattenosteosynthese. Der Marknagel
wird wegen seiner sofort vorhandenen Belastungsstabilität vorgezogen.

Beim Rückenmarkverletzten kommt es nach Wieder-in-Gangkommen der
autonomen Rückenmarkfunktionen häufig zu unkontrollierten Maxi-
malkontraktionen einzelner Muskelgruppen, Spasmen, die auf die
operativ versorgte Fraktur derart starke Kräfte zur Einwirkung
bringen, daß ein nur übungsstabil versorgter Bruch, dieser Belastung häufig nicht standhält.

Nicht verwendet werden können die sonst sehr bewährten äußeren
Druckspanner, da durch sie auf der einen Seite die Drehbehandlung erheblich erschwert würde, auf der anderen Seite in dem
trophisch gestörten Gewebe die Infektionsgefahr von außen zu
hoch wird.

Abzulehnen ist jede Form von Minimalosteosynthese, da diese
Methode stets eine zusätzliche Ruhigstellung durch fixierende
Verbände erfordert.

Der Operationstermin ist grundsätzlich von denselben Kriterien
abhängig wie bei Nichtrückenmarkverletzten. Das bedeutet, so
bald es der Allgemeinzustand erlaubt. Da der querschnittgelähmte
Patient ohnehin mit einem langen stationären Aufenthalt rechnen
muß – im Durchschnitt 9-12 Monate – sollte nicht durch eine verspätet durchgeführte Knochenbruchbehandlung eine zusätzliche
Verzögerung eintreten.

Anzustreben ist, daß bei Belastung des Wirbelbruches, nach ca.
12 Wochen, auch eine Belastbarkeit der Extremitäten möglich ist.

Bei der Operationsvorbereitung muß beachtet werden, daß zumindest
in der Anfangsphase, bedingt durch den spinalen Schock eine Vaso-
motorenlähmung vorliegt, die auch nach längerer Zeit noch zum
reflektorischen Versagen des peripheren Kreislaufs führen kann.
Eine exakte Flüssigkeitsbilanz ist daher präoperativ notwendig.

Bei der Lagerung auf dem Operationstisch wird durch Schaumgummi-
polster die intraoperative Entstehung von Druckstellen verhütet.

Die Vollnarkose ist bei Frischverletzten meist nicht notwendig.
Es genügt eine ausreichende Sedierung und die Überwachung der
Kreislaufverhältnisse.

Hat der Verletzte jedoch die Phase des spinalen Schocks bereits
überwunden, ist wegen der möglichen Spasmen eine Allgemeinnarkose
nicht zu entbehren.

Eine Lumbalanaesthesie, die die Spasmen ausschalten würde, ist
nach unseren Erfahrungen aus juristischen Gründen nicht zu empfehlen.

Blutleere darf bei Rückenmarkverletzten nicht angelegt werden.

Das operative Vorgehen selbst erfordert besonders sorgfältige
Schonung der minder durchbluteten Haut und Weichteile.

Die exakte Blutstillung ist von besonderer Bedeutung, da einerseits durch die Lähmung der Vasomotoren die selbständige Gefäß-
kontraktion erschwert ist, auf der anderen Seite Hämatome sich
häufig zu Weichteilverknöcherungen umwandeln.

Druckverbände können postoperativ nur über kürzere Zeit und unter
ständiger Kontrolle angelegt werden.

Der Zeitpunkt der Entfernung der Metallimplantate sollte möglichst früh gesetzt werden, da bei Rückenmarkgeschädigten durch
überschießende Callusbildung eine knöcherne Ummauerung der Implantate schon nach verhältnismäßig kurzer Zeit auftritt. Außerdem sollte durch ein möglichst frühes Entfernen der Implantate,
die trophisch bedingte Entkalkung des Querschnittgelähmten nicht
noch durch ein unnötig lang liegendes Implantat verstärkt werden.

Selbstverständlich gibt es Fälle bei denen die operative Knochenbruchbehandlung nicht durchzuführen ist. Bei diesen Patienten muß
individuell versucht werden, durch Kombination verschiedener Be-
handlungstechniken eine Ruhigstellung zu erreichen. So haben wir
hier eine Kombination aus Lightcastverband und Metallschienung
angewendet.

Die Erfahrung mit Osteosynthesen bei Rückenmarkverletzten gibt
hinreichenden Anlaß zu folgender Feststellung: So überflüssig
bei Wirbelsäulenverletzten eine operative Stabilisierung der
Wirbelkörperverletzung selbst ist, so wichtig ist die exakte und
überlegte Osteosynthese der Extremitäten. Denn sie ist entscheidend, ob aus dem Querschnittsgelähmten ein dahinsiechender Pflege-
gefall oder ein weitgehend von fremder Hilfe unabhängiger Mensch
wird, dessen Dasein ihm wieder lebenswert erscheint.

R. Heuwinkel, Mainz

Die operative Knochenbruchbehandlung bei gleichzeitigem schwerem Hirntrauma

In den letzten Jahren gewinnt mit zunehmender Motorisierung
unserer Gesellschaft der polytraumatisierte Schädelhirnverletzte
im Krankengut der Unfallchirurgie immer mehr an Bedeutung. Die
Zahl dieser Unfallopfer zeigt besonders für das Jahr 1975 einen
überdurchschnittlichen Anstieg, der teilweise der wachsenden
Beliebtheit des Motorrades, aber auch der mangelhaften Befolgung
der Anschnallpflicht zuzuschreiben ist. Darüberhinaus fällt aber
auch der hohe Anteil der Fußgänger auf, die wie die Autoinsassen
mit 35% beteiligt sind. In besonders erschreckendem Maße hat dabei
die Zahl der Kinder zugenommen, die zwar absolut mit 15%, relativ
jedoch mit 60% der Fußgängeropfer in der Statistik zu Buche stehen. Diese Zahl wurde auch von WEIGEL un. Mitarb. anhand einer
Untersuchung im südbadischen Raum genannt.

Der polytraumatisierte Patient, der meist bewußtlos, häufig im
Schockzustand und teilweise unter Krämpfen in die Klinik einge-
liefert wird, ständig in der Gefahr der Aspiration oder Atemläh-
mung, verlangt eine reibungslose interdisziplinäre Zusammenarbeit.
Die Prognose hängt außer von den häufig vorliegenden schweren
Begleittraumen des Schädels, des Thorax und des Abdomens ganz
wesentlich von der Schwere des Hirntraumas ab. Die Einteilung
nach BUES, modifiziert von TÖNNIS und LOEW, orientiert sich an
der Dauer der Bewußtlosigkeit und unterscheidet 4 Stadien. Anhand
dieser Einteilung werden nach der Erstversorgung die notwendigen
Überwachungs- und Intensivpflegemaßnahmen eingeleitet, die eine
baldige Herstellung der Operationsfähigkeit zum Ziel haben. Unabdingbare Voraussetzung dazu ist schon in dieser Phase die intensive krankengymnastische Übungsbehandlung gerade des bewußtlosen
Patienten.

Mit der Weiterentwicklung der operativen Frakturenbehandlung in
den letzten 20 Jahren hat nun gerade die Osteosynthese am Schädelhirnverletzten ihren besonderen Platz in der klinischen Behandlung gewonnen. Die möglichen schweren Komplikationen bei
konservativer Frakturbehandlung, in erster Linie protrahierter
Schock, Fettembolie und das progrediente Hirnödem mit seinen
gefürchteten Sekundärfolgen Mittelhirnsyndrom und Apallisches
Syndrom ließen schon WELLER eine dringliche Osteosynthese fordern. Darüberhinaus haben uns die Sekundärkomplikationen der
konservativen Behandlung, besonders die kardiopulmonalen Probleme,
die Thromboembolie, die Lagerungsschäden Decubitus und Peroneus-
parese sowie die Spätfolgen Pseudarthrose und Refraktur einschließlich der Spätschäden am Bewegungsapparat gelehrt, der
operativen Therapie den Vorrang zu geben. Die Vorteile einer
frühen übungsstabilen Osteosynthese liegen besonders beim Schädelhirnverletzten klar auf der Hand, weil dessen Krankheitsbild
häufig neben Krämpfen gerade im postcontusionellen Durchgangs-
syndrom von motorischen Unruhezuständen geprägt ist. Die Risiko-
minderung von Sekundärkomplikationen, die allgemeine Pflegeerleichterung, die Möglichkeit zur Frühmobilisierung und aufbauen-
den krankengymnastischen Übungsbehandlung, die Einsparung von
Medikamenten sowie die günstige Beeinflussung von Psyche und
Genesung haben allein schon ihre Bedeutung.

EULER u. Mitarb. forderten 1972 zur Prophylaxe des Mittelhirn-
syndroms die frühe Osteosynthese, weil sie der weiteren Enthem-
mung der Mittelhirnzentren durch den Frakturschmerz vorbeugen und
den verhängnisvollen Kreislauf, der zu sekundären Hirnstammschäden
führt, durchbrechen kann. - Die verkürzte Heilungsdauer von Frakturen der großen Röhrenknochen, wie sie 1966 von REICHELT und
SCHWEIKERT, 1973 wieder von KNOCH u. Mitarb. beobachtet wurde,
ist ein weiterer gewichtiger Grund zur Frühosteosynthese. Die
Autoren sahen besonders in den Stadien III und IV knöcherne
Konsolidierungen, die teilweise in der Hälfte der sog. Normal-
heilungszeit eintraten. Die jetzt untersuchten Fälle unseres
Krankengutes von 1967-1975 wiesen in den Stadien III und IV zu
36% eine überschießende Callusbildung auf, die teilweise das
Aussehen einer sog. Myositis ossificans annahm. Dieses bekannte,
aber letztlich nicht restlos geklärte Phänomen kann durch die
frühzeitig durchgeführte Osteosynthese therapeutisch genutzt
werden.

Der Begriff der Frühosteosynthese ist relativ weit gefaßt, da
hier keine einheitliche Beurteilung vorliegen kann. Wir stellen
eine abgestufte Dringlichkeit beim Schädelhirnverletzten auf und
gehen im allgemeinen so vor: Am Unfalltage operieren wir vor allem offene Gelenkfrakturen sowie offene Frakturen dritten Grades;
in der ersten Woche, also dringlich, besonders die extendierten
Femurfrakturen. Die eigentliche Frühosteosynthese erfolgt in der
1.-3. Woche und umfaßt vor allem die übrigen offenen Frakturen
sowie die metaphysären Trümmerbrüche. Dringlich oder früh zu
versorgen sind selbstverständlich Beatmungsfälle und Patienten
mit Mehrextremitätenfrakturen. Dieses Vorgehen hat sich deshalb
bewährt, weil in den ersten 3 Wochen Atmung und Kreislauf stabilisiert, das Bewußtsein meist aufgeklärt, die Hämatomschwellung
rückläufig und mögliche Infekte abgeklungen sind.

Die Übersicht über 197 Fälle aus den Jahren 1967-1975 (Abb.1 u.2)
zeigt, daß der Schwerpunkt der operativen Frakturbehandlung auf
der unteren Extremität und ihren großen Röhrenknochen liegt. An
der oberen Extremität hat die Osteosynthese in erster Linie an
Humerus und Vorderarm ihren Platz. Der konservativen Therapie
kommt eine nennenswerte Bedeutung vornehmlich am distalen Radius
und am Unterschenkel zu.

Als postoperative Komplikationen traten nur 3 Fälle mit gestörter
Frakturheilung sowie 5 Infektfälle auf, bei letzteren 2 primär
nach offener Fraktur, 3 als sog. Sekundärosteitis nach BURRI.
Interessanterweise waren bevorzugt Extremitäten mit peripheren
oder zentralen Paresen betroffen. Diese auffallenden Zahlen
machen deutlich, daß die Frakturheilung beim Schädelhirnverletzten unter besonders günstigen Bedingungen abläuft. So schaffen
die üppigen Callusmassen im Frakturgebiet auf dem Boden einer
reichlichen Gefäßsprossung und Durchblutung die Voraussetzung
für rasche Stabilität und geringe Infektanfälligkeit. Diese aus
der Klinik bekannten Tatsachen sind Gegenstand bei uns laufender
Untersuchungen. Die übrigen Ergebnisse sind in Tabelle 1 dargestellt.

Tabelle 1. Polytraumatisierte Schädelhirnverletzte 1967-1975

n = 197			
Stadium		operiert	137
I	72	konservativ	60
II	44	arbeitsfähig	110
III	51	nachuntersucht	118
IV	30	verstorben (stationär)	14
Rehabilitation andauernd			14

Postoperative Komplikationen			Ergebnisse	
Infekte	primär	2	Reosteosynthese	3
	sekundär	3	Korrekturosteotomie	1
verzögerte Heilung		2	MdE >20%	36
Pseudarthrose		1	Funktion in %	
Fehlstellung		3		
Verkürzung		2	gut	55
Hüftkopfnekrose		2	befriedigend	25
			unbefriedigend	20

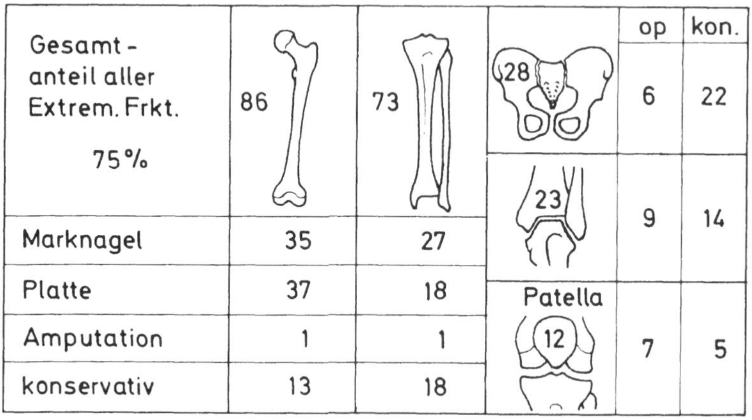

100

Gesamt-anteil aller Extrem.Frkt. 75%	86	73	28	op	kon.
				6	22
			23	9	14
Marknagel	35	27	Patella		
Platte	37	18	12	7	5
Amputation	1	1			
konservativ	13	18			

Abb.1. *Frakturen der unteren Extremität*

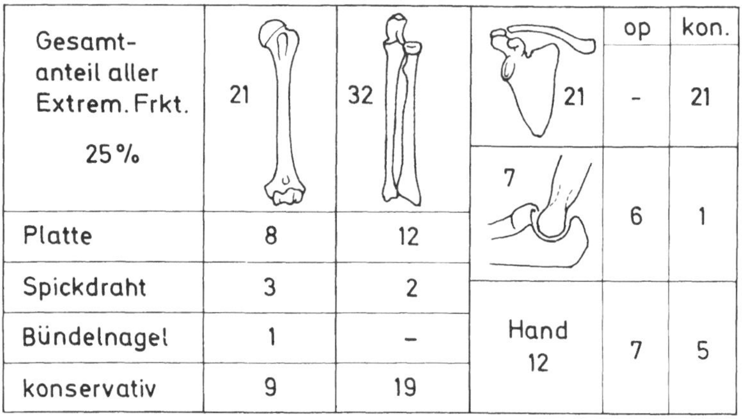

Gesamt-anteil aller Extrem.Frkt. 25%	21	32	21	op	kon.
				–	21
			7	6	1
Platte	8	12			
Spickdraht	3	2			
Bündelnagel	1	–	Hand 12	7	5
konservativ	9	19			

Abb.2. *Frakturen der oberen Extremität*

Zusammenfassend ist festzuhalten, daß eine rechtzeitige, nach abgestufter Dringlichkeit vorgenommene Osteosynthese beim schädelhirnverletzten Polytraumatisierten die Voraussetzungen schafft für eine Frühmobilisierung und erfolgreiche Rehabilitation, insbesondere der Schweregrade III und IV des Hirntraumas. Von besonderer Bedeutung ist dabei die Prophylaxe des Hirnödems und seiner deletären Folgen. Die frühe Frakturheilung auf dem Boden einer überschießenden Callusbildung, die gleichzeitig das Infektrisiko wesentlich herabsetzt, verdient unsere besondere Aufmerksamkeit und kann sinnvoll genutzt werden.

W. Neugebauer, D. Veihelmann und W. Heitland, Tübingen

Indikationen zur operativen Versorgung der Humerusschaftfrakturen mit Berücksichtigung der postoperativen Komplikationen

In den Jahren 1969-1975 wurden in unserer Klinik 56 Humerusschaftfrakturen operativ versorgt. 31 Patienten wurden im Sommer 1975
nachuntersucht, 25 Patienten konnten aus verschiedenen Gründen
nicht erfaßt werden.

Die Indikationsstellung zur Osteosynthese der Oberarmschaftfraktur
ist unter besonderer Berücksichtigung der dabei festgestellten
postoperativen Komplikationen und deren Behandlung zu diskutieren.

Abgesehen von den Indikationen zur konservativen Behandlung teilen
wir an unserer Klinik ein in Indikationen zur primär operativen
Versorgung und Indikationen zur sekundär operativen Versorgung.

Eine sofortige operative Behandlung ist angezeigt:

1. Bei primär traumatischer Radialisparese, da durch keine Untersuchungsmethode eine organische Verletzung des N.radialis von
   einer reversiblen Radialisschädigung unterschieden werden kann.
2. Bei der offenen Fraktur mit und ohne Verletzung der A.brachi-
   alis.
3. Bei schlecht oder unzureichend reponierten Frakturen, zumeist
   bedingt durch Weichteilinterposition.
4. Bei Defektbrüchen.
5. Bei polytraumatisierten Patienten
6. Bei Serienfrakturen der oberen Extremität.

Ein sekundär operatives Vorgehen ist erforderlich:

1. Bei sekundärer Radialisparese.
2. Bei Pseudarthrosen, die zumeist nach technisch nicht einwandfreien Osteosynthesen entstanden sind.
3. Bei verzögerter Frakturheilung, d.h. wenn 14-16 Wochen nach
   einem Unfall noch keine Durchbauungszeichen erkennbar sind.

In unserem Krankengut war die häufigste Operationsindikation
eine schlecht oder unzureichend reponierte Fraktur, nämlich in
37% der Fälle. Eine primär traumatische Radialisparese war in
23% der Fälle Grund zum operativen Vorgehen. Pseudarthrosen und
verzögerte Bruchheilung nach konservativer Behandlung gaben in
17% Anlaß zur operativen Stabilisierung der Fraktur.

Vorwiegend bei Frakturen im mittleren und am Übergang mittleres -
distales Drittel besteht bei der Plattenosteosynthese die Gefahr
der Läsion des N.radialis. Nicht nur eine schonende Präparation
des Nerven, sondern gegebenenfalls auch die Neurolyse und Ventralverlagerung des Nerven sollten selbstverständlich sein.

Zur Vergleichbarkeit der Ergebnisse sei kurz das methodische Vorgehen erwähnt. Bei Frakturen im proximalen Drittel und Übergang
proximales-mittleres Drittel bevorzugen wir den lateralen Zugang,
wobei der Schnitt vom Sulcus bicipitalis bogenförmig über den
vorderen Deltarand geführt wird. Der N.radialis kreuzt bei dieser

Schnittführung den Humerus im unteren Abschnitt von dorsal-proxi-
mal her. Bei Frakturen des mittleren und distalen Drittels legen
wir einen dorsalen Schnitt längs durch die Tricepssehne. Der N.
radialis liegt hier proximal und kreuzt den Humerusschaft von
proximal-medial nach distal-lateral.

In den letzten Jahren wurden zur Stabilisierung der Fraktur
vorwiegend breite AO-Platten oder DC-Platten verwandt.

Eine weitere, an unserer Klinik angewandte Methode ist die
Bündelnagelung nach HACKETHAL. Sie empfiehlt sich für Frakturen
von Mitte 3. Sechstel bis Übergangsbereich 4.-5. Sechstel. Rotationsfehler werden bei dieser Methode nicht mit Sicherheit vermieden.

Die intramedulläre Stabilisierung mit dem Küntscher-Nagel auch
nach Aufbohren der Markhöhle gewährt keine sichere Rotations-
und Distraktionsstabilität. Die ist auf die variable anatomische
Form der Markhöhle zurückzuführen. Außerdem besteht durch das
Aufbohren bei der oft sehr dünnen Corticalis die Gefahr der Aussprengung.

Rush-pin, Kirschner-Drähte, reine Zugschraubenosteosynthese und
Drahtcerclagen sollten bei der Versorgung von Oberarmschaftbrüchen nicht mehr angewandt werden, da mit diesen Methoden
niemals eine Stabilität der Fraktur erzielt werden kann.

Tabelle 1 zeigt die von uns angewandten Operationsverfahren mit
den postoperativ aufgetretenen Komplikationen.

Tabelle 1. Operationsmethoden und postoperative Komplikationen

Rush-pin	n = 2	1	Pseudarthrose
Bündelnagelung	n = 2	1	passagere Radialisparese
Schmale AO-Platte	n = 8	2	irreversible Radialisparesen
		1	Pseudarthrose
		1	Schraubenlockerung
Breite AO-Platte	n = 35	2	irreversible Radialisparesen
		13	passagere Radialisparesen
		1	Osteomyelitis
DC-Platte	n = 9	1	irreversible Radialisparese
		1	passagere Radialisparese

Die Radialisparesen blieben bei 4 Patienten, die bereits eine
primär traumatische Radialisparese aufwiesen, auch nach operativer
Versorgung bestehen. Auch bei dem Fall mit sekundärer Radialisparese blieb diese nach operativer Stabilisierung der Fraktur bestehen. Auffällig ist die Häufung der passageren Radialisparesen.
Bei diesen 16 Patienten wurde in 8 Fällen eine Vorverlagerung des
N.radialis vorgenommen. Diese vorübergehenden Irritationen des
Nerven klangen in einem Zeitraum zwischen 5 Tagen und 6 Monaten
ab.

Die Operationsmethode der Wahl ist die Druckplattenosteosynthese.
Alle auf diese Weise operierten Frakturen heilten knöchern fest
aus. Bei Querbrüchen vom 3. bis Übergang 4.-5. Sechstel ist die
Bündelnagelung als gleichwertiges Verfahren anzusehen.

Die Plattenosteosynthese beinhaltet aber auch heute noch die Gefahr einer Radialisverletzung und einer Infektion. Gerade bei
Frakturen im mittleren und distalen Drittel ist mit einer Schädigung des N.radialis zu rechnen. ELIES und PANNIKE (3) haben auf
den Vorteil der Ventralverlagerung hingewiesen, auch wenn mit
vorübergehend leichten motorischen Ausfällen zu rechnen ist. Besteht eine Radialislähmung länger als 6 Monate, sollte nach
klinisch-neurologischer und elektrophysiologischer Untersuchung
zunächst eine Neurolyse durchgeführt werden. Falls dieses Vorgehen keinen Erfolg zeigt, sollte man die Indikation zur Naht
nach Resektion oder zu einer Radialisersatzplastik stellen.

Die Gefahr einer Osteomyelitis ist wie bei jeder operativen
Frakturversorgung nicht von der Hand zu weisen. Die Infektions-
quote liegt jedoch bei den Oberarmschaftbrüchen nicht höher als
bei Osteosynthesen anderer Röhrenknochen. In unserem Krankengut
trat in 2 Fällen eine Osteomyelitis auf. Sofern es zu einer Infektion gekommen ist, muß zunächst eine stabile Osteosynthese
angestrebt werden, denn nur dann heilt der Infekt aus, und
gleichzeitig sollte eine Saug-Spüldrainage angelegt werden.

Die von uns behandelten hypertrophen Pseudarthrosen wurden durch
Kompressionsplatten versorgt und haben sich vollständig knöchern
durchbaut. Bei den atrophischen Pseudarthrosen wurde zuerst autologe Spongiosa angelagert und danach die stabile Osteosynthese
durchgeführt. Eine postoperative Pseudarthrose trat bei den nach
den Richtlinien der AO versorgten Frakturen in keinem Fall auf.

Ein weiterer Vorteil der Druckplattenosteosynthese liegt in der
Übungsstabilität, so daß wir weder eine schwerwiegende Muskelatrophie noch eine Sudeck'sche Dystrophie beobachteten.

Zum Abschluß möchte ich eindringlich darauf hinweisen, daß die
überwiegend guten Ergebnisse nach konservativer Behandlung eine
operative Versorgung nur unter gezielter Indikationsstellung
rechtfertigen.

<u>Literatur</u>

1. BANDI, W.: Indikationen und Technik der Osteosynthese am
   Humerus. Helvet. chir. acta <u>31</u>, 89-99 (1964).
2. ECKE, H.: Komplikationen der Oberarmschaftfraktur. Langenbecks Arch. kl.Chir. <u>332</u>, 395 (1972).
3. ELIES, W., PANNIKE, A.: Klinisch-neurologische und elektro-
   physiologische Untersuchungsergebnisse nach Ventralverlagerung des N.radialis bei Oberarmschaftbrüchen (im Druck).
4. GRONERT, H.J., FRIEDEBOLD, G.: Konservative oder operative
   Indikation bei Oberarmschaftbrüchen unter besonderer Berücksichtigung der Radialisparese. Act. traumatol. <u>1</u>, 47 (1971).
5. MUHR, G., TSCHERNE, H., ZECK, G.: Konservative oder operative
   Behandlung der Oberarmschaftbrüche. Mschr. Unfallheilk. <u>76</u>,
   128 (1973).

6. NEUGEBAUER, W., PANNIKE, A., VEIHELMANN, D.: Komplikationen
   der operativen Behandlung von Oberarmschaftfrakturen. Unfall-
   chir. 2, 103 (1967).
7. REHN,J.: Die Behandlung der Oberarmschaftbrüche. Mschr. Unfallheilk. 75, 469 (1972).

P. Poeplau und G. Diny, Homburg/Saar

Ergebnisse operativ versorgter Oberarmfrakturen und -pseudarthrosen (Sammelstatistik aus 10 Kliniken)*

In 10 deutschen AO-Kliniken wurden 377 Patienten mit operativ
versorgten Oberarmfrakturen und -pseudarthrosen nachuntersucht.
Die Ergebnisse wurden durch die Unfallchirurgische Abteilung der
Chirurgischen Universitätsklinik, Homburg/Saar, ausgewertet, die
Auszählung erfolgte mit Unterstützung des Rechenzentrums der Uni-
versität des Saarlandes.

Die Auswertung nach Geschlecht zeigte mit 245 männlichen Verletzten (62,2%) und 131 weiblichen Verletzten (34,8%) ein deutliches Übergewicht des männlichen Krankengutes. Der jüngste Verletzte war 9 Jahre, der älteste 83 Jahre alt; das mittlere Alter
wurde mit 40,9 Jahren ermittelt. Die Unfälle ereigneten sich mit
50,5% im Straßenverkehr, es folgen die Arbeitsunfälle mit 20,2%
und die häuslichen Unfälle mit 12,5%.

Offene Frakturen lagen in 15,1% (57 Fälle) vor.

Bei der Bruchlage war das mittlere und distale Drittel mit 310
Fällen (82,2%) deutlich bevorzugt, wobei mit 178 Fällen (47,2%)
fast die Hälfte auf das mittlere Drittel fielen.

---

*Priv. Doz. Dr. R. BEDACHT, Chirurgische Universitätsklinik
München
Prof. Dr. H. ECKE, Unfallchirurgische Klinik am Zentrum für
Chirurgie der Universität Gießen
Dipl. Math. S. GRÄBER, Rechenzentrum der Universitätskliniken
des Saarlandes Homburg/Saar
Dr. F. KOUDSI, Dr. P. KIRSCHNER, Unfallchirurgische Universitäts-
klinik Mainz
Dr. H. LÄER, Berufsgenossenschaftliche Unfallklinik Tübingen
Dr. W. NEUGEBAUER, Priv. Doz. Dr. D. VEIHELMANN, Chirurgische
Universitätsklinik Tübingen
Dr. E. PLANK, Unfallchirurgische Abteilung am Department für
Chirurgie der Universität Ulm
Dr. P. POEPLAU, D, DINY, Unfallchirurgische Abteilung der Chi-
rurgischen Universitätsklinik Homburg/Saar
Prof. Dr. J. REHN, Chirurgische Klinik an den BG-Krankenanstal-
ten "Bergmannsheil" Bochum
Dr. J. RODERER, Orthopädische Klinik des Wichernhauses Altdorf
Dr. C.J. WIRTH und Priv. Doz. Dr. M. JÄGER, Orthopädische Uni-
versitätsklinik München

Bei den Frakturformen führten die Querbrüche mit 29,7% gefolgt von den Schrägbrüchen mit Biegungskeil und den Schrägbrüchen ohne Biegungskeil mit 20,8% bzw. 15,9%. Relativ groß war der Anteil der Stück- und Trümmerbrüche zu jeweils 12,2%. Auf andere Frakturformen entfielen lediglich 9,2%.

Wie vom Unfallhergang zu erwarten war, fand sich unter den Verletzten mit 136 Patienten (36,4%) ein hoher Anteil von Polytraumatisierten.

Primäre Nervenverletzungen wurden in gut ein Viertel der Fälle (26,7%) festgestellt, wobei die Radialisschädigungen mit 22,4% deutlich führten, in 2,8% bestanden Plexusschäden. Verletzungen der großen Gefäße waren mit 0,6% selten.

Bei der Indikation zur operativen Versorgung lagen mit 124 Fällen (33,4%) die Pseudarthrosen an der Spitze. An zweiter Stelle folgte die primäre Radialisparese mit 37 Fällen (10%), während der offene Bruch als Indikation 6 mal angegeben wurde (1,6%). Für 44 Fälle (11,9%) wurden mehrere Indikationen genannt. Aus pflegerischen Gründen wurde 24 mal (6,5%) die Indikation zur Operation gestellt, wegen schlechter Reposition bzw. Dislokation 32 mal bzw. 30 mal (8,6 bzw. 8,1%), wegen distalem Schaftbruch und Querbruch in 23 (6,2%) bzw. 17 (4,6%) Fällen. Wegen sekundärer Radialisparese wurde immerhin in 5 Fällen (1,6%) operiert.

Bei den Operationsmethoden führt mit Abstand die Rundlochplattenosteosynthese in 295 Fällen (78,2%), gefolgt von der Osteosynthese mit der DC-Platte in 29 (7,7%) und der T-Platte in 13 Fällen (3,4%). Osteosynthesen mit mehr als einer Platte wurden 3 mal (0,8%) ausgeführt. Die Osteosyntheseplatte wurde 222 mal (67,3%) gespannt, eine autologe Spongiosaplastik 105 mal (28,9%) durchgeführt, wobei 72 Fälle auf Pseudarthrosen entfallen. Das Osteosynthesematerial wurde 223 mal (64,3%) dorsal und 93 mal (26,8%) lateral angelegt.

Von den Operateuren bevorzugten 235 (62,9%) den Zugang von dorsal, 91 (24,3%) den lateralen Zugang. Ein anderer Zugang wurde 48 mal (12,8%) gewählt. Die Lagerung des Patienten erfolgte bei 219 Operationen auf dem Bauch (38,3%), in Seitenlage wurde nur 2 mal operiert (0,5%).

Ausheilung der Fraktur bzw. Pseudarthrose konnte in 322 Fällen (85,7%) durch einmalige Operation erreicht werden, 48 mal (12,7%) wurde ein Zweiteingriff nötig, 6 mal (1,6%) waren drei bis sechs Eingriffe erforderlich, wobei die Hälfte auf Pseudarthrosen fällt.

An postoperativen Komplikationen fand sich 15 mal ein Weichteilinfekt (4%), 14 mal eine postoperative Osteitis (3,7%), 7 mal ein Plattenausriß (1,9%). Verzögerte Bruchheilung sahen wir 19 mal (5,1%) und Pseudarthrosenbildung 18 mal (4,8%). Ein Sudeck trat 8 mal auf (2,1%). Postoperative Nervenschäden fanden sich in 104 Fällen (27,7%), wobei die primären Nervenschäden mit eingeschlossen sind.

In allen Kliniken wurde krankengymnastisch nachbehandelt, im Mittel über 11,8 Wochen.

Zum Untersuchungszeitpunkt war bei 190 Patienten (51,8%) das
Osteosynthesematerial entfernt. Nach der Metallentfernung wurden
19 Komplikationen registriert und zwar, 12 Nervenschäden (6,3%),
6 Infekte (3,6%) sowie eine Refraktur (0,55%).

Die Nachuntersuchung in den einzelnen Kliniken erfolgte im Durchschnitt 42,8 Monate nach dem Unfall und 37,4 Monate nach operativer Frakturversorgung.

An Kombinationsbewegungen der Schulter war der Schultergriff in
93,7% möglich, bei 11,6% jedoch schmerzhaft. In 6,3% war er unmöglich. Der Schürzengriff konnte von 96,2% durchgeführt werden,
Schmerzen wurden dabei von 14,6% angegeben. Unmöglich war er bei
3,8% der Fälle. Der Nackengriff war in 88,8% regelrecht ausführ-
bar, dabei von 17,5% nur unter Schmerzen. 11,2% der Patienten
konnten ihn nicht durchführen. Freie Schulterbeweglichkeit hatten
272 Patienten (72,2%). Zu ein Viertel war die Schultergelenksbe-
weglichkeit in 74 Fällen (19,6%), zu zwei Viertel in 28 Fällen
(7,4%) und zu drei Viertel in einem Fall (0,3%) eingeschränkt.
2 Patienten hatten eine versteifte Schulter (0,5%). Ellenbogen-
gelenkseinschränkungen zu ein Viertel zeigten 62 Patienten (16,4%),
zu zwei Viertel 18 Patienten (4,8%), zu drei Viertel 2 Patienten
(0,5%), zu vier Viertel 4 Patienten (1,1%). Freie Ellenbogenge-
lenksbeweglichkeit fanden wir bei 291 Patienten (77,2%). Die Dreh-
bewegung des Unterarmes fand sich 38 mal um ein Viertel behindert
(10,1%), 12 mal um zwei Viertel behindert (3,2%), zu drei Viertel
in einem Fall (0,3%) und zu vier Viertel in 7 Fällen (1,9%). Freie
Drehbewegungen zeigten 319 der Untersuchten (84,5%).

Es wird hier ausdrücklich darauf hingewiesen, daß diese Zahlen
118 operierte Pseudarthrosen sowei 136 Patienten mit Polytrauma
einschließen.

Die Röntgenkontrollen zeigten in 358 Fällen (95%) vollständig
knöcherne Ausheilung, 16 mal war der Frakturspalt noch sichtbar
(4,2%), eine Pseudarthrose bestand 3 mal (0,8%). Ein Rotationsfehler fand sich lediglich in 4 Fällen (1,1%). Achsenfehlstellungen in 36 Fällen (9,5%), wobei die Antekurvationsfehlstellung
mit 11 Fällen führte.

Die gleiche berufliche Tätigkeit übten 321 Patienten (85,1%)
wieder aus, in einem anderen Beruf waren 34 Patienten (9,1%)
tätig und erwerbsunfähig zeigten sich 22 Patienten (5,8%). Die
Erwerbsunfähigkeit ist jedoch nicht allein durch die Oberarmfraktur bedingt.

Ein verbleibender Nervenschaden fand sich bei 13,3% der Nachuntersuchten, davon ein kompletter in 5,6%, ein sensibler in 7,7% der
Fälle. Zu Lasten der operationsbedingten verbleibenden Nervenschäden gingen 3,2% und davon waren 0,8% Paralysen.

Die Untersuchung zeigt, daß die operative Versorgung der Oberarmschaftfrakturen und -pseudarthrosen in der Hand des Geübten hervorragende Ergebnisse bringen kann. Voraussetzung dafür ist aus-
gefeilte, schonende Operationstechnik und die Wahl des geeigneten
Osteosyntheseverfahrens.

E. Thelen, Bochum

Analyse der Behandlungsverfahren bei Unterarmbrüchen

Wie bei der Frakturbehandlung allgemein, so steht auch hier die
konservative Behandlung der operativen gegenüber. Die Schwierigkeit der konservativen Behandlung besteht neben der Reposition
in der Retention, da nach Abschwellen des bei Unterarmbrüchen
ausgeprägten Frakturhämatoms die innere Schienung wegfällt und
damit häufig sekundäre Abweichungen bei zunächst guter Bruch-
stellung auftreten.

Die Reposition unter Zug und Gegenzug in Vollnarkose stellt in
den meisten Fällen kein erhebliches Hindernis dar. Die anschlies-
sende Ruhigstellung im Oberarmrundgips unter mehrfacher Röntgenkontrolle muß je nach Bruchform und Heilungstendenz 8-12 Wochen
und länger durchgeführt werden.

Mit der Anzahl der Korrekturen während der Frühphase der Ruhigstellung steigt zwangsläufig die Gefahr der Pseudarthrose (1),
der Sudeck'schen-Dystrophie (2) und die Dauer der Ruhigstellung.
Über eine Gipsruhigstellung von 12 Wochen hinaus kommt es nach
LEITZ (3) zu einem deutlichen Anstieg der irreversiblen Bewegungseinschränkung. Diese Komplikationen der rein konservativen
Behandlung schlagen sich in allen veröffentlichten Behandlungsergebnissen nieder.

Die Pseudarthroserate schwankt demnach bei alleiniger Gipsruhigstellung zwischen 10 und 30% (4). Von nennenswerter Bewegungseinschränkung wird in 20 bis 30% der Fälle (5) berichtet.

Wegen dieser unbefriedigenden Resultate wurde schon frühzeitig
nach operativen Maßnahmen gesucht, die entweder zusätzlich zur
Gipsruhigstellung im Sinne einer Minimalosteosynthese, oder aber
als stabile Osteosynthese ohne Ruhigstellung bessere funktionelle
Ergebnisse und sichere Durchbohrung erzielen sollten.

Die Drahtumschlingung sowie die alleinige Verschraubung stellten
sich schon bald als ungünstige Verfahren dar, da nur eine Adaptation der Fragmente ohne Stabilität erreicht wird.

Die verschiedenen Möglichkeiten der Markraumschienung mit Kirschner-Draht, Rush-pin oder Küntscher-Nagel führten teilweise gegenüber der rein konservativen Methode zu besseren Behandlungsergebnissen. Die Nachteile der intramedullären Schienung sind Rotationsinstabilität, Verlängerung eines Knochens, sowie die Notwendigkeit einer postoperativen Gipsruhigstellung, da interfragmentärer Druck nicht erzielt wird.

Alleine die Plattenosteosynthese genügt allen Kriterien einer
stabilen Osteosynthese. Nur mit operativer Freilegung der Fraktur
kann in jedem Falle eine vollkommene anatomische Reposition ohne
Interposition erzielt werden. Die technisch richtig durchgeführte
Plattenosteosynthese bewirkt eine interfragmentäre Kompression,
die nach den heutigen Erkenntnissen die unabdingbare Voraussetzung
für einen ungestörten Bruchheilungsverlauf darstellt. Unter Aus-

schaltung von Biege-, Scher- und Rotationskräften sind Minimal-
bewegungen im Bruchspalt ausgeschlossen und die Voraussetzung für
eine primäre angiogene Bruchheilung gegeben. Als einziges Verfahren erlaubt die stabile Plattenosteosynthese die frühfunktionelle Nachbehandlung.

Als Beispiel möchte ich diesen Fall einer frischen Ellenbogen-
fraktur vorstellen, die durch 6-Loch-Plattenosteosynthese primär
versorgt wurde. Die Funktionsaufnahmen vom 10. postoperativen Tag
zeigen bereits eine gute Beweglichkeit.

Die Demonstration unserer Nachuntersuchungen von 358 frischen
Untersuchungen, die zwischen 1962 und 1972 am Bergmannsheil
Bochum stationär behandelt wurden, soll die Überlegenheit der
Plattenosteosynthese gegenüber anderen Verfahren beweisen.

Zu Beginn der 60iger Jahre wurden frische Unterarmfrakturen
zunächst konservativ nach den oben erwähnten Richtlinien behandelt. Die Osteosynthese mit Küntscher-Nägeln kam zur Anwendung
bei primär instabiler Reposition sowie bei sekundärem Abweichen
der Fragmente. Gegen Mitte der 60iger Jahre verdrängte die Verplattung nach A.O. zunehmend die vorerwähnten Verfahren, so daß
heute jede frische Fraktur primär verplattet wird.

Durch die stabile Osteosynthese konnte die Pseudarthroserate
signifikant von 27% bei konservativer Behandlung auf 7% gesenkt
werden. Die erschreckend hohe Quote von 35% Pseudarthrosen bei
Markraumschienung spricht für eine Irritation der Bruchheilung
durch Implantate bei ungenügender Ruhigstellung, insbesondere
im Sinne der Rotation.

Bezüglich der Häufigkeit von Dauerrenten weist die konservative
Behandlung mit 31% doppelt so viele Berentungen auf wie die Plattenosteosynthese mit 16%. Entsprechend der bereits oben erwähnten
höheren Pseudarthrosequote und der häufigen Bewegungseinschränkung
nach intramedullärer Osteosynthese stellten wir bei diesen Verfahren auch die höchste Anzahl von Dauerrenten in 44% fest.

Um die Vorteile einer Plattenosteosynthese am Unterarm voll aus-
zunutzen, sollten folgende Punkte berücksichtigt werden (Tabelle 1).

Tabelle 1. Richtlinien für die Plattenosteosynthesen
des Unterarms

---

1. Exakte Röntgendiagnose
2. Guter Zugang
3. Anatomische Reposition
4. Stabile Osteosynthese
5. Defektauffüllung

Gute Röntgenbilder in 2 Ebenen unter Einschluß der benachbarten
Gelenke lassen präoperativ Schwierigkeiten und Begleitverletzungen
wie Speichenköpfchenluxation erkennen und erlauben eine exakte
Planung der Osteosynthese. Dazu gehört neben der Plattenlänge

die Plattenwahl. Beim Bruch beider Vorderarmknochen kann die an sich angestrebte Versorgung mit zwei selbstspannenden, schmalen DC-Platten problematisch werden, da ein spannungsloser Wundverschluß manchmal nicht möglich ist. In diesen Fällen empfiehlt sich die Kombination von DC-Platte für die Elle sowie Halbrohrplatte für den Radius. Bei grazilem Knochenbau und schmächtiger Muskulatur sind wir in den letzten Jahren sogar dazu übergegangen, neben einer DC-Platte für die Elle eine Drittelrohrplatte für die Speiche zu wählen. Die Kombination von Platte und Marknagelung lehnen wir wegen der Nachteile einer intramedullären Schienung ab.

Ein übersichtlicher Zugang unter Schonung insbesondere des ramus profundus nervi radialis stellt bei guter Kenntnis der Anatomie keine Schwierigkeit dar. Bei proximalen Frakturen des Unterarmes wählen wir den Zugang nach BOYD, der s-förmig vom radialen Epicondylus zur ulnaren Seite des Unterarmes ausläuft. Für Frakturen des mittleren und distalen Drittels bevorzugen wir eine gesonderte Incision über Elle und Speiche. Der Zugang zur Elle liegt unmittelbar über der dorsal deutlich tastbaren Kante. Die Speiche wird in einem parallel verlaufenden Schnitt auf der Verbindungslinie zwischen processus styloideus radii und Speichenköpfchen bei supiniertem Unterarm freigelegt. Eine genügend breite Hautbrücke von mindestens 5 cm zwischen den beiden Schnitten ist zu beachten.

Auf die dringende Notwendigkeit einer exakten Reposition zur Wiederherstellung normaler Achsen- und Längenverhältnisse sei hier nochmals hingewiesen.

Die gegenüber anderen Operationsverfahren aufwendigere Plattenosteosynthese ist nur dann gerechtfertigt, wenn wirklich Stabilität erreicht wird. Dazu ist neben ausreichender Plattenlänge - 3 Schrauben sollen jeweils das proximale und distale Hauptfragment fassen - die sichere Verankerung der Schrauben notwendig.

Das hier demonstrierte Beispiel einer Unterarmverplattung zeigt eine insuffiziente Osteosynthese, da wegen zu kurzer Platte an der Elle keine Stabilität erzielt wurde und sekundär eine Schrauben- und Plattenlockerung mit Dislokation eintrat. Erst die Reosteosynthese mit zwei 7-Loch-Platten ergab eine gute, knöcherne Durchbauung. Nach den Erfahrungen der A.O. sollen die Corticalisschrauben nicht alle in einer Ebene liegen, sondern in Bezug auf den Knochenquerschnitt leicht divergieren, um ein Aufspleißen zu vermeiden. Durch die Entwicklung der dynamischen Kompressionsplatte sind wir heute in der Lage, mit exzentrischem Besetzen der Schrauben eine über den gesamten Bruchheilungsverlauf anhaltende, interfragmentäre Kompression aufrecht zu erhalten.

Abschließend sei noch auf die primäre Defektauffüllung mit autologer Beckenkammspongiosa bei Trümmerfrakturen hingewiesen.

Unter Berücksichtigung dieser Punkte ist die Plattenosteosynthese ein zwar aufwendiges, aber sicheres Verfahren. Die Nachteile der Plattenosteosynthese liegen einmal im Infektionsrisiko - bei unseren 142 verplatteten Frakturen kam es in einem Fall zur Osteomyelitis - sowie in der Möglichkeit einer iatrogenen Nervenläsion.

Eine weitere Komplikationsmöglichkeit soll dieser Fall zeigen.
Bei diesem Ellenschaftbruch, der nach Verplattung in üblicher
Zeit ausheilte, kam es 6 Wochen nach Metallentfernung wegen er-
heblicher Spongiosierung der plattennahen Corticalis bei einem
Bagatelltrauma zur Refraktur, die eine erneute Osteosynthese,
diesmal mit 8-Loch-Platte erforderlich machte.

Zusammenfassend möchte ich feststellen, daß die Plattenosteosynthese am Unterarmschaft allen übrigen Osteosyntheseverfahren
einerseits sowie der alleinigen Gipsruhigstellung andererseits
überlegen ist und deswegen die Methode der Wahl darstellt. Die
Indikation zur Verplattung (s. Tabelle 2) ist bei allen offenen
und geschlossenen Schaftfrakturen von Elle und Speiche gegeben.
Darüberhinaus ist die Plattenosteosynthese indiziert bei der
Schaftpseudarthrose des Erwachsenen sowie gelegentlich beim
Falschgelenk des kindlichen Unterarmes.

Tabelle 2. Indikationen zur Plattenosteosynthese bei
Unterarmschaftfrakturen

1. Jede offene und geschlossene Fraktur von Elle und Speiche des Erwachsenen
2. Jede Pseudarthrose des Erwachsenen
3. Gelegentliche Pseudarthrosen bei Kindern

Literatur

1. MUHR, G., SZYSZKOWITZ, R., GREIF, E.: Mschr. Unfallheilk.
   75, 23 (1972).
2. GRAUDINS, J., WIGGER, K.: Chir. Praxis 20, 125 (1975).
3. LEITZ, S.: Arch. orth. Unfallchir. 57, 302 (1965).
4. TROJAN, E.: Hefte z. Unfallheilk. 46, 140 (1963).
5. PROFITOS, J., GERGEN, M.: Erg. Chir. Orthop. 47, 247 (1965).

G.M. Lusser, J. Müller, M. Ledermann und B. Bachmann, Liestal

Indikation und Ergebnisse der Behandlung von Humerusschaftfrakturen mit der Bündelnagelung

Einleitung

Bei den Humerusfrakturen richtet sich die Wahl der Behandlung in
erster Linie nach der Lokalisation der Fraktur. Die Kopf- und die
proximalen Schaftbrüche gehören vorwiegend in den Bereich der
konservativen Behandlung. Distale gelenknahe, sowie ins Gelenk
verlaufende Brüche sollten, um ein funktionell gutes Resultat zu
erreichen, der operativen Behandlung zugeführt werden. Die Behandlung der Schaftbrüche ist immer noch umstritten. Bei Trümmerbrüchen, sowie bei langen Schrägbrüchen hat sich die konservative

Behandlung als die bessere Methode erwiesen. Wie steht es aber nun mit den instabilen, queren und kurzen Schrägbrüchen, insbesondere im mittleren Schaftbereich?

Indikation

Mit und ohne Drehkeil bereiten die kurzen Schräg- und die Querbrüche im Bereich des Humerusschaftes oft große Schwierigkeiten. Selbst bei Verkürzung beobachten wir bei entsprechender Entspannung der Muskulatur eine ausreichende Callusbildung und Fixation erst nach vielen Wochen.

Die Marknagelung nach KÜNTSCHER (4) von proximal durch den Humeruskopf mit Eröffnung des Schultergelenkes führt häufig zu Bewegungseinschränkungen. Durch mangelnde Stabilität, die auch zu Nagelbrüchen führen kann, beobachten wir nicht selten Pseudarthrosen.

Die Osteosynthese mittels Platte, ein an sich ausgezeichnetes Verfahren, birgt den relativen Nachteil eines anspruchsvollen Zuganges mit der Gefahr der Verletzung des N.radialis in sich. Die Verletzungsgefahr des Nerven bei der Plattenentfernung ist noch größer, da die anatomische Übersichtlichkeit durch die Narbenentwicklung sehr erschwert ist. Ausgenommen ist der Fall, bei dem der N.radialis bei der Erstoperation nach volar verlagert worden war.

All diese Beobachtungen und Überlegungen haben uns vor 8 Jahren veranlaßt, erstmals eine Osteosynthese mittels Bündelnagelung nach HACKETHAL (3) durchzuführen. Bis zum heutigen Tag haben wir in Liestal 19 Fälle bei der entsprechenden Indikation in dieser Weise operiert.

Operationstechnik und Nachbehandlung

Im Vergleich zur Originalmethode haben wir unsere Operationsmethode etwas modifiziert:

Durch Längsspaltung der Tricepssehne und stumpfes Ablösen der Muskelfasern gelangt man am distalen Humerus auf die Fläche proximal der Fossa olecrani. In der Mitte wird nun mit einem 4,5 mm Bohrer die Corticalis mehrfach durchbohrt, dann wird mit einem Kugelbohrer von 12-14 mm Ø der Markraum eröffnet. Durch das halbschräg nach proximal verlaufende, ovale Fenster werden unter Bildwandlerkontrolle 3-6, 2,5-3 mm dicke, stumpfe, am proximalen Ende leicht abgewinkelte Kirschner-Drähte bis zur Sättigung in den Markraum eingestoßen, bzw. eingeschlagen. Durch entsprechendes Drehen in der Längsrichtung kann ein Divergieren des Drahtbündels im Humeruskopf und damit eine gute Verankerung im proximalen Fragment erreicht werden. An der Einschlagstelle werden die Drähte abgebogen und kurz abgeschnitten. Dies ist wichtig, um eine schmerzhafte Irritation der darüberliegenden Weichteile zu vermeiden. Nur so kann ein gutes funktionelles Resultat erreicht werden. Das Problem der iatrogenen Traumatisierung des N.radialis stellt sich in diesen Fällen nicht.

Mit der Bündelnagelung wird eine ausreichend, nie absolut stabile
Osteosynthese erreicht. Sie genügt jedoch für eine Frakturheilung
über Callusbildung. Diese ist dem Instabilitätsgrad entsprechend
mehr oder weniger stark ausgeprägt. Die Nachbehandlung erfolgt
im Sinne der Frühmobilisation. Eine kurzfristige Ruhigstellung
von 3–5 Tagen mittels Desault- oder Velpeauverband kann von Fall
zu Fall angezeigt sein. Sobald die Wundheilung gesichert ist, ist
die vorsichtige Mobilisierung unter physiotherapeutischer Leitung
für die ersten Wochen notwendig. Im Rahmen der üblichen Nachkontrollen nach Spitalentlassung wird die Beweglichkeit überwacht
und die entsprechenden therapeutischen Maßnahmen getroffen. In
keinem, der von uns operierten Patienten war die physiotherapeu-
tische Behandlung länger als 12 Wochen notwendig.

<u>Beispiele (Abb.1)</u>

Bei dem 32jährigen, polytraumatisierten Patienten mit Pneumothorax
bei Rippenserienfraktur und Milzruptur hätte die Behandlung dieser
queren Oberarmschaftfraktur außerordentliche Schwierigkeiten bereitet. Gleichzeitig mit der notfallmäßigen abdominellen Revision
und Splenektomie wurde die Osteosynthese mittels Bündelnagelung
durchgeführt (Abb.1a). Bereits nach 19 Wochen bestand ein guter
Fixationscallus und seitengleiche Funktion. Der Patient war zu
diesem Zeitpunkt bereits wiederum zu 100% arbeitsfähig (Abb.1b).
Die Metallentfernung erfolgte 6 Monate nach der Osteosynthese.
Die Nachkontrolle nach 5 1/2 Jahren zeigt bei unveränderter idealer Stellung eine volle Funktion.

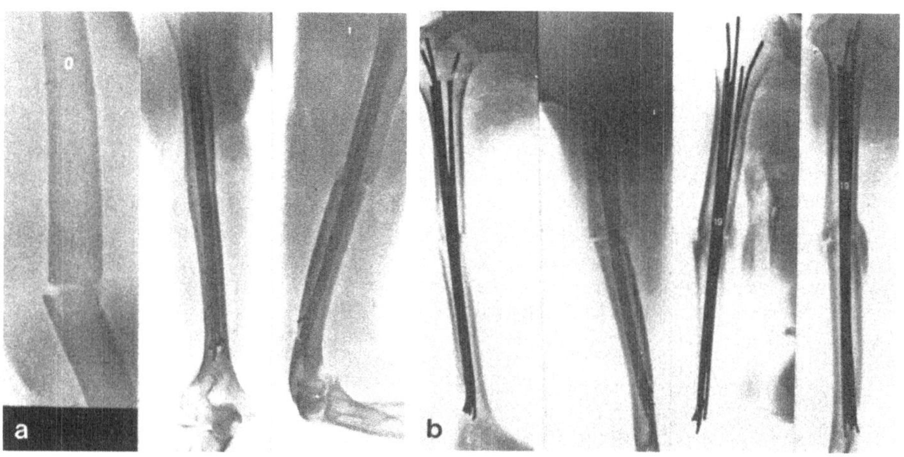

Abb.1a u. b

Diese 22jährige Patientin erlitt bei einem Autounfall eine Hume-
russchaftfraktur mit abgesprengtem freiem Drehkeil (Abb.2). Hier
vermochte die zunächst konservativ begonnene Behandlung aufgrund
der zunehmenden Fehlstellung nicht zu befriedigen. Die nach 1

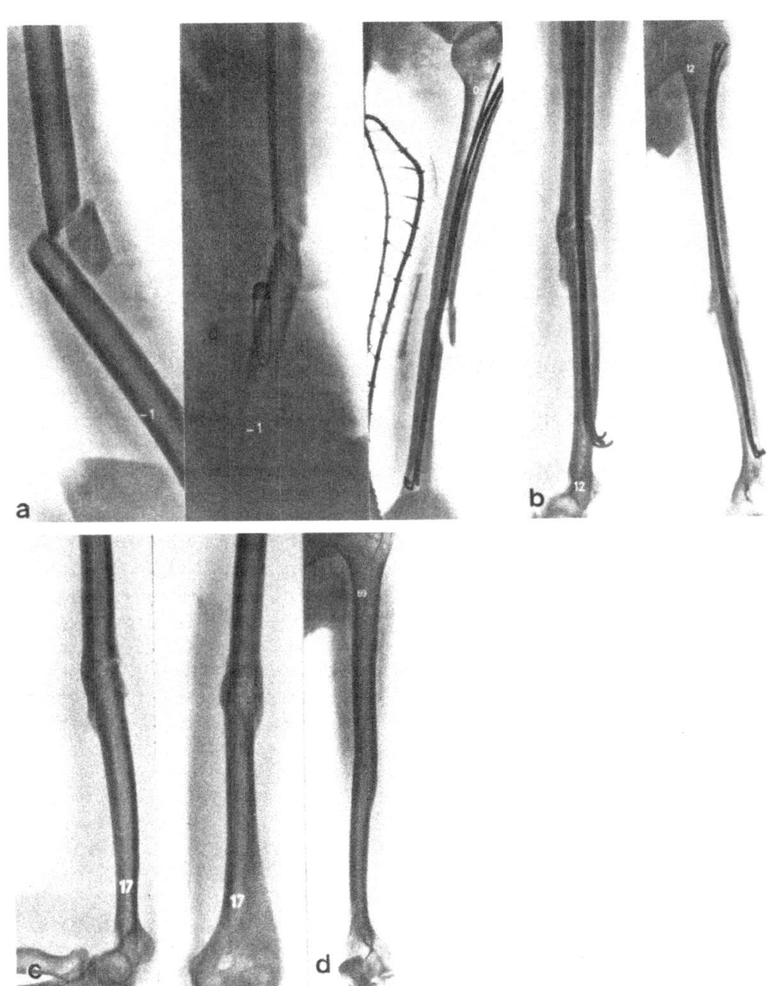

Abb.2

Woche verspätet durchgeführte Bündelnagelung führte zu einer guten
Stabilität. 12 Wochen nach dem Eingriff bestand bei stabilem
Fixationscallus seitengleiche Funktion. Bereits nach 14 Wochen
konnte das Metall entfernt werden. Das Kontrollbild nach 17 Wochen
zeigt vollständige knöcherne Heilung. Das Röntgenbild 69 Wochen
nach Unfall zeigt die vollständig ausgeheilte Fraktur in achsen-
gerechter Stellung. Die Funktion ist seitengleich und die Patientin beschwerdefrei.

114

Resultate

Wir überblicken am Kantonsspital Liestal aus den Jahren 1968-1975
ein Krankengut von 19 eigenen Fällen. In der vorliegenden Untersuchung wurde ein Kollektiv von 54 Fällen aus den Jahren 1970
bis zum heutigen Tag analysiert. Die Fälle sind der zentralen
Dokumentationsstelle der Schweizer Sektion der AO-International
entnommen. Die Aufschlüsselung des Patientengutes zeigt, daß
40 männlichen und 14 weiblichen Geschlechts sind. 52 der 54
Frakturen sind geschlossen, 2 offen. Bei 6 der 52 geschlossenen
handelt es sich um pathologische Frakturen mit bekanntem Primär-
tumor. Diese Fälle sind in der Untersuchung der Spätresultate
nicht mehr enthalten, da sie interkurrent verstorben sind.

Die Untersuchung des Patientenkollektives mit Aufteilung in Altersklassen ergibt eine deutliche Häufung der 16-20jährigen,
sowie der um 50 Jahre alten Patienten. Als Ursache finden wir
bei 22 Patienten Verkehrsunfälle, bei 10 sind es Arbeitsunfälle,
bei 8 häusliche Unfälle. Nur 3 mal kommt der Sport als Unfallursache in Frage. 6 mal finden wir inadäquate Traumen bei den pathologischen Frakturen und bei 5 sind nicht genannte sonstige Ursachen vorgefunden worden.

Bei allen 54 Fällen konnte die Operation ohne namhafte Schwierigkeiten durchgeführt werden. In 21 Fällen gelang eine einwandfreie,
in 27 eine fast einwandfreie Reposition. 6 Fälle mit Trümmerzone
konnten nur aproximativ reponiert werden. Die Fixation erwies sich
bei 41 der Fälle als einwandfrei, bei 10 als noch übungsstabil.
Bei ihnen allen war eine Frühmobilisation durchführbar. In 3 Fällen, wo infolge Trümmerzone eine nur lagerungsstabile Osteosynthese erreicht wurde, war die Verwendung der Abduktionsschiene
für die ersten Wochen notwendig. Bei 47 der 54 Patienten konnten
die Verläufe lückenlos überprüft werden. Beurteilen wir die Gebrauchsfähigkeit anhand der Nachkontrollen, so sehen wir, daß
nach 3-9 Monaten in 10 von 20 Fällen die Gebrauchsfähigkeit normal, in 6 leicht und in 3 Fällen noch stark beeinträchtigt war.
in 1 Fall bestand noch Gebrauchsunfähigkeit. Bei den Nachkontrollen
nach 12 und mehreren Monaten war die Gebrauchsfähigkeit bei 22
der 27 Patienten normal, bei 4 leicht und bei 1 noch schwer behindert.

Vergleichen wir auf der Suche nach Komplikationen die Resultate
der Kontrolluntersuchungen 12-15 Monate nach Osteosynthese, so
finden wir 2 mal größere Fehlstellungen, 3 mal eine verzögerte
Heilung, sowie 2 mal eine Lähmung als Folge von unfallbedingten
Schädigungen des N.radialis. Instabilität ist nicht festzustellen. Bei allen 48 Patienten ist die Fraktur knöchern geheilt.

Eine Pseudarthrose wird bei keinem Fall vorgefunden. Bei den Spät-
kontrollen 1 1/2 - 4 Jahre nach der Osteosynthese stellen wir
bezüglich Achsenstellung fest, daß bei 4 der 48 Fälle Varusabweichungen bis zu 20°, bei 2 der 48 Fälle Antekurvationen bis zu
20° und ebenfalls bei 2 Fällen Rekurvationen bis zu 10° festzustellen sind. Rotationsfehler bestehen keine meßbaren.

Die Beurteilung der Gelenkfunktion zeigt, daß bei 35 Patienten
Seitengleichheit im Schultergelenk herrscht, bei 13 ist die Be-

weglichkeit wenig eingeschränkt. Im Ellenbogengelenk besteht bei
31 Patienten Seitengleichheit und bei 17 eine leichte Einschränkung.

Zusammenfassung

Mit dieser Studie sei auf die Vorteile dieser sehr einfachen,
wenig traumatisierenden, jedoch sehr wirkungsvollen Osteosynthese
aufmerksam gemacht. Sie ist für uns bei den Quer- und kurzen
Schrägbrüchen des Humerusschaftes zum Verfahren der Wahl geworden.

Literatur

1. BANDI, W.: Die gelenknahen Frakturen des Oberarmes. Chirurg
   40, 193-198 (1969).
2. BÖHLER, L.: Gegen die operative Behandlung von frischen Oberarmschaftbrüchen. Langenbecks Arch. klin. Chir. 308, 465 (1964).
3. HACKETHAL, K.H.: Die Bündelnagelung. Springer, Wien 1961.
4. KÜNTSCHER, G.: Die Marknagelung. Springer, Berlin-Heidelberg
   1962.
5. MÜLLER, M.E., ALLGÖWER, M., WILLENEGGER, H.: Manual der Osteosynthese. Springer-Verlag, Berlin-Heidelberg-New York 1969.
6. WILLENEGGER, H.: Irrungen und Wirrungen in der Frakturbehandlung. Acta chir. austr. 1, 6-9 (1970).

O. Trentz, Hannover*

Verfahrenswahl bei der operativen Behandlung
von Mehrfragment- und Trümmerbrüchen des Femurschaftes
(Sammelstatistik aus 6 Kliniken)

Zur vorliegenden Sammelstudie wurden Mehrfragment- und Trümmerbrüche des Femurschaftes aus 6 Kliniken nach einheitlichen Gesichtspunkten nachuntersucht und ausgewertet. Erfaßt wurden nur
traumatische Frakturen bei Erwachsenen, die innerhalb von 4
Wochen operativ versorgt worden waren und mindestens 6 Monate
später kontrolliert werden konnten.

Bei insgesamt 160 erfaßten Brüchen handelte es sich um 95 Trümmerfrakturen und 65 Mehrfragmentbrüche. Bruchformen mit 4 bis 6
Fragmenten wurden als Mehrfragment-, solche mit mehr als 6 Bruch-
stücken als Trümmerbrüche definiert. In 31 Fällen waren die
Weichteile contusioniert, bei 31 offenen Frakturen waren 13
zweit- und drittgradig offen. 83 Brüche betrafen Poytraumati-
sierte, 55 mal lagen Kettenfrakturen und 40 mal Brüche des kon-
tralateralen Beines vor (Tabelle 1).

---

* Unter Mitarbeit von: H. TSCHERNE (Hannover), P. BERNSTEIN,
H. ECKE (Gießen), L. ZWANK, L. SCHWEIBERER (Homburg), P. THÜMLER,
C.H. SCHWEIKERT (Mainz), H. HÖHNE, R. BEDACHT (München), N. MEIER-
LIEHL, S. WELLER (Tübingen).

Tabelle 1. Gewählte Osteosyntheseverfahren bei Mehrfragment-
und Trümmerbrüchen des Femurschaftes bei 160 Frakturen

13	MN
20	MN und Cerclagen
61	Gerade Platten
60	Condylenplatten
6	130° Winkelplatten
35	Prim. Spongiosaplastiken

Als Osteosyntheseverfahren (Tabelle 1) wurde 33 mal die Marknagelung gewählt, dabei 20 mal mit zusätzlichen Cerclagen. Von den
13 reinen Marknagelungen wurden 5 offen durchgeführt. Für die
Plattenosteosynthesen wurden 61 mal gerade Platten, 60 Conylen-
platten und 6 mal 130° Winkelplatten benutzt. Eine primäre Spongiosaplastik erschien in 35 Fällen angebracht, dazu wurde 5 mal
allogenes Material genommen. Die Versorgung erfolgte 50 mal primär, in 51 Fällen während der ersten Woche und 32 mal in der
zweiten Woche nach dem Unfall. In 4 Kliniken beschränkte sich
die primäre Osteosynthese auf die offenen Frakturen, 1 Klinik
hat bei 11 offenen Brüchen 28 Fälle am Unfalltag operiert. Die
Osteosynthesen wurden an 5 Kliniken von 53 Operateuren vorgenommen, von einer Klinik war die Anzahl der Operateure nicht eruier-
bar.

Die Ergebnisse sind von einer hohen Zahl an Frakturheilungsstö-
rungen belastet: 14 Knocheninfekte, 21 Pseudarthrosen und 24 verzögerte Heilungen machten zahlreiche Reoperationen erforderlich.
Als Pseudarthrosen sind alle Frakturen geführt, die nach Ablauf
von 8 Monaten nicht verheilt waren, eine nach 24 Wochen noch
nicht eingetretene Bruchheilung wurde als verzögert definiert.

Bei den 14 Infekten wurde 5 mal ein alleiniges Debridement, 9 mal
Spül-Saug-Drainagen, 16 Sequestrotomien und 2 Reosteosynthesen
durchgeführt, eine Platte mußte nachgespannt und 11 mal sekundär
Spongiosa angelagert werden. Ein Oberschenkel wurde nach 26 Monaten amputiert. Durch diese Maßnahmen sind bei 4 Infekten die
Frakturen noch in regulärer Zeit verheilt, einmal verzögert und
9 mal kam es zu Pseudarthrosen, 2 Infektpseudarthrosen sind noch
innerhalb der Zwölfmonatsgrenze verheilt, vier vor Ablauf des
20. Monats, 2 waren 2 Jahre nach dem Unfall noch nicht konsolidiert.

Die 12 nicht infizierten Pseudarthrosen zwangen zu 9 Reosteosynthesen und 5 Spongiosaplastiken. Damit konnten sie 3 mal vor dem
12. Monat, 4 vor dem 18. Monat und 2 in 22 Monaten zur Ausheilung
gebracht werden. 3 Fälle waren 9 bzw. 11 Monate nach dem Unfall
bei Abschluß der Sammelstatistik noch in Behandlung.

Die 24 verzögerten Heilungen betrafen 16 Trümmerbrüche und 8
offene Frakturen und folgten alle nach Plattenosteosynthesen.
Sie waren überwiegend durch fehlende mediale Abstützung bedingt.
4 Reosteosynthesen und 4 Spongiosaplastiken führten zur Konsolidierung vor Ablauf des 8. Monats.

Die Nachuntersuchungen erfolgten 27 mal vor Jahresablauf, 72 mal
zwischen 12. und 24. Monat und 61 mal später als 2 Jahre nach der

Operation. Bei der Beurteilung der Funktionsergebnisse ist die hohe Zahl an schweren Begleitverletzungen zu berücksichtigen, die häufig zu Kompromissen bei der Nachbehandlung zwang. 93 Patienten zeigten ein normales Gangbild, 33 hinkten, 32 benötigten eine Gehhilfe und 2 waren nicht mehr gehfähig geworden. 33 klagten über mäßige und 5 über starke Schmerzen beim Laufen. In 99 Fällen bestanden keine Beinlängendifferenzen, bei 35 Verkürzungen bis zu 1 cm, bei 16 bis 2 cm, 5 mal bis 4 cm und 5 mal mehr als 4 cm.

125 Patienten boten freie Hüftfunktion und nur in 14 Fällen bestand ein Beugedefizit von mehr als 30 Grad. Am Kniegelenk war 96 mal die volle Funktion wiedererreicht, nur 2 mal betrug das Streckdefizit mehr als 5 Grad. 17 Patienten konnten ihr Knie weniger als 90 Grad beugen - sie hatten fast alle langwierige Infekt- oder Pseudarthrosebehandlungen hinter sich. Achsenabweichungen von mehr als 5 Grad konnten nur 3 mal gefunden werden, Rotationsfehler über 10 Grad in 10 Fällen.

Marknagelungen mit Cerclagen als Alternative zur Plattenosteosynthese waren nur an der Hannoverschen Klinik durchgeführt worden. Frühere Belastbarkeit, schnellere Konsolidierung, geringere Komplikationsrate bei gleich guten Funktionsergebnissen ließ die Marknagelung mit zusätzlicher Cerclierung an dieser Klinik zum bevorzugten Verfahren auch bei den hier diskutierten Bruchformen werden. Diese Einstellung wird noch deutlicher bei Betrachtung der gewählten Osteosynthesemethoden bei allen Femurschaftbrüchen (Tabelle 2).

Tabelle 2. Verfahrenswahl bei allen Bruchformen des Femurschaftes an der Unfallchirurgischen Klinik der Medizinischen Hochschule Hannover

175 Femurschaftfrakturen

120 Marknagelungen

    45 Gedeckt
    32 Offen
    43 Mit Cerclagen

 55 Plattenosteosynthesen

    13 Condylenplatten
    42 Gerade Platten

U. Knapp, Tübingen

Ergebnisse von 1500 Marknagelungen an Femur und Tibia*

In den Jahren 1965 bis 1975 wurden an den Universitätskliniken
Freiburg und Mainz sowie an der Berufsgenossenschaftlichen Unfallklinik Tübingen insgesamt 1 591 Marknagelungen von Femur und Tibia
durchgeführt. Die Erfahrungen und Ergebnisse aus den drei Kliniken
konnten in einer Sammelstatistik zusammengefaßt werden. Die hohe
Fall-Zahl einer gleichen Schule mit identischem Instrumentarium
und Implantaten läßt eine verwertbare Aussage zu einigen Aspekten
und Fragen zu.

Indikation

Hauptindikation zur Fermurmarknagelung ist die geschlossene
Schaftfraktur. Auch 74 offene Femurfrakturen wurden mit dem
Marknagel stabilisiert. Dabei handelte es sich überwiegend um
erstgradig offene Frakturen, die in der Regel erst sekundär
nach Abheilung der Durchspießungswunde genagelt wurden. Gute
Marknagelindikationen stellen auch verzögerte Frakturheilungen
und Pseudarthrosen im engen, diaphysären Schaftbereich dar -
auch dann, wenn eine ungünstig verlaufene Plattenosteosynthese
vorausgegangen war. In unserem Krankengut erfolgten 56 Marknagel-
osteosynthesen wegen einer drohenden oder bereits bestehenden
Oberschenkelschaftpseudarthrose. Interessant ist die Indikation
zur Marknagelung in Abhängigkeit zur Frakturhöhe und zum Frakturtyp. In allen drei Kliniken ist der mittlere Femurschaftbereich
in erster Linie für den Marknagel reserviert. Viel seltener wurden
auch noch Frakturen am Übergang zum proximalen oder zum distalen
Schaftdrittel mit dem Marknagel versorgt. Neben der Frakturhöhe
ist auch der Frakturtyp für die Wahl des Osteosyntheseverfahrens
wesentlich mitentscheidend. Die Domäne der Marknagelung ist der
Quer- und kurze Schrägbruch. Nagelungen von Mehrfragment- und
Trümmerbrüchen stellen als relative Marknagelindikation besonders
hohe Anforderungen an den Operateur und sind dementsprechend auch
mit einer höheren Komplikationsrate belastet. Der Zeitpunkt für
die Durchführung einer Oberschenkelmarknagelung hängt von verschiedenen Faktoren ab - so besonders von der Art der Begleitverletzungen und dem Ausmaß des primären traumatisch-hämorrhagischen Schocks. Sofortosteosynthesen sind mit 2,6% die Ausnahme.
In der Mehrzahl der Fälle erfolgte die Marknagelung erst nach
Ablauf der ersten Woche mit Schwerpunkt um den neunten Tag (Tabelle 1 und 2). Nach Untersuchungen von ZIMMERMANN scheint dies
auch der günstigste Zeitpunkt zu sein, wenn ein schwerer Schock
mit Gasaustausch- und metabolischen Störungen vorausgegangen war.

---

*
 Aus der Abteilung für Unfallchirurgie (Ärztl. Direktor: Prof. Dr.
E.H. KUNER) der Chirurgischen Universitätsklinik Freiburg/Brsg.,
(Direktor: Prof. Dr. M. SCHWAIGER); der Unfallchirurgischen Klinik
des Universitätsklinikums Mainz (Direktor: Prof. Dr. C.-H. SCHWEI-
KERT) und der Berufsgenossenschaftlichen Unfallklinik Tübingen
(Ärztl. Direktor: Prof. Dr. S. WELLER)

Hauptindikation zur Tibiamarknagelung ist - ähnlich den Verhältnissen am Femur - wiederum die geschlossene Schaftfraktur. Mit
35% ist hier allerdings der Anteil der offenen Frakturen deutlich
höher. Dabei handelt es sich überwiegend um offene Frakturen
ersten Grades. Die Versorgung zweit- und drittgradig offener
Unterschenkelfrakturen mit dem Marknagel stellen sicher Ausnahmeindikationen dar. 135 Tibiamarknagelungen wurden wegen verzögerter Knochenbruchheilung oder Ausbildung einer Pseudarthrose
durchgeführt. Auch an der Tibia ist der mittlere Schaftbereich
für den Marknagel reserviert. Die Mehrzahl der mit einem Marknagel versorgten Tibiafrakturen war auf das dritte und vierte Sechstel begrenzt. Bemerkenswert ist, daß im Krankengut der Tübinger
Klinik 26%, im Mainzer Krankengut sogar 37% der genagelten Tibiafrakturen im fünften Sechstel lokalisiert waren. Hier kann durch
zusätzliches Einbringen von Ausklinkdrähten die Rotationsstabilität verbessert und eine sekundäre Achsenabweichung verhindert
werden. Tibiafrakturen im zweiten Sechstel spielen dagegen in
unserem Krankengut für die Marknagelung mit 7 bzw. 8% nur eine
untergeordnete Rolle. Eine proximal durch das Nagelfenster ein-
gedrehte Corticalisschraube kann in diesen Fällen die Rotationsstabilität der Nagelung wesentlich verbessern. Die nagelgerechte
Frakturform ist auch im Bereich der Tibia der Quer- und kurze
Schrägbruch. Die mit einem Marknagel versorgten Mehrfragment-
und Trümmerbrüche machen allerdings mit 21 bzw. 27% eine nicht
unerhebliche Zahl aus. Der Zeitpunkt der Marknagelung von Tibiafrakturen lag in über der Hälfte der Fälle innerhalb der ersten
Woche. Sofortosteosynthesen sind auch hier die Ausnahme.

Komplikationen

Die mit 2,4% relativ hohe <u>Gesamtmortalität</u> hat ihre Ursache vor
allem in der Schwere der Begleitverletzungen und kann deshalb
kaum dem Osteosyntheseverfahren angelastet werden. Im Gesamt-
Krankengut finden sich vier Todesfälle wegen einer massiven
<u>Fettembolie</u>. Neben anderen Faktoren spielen hier der protrahierte
Schock und wohl auch die ungünstige Zeitplanung der Operation eine
Rolle. Bei den fast 1600 Marknagelungen kam es unter Berücksichtigung auch der offenen Frakturen in 3,3% zu einer manifesten <u>In-
fektion</u>. Dabei ergibt sich für die Femurmarknagelung eine Infekthäufigkeit von nur 1,6%, während die Infektquote nach Tibiamarknagelung deutlich höher liegt. Sie verliert an den einzelnen
Kliniken zwischen 2,9 und 4,1%. Die Analyse des Krankengutes hat
weiter ergeben, daß bei sekundärer Marknagelung erstgradig offener
Frakturen kein höheres Infektionsrisiko zu erwarten ist. Zur Ausbildung einer <u>Pseudarthrose</u> kam es in 2,6% der Fälle. Achsen- und
Rotationsfehler über 10 Grad haben wir etwa ebenso häufig beobachtet. Der Prozentsatz postoperativer Peronaeusparesen ist mit
4% auffallend hoch.

Ergebnisse

348 Patienten konnten in einem Zeitraum zwischen ein und drei
Jahren nach erfolgter Marknagelung nachuntersucht werden. Im
Röntgenbild wurden in 64% der Fälle eine Ausheilung in anatomisch
exakter Stellung erreicht. Drei Viertel der Patienten bemerkten

Tabelle 1. Sammelstatistik über 1591 Marknagelungen von
Femur (692) und Tibia (899) mit dem AO-Nagel

Unfallabteilung Chir. Univ.-Klinik Freiburg	(1966 bis 1973)	636 Fälle
Unfallchirurgie Univ.-Klinikum Mainz	(1965 bis 1975)	774 Fälle
BG-Unfallklinik Tübingen	(1969 bis 1975)	181 Fälle

Tabelle 2. Indikation zur Femur- und Tibiamarknagelung

Indikation	Femur (n=692)	Tibia (n=899)
Frische Frakturen	621	753
davon doppelseitig	16	56
geschlossen	547	492
offen I. Grades	68	243
offen II. Grades	6	14
offen III. Grades	O	4
Pseudarthrosen	56	135
Korrektur-Osteotimien	6	9
Pathologische Frakturen	9	2

weder beruflich noch sportlich eine Leistungsminderung. Bewegungseinschränkungen der benachbarten Gelenke über 10 Grad zeigen
12%, eine Beinverkürzung über 1 cm 9% der nachuntersuchten Patienten.

Zusammenfassung

Nach Auswertung von nahezu 1600 Marknagelungen kann zusammenfassend festgestellt werden: Bei richtiger Indikationsstellung,
bester instrumenteller Ausstattung, sorgfältiger Operationstechnik und richtiger Nachbehandlung ist die Marknagelung ein her-
vorragendes Osteosyntheseverfahren, das sich besonders bei der
Versorgung von Frakturen und Pseudarthrosen im engen, diaphysären
Schaftbereich von Femur und Tibia bewährt hat. Unserer Ansicht
nach stellt hier die Marknagelung sogar die Behandlungsmethode
der Wahl dar.

Literatur

1. HERZOG, K.: Die Technik der geschlossenen Marknagelung frischer
   Tibiafrakturen mit dem Rohrschlitznagel. Chirurg 29, 501 (1958).
2. KUNER, E.H., BAUMANN, U., BÖHM, E.F.: Ergebnisse operativer
   Behandlung geschlossener und offener Unterschenkelfrakturen.
   Symposium Traumatologicum, Brünn, 1974.
3. KÜNTSCHER, G.: Praxis der Marknagelung. Stuttgart: Schattauer
   1962.

4. WELLER, S., KNAPP, U.: Die Marknagelung. Gute und relative
   Indikationen, Ergebnisse. Chirurg <u>46</u>, 152 (1975).
5. ZIMMERMANN, W., et al: Gasaustauch- und metabolische Störungen
   beim traumatisch-hämorrhagischen und septischen Schock und
   ihre therapeutische Beeinflussung. Neue Aspekte der Trasylol-
   Therapie, &. Stuttgart-New York: Schattauer 1972.

E.H. Kuner, D. Terbrüggen und U. Baumann, Freiburg

447 operativ und konservativ behandelte geschlossene und offene Unterschenkelfrakturen und deren Ergebnisse

Die Kontrolle eines einheitlichen Krankengutes aus einem bestimmten Zeitabschnitt kann aus vielerlei Gründen erfolgen. Für uns
war maßgebend die Häufigkeit unserer Komplikationen kennenzulernen und diese mit dem Schrifttum zu vergleichen. Dies besonders
auch deshalb, weil auf der 37. Jahrestagung dieser Gesellschaft
ein auffallend großer Dissens über die Standard-Therapie des
Unterschenkelbruches sichtbar geworden war (FRANK 1974). Darüber
hinaus lag uns daran in einer retrospektiven Studie eine Bestands-
aufnahme aufzuzeichnen, um die Komplikationshäufigkeit bei Osteosynthesen im konventionellen Operationssaal mit späteren, die in
der sterilen Operationsboxe mit turbulenzarmer Verdrängungsströ-
mung durchgeführt wurden, vergleichen zu können.

In einem Zeitraum von 3 Jahren - von 1969 bis 1971 - wurden an
der Abteilung für Unfallchirurgie der Chirurgischen Universitätsklinik Freiburg 477 Unterschenkelfrakturen Erwachsener ohne Beteiligung der Nachbargelenke stationär behandelt. Die Geschlechts-
verteilung ergibt 315 Männer mit 321 Frakturen und 152 Frauen mit
156 Frakturen. Bei 10 Patienten war die Fraktur doppelseitg. Das
Druchschnittsalter betrug für Männer 35 Jahre, für Frauen 39 Jahre.

125 Unterschenkelbrüche waren offen (=26,2%), das sind mehr als
ein Viertel. Männer waren von dieser Komplikation fast dreimal
so oft betroffen als Frauen. Die Verteilung auf die einzelnen
Schweregrade ergibt: 53% I. Grades, 35% II. Grades und 12% III.
Grades. Primär kontaminiert waren 28,8%.

Als Unfallursache finden wir die Fraktur des Skiläufers an erster
Stelle (36%). Dabei sind Frauen weit mehr betroffen als Männer.
Unmittelbar danach folgt mit 34% der Verkehrsunfall, bei dem das
männliche Geschlecht deutlich überwiegt. Unter den Sportverletzun-
gen spielt der Fußball mit immerhin 6,3% eine Rolle. Es sind vor
allem Spieler der unteren Regionalligen.

Die Analyse der einzelnen Frakturtypen ergibt für die Spiralfraktur mit und ohne Drehkeil 42,5% und für den Quer- oder kurzen
Schrägbruch 25,2%. Mehrfragmente und Trümmerbrüche kommen in
6,9% der Fälle vor, während die mehrstöckige Unterschenkelfraktur
noch in 5,8% gefunden wird. Alle anderen Frakturtypen machen 19,6%

in unserem Krankengut aus. In rund 10% der Fälle bestand eine
isolierte Tibiafraktur.

Die Mortalität von 3,6% ist durch die begleitenden, schweren Zu-
satzverletzungen bedingt. Eine Fettembolie fand man bei 5 Patienten (1,05%). Für drei Patienten war sie die eigentliche Todesur-
sache. Thrombo-embolische Komplikationen wurden zweimal diagnostiziert. Sie konnten beherrscht werden.

Die Behandlung der 477 Unterschenkelfrakturen war 185 mal (38,7%)
konservativ mit Calcaneurs-Draht-Extension, Reposition in Allgemeinnarkose oder Spinalanaesthesie sowie Immobilisierung im
längsaufgeschnittenen Oberschenkelliegegipsverband usw.

Operative Behandlung war bei 292 Fällen, das sind 61,3%, angezeigt. Dabei wurde 290 mal eine Osteosynthese und 2 mal die So-
fortamputation in einem konventionellen Operationssaal durchgeführt.

Als Indikation für die konservative Therapie galten Unterschenkelbrüche ohne oder mit nur geringer Dislokation und dienenigen
Spiralbrüche mit und ohne Drehkeil, die sich ohne Schwierigkeit
achsengerecht reponieren ließen und so für die Dauer der Heilung
retiniert werden konnten.

Die Indikation für die Osteosynthese galt für alle offenen Frakturen des II. und III. Schweregrades, aber auch für die geschlossenen Quer- und kurzen Schrägbrüche im mittleren Drittel
und vor allem auch für Frakturen im distalen Drittel, von denen
man weiß, daß sie häufig sekundär dislozieren, oft schlecht heilen
und nicht selten eine Funktionsbehinderung des oberen Sprunggelenkes zurückbleibt. Eine weitere Indikation für die stabile
Osteosynthese sind Frakturen beim Mehrfachverletzten, um die
Intensivpflege zu ermöglichen.

Von den 290 Osteosynthesen waren 195 (67,5%) Platten-Osteosynthe-
sen. Es folgen 89 Tibia-Marknagelungen (30%) und 5 Fälle mit reiner Verschraubung nach dem Zugschraubenprinzip (1,7%). Nur in
einem Fall wurde eine adaptierende Osteosynthese mit Rush-pin
vorgenommen, um eine offene Fraktur zunächst intramedullär zu
schienen. Unter den lokalen Komplikationen ist nach operativer
Versorgung der Frakturen die Osteitis-Rate von größtem Interesse.
Bei der Plattenosteosynthese geschlossener Unterschenkelbrüche
verzeichnen wir eine Infekt-Rate von 3,4%. Seit der Einführung
der sterilen Operationsboxe mit turbulenzarmer Verdrängungsströ-
mung im September 1973 konnte nun die Infekt-Rate z. B. für die
Marknagel-Osteosynthese geschlossener Tibiafrakturen einschließlich der sekundären Nagelung I. gradig offener Frakturen bei
einer Fallzahl von 152 auf 1,3% gesenkt werden, während sie unter
konventionellen Bedingungen immerhin 4,1% betrug. Die Kontrolle
der Infekthäufigkeit bei Plattenosteosynthesen unter den neuen
Bedingungen ist noch nicht abgeschlossen (2).

Eine andere Komplikation ist die Verzögerung der knöchernen Heilung bzw. die Pseudarthrose. Unter konservativer Behandlung fand
man diese beiden zusammen in 10,9% der Fälle, während sie nach
Osteosynthese lediglich in 3,3% gefunden wurden. Ein Fall mit
Peronaeus-Parese ist in jeder Gruppe zu finden.

Von 477 konservativ und operativ behandelten Unterschenkelfrakturen konnten 187 Frakturen nach durchschnittlich 3 Jahren und
9 Monaten nachuntersucht werden. Die Arbeitsunfähigkeit betrug
bei konservativer Therapie geschlossener Frakturen 5 Monate, bei
offener Fraktur 6,4 Monate. War eine Osteosynthese durchgeführt
worden, so betrug sie 4,2 bzw. 4,9 Monate.

Für die Beurteilung der mit den beiden Behandlungsmethoden erzielten Resultate wurden die von SEGMÜLLER, CORRODI und KESSLER
(3) aufgestellten Richtlinien zugrunde gelegt. Dabei werden
Beweglichkeit der Nachbargelenke, Achsenstellung, Beinlänge,
Gangbild, Minderung der Erwerbsfühigkeit etc. bewertet. Sowohl
nach konservativer, als auch nach operativer Behandlung konnte
in einem annähernd gleich hohen Prozentsatz (88% bzw. 85%) ein
sehr gutes bis gutes Ergebnis erzielt werden. Auch die Verteilung
auf die Bewertung "mäßig" und "schlecht" läßt keine größeren
Unterschiede erkennen.

Zusammenfassend wird festgestellt, daß sowohl mit der konservativen als auch mit der operativen Therapie in einem hohen Maß
sehr gute bis gute Resultate erzielt werden können. Voraussetzung
ist allerdings, daß an die Indikation strenge Maßstäbe gestellt
werden, die weder in der einen noch in der anderen Richtung über-
zogen werden dürfen. Bei einer derart differenzierten Betrachtung dürfen nicht allein Frakturtyp, Repositionsmöglichkeit,
zusätzliche Weichteilwunden u. ä. Berücksichtigung finden, sondern man muß auch die instrumentelle Ausrüstung, räumliche Bedingungen usw. und nicht zuletzt die Persönlichkeitsstruktur des
Verletzten vermehrt in die Überlegungen mit einbeziehen. Nur so
läßt sich im Einzelfall die richtige Therapieform finden, die
zum bestmöglichen Resultat führt. Es wird eingeräumt, daß die
Infekt-Rate nach Osteosynthese geschlossener Unterschenkelfrakturen als zu hoch empfunden wird. Eine zweite Studie aus neuerer
Zeit (1973-1976), ausschließlich über Marknagel-Osteosynthesen
in der sterilen Operationsboxe, zeigt, daß die Infekt-Rate mit
solchen und anderen Maßnahmen entscheidend gesenkt werden kann.

Literatur

1. FRANK, E.: Die Behandlung geschlossener Unterschenkelbrüche.
   Hefte z. Unfallheilk. 117, 55 (1974).
2. KUNER, E.H. et al.: Die Marknagelung von Femur und Tibia mit
   dem AO-Nagel. Erfahrungen und Resultate bei 1591 Fällen.
   Unfallchirurgie, 2, 155 (1976).
3. SEGMÜLLER, G., CORRODI, G., KESSLER, G.: Ergebnisse der Tibia-
   osteosynthese, Untersuchungen an drei geschlossenen Serien
   von insgesamt 462 Fällen. Z.f. Unfallmed. u. Berufskrankh.
   57, 252 (1964).

Podiumsdiskussion zum I. Hauptthema: Grundlagen, Methoden, Indikationen, Ergebnisse (Leitung: H. Willenegger, Bern)

Teilnehmer: Hierholzer (Duisburg), Hudec (Zagreb), Jungbluth
(Hamburg), Perren (Davos), Rehn (Bochum), Schellmann
(Frankfurt/M), Schenk (Bern), Weller (Tübingen)

Zunächst wird dem Vorsitzenden der Jahrestagung Anerkennung dafür
ausgesprochen, bei der Behandlung der Osteosyntheseverfahren am
Röhrenknochen die Indikation in den Mittelpunkt gestellt zu haben.
So haben sich alle Referenten bemüht, allgemeine und spezielle
Gesichtspunkte bei der Durchführung entsprechender Osteosynthsen
vom Blickwinkel einer umfassenden Indikationsstellung zu betrachten:

Abgrenzung gegenüber der konservativen Behandlung (grundsätzliche
Entscheidung: konservativ oder operativ).

Abhängigkeit vom Lokalbefund (Weichteile, Zirkulation), vom Allgemeinzustand (unfallfremde Störungen, Polytrauma).

Wahl der für jeden Einzelfall adäquaten Methode (interfragmentäre
Kompression, innere Schienung, Abstützung).

Personelle, räumliche und technische Gegebenheiten (ärztliche
Kompetenz, Ausbildungsstand des Personals, Asepsis).

Nicht zuletzt wurde auch auf die Persönlichkeit des Patienten
hingewiesen (geringe Ansprüche, hohe Ansprüche).

Auch ist aus mehreren Referaten klar hervorgegangen, daß die
erfolgreiche Durchführung einer Osteosynthese viel mehr wissenschaftliche Grundlagenkenntnisse erfordert als bei konservativem
Vorgehen.

Ferner wurde die stabile Osteosynthese als etwas grundsätzlich
Wichtiges in den Vordergrund gestellt. Es war erfreulich zu sehen,
eine wie große Übereinstimmung in allen grundsätzlichen Fragen
zum Ausdruck kam.

So blieben der Diskussion einige Problemkreise vorbehalten, die
sich hauptsächlich aus dem Zuhörerkreis und aus internationaler
Sicht ergaben:

Herabgesetzter Widerstand des Knochens nach Plattenentfernung

Bezüglich Begriffsbildung sei zu unterscheiden zwischen Refraktur
ohne adäquates Trauma und Neofrakturen durch adäquates Trauma.

Bezüglich Häufigkeit von Refrakturen konnten von den Podiumteil-
nehmern keine genauen Zahlen genannt werden. Es wurde lediglich
auf eine retrospektive Studie der Basler Klinik (RÜEDI, ALLGÖWER)
hingewiesen: 1 Refraktur unter 328 geschlossenen Tibiaschaft-
brüchen, die ausschließlich mit Gleitlochplatten versorgt wurden.

Besser orientiert sind wir bezüglich Intervall zwischen Metallentfernung und Refraktur: 3 Wochen bis 63 Wochen (bis jetzt das
längste beobachtete Intervall im Schoße der Schweizerischen Arbeitsgemeinschaft für Osteosynthesefragen). Die Pathogenese sei
vielfach noch recht unklar. Auf Grund von physikalischen Untersuchungen muß man eine Schwächung des Knochens durch Schraubenlöcher zum mindesten sehr vorsichtig beurteilen (PERREN). So
verliefen bei Torsionsexperimenten am intakten Leichenknochen die
Frakturlinien in rund 50% der Fälle nicht durch das Schraubenloch
hindurch, sondern nahe daran vorbei. Diese Befunde haben eigentlich etwas überrascht, weil das Schraubenloch an sich eine Streß-
konzentration darstellt. Vom histologischen Standpunkt ist an
folgende Ursachen zu denken (SCHENK): a) Noch ungenügende Revi-
talisierung der Corticalis. Untersuchungen an menschlicher Tibia
haben zum mindesten gezeigt, daß ein größerer Drehkeil nach 3
Monaten erst am Rand (Kontaktstelle zur anliegenden Corticalis)
durch regenerative Tätigkeit der Osteone umgebaut und strukturell
integriert war; bei 4/5 des Querschnittes war dies noch nicht der
Fall. b) Auch Knochenumbau, der sich im Tierexperiment im unmittelbaren Plattenbereich ("stress protection") abspielt, ist in
Erwägung zu ziehen. c) Auch ist an die Möglichkeit zu denken,
daß breitere Frakturspitzen (mehr als 400-500 Mikron) zum Zeitpunkt der Refraktur noch nicht ausreichend überbrückt sind.

In engem Zusammenhang damit steht die <u>Frage der Implantatent-
fernung</u>.

Bei der konservativen Behandlung erfolgen Revascularisation und
struktureller Umbau der Corticalis (auch hier ein langdauernder
Prozeß) unter dem Schutz des Fixationscallus. Korrekte Verschraubung und Verplattung erfordern einen hohen Grad an Stabilität bzw.
ununterbrochene Ruhe der corticalen Kontaktflächen. Allergeringste
Instabilität führt gesetzmäßig zu Knochenresorption, zu Verstärkung der Instabilität, im minimum zu verzögerter Heilung, häufiger zu Implantatlockerung oder -bruch und zu Pseudarthrose. So
sind wir bei Verschraubung und Verplattung auf die corticogene
bzw. osteonogene Heilung angewiesen, die im Gegensatz zur Callusbildung den Nachteil hat, daß man das Ausmaß wiedererlangter
Knochenfestigkeit röntgenologisch weniger gut beurteilen kann.
Deshalb müßten für den Zeitpunkt der Schrauben- und Plattenentfernung hauptsächlich auch Erfahrungswerte beigezogen werden:
für den Vorderarmschaft besser 2 Jahre als weniger, beim Tibia-
schaft 1 1/2 - 2 Jahre, beim Femurschaft 2-3 Jahre. Nach sekundärer Osteosynthese sei die Beurteilung oft leichter, entsprechend
einer allfälligen zusätzlichen Callusbildung. Ähnliche Überlegungen gelten nach Marknagelung, die fast immer mit mehr oder weniger
großer Callusbildung einhergeht. Hier sei die Implantatentfernung
u.U. früher möglich als nach Verplattung. Der Zeitpunkt der Implantatentfernung sei in erster Linie ein auf den Einzelfall
bezogenes, individuelles Problem. Vom routinemäßigen Einbestellen
der Patienten zur Metallentfernung sollte man absehen. Bei In-
fektionsfällen sei die Verhaltensweise klar: Grundsätzliches
Belassen der stabilen Implantate solange, bis der Knochen ausreichend fest geworden ist.

Primäre oder sekundäre (verzögerte, aufgeschobene) Osteosynthese

Hier gebe es 2 Gesichtspunkte, die man auseinanderhalten sollte:

a) Ausschließlich bezogen auf die Heilungsvorgänge am Knochen bietet die sekundäre Osteosynthese den Vorteil, daß eine unterstützende Callusbildung bereits mehr oder weniger eingesetzt hat. Namentlich bei der Verplattung von Schaftbrüchen werde dieser Vorteil verschiedenenorts ausgenützt, z. B. dort, wo man die Indikation zur operativen Behandlung von Oberschenkelschaftbrüchen an sich bejaht, jedoch die Verplattung vorzieht, weil· die u.U. besser indizierte Marknagelung noch nicht genügend bekannt ist.

b) Daneben gebe es klinische Aspekte: aktive Frühmobilisierung, um die vollständige Wiederherstellung der Funktion zu optimieren. Darum wird die primäre, möglichst notfallmäßig durchgeführte Osteosynthese in erster Linie für Frakturen unterstrichen, wo die Frühmobilisation entscheidend ist (analog Lambotte um die Jahrhundertwende): gelenknahe Brüche, intraartikuläre Frakturen (hier kommt noch die Notwendigkeit der anatomischen Reposition hinzu), Oberschenkelschaftbrüche. Doch sollte die primäre Osteosynthese nicht erzwungen werden, wenn von seiten lokaler (Schwellung, Zirkulationsstörungen) oder allgemeiner (Begleitleiden usw.) Umstände Kontraindikationen vorliegen. Während beim Unterschenkelschaftbruch zugunsten der Primäroperation größere Übereinstimmung bei der Diskussion zum Ausdruck kam, erschien der Ermessungsspielraum beim Oberschenkelschaftbruch zugunsten einer postprimären Versorgung, namentlich im Hinblick auf die Marknagelung größer. In diesem Zusammenhang wird auf die Abhängigkeit vom Millieu (räumliche, personelle, organisatorische Verhältnisse) hingewiesen. Sind entsprechende Voraussetzungen, z. B. außerhalb der regulären Arbeitszeit nicht erfüllt, würde die notfallmäßige Durchführung einer Osteosynthese u.U. gefährdet. Muß man auf eine an sich gut indizierte, primäre Osteosynthese verzichten, so soll grundsätzlich eine korrekte konservative Behandlung eingeleitet und die Osteosynthese erst dann durchgeführt werden, wenn die örtlichen (Abschwellung, gute Hautzirkulation) und allgemeinen Voraussetzungen gegeben sind. Im Bezug auf die Polytraumatisierten und Mehrfachfrakturierten wird mehrheitlich einer aktiven und möglichst frühzeitigen chirurgischen Frakturbehandlung das Wort geredet.

Offene oder gedeckte Marknagelung. Überwiegend wird die gedeckte Marknagelung angestrebt, wenn auch mit der Einschränkung, sie unter keinen Umständen durch traumatisierende und langdauernde Manipulationen (Strahlenbelastung, Weichteilschäden) zu erzwingen.

Dem Hinweis von ARENS, in relativ vielen Fällen von frischen Schaftfrakturen auf das Aufbohren verzichten zu können, werden in erster Linie grundsätzliche Argumente entgegengehalten. Die Gefahr der ungenügenden Stabilität. Gelegentliche Ausnahmen können u.U. gerechtfertigt sein, wenn z. B. ein Fall vorliegt, bei dem zum mindestens Lagerungsstabilität erreicht werden muß und kein anderes Verfahren anwendbar ist. Die Marknagelung ohne Aufbohren ist vergleichbar mit denjenigen Marknagelungen, bei denen wohl aufgebohrt, aber ein zu dünner Nagel eingesetzt wurde. Es sind ja gerade diese Fälle, welche zu Fehlleistungen führen (MITTEL-

MEIER: unter 60 Korrektureingriffen nach Marknagelung waren mehr
als 50 Fälle darauf zurückzuführen, daß der Nagel zu dünn gewählt
worden war).

Unter dem Gesichtspunkt ungenügender Stabilität wird auch die
Goetze-Naht kurz beleuchtet, die in den meisten Fällen einen
zusätzlichen Gipsverband von mindestens 3 Monaten erfordert.
Allgemein wird der Auffassung Ausdruck verschafft, jedem Kompromiß gegenüber der Stabilität mit größter Kritik und Zurückhaltung zu begegnen. Kollegen, die solche Osteosynthesen durchführen und sogar empfehlen, müssen sich darüber im klaren sein
und sollten den Kompromiß als solchen formulieren.

Im Zusammenhang mit dem Aufbohren wird auch die Frage der Zir-
kulationsstörung im Markraum aufgeworfen. SCHWEIBERER antwortete
auf Grund seiner experimentellen Untersuchungen und anhand der
klinischen Erfahrungen zusammenfassend: Die Revascularisation in
der Markhöhle vollzieht sich unter den stabilen Bedingungen des
Marknagels im Tierexperiment auffallend rasch. Die klinischen
Erfahrungen beim Mensch stimmen damit überein, vorausgesetzt,
daß sich das Ausmaß der Aufbohrung in "vernünftigen Grenzen"
bewegt. Übereinstimmend (so auch von MAATZ, der auf 35 Jahre
Küntscher-Nagelung zurückblickt) wird das seinerzeit von KÜNTSCHER
propagierte, eher überdimensionierte Aufbohren verworfen.

SCHWEIBERER nimmt noch zu folgender Frage Stellung: Unter "Nekrose" ist toter Knochen zu verstehen, der nur durch Abbau und
Aufbau (schleichende Substitution) ersetzt werden kann. "Avas-
cularität" bedeutet Knochen, der noch revascularisiert werden
kann. Bei der experimentellen Marknagelung trifft in erster Linie
dieser letztgenannte Vorgang zu.

Zum Unterschenkelbruch. Ausgangspunkt für eine Diskussion darüber
bildete die Vergleichsstudie der Freiburger Klinik (KUNER), welche zu dem Ergebnis geführt hat, daß die funktionellen Ender-
gebnisse nach konservativer und operativer Behandlung nahezu
gleichwertig waren. Allerdings wurde noch einschränkend präzisiert, daß bei den als "mäßig" und "schlecht" eingestuften Fällen
Verkürzungen und Rotationsfehler enthalten sind und daß die Pseud-
arthrosenhäufigkeit bei den konservativ behandelten Fällen 10,9%,
nach Osteosynthese 3,3% betrug. Die Indikationsstellung war differenziert: zum konservativen Behandlungssektor (rund 40% aller
Fälle) gehörten z.B. nicht oder kaum dislocierte Frakturen,
Spiralfrakturen ohne Drehkeil, die sich ohne besondere Schwierigkeiten reponieren ließen. Operative Indikationen waren vor allem
kurze Schrägbrüche und Querfrakturen in der Schaftmitte und alle
offenen Frakturen. Mit Recht wurde hervorgehoben, daß sich die
Erfolge nach konservativer und operativer Behandlung ungefähr
die Waage halten müßten, wenn differenzierte Inidkationen gestellt
werden und adäquate Behandlungsmethoden zur Anwendung gelangen.
Für den konservativen Behandlungssektor hieße dies die Herausnahme
aller Fälle, bei denen von vornherein mit keinem guten Resultat
zu rechnen ist oder bei denen man nach korrekt eingeleiteter un-
blutiger Behandlung feststellt, daß der Verlauf nicht den Erwartungen entspricht. Eine erfolglose konservative Behandlung sollte
rechtzeitig abgebrochen und durch eine adäquate Osteosynthese
ersetzt werden. Der Begriff "rechtzeitig" wird dahingehend prä-

zisiert, nicht erst die Pseudarthrose abzuwarten, sondern innerhalb eines abschätzbaren Zeitraumes von etwa 4-6 Wochen festzustellen, daß die Fraktur immer noch nicht stabil ist, daß mit
weiterem Zuwarten nur die Gefahr von Gelenk- und Muskelschäden
heraufbeschworen wird, ohne daß man für die Knochenheilung etwas
gewinnen würde.

Gerade der Unterschenkelbruch liegt noch stark im Spannungsfeld
contradiktatorischer Stellungnahmen und Diskussionen. Sachlich
richtig wäre es, die Indikation in den Mittelpunkt zu stellen,
die ja gerade beim Unterschenkelbruch ein weites und differenziertes Feld umschließt. So wollen z.B. nicht alle Patienten trotz
guter Knochenheilung und voller Wiederherstellung der Gelenkfunktion eine Verkürzung von 2 cm in Kauf nehmen, um nur einen der
vielen Aspekte zu nennen, die bei der Behandlung des Unterschen-
kelbruchs im Rahmen von guten, empfehlenswerten und relativen
Indikationen in Betracht gezogen werden müssen.

<u>Ob eine Fraktur schließlich konservativ oder operativ behandelt
werden soll</u>, sei natürlich auch bei allen anderen Frakturen eine
Frage der Indikation. In den zahlreichen Einzelreferaten sind die
damit zusammenhängenden Gesichtspunkte ganz gut herausgekommen.
Zusammen mit dem Podiumsgespräch kam auch deutlich zum Ausdruck,
daß sich die Indikationsstellung nicht nur auf den bloßen Frakturtyp beschränkt, sondern auch von den eingangs aufgezählten
Aspekten abhängig ist. Es ist deshalb schwierig, die Indikationsstellung zu schematisieren. Vielmehr müsse man dem Einzelfall
angepaßte Lösungen finden,letzten Endes auch rein methodisch.
Gerade auf dem methodischen Gebiet müsse man dem Operateur persönlichen Spielraum zubilligen, ob er z.B. bei einem Oberschenkelschaftbruch die Marknagelung der Verplattung vorzieht oder umgekehrt. MITTELMEIER z.B. sprach der Platte das Wort, weil er auf
Grund von eigenen Untersuchungen damit die höchsten Werte an
Stabilität erreichte (1700 cm/kp gegenüber 120 nach Goezte-Naht
und 250 bei Verschraubung eines Schrägbruchs allein mit Zug-
schrauben). Auch machte er geltend, daß man beim Einsetzen eines
Marknagels von 40 cm Länge und 16 mm Durchmesser mit einer inneren
Wundoberfläche von rund 200 cm^2 rechnen müsse; größer sei die
Wunde nach Verplattung auch nicht.

Im Rahmen eines umfassenden Konzepts in der Frakturenbehandlung
müßten <u>konservatives</u> und <u>operatives</u> Vorgehen in <u>gleicher Weise
beherrscht</u> und in die <u>Lehrpläne</u> eingebaut werden. Auch die konservative Behandlung sei nicht immer einfach und stelle oft eine
Kunst dar. Als Ergänzung zur konservativen Behandlung könne aber
die Osteosynthese ihre Aufgabe nur dann erfüllen, wenn sie wissenschaftlich, technisch und personell beherrscht werde und wenn
das Infektionsrisiko sehr klein sei, so daß man es fast vernach-
lässigen dürfe.

Jeder, der in der Traumatologie Osteosynthesen durchführt, sei
zu hoher <u>Verantwortung</u> und im Hinblick auf das Vorhandensein
kompententer <u>Zentren</u> zu kritischer <u>Selbsteinschätzung</u> aufgerufen.
Viele Osteosynthesen bedeuten <u>schwierige Chirurgie.</u> Wir sollten
in dieser Hinsicht zu unterscheiden lernen, wie wir dies auf
allen anderen Gebieten der Chirurgie auch tun. Diejenigen, welche
bereits einen <u>Vorsprung</u> haben, sollten sich verpflichtet fühlen,

die Frakturenbehandlung als eine Aufgabe zu betrachten, die über den engeren Kreis der eigenen Klinik hinausreicht. Vielerorts werden die Grenzen der konservativen Behandlung erkannt, und es besteht in zunehmendem Ausmaß der Wunsch nach entsprechenden Kontakten und Instruktion. Hier erwarte uns eine große und dankbare Aufgabe, der wir uns nicht verschließen sollten.

II. *Das instabile Kniegelenk*

W. Müller, Basel

Neuere Aspekte der funktionellen Anatomie des Kniegelenkes

1950 hat DON O'DONOQUE mit seiner pragmatisch orientierten Arbeit über die operative Therapie der Verletzungen an den Hauptbändern des Kniegelenkes einen neuen Anstoß für die Entwicklung der wissenschaftlichen Forschung auf diesem Gebiet gegeben.

In den USA erschien in der Folge eine Reihe von experimentell ausgerichteten Studien mit verschiedenartigen Zerreißproben und Festigkeitsprüfungen. Die Namen KENNEDY und MARSHALL sind dabei besonders bemerkenswert. Auf dem pragmatisch-klinischen Gebiet haben sich SLOCUM, HUGHSTON, NICHOLAS und McINTHOSH hervorgetan.

In Frankreich hat sich um TRILLAT eine wesentliche Arbeitsgruppe in vorwiegend physiologisch orientierter Weise um die Kenntnisse der aktiven und passiven Funktionselemente des Kniegelenkes verdient gemacht.

In unserem Sprachraum hat sich MENSCHIK in den letzten Jahren mit seinen Studien über die Kinematik des Kniegelenkes hervorgetan. Er griff alte formalanatomische Elemente auf und verglich sie mit den Forderungen, welche sich aus mathematisch-technischen Berechnungen ergeben hatten. Seither verstehen wir besser, warum ein Band seine ganz spezielle Lage einnehmen muß und warum es für seine Form und Gestaltung nur eine funktionsgerechte Erscheinungsmöglichkeit gibt.

<u>Passive Funktionselemente</u>

Am Beipiel des vorderen Kreuzbandes kann dies im Bild besonders gut deutlich gemacht werden. Die <u>beiden Kreuzbänder</u> sind miteinander mechanisch im sogenannten <u>überschlagenen Gelenkviereck</u> verbunden. Der <u>Steg dieses Vierecks</u>, also im Falle des Kniegelenkes die Verbindungslinie der beiden Kreuzbandansatzpunkte am Femur, muß eine genau bestimmte Länge und eine Winkellage von 40° zur Femurschaftachse aufweisen. Nur so kann während des normalen Bewegungsumfanges die von den Kreuzbändern bewerkstelligte Integration der Roll-Gleitbewegungen des Femur auf der Tibia erfolgen. Dabei sind beide Kreuzbänder immer in ihrer ganzen Länge ausgespannt (allerdings mit variierendem Zug) (Abb.1).

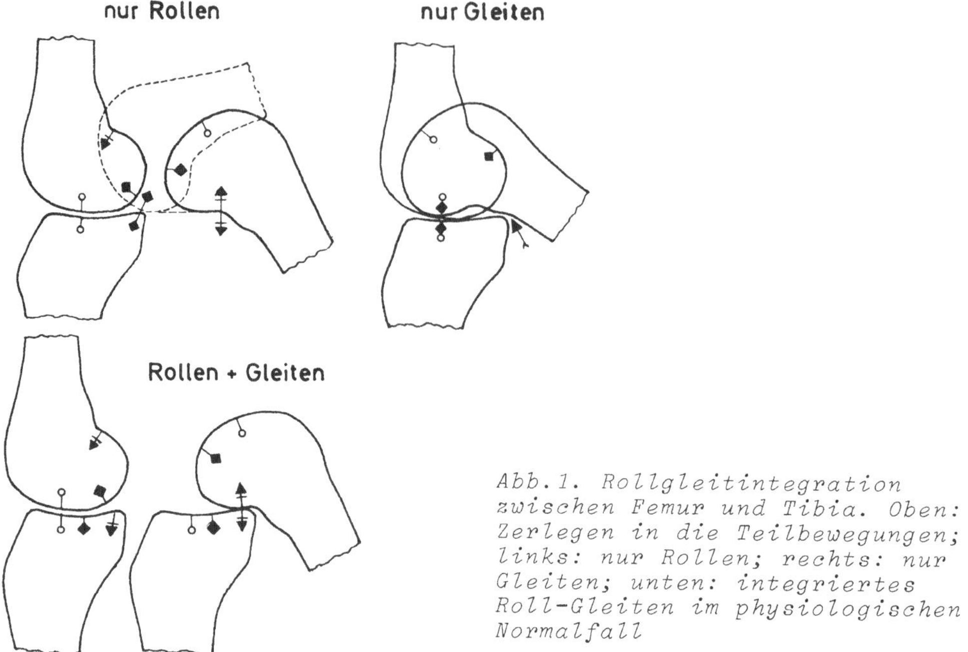

Abb.1. *Rollgleitintegration zwischen Femur und Tibia. Oben: Zerlegen in die Teilbewegungen; links: nur Rollen; rechts: nur Gleiten; unten: integriertes Roll-Gleiten im physiologischen Normalfall*

Wird nun z.B. ein vorderes Kreuzband am falschen Ort, zu weit vorne, reinseriert, dann wird es sich bei jeder Extension-Flexion erst in Falten legen und anschließend überdehnen. Der zerrissene Nahtdraht mit 1 cm Diastase im Röntgenbild bei Flexion erbringt den klinischen Beweis (Abb.2).

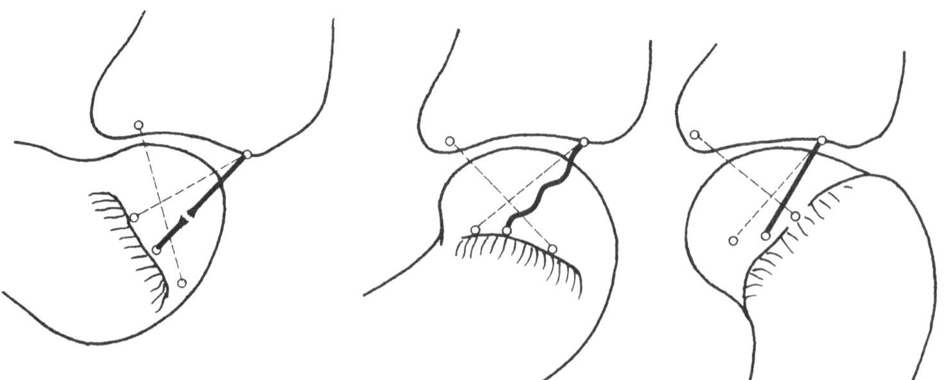

Abb.2. *Falsche Insertion des vorderen Kreuzbandes. Gestrichelte Linie: normale Kreuzbandlage. Ausgezogene Linie: falsche Lage. Das Band lockert und überdehnt sich in jeder Extensions-Flexionsbewegung*

Ein zu langes vorderes Kreuzband bringt zugleich die Desintegration der Rollgleitbewegung mit sich. Beim klinisch prüfbaren
Pivot shift Syndrom von McINTOSH oder Jerk Test von HUGHSTON
wird es deutlich, daß die Condylenrolle vorerst nur rollt und
damit einen Auflagepunkt viel zu weit hinten auf der Tibia einnimmt, also nach dorsal zu subluxiert steht. Die Tibia selbst
steht dabei in "Schubladenstellung" zu weit vorn (Abb.3). Bei
ca. 40° Flexion wechselt der Tractus iliotibialis seine Funktion
vom Extensor des Kniegelenkes zum Flexor und genau in diesem
Moment holt die Condylenrolle ruckartig das verpaßte Gleiten
nach und springt um 1 1/2 bis 2 cm an seinen für den bestehenden
Flexionsgrad normalen Auflagepunkt im Tibiaplateau zurück (Abb.4).

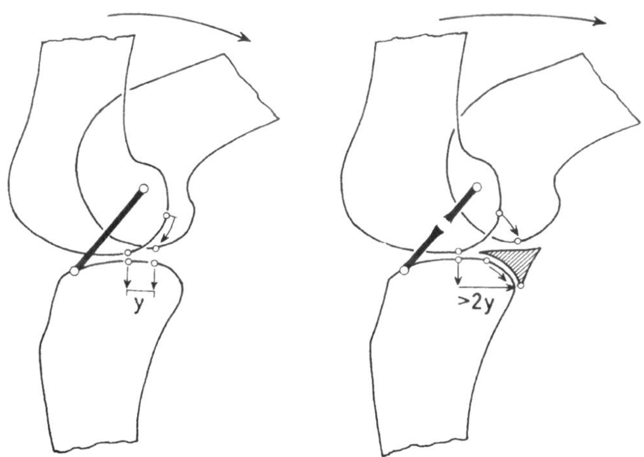

*Abb.3. Desintegration der Rollgleitbewegung bei vorderer Kreuz-
bandinsuffizienz*

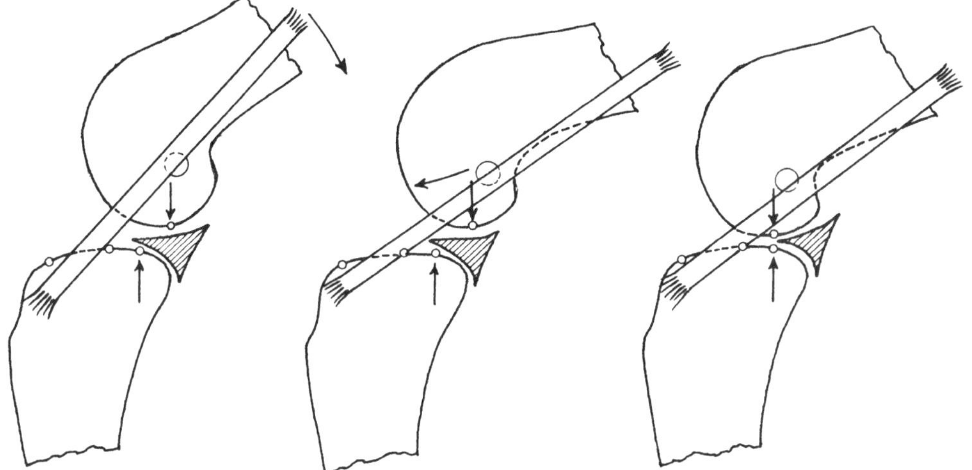

*Abb.4. Subluxation des Femurs auf der Tibia als Pivot Shift
Phänomen bei vorderer Kreuzbandinsuffizienz*

Funktionelle Kongruenz - Inkongruenz

Genau so, wie diese Tatsache für das vordere Kreuzband stimmt,
hat sie für jedes andere Band Gültigkeit. Die Collateralbänder
können nur an einem genau determinierten Ort liegen, damit sie
während der Flexion bei der durch das Kreuzbandviereck geführten
Rück- und Distalverlagerung der Kniegelenkachse nicht überdehnt
und verlängert werden.

Diese Erkenntnisse haben uns gezwungen, die genaue Normalanatomie
wieder in den Vordergrund zu stellen. Die Erfahrung hat uns auch
bestätigt, daß wir bei schwerst zerstörten Kapselbandsystemen am
Kniegelenk erstaunlich gute Resultate mit voller Wiederherstellung auch hochgestellter Leistungsfähigkeit erzielen können,
wenn wir mit Kenntnis und Sorgfalt die Strukturen der Normalanatomie entsprechend wiederherstellen. Dieselbe Erfahrung lehrt
uns aber auch, daß wir veraltete unstabile Kniegelenke auch nach
mehreren Eingriffen oft nicht befriedigend stabilisieren können.
Die Erklärung dafür scheint heute damit gegeben zu sein, daß wir
eben in diesen Fällen nicht in der Lage waren, das pluralistische
Normalgefüge wieder herzustellen.

Die nun folgenden Bilder bringen anatomische Situationen verglichen mit den theoretischen Forderungen wie sie MENSCHIK in seinen
3 Arbeiten ausgelegt hat. Die Präparate hat uns in zuvorkommender
Weise der Anatom v. HOCHSTETTER zu diesem Problemkreis hergestellt. Der Vergleich der theoretisch geforderten Lage des medialen Seitenbandes mit seiner anatomischen Wirklichkeit fällt
verblüffend aus. Ganz besonders bemerkenswert ist seine Lage
weit dorsal. Noch weiter dorsal liegt das laterale Collateralband. Zudem ist es erst noch von ventral proximal nach distal
dorsal zu gerichtet. Die Kreuzungspunkte der beiden Bänder liegen
zusammen mit dem Kreuzungspunkt des überschlagenden Kreuzbandvier-
ckes jeweils auf der momentanen Flexionsachse des Kniegelenkes.

Gibt man dem medialen Collateralband einen Insertionspunkt am
Femur, welcher nur wenig mehr ventral liegt, dann liegt erstens
der Kreuzungspunkt nicht mehr auf der momentanen Achse und zweitens wird das Band bei Flexion um beachtliches verlängert, d.h.
mit anderen Worten, es muß im Gebrauch locker werden (Abb.5).

Der Hauptzug des Collateralbandes median ist so gebildet, daß
sich bei Flexion die vorderen Fasern,anstatt locker zu werden,
am Drehpunkt aufwinden und selbst nachspannen. Trotz scheinbarer
Verkürzung der Distanz von Bandursprung zu Ansatz kommt es nicht
zu einer Lockerung. Ein weiterer Verspannungsmechanismus findet
sich am eminent wichtigen posteromedianen Eck, dem sogenannten
point d'angle postéro-interne, wie ihn die Franzosen nennen. Das
aktive Zusatzelement ist hier der Musculus semimembranosus. Dieser
kräftige Innenrotator sendet neben dem Hauptzug der Sehne zum
Tibiakopf zwei kapselspannende Nebenzüge an das Kniegelenk. Erstens das sog. posterior oblique ligament (HUGHSTON) ins postero-
mediane Eck und zweitens das Lig.popliteum obliquum diagonal über
die ganze hintere Kapsel.

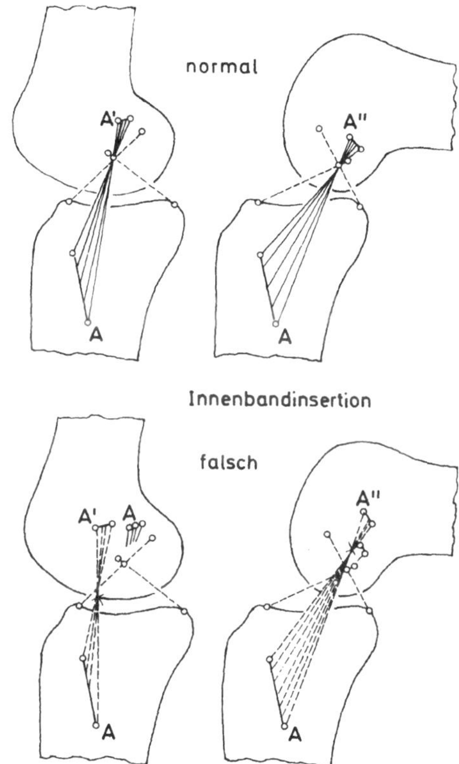

Abb.5. Verlängerung des medialen Seitenbandes während der Flexion bei falscher proximaler Insertion

In den tieferen Schichten der medialen Innenseite findet sich ein weiteres spezielles Strukturmuster. Die femoro-meniscalen Band-Kapselfasern sind in Streckstellung diagonal von hinten proximal unter dem Seitenband Hauptzug nach distal ventral gelegen. Bei einer vollen Flexion finden sich die selben Fasern weiter ventral praktisch dem Hauptlängsband zu parallel liegend. Auch in diesem System beobachtet man eine <u>funktionelle Kongruenz</u>, welche über den ganzen Bewegungsumfang besteht.

Ähnliche Mechanismen finden sich auch auf der lateralen Seite.

Die Bicepssehne ist bestimmt der <u>wichtigste aktive Haltemecha-nismus</u> der Außenseite. Dazu gibt es unter dem eigentlich zarten Seitenband ein laterales Kapseleck, den point d'angle postéro-externe.

Er ist im wesentlichen dafür verantwortlich, den Tibiakopf gegen ein Abgleiten nach hinten so zu halten, daß es im Normalfall keine postero-laterale Rotationsschublade gibt. Das Collateralband allein ist nicht in der Lage, diese Stabilität zu sichern, da es als relativ langes, freiliegendes Band der Tibia große antero-posteriore Bewegungsmöglichkeiten läßt. Auch am point d'angle

postéro-externe finden wir eine Art Aufwindemechanismus dieser
Fasern während des Flexionsaktes.

Als aktives Zusatzelement wirkt die kräftige Sehne des Musculus
popliteus in der genau gleichen Richtung. Sie zieht die laterale
Condylenrolle auf dem Tibiakopf bei fixiertem Unterschenkel nach
dorsal und ist am freihängenden Unterschenkel ein Innenrotator
der Tibia zum Femur.

Aktive Funktionselemente

Nachdem wir an den bisherigen Strukturen die vorwiegend passiven
Elemente der Seiten- und Achsenstabilisatoren durchgegangen sind,
kommen wir nun zu den rein aktiven Stabilisatoren und Hilfsent-
lastern für die passiven Elemente am Kniegelenk.

Es ist undenkbar, daß z.B. ein beim Fußballspiel als Angelpunkt
auf das Maximum strapaziertes Kniegelenk ohne eine aktive Gegen-
steuerung die ganze Kraft allein in seinen passiven Struktur-
elementen abfangen kann. Deswegen werden die aktiven Außenrotatoren wie Biceps und bei genügender Flexion auch der Tractus
iliotibialis mit ihren Innenrotations-Gegenspielern, auf der
Außenseite den Musculus popliteus und auf der Innenseite den
Muskeln der Pes anserinus-Gruppen und dem Semimembranosus kräftig
einspringen und propriorezeptiv gesteuert die Bewegung aktiv
ausgleichen und korrigieren.

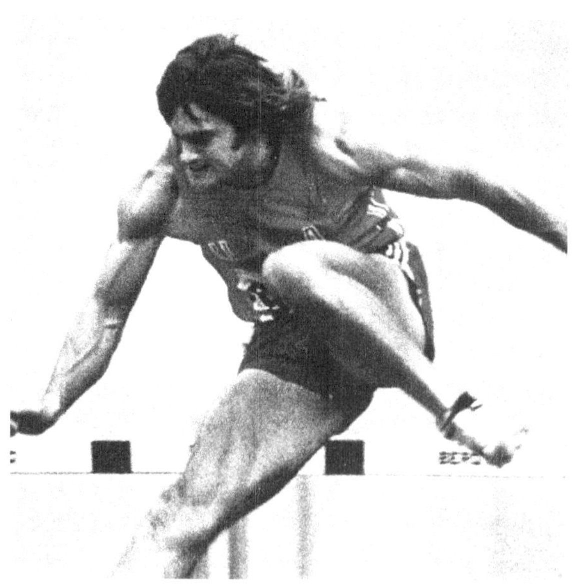

*Abb.6. Beispiel der aktiven Rotation im Kniegelenk. Valgus -
Flexion - Außenrotation*

Innerhalb der zwei Extremvorstellungen Varus-Flexion-Innenrotation
und Valgus-Flexion-Außenrotation kann das Knie in einem eigentlich
erstaunlich großen Bewegungsumfang aktiv kontrolliert eingesetzt
werden. Dabei sind diese Stellungen nicht in erster Linie vom
Flexionswinkel abhängig. So zeigt beispielsweise der Gewichtheber
in über 90° Flexion eine Varus-Flexion-Innenrotationsstellung,
während der Hürdenläufer eine ausgeprägte Valgus-Flexion-Außen-
rotationsstellung einnimmt (Abb.6). Erstaunlicherweise finden
wir bei fast allen Laufsportlern unter Wettkampfbedingungen die
Varus-Flexion-Innenrotationsstellung, während wir beim für das
Kniegelenk sehr variantenreich beanspruchenden Fußball sowohl
häufig die eine, wie die andere Extremstellung des Kniegelenkes
antreffen.

Abschließend können wir feststellen, daß neben einem ausgeklügel-
ten passiven Halteapparat am Kniegelenk, welcher nur in seiner
vielseitigen Ganzheit voll leistungsfähig ist, eine Gruppe aktiver
Innen- und Außenrotatoren vorhanden ist, welche das Kniegelenk
steuernd führen und stabilisieren. Abgesehen von der bisher aus
zeitlichen Gründen nicht behandelten Quadricepsfunktion, spielen
diese Rotatoren mit ihrem ganz erheblichen Muskelvolumen eine
ganz wesentliche Rolle für die Stabilität am Kniegelenk.

L. Schweiberer und P. Hertel, Homburg/Saar
Biomechanik und Pathophysiologie des Kniebandapparates

Biomechanik

Das Kniegelenk führt (ausgenommen die Schlußrotation) unter normalen Bedingungen eine Bewegung in der Sagittalebene aus. Da diese
Bewegung weder durch reines Gleiten noch durch reines Rollen zu
beschreiben ist, entfallen für das Kniegelenk die Bedingungen
des Scharniergelenkes. Andere mechanische Modelle müssen herhalten
(3, 4). Für die Bewegungsbeschreibung hat sich der Vergleich der
anatomischen Strukturen: Fossa intercondylica, Kreuzbänder, Eminentia intercondylica mit einer ebenen, geschlossenen, kinematischen Viergelenkkette außerordentlich bewährt. Die Grundbedingun-
gen dieser Viergelenkkette, die alle mit Papier und Bleistift dargestellt werden können, sollen hier schrittweise erörtert werden.
Die geschlossene Viergelenkkette soll sich als ebene Kette nur in
in einer Ebene fortbewegen. Wenn ein Glied der Kette fixiert wird
(Standglied), sind die Bewegungen der übrigen Glieder determiniert.
Alle Punkte der dem Standglied benachbarten Kettenglieder bewegen
sich auf Kreisen, die Punkte auf dem dem Standglied gegenüberliegenden Glied (Koppel) auf sog. Koppelkurven, die nicht Kreisbahnen
sind. Am Knie liegt eine gekreuzte Vierergelenkkette vor. Dies
gilt unter der Voraussetzung, daß ein Teil der Kreuzbandfasern in
jeder Phase der Beugung gespannt ist. Diese Tatsache wurde mehrfach an anatomisch-funktionellen Untersuchungen nachgewiesen (1,
2).

138

Der momentane Drehpunkt des Kniegelenkes ist nach dem Viergelenk-
kettenmodell der Kreuzungspunkt der Kreuzbänder. Dieser Drehpunkt
(auch Drehpol, Momentanpol oder Geschwindigkeitspol genannt) wandert bei Beugung nach dorsal. Seine Lage ist konstruktiv leicht
zu ermitteln. Je nachdem, ob Tibia oder Femur als Standglied gewählt werden, ergibt sich ein unterschiedlicher Verlauf der Polkurven (Abb.1).

Da im natürlichen Bewegungsablauf sowohl Tibia als auch Femur
gegeneinander bewegt werden, liegt die Polkurve dann zwischen den
beiden bezeichneten Polkurven. Immerhin wandert die Bewegungsachse
des Kniegelenkes bei der Beugung um mehrere Zentimeter nach dorsal, woraus sich zumindest theoretisch einige Probleme bei der
Konstruktion von banderhaltenden Kniegelenksprothesen oder Be-
wegungsgipsen ergeben. Bei fixiertem Femur beschreibt die Koppel
(entsprechend etwa einem Tibiacondylus) bei der Beugung die sog.
Koppelhüllkurve, die in großer Annäherung der Form des dorsalen
Femurcondylus entspricht (Abb.2). Weiterhin ist es möglich, aus
der Bewegung der Koppel die femoro-tibialen Kontaktpunkte zu
konstruieren (Abb.2). Daraus ergibt sich, daß in Streckung eher
ein Rollen, bei der Beugung eher ein Gleiten des Femurcondylus
auf der Tibiakonsole stattfindet. Dies entspricht den empirisch
gefundenen Vorstellungen (FICK).

Pathophysiologie

Die wesentlichen Elemente der passiven Kniestabilität liegen auf
der Dorsalseite, gewissermaßen als Widerlager des Quadriceps,
des mächtigen aktiven Kniegelenkstabilisators. Zentral bilden
die Kreuzbänder den Dreh- und Angelpunkt des Kniegelenks, peripher
sorgt der Kapselbandapparat mit einzelnen herausragenden Strukturen für den ligamentären Anschlag der immer wiederkehrenden Be-
wegungskombination Flexion-Varus-Innenrotation und Flexion-Valgus-
Außenrotation. Die Kreuzbänder sind für die Kniestabilität unent-
behrlich. Isolierte vordere Kreuzbandverletzungen sind möglich
bei Überstreckung und gleichzeitiger Innenrotation (2). Obwohl
die experimentelle Durchtrennung des vorderen Kreuzbandes nur
eine gering vermehrte Schublade von etwa 3 mm ergibt (3), zeigen
doch unbehandelte Fälle eine zusätzliche Auswalzung des peripheren Kapselbandapparates mit einer massiven Zunahme der Instabilität, z.T. mit einer aktiven Schublade. Dies zeigt für die Versorgung von frischen und die Rekonstruktion von alten Kniebandverletzungen eindringlich die Bedeutung des Kreuzbandsystems an.
Dabei ist die korrekte Position der Reinsertion oder der Plastik
von ausschlaggebender Wichtigkeit für den späteren Erfolg (1, 2)
(Abb.3). Die Originalzeichnung von JONES (5) zeigt bei der vorderen Kreuzbandplastik sowohl tibial als auch femoral falsche Ansätze.

Die einfachen Kniebandinstabilitäten zeigen bei korrekter Untersuchung (Schmerzfreiheit bzw. Narkose, kein Kniegelenkserguß usw.)
einen Stabilitätsverlust nur in einer Richtung. Die Valgusinstabilität beim Innenbandschaden nimmt im Experiment bei schrittweiser Durchtrennung vom Innenband, medialem Kapselband und hinterer Kapselschale auch in Streckstellung zu (3, 9). Durch leichtes Anbeugen ergibt sich jedoch ein deutlicher Vergrößerungseffekt.

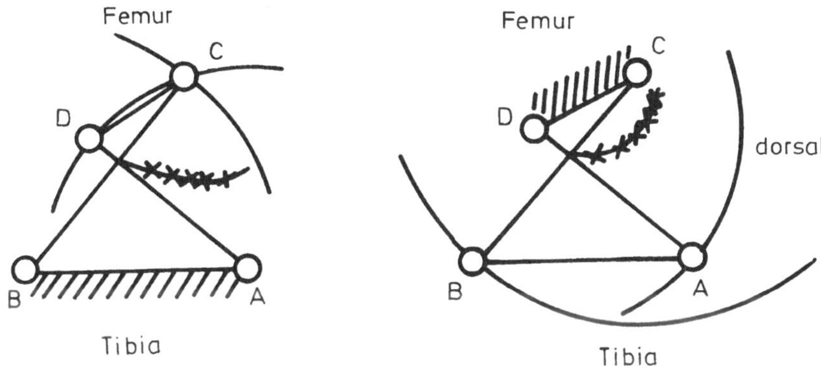

Abb.1. Konstruktion der Polkurve (Kreuze). Je nachdem ob Tibia oder Femur als Standglied gewählt werden, ergeben sich unterschiedlich verlaufende Polkurven

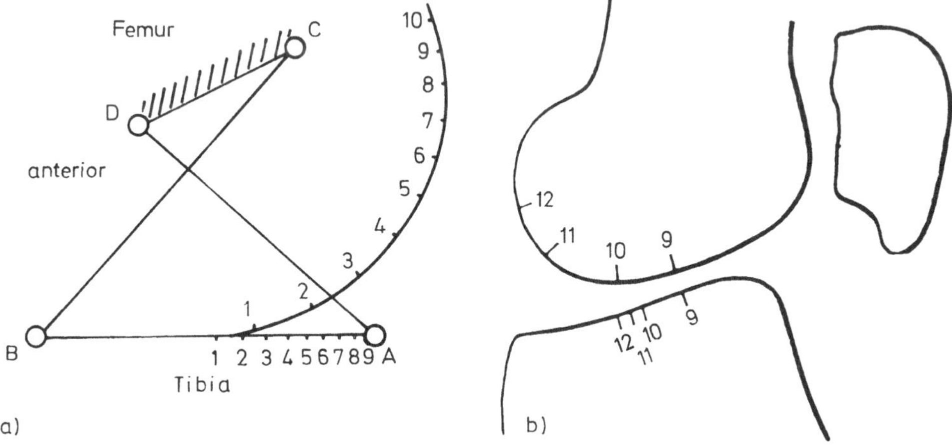

Abb.2. Konstruktion der femoro-tibialen Kontaktpunkte 1 bis 10, die im einzelnen bei (3) nachzulesen ist. Die nach dorsal auf der Tibiakonsole eng zusammenrückenden Kontaktpunkte weisen auf eine verstärkte Gleitbewegung der Femurrolle in den Endphasen der Beugung hin. Es ergibt sich eine gute Übereinstimmung mit den empirisch gefundenen Werten (2b nach FICK)

Bei Zunahme der Gewalteinwirkung treten sowohl in horizontaler, frontaler oder rotatorischer Richtung Kreuzbandverletzungen auf. Meist reißt das anatomisch schwächere vordere Kreuzband. Es ist eine Komplexinstabilität (7) entstanden. Der Häufigkeit nach überwiegt die antero-mediale vor der antero-lateralen und den beiden posterioren Komplexinstabilitäten. Die experimentelle Nachprüfung dieser Komplexinstabilität zeigt, daß evidente seitliche und Schubladeninstabiltäten sowie Rotationsschubladen erst bei Verlust der Kreuzbandstabilität auftreten (Abb.4).

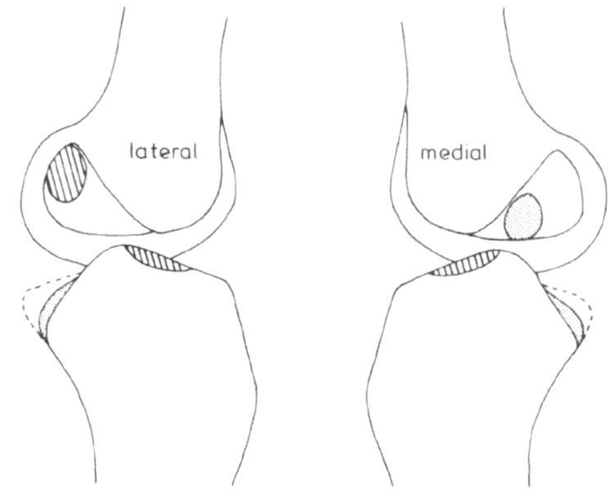

a

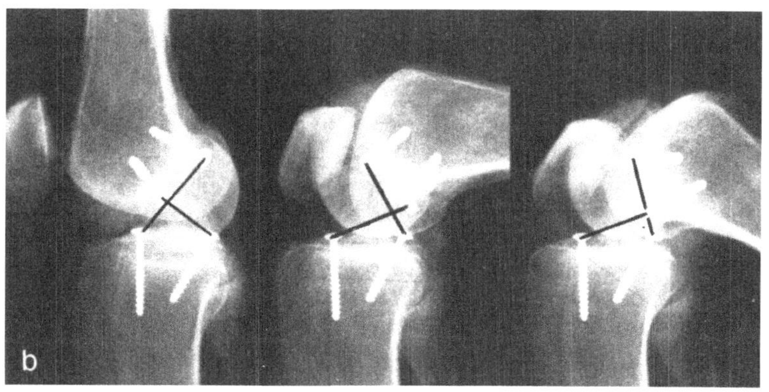

Abb.3a u.b. (a) Ansatzflächen des vorderen Kreuzbandes (schraffiert) und des hinteren Kreuzbandes (gepunktet). Die Ansatzflächen
der Kreuzbänder sind relativ groß und müssen bei der Reinsertion
bzw. bei der plastischen Versorgung genau beachtet werden, da
sonst sekundäre Lockerungen resultieren. Der tibiale Ansatz des
vorderen Kreuzbandes nimmt eine etwa 3 cm lange Fläche im vorderen
Anteil der Eminentia intercondylica ein. Der tibiale Ansatz des
hinteren Kreuzbandes liegt etwa senkrecht dazu in einer Einsenkung
zwischen den dorsalen Tibiacondylen versteckt. Der femorale Ansatz
des vorderen Kreuzbandes befindet sich in der dorso-cranialen
Hälfte der medialen Fläche des lateralen Femurcondylus, während
der femorale Ansatz des hinteren Kreuzbandes an der ventro-cau-
dalen Hälfte der lateralen Fläche des medialen Femurcondylus
liegt. (b) Die Kreuzbandansätze wurden durch Schraubenköpfe markiert. Die Schraubenköpfe nehmen nur einen Teil der Ansatzfläche
ein (vgl. mit Abb.3a). Die Winkelbewegung der Kreuzbänder ist
bei der Beugung wesentlich kleiner als der Beugewinkel des
Kniegelenkes

Abb.4a u.b. (a) Die antero-mediale Komplexinstabilität, durch
schrittweise Durchtrennung des medialen Kapselbandes, des Innenbandes mit der dorso-medialen Kapselschale und des vorderen Kreuz-

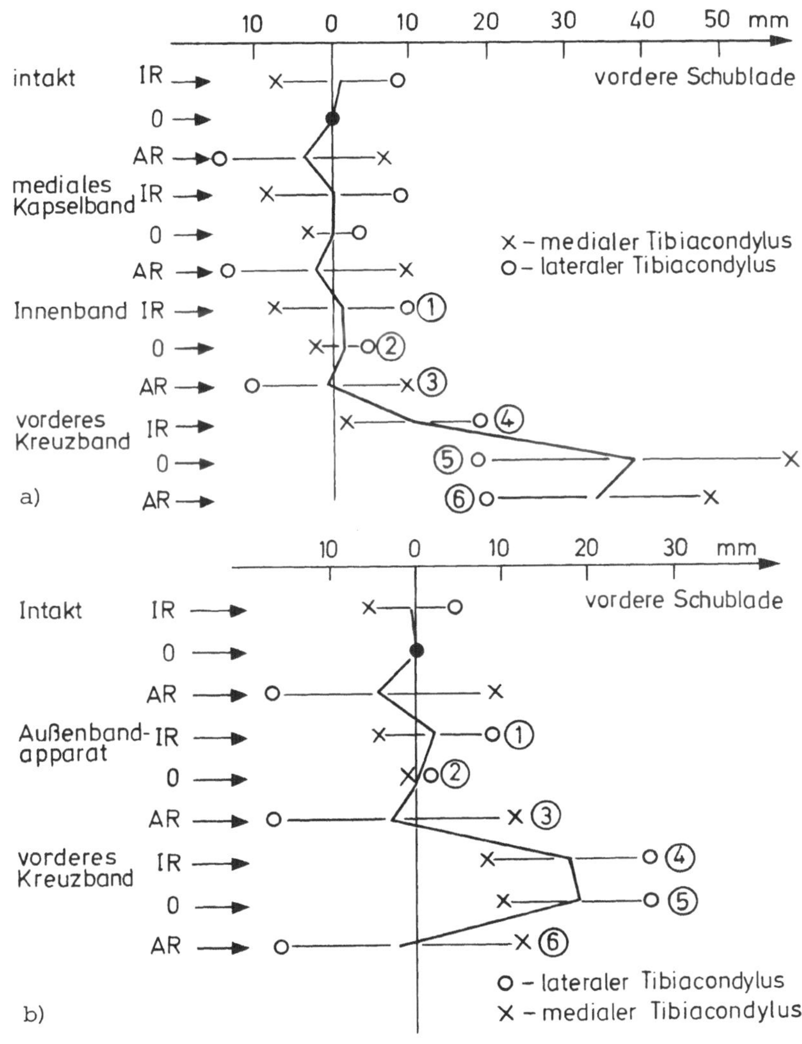

bandes experimentell dargestellt. Ventraler Zug am medialen und lateralen Tibiacondylus jeweils 3 kg. IR = 20° Innenrotation des Unterschenkels; O = Neutralposition; AR = 20° Außenrotation des Unterschenkels. Die Mittellage der Tibiakonsole (durchgezeichnete Linie) verschiebt sich erst bei Durchtrennung des vorderen Kreuzbandes. Diese vordere Rotationsschublade (Pos. 5 und 6) kann durch Innenrotation des Unterschenkels weitgehend verhindert werden (Pos. 4). (b) Die antero-laterale Instabilität entsprechend Abb.4a bei experimenteller Durchtrennung des Außenbandapparates und des vorderen Kreuzbandes. Der laterale Tibiacondylus (Kreis) verschiebt sich nach Durchtrennung des Außenbandapparates weiter nach ventral und zeigt bei annähernd normaler Kniemittellage eine vermehrte Innenrotationsinstabilität an (Pos. 1). Nach Durchtrennung des vorderen Kreuzbandes kommt es zu einer starken Ventralverschiebung des Tibiaplateaus (Pos. 4 und 5). Durch Außenrotation kann die vordere Schublade verhindert werden, da der mediale Kapselbandapparat intakt ist (Pos. 6)

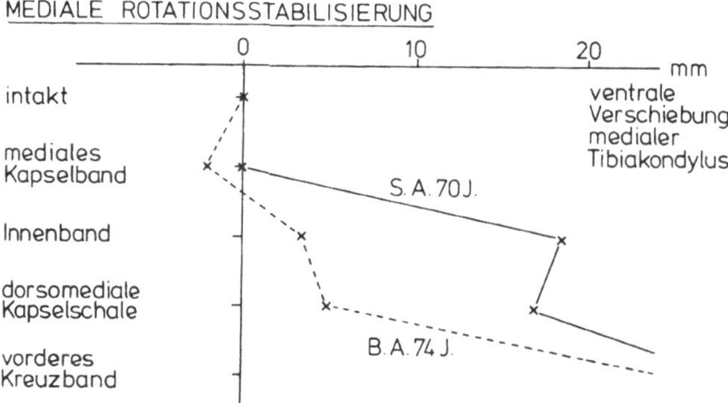

Abb.5. Bei schrittweiser Durchtrennung der medialen Kapselband-
strukturen und des vorderen Kreuzbandes und ventral gerichtetem
Zug am medialen Tibiacondylus von 3 kg verschiebt sich der mar-
kierte mediale Tibiacondylus erst bei Durchtrennung des Innen-
bandes stärker nach ventral. Die Durchtrennung des medialen
Kapselbandes und der dorso-medialen Kapselschale haben keinen
Einfluß auf die Verschiebung des medialen Tibiacondylus. Bei
Durchtrennung des vorderen Kreuzbandes kommt es zu einer starken
Ventralverschiebung des medialen Tibiacondylus

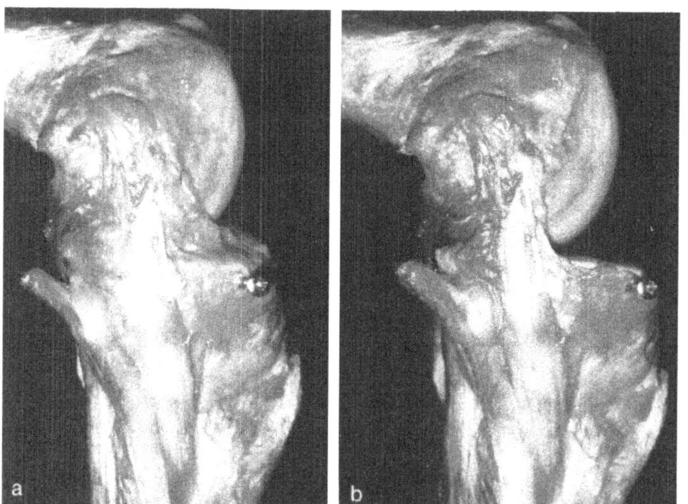

Abb.6a u.b. (a) Rotationsstabilisierung durch den Innenmeniscus.
Nach Entfernung des Innenmeniscus (b) läßt sich der durch eine
Kleinfragmentschraube markierte Innenmeniscus um mehrere Milli-
meter weiter nach außen rotieren

Umstritten sind die Strukturen, die die antero-mediale Rotation
sichern. KENNEDY sowie SLOCUM und LARSON (6, 8) nehmen an, daß
die medialen Strukturen in der Reihenfolge: mediales Kapselband
- oberflächliche Schicht des Innenbandes, dorso-mediale Kapselschale reißen. Dem medialen Kapselband und der dorso-medialen
Kapselschale wurde wesentliche Bedeutung bei der medialen Rotationssicherung zugemessen. Dies ist sicherlich nicht richtig.
Eigene Untersuchungen (3) haben ergeben, daß lediglich der
oberflächlichen Schicht des Innenbandes eine größere Bedeutung
bei der Rotationssicherung zukommt (Abb.5). Dies deckt sich mit
den exakten Messungen anderer Untersucher (9).

Ein weiterer wichtiger passiver Kniegelenksstabilisator ist der
Meniscus. Im Experiment läßt sich nach medialer Meniscektomie
eine sofortige Vermehrung der Außenrotation des medialen Femurcondylus demonstrieren (Abb.6). Diese Tatsache unterstreicht die
Notwendigkeit, bei Komplexverletzungen den häufig peripher abgerissenen Meniscus unter allen Umständen zu erhalten.

Zusammenfassung

Die Grundzüge der Kinetik des Kniegelenkes werden am Modell der
ebenen kinematischen Viergelenkkette aufgezeigt. Die Bewegungsachse des Kniegelenkes wandert bei Beugung nach dorsal. Die Verteilung von Rollen und Gleiten des Femurcondylus bei der Beugung
ist konstruktiv zu ermitteln und entspricht den empirischen Werten. Die passive Kniegelenksstabilität wird zu einem wesentlichen
Anteil durch die Kreuzbänder gesichert. Dem ist durch entsprechende akute oder plastische Versorgung von Bandverletzungen Rechnung
zu tragen. Für den Späterfolg ist die korrekte Anatomie der Band-
versorgung von entscheidender Bedeutung. Die mediale Rotationssicherung erfolgt durch die oberflächliche Schicht des Innenbandes. Die Verletzung der tiefen Schicht des Innenbandes und der
dorso-medialen Kapselschale haben keinen Stabilitätsverlust in
der Rotation zur Folge, sofern der Innenmeniscus intakt ist.

Literatur

1. ARTMANN, M., WIRTH, C.J.: Untersuchung über den funktionsge-
   rechten Verlauf der vorderen Kreuzbandplastik. Z. Orthop. 112,
   160-165 (1974).
2. GIRGIS, F.G. et al.: The cruciate ligaments of the knee joint.
   Clin. Orthop. 106, 216-231 (1975).
3. HERTEL, P., SCHWEIBERER, L.: Biomechanik und Pathophysiologie
   des Kniebandapparates. Hefte z. Unfallheilk. 125, 1-16 (1975).
4. HUSON, A.: Biomechanische Probleme des Kniegelenks. Orthopäde
   3, 119-125 (1974).
5. JONES, K.G.: Reconstruction of the anterior cruciate ligament.
   J.Bone Jt.Surg. 45 A, 925-932 (1963).
6. KENNEDY, J.C., FOWLER, P.J.: Medial and anterior instability
   of the knee. J.Bone Jt.Surg. 53 A, 1257-1270 (1971).
7. NICHOLAS, J.A.: The five-one Reconstruction for Anteromedial
   instability of the knee. J.Bone Jt.Surg. 55 A, 899-922 (1973).
8. SLOCUM, D.B., LARSON, R.L.: Rotatory instability of the knee
   J.Bone Jt.Surg. 50 A, 211-225 (1968).
9. WARREN, L.F.et al.: The prime static stabilizer of the medial
   side of the knee. J.Bone Jt.Surg. 56 A, 665-674 (1974).

H. Contzen, Frankfurt/M.

Klinische Diagnostik bei Kniegelenkinstabilität

Die funktionelle Anatomie des Bewegungssystems "Kniegelenk" erklärt, daß hier eine isolierte traumatische Schädigung einzelner
Strukturen kaum denkbar, die Kombinationsverletzung der zur
Funktionseinheit gehörenden Bänder und Gelenkanteile dagegen die
Regel ist. Jede Position des Schienbeinkopfes zur Oberschenkelrolle und insbesondere jeder Bewegungsablauf wird durch die Form
der gelenkbildenden Knochen- und Knorpelteile, durch die Tektonik
und den Verlauf der Kapsel-Bandsysteme gestützt, geführt und begrenzt. So muß die gewaltsame Überwindung einer, die Position
stützenden, den Bewegungsablauf führenden und bremsenden Funktionseinheit deren Schädigung bedeuten, die natürlich unterschiedlich schwer sein und am Kapsel-Bandapparat von der sog. Zerrung
bis zur vollständigen Ruptur reichen kann. Bei bleibender dynamischer Instabilität des Kniegelenkes kommen als Ursache nur
stattgehabte Rupturen innerhalb der stabilisierenden Kapsel-
Band-Systeme in Frage.

Die exakte Anamnese mit Analyse des für die Kniegelenkinstabilität
angeschuldigten Ereignissses ergibt bereits Hinweise auf die
Lokalisation des Schadens.

So ist bei abrupter Überstreckung des Unterschenkels, z.B. beim
Fußballer durch Sturz des angreifenden Gegners auf den Ober-
schenkel des Schußbeines,eine Verletzung des vorderen Kreuz-
bandes ggf. kombiniert mit der dorsalen Kapselwand zu erwarten;
die typische Knieanprallverletzung mit Dorsalluxation des ge-
beugten Unterschenkels führt vor allem zu Schäden am hinteren
Kreuzband; der seitliche Knieanprall, z.B. in Form der sog.
Stoß-Stangenverletzung,führt in der Regel zur Schädigung, ggf.
Ruptur der medialen Kapselanteile, damit auch des medialen
Seitenbandes und des Innenmeniscus.

Schwieriger ist die Analyse indirekter Gewalteinwirkung auf das
Kniegelenk, z.B. durch extreme Torsionseffekte bei fixiertem
Unterschenkel.

So kann beim Skilauf die Verkantung des Bergskis mit Sturz nach
talwärts durch extreme Außenrotation und Abduktion des gebeugten
Unterschenkels eine Zerreißung des gesamten medialen Kapsel-
Bandapparates mit Ablösung des medialen Meniscus und Ruptur
des vorderen Kreuzbandes, also die typische unhappy triad,mit
bleibender antero-medialer Kniegelenkinstabilität bedingen;
am talskitragenden Bein ist dabei durch extreme Adduktion und
Innenrotation des in Beugestellung fixierten Unterschenkels
die Schädigung ggf. Ruptur des äußeren Seitenbandes, häufig
dabei auch des distalen Tractus ilio-tibialis bzw. des Ansatzes
des Musculus biceps femoris sowie des vorderen Kreuzbandes mit
bleibender antero-lateraler Instabilität verursacht.

Die körperliche Untersuchung sollte stets mit der Stabilitäts-
prüfung am gesunden Kniegelenk beginnen, um nicht durch anlage-
bedingte Bandlaxitäten, z.B. beim sog. Ehlers-Danlos-Syndrom,

oder durch Innervationsschwäche der stabilisierenden Muskelgruppen getäuscht zu werden.

Zunächst ist die statische oder Geamtstabilität des Kniegelenkes bei gestrecktem Unterschenkel zu kontrollieren. Das durch die Schlußrotation in dieser Stellung verriegelte Kniegelenk läßt im Normalfall keine passive Verschiebung der gelenkbildenden Knochenteile zu. Ist bei gestrecktem Unterschenkel eine seitliche Aufklappbarkeit nachzuweisen, so sind außer dem Seitenband in jedem Fall die gleichseitigen dorsalen Kapselstrukturen, hier vor allem die starken, schalenförmigen Kapselecken, bei passiver Aufklappbarkeit um mehr als 10 Grad ist immer auch das hintere Kreuzband geschädigt, meist zerrissen; die Stabilität des hinteren Kreuzbandes ist dann noch durch die Prüfung der hinteren Schublade bei 90 Grad Beugung des Unterschenkels zu prüfen.

Der Ab- oder Adduktionsversuch am gestreckten Unterschenkel gibt somit keinen direkten Aufschluß über den Zustand des Seitenbandapparates, d.h. im Umkehrschluß, wenn bei gestrecktem Unterschenkel Seitenstabilität festgestellt wird, dann können bei intakter hinterer Kapselschale trotzdem die seitlichen Bänder und Kapselbandstrukturen zerrissen sein.

Die integrierte Untersuchung der Seitenbandstabilität ist ausschließlich bei Beugung des Unterschenkels um etwa 30 Grad möglich. Dabei ist zu bedenken, daß der Effekt der Collateralbänder durch die gleichseitige hintere Kapselschale und durch die Kreuzbänder verstärkt wird, diese Strukturen aber durch Rotation gespannt und entspannt werden können. Die unterschiedliche Aufklappbarkeit des seitlichen Gelenkspaltes ist also bei Innen- und Außenrotation des gebeugten Unterschenkels festzustellen und miteinander zu vergleichen.

Das mediale Seitenband ist daher zweckmäßigerweise zunächst durch Abduktion des gebeugten Unterschenkels in Innenrotation zu prüfen. Dabei wird das vordere Kreuzband gespannt, die medio-dorsale Kapselschale entspannt. Ist in dieser Position eine, gegenüber dem unverletzten Kniegelenk vermehrte Aufklappbarkeit des medialen Gelenkspaltes nachzuweisen, so ist eine Laxität des medialen Seitenbandes sicher, bei Aufklappbarkeit bis zu 1 cm dessen Ruptur wahrscheinlich und bei möglicher weiterer Abduktion des Unterschenkels auch die Schädigung des vorderen Kreuzbandes anzunehmen. Verstärkt sich die Aufklappbarkeit bei nachfolgender Außenrotation des Unterschenkels, so muß auch die medio-dorsale Kapselschale insuffizient sein.

In gleichem Sinne erfolgt die Prüfung des lateralen Seitenbandes, nur daß hier der gebeugte Unterschenkel naturgemäß adduziert und zunächst außenrotiert wird. Klafft dabei der äußere Gelenkspalt um 1 cm und mehr, so muß das Außenband bei zunehmender Aufklappbarkeit in nachfolgender Innenrotation auch das vordere Kreuzband und schließlich die latero-dorsale Kapselschale durchtrennt sein.

Von HERTEL und SCHWEIBERER (3) wird daher der Grundsatz postuliert, daß Varus- und Valgusinstabilitäten mit einer Aufklappbarkeit des jeweiligen Gelenkspaltes um mehr als 25 mm immer die gleichzeitige Kreuzbandläsion anzeigen.

Aus diesem funktionellen Verbund zwischen Kreuz- und Seitenbändern
bei der Stabilisierung des Kniegelenkes sowohl in sagittaler als
auch in frontaler Richtung vor allem aber auch als Rotationsbremse
ist erkennbar, daß isolierte Kreuzbandrupturen besonders selten
sind. Den jeweils stärksten Spannungszustand weist das vordere
Kreuzband bei Extension und Außenrotation, das hintere Kreuzband
bei Flexion und Innenrotation des Schienbeinkopfes auf. In neueren
Veröffentlichungen wird übereinstimmend auf die Bedeutung des
hinteren Kreuzbandes als sog. zentraler Stabilisator hingewiesen
(4, 5), diese Funktion auch dadurch unterstrichen, daß die Reiß-
festigkeit des hinteren Kreuzbandes die der drei anderen Haupt-
bänder des Kniegelenkes weit übertrifft (5).

Dementsprechend ist bei Kreuzbandschäden noch seltener als nach
Seitenbandläsionen das Vorliegen einer sog. einfachen Instabilität
(nach vorn oder nach hinten), als vielmehr besonders häufig eine
sog. Komplexinstabilität, also eine pathologische Beweglichkeit
des Schienbeinkopfes zur Oberschenkelrolle um mindestens 2 Ach-
sen, meist in Form der sog. Rotationsinstabilität, zu erwarten.
Deren Nachweis erbringt die für Indikation und Prognose wesentliche Aussage.

Die bisher übliche Prüfung der sog. einfachen Schublade (nach
vorn und/oder hinten) am rechtwinkelig gebeugten, aber in der
Rotationsachse neutral gehaltenen Unterschenkel ergibt somit
keine ausreichende Information, da dabei stets die seitlichen
Kapselbandstrukturen mit angespannt werden. Daraus folgt einmal,
daß bei intakten seitlichen Bandstrukturen auch eine isolierte
Ruptur des vorderen Kreuzbandes nicht unbedingt ein positives
Schubladenphänomen zur Folge haben braucht, zum anderen, daß bei
eindeutiger vorderer Schublade außer dem vorderen Kreuzband auch
ein seitliches Bandkompartiment geschädigt sein, dann also eine
Rotationsinstabilität vorliegen muß.

Die Rotationsinstabilität des Kniegelenkes wird in der von SLOCUM
angegebenen Form am rechtwinkelig gebeugten, zunächst um 15 Grad
nach außen und dann um 30 Grad nach innen rotierten Unterschenkel
geprüft, wobei die jeweilige Position durch Fixation des aufge-
setzten Fußes mit dem Oberschenkel des Untersuchers gehalten
werden muß.

Beim Nachweis einer vorderen oder hinteren Schublade am außen-
oder innenrotierten Schienbeinkopf ist zunächst die Richtung der
Instabilität nach anterior oder posterior, d.h. die Läsion vor
allem des vorderen, seltener des hinteren Kreuzbandes festzustellen; das positive Schubladenzeichen in 15 Grad-Außenrotation
beweist dann die gleichzeitige Schädigung der medialen Kapsel-
Bandstrukturen, in 30 Grad-Innenrotation die des lateralen
Seitenbandes und der lateralen Kapselstrukturen. Eine dabei auch
sicht- und tastbare Ventralverschiebung des medialen oder lateralen Schienbeinkopfes deutet stets auf die Zerreißung der gleichseitigen hinteren Kapselschale hin.

Es ergeben sich somit 4 Möglichkeiten für eine Rotationsinstabilität am Kniegelenk (NICHOLAS):

<u>anteromediale Rotationsinstabilität</u>

(häufigste Verletzungskombination) durch forcierte Abduktion
des in Außenrotation befindlichen Unterschenkels (Primärver-
letzung meistens die sog. unhappy triad)

Läsion des medialen Bandkompartements (+ medialer Meniscus)
und des vorderen Kreuzbandes

<u>anterolaterale Rotationsinstabilität</u>

durch forcierte Adduktion des innenrotierten Unterschenkels
Läsion des lateralen Bandkompartiments (+ lateraler Meniscus)
und des vorderen Kreuzbandes

<u>posteromediale Rotationsinstabilität</u>

(seltene Verletzungskombination) durch Frontanprall am halb-
gebeugten, außenrotierten Unterschenkel

Läsion vorwiegend der dorsalen Anteile des medialen Bandkompartiments und des hinteren Kreuzbandes (häufig auch beider Menisci)

<u>posterolaterale Rotationsinstabilität</u>

durch Frontanprall am adduzierten, außenrotierten Unterschenkel

Läsion vorwiegend der dorsalen Anteile des lateralen Bandkompartiments (häufig auch des M.biceps femoris) und des hinteren
Kreuzbandes

Erfahrungsgemäß kann bei manueller Prüfung die Unterscheidung
zwischen vorderer und hinterer Instabilität vor allem am weich-
teilstarken Kniegelenk schwierig sein; die notwendige Klärung
ist dann durch Röntgen-Vergleichsaufnahmen beider Kniegelenke
im seitlichen Strahlengang bei rechtwinkelig gebeugtem Unterschenkel und aufgesetztem Fuß leicht und sicher möglich. Grundsätzlich sollten auch die seitliche Aufklappbarkeit wie die
positiven Schubladenphänomene durch gehaltene Röntgenaufnahmen
dokumentiert und so deren Ausmaß meßtechnisch erfaßt werden.

Außer diesen geschilderten, typischen Formen der einfachen und
komplexen Instabilitäten am Kniegelenk sind auch sog. <u>kombinierte
Komplexinstabilitäten</u> mit Zerreißung sowohl der medialen als
auch der lateralen Bandstrukturen sowie beider Kreuzbänder möglich. Diese schwersten Verletzungen des Kniegelenkes gehen aber
stets mit einer groben Verrenkung des Schienbeinkopfes einher und
sind praktisch niemals Gegenstand einer späteren, detaillierten
Untersuchung zur Abklärung einer verbliebenen Kniegelenkinstabilität.

<u>Literatur</u>

1. BLAUTH, W.: Untersuchung des verletzten Kniegelenkes. Schrif-
   tenreihe Unfallmedizin. Tag. der gewerb. BG., Heft <u>21</u>, 17
   (1974).
2. CONTZEN, H.: Diagnostik beim instabilen Kniegelenk. Hefte z.
   Unfallheilk. <u>125</u>, 80 (1975).

3. HERTEL, P., SCHWEIBERER, L.: Biomechanik und Pathophysiologie
   des Kniebandapparates. Hefte z. Unfallheilk. <u>125</u>, 1 (1975).
4. HUGHSTON, J.C., ANDREWS u. Mit.: Classification of knee ligament instabilities. J.Bone Jt.Surg. <u>58 A</u>, 159 u. 173 (1976).
5. KENNEDY, J.C., HAWKINS, R.J. u. Mit.: Tension studies of
   human knee ligaments. J.Bone Jt.Surg. <u>58 A</u>, 350 (1976).
6. MARKOLF, K.L., MENSCH, J.S. u. Mit.: Stiffness and laxity of
   the knee. J.Bone Jt.Surg. <u>58 A</u>, 583 (1976).
7. MÜLLER, W.: Die Rotationsstabilität am Kniegelenk. Hefte z.
   Unfallheilk. <u>125</u>, 51 (1975).
8. NICHOLAS, J.A., HELFET, A.: Disorders of the knee. J.B.
   Lippincott, Philadelphia 1974, S. 243 ff.
9. NOESBERGER, B.: Untersuchung des Kniegelenkes. Hefte z. Unfallheilk. <u>125</u>, 86 (1975).

M. Dexel und C. Dietschi, Zürich

Röntgendiagnostik am instabilen Kniegelenk

Die Röntgendiagnostik am instabilen Kniegelenk gibt zusätzlich
zur klinischen Untersuchung eine Aussage über das Ausmaß und die
Art der Instabilität, zum anderen kann das Ausmaß der Instabilität
dokumentiert werden.

Differenzierte Operationsmethoden erlauben heute eine Rekonstruktion der Bandstrukturen. Daher ist für die Planung eines operativen Eingriffs die genaue Kenntnis des Ausmaßes und der Art der
Instabilität von größter Wichtigkeit.

Die Röntgenübersichtsaufnahmen beider Kniegelenke lassen die
knöchernen Bandausrisse erkennen. Mediale ältere Bandausrisse
sind anhand des sogenannten Stieda-Pellegrini-Schattens Typ III,
der an der Seiten- bis Hinterfläche des distalen lateralen Femurcondylus lokalisiert ist, zu erkennen. Diese Befunde geben
jedoch keine Aussage über eine Instabilität. Um das Ausmaß von
Bandverletzungen am Kniegelenk dokumentieren zu können, sind
gehaltene standardisierte Röntgenaufnahmen beider Kniegelenke
erforderlich.

Ältere Bandverletzungen bedürfen nur in seltenen Fällen einer
Narkoseuntersuchung bzw. einer Lokalanästhesie.

Aufgrund der gehaltenen ap-Aufnahmen beider Kniegelenke kann das
Ausmaß der Aufklappbarkeit bei symmetrischer Valgus- oder Varus-
belastung gegenüber dem gesunden Kniegelenk radiologisch festgestellt werden. Die technische Anordnung für die gehaltene Aufnahme, wie sie bei uns durchgeführt wird, ist auf dem Diapositiv
dargestellt. Wir prüfen die mediale und laterale Instabilität in
30° Flexion und je nach klinischem Befund in Streckstellung des
Kniegelenkes.

Das vordere und hintere Schubladenphänomen wird im seitlichen
Strahlengang bei 90° flektiertem Knie geprüft.

Zunehmende Bedeutung hat in letzter Zeit die Rotationsinstabilität erhalten, die beim Nachweis der Schubladenphänomene mitgeprüft werden kann. Die Methode zum Nachweis der Rotationsinstabilität am Kniegelenk wurde von SLOCUM und anderen angegeben. Der Fuß wird in Neutralstellung, in Innenrotation von 30° und in Außenrotationsstellung von 15° mit dem Gesäß des Untersuchers fixiert und in diesen verschiedenen Rotationspositionen die Schublade nach vorne und hinten geprüft und radiologisch dokumentiert. Die Einteilung erfolgt in eine anteromediale, eine anterolaterale, eine dorsomediale und eine dorsolaterale Rotationsinstabilität. Um das genaue Ausmaß der Schublade festzustellen, ist eine seitliche Kontrollaufnahme in 90° Flexion erforderlich (s.Abb.1).

Bei der hinteren Kreuzbandinstabilität ist zu berücksichtigen, daß bei flektiertem Knie das Tibiaplateau nach hinten sinkt. Das Schubladenphänomen imponiert daher als vermeintliche ventrale Schublade. Um ganz sicher zu sein, empfehlen wir eine seitliche gehaltene Aufnahme in Streckstellung des Knies mit dorsalem Druck auf die Tibia. Damit kann eine hintere Instabilität sicher nachgewiesen werden.

Eine zusätzliche radiologische Information erhalten wir beim instabilen Knie durch die Arthrographie. Vor allem die Hypermobilität des medialen Meniscus läßt sich bei einer medialen Seitenbandinsuffizienz gut darstellen.

Um eine Korrelation zwischen dem pathologisch-anatomischen Substrat der Bandverletzung und der gehaltenen Röntgenaufnahme zu finden, haben wir Leichenkniegelenke präpariert und nach Durchtrennung von Bandstrukturen gehaltene Röntgenaufnahmen angefertigt. Die gesamte Muskulatur, die Patella mit dem Streckapparat und die ventralen Kapselanteile wurden entfernt.

Folgende wichtigen Punkte wollen wir nochmals hervorheben:

Bei isolierter Durchtrennung des vorderen Kreuzbandes ist eine vordere Schublade von nur wenigen Millimetern festzustellen, wie wir das anhand der Dias zeigen können.

Bei der Valgus- wie bei der Varusinstabilität läßt sich experimentell die Zunahme der Instabilität bei schrittweiser Durchtrennung in der Reihenfolge medialer bzw. lateraler Bandkapselapparat, vorderes Kreuzband und dorsomediale bzw. dorsolaterale Kapselschale objektiv darstellen.

Die isolierte Durchtrennung des medialen Bandkapselapparates bewirkt eine anteromediale Instabilität mit vermehrter Außenrotation des medialen Tibiacondylus. Klinisch imponiert dies als vermeintliche vordere Schublade. Bei intaktem vorderen Kreuzband rotiert nur der mediale Tibiaconylus um nahezu denselben Drehpunkt nach außen wie beim intakten Kniegelenk. Radiologisch ist diese anteromediale Rotationsinstabilität auf der gehaltenen seitlichen Aufnahme bei 90° flektiertem Knie mit ventralem Zug zu dokumentieren.

Zur Verletzung der seitlichen Bandstrukturen kommt zur Valgus- bzw. Varusinstabilität immer eine Rotationsinstabilität im Sinne einer anteromedialen oder anterolateralen Instabilität hinzu.

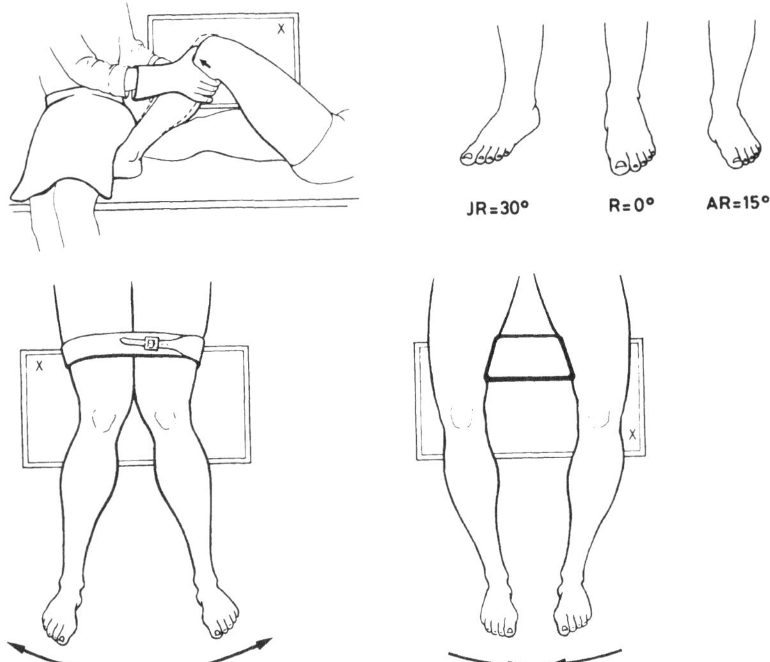

Abb.1. Technik der gehaltenen Röntgenaufnahmen beim instabilen Kniegelenk

Ist zum medialen Bandkapselapparat das vordere Kreuzband durchtrennt, ist neben der medialen und ventralen Instabilität eine Rotationsschublade anteromedial vorhanden. Hier kommt zur medialen Aufklappbarkeit eine ventrale Schublade hinzu. Nach NICHOLAS (1, 2) werden diese kombinierten Instabilitäten als Komplexinstabilitäten bezeichnet. Diese Komplexinstabilitäten können durch geeignete Gegenrotation des Unterschenkels weitgehend stabilisiert werden.

Im Gegensatz zu der isolierten Durchtrennung des medialen Bandkapselapparates ist das Kniegelenk in 30° Flexion bei zusätzlich durchtrenntem vorderen Kreuzband medial deutlich mehr aufklappbar. Radiologisch läßt sich dies an den gehaltenen Aufnahmen zeigen.

Bei der seitlichen Aufklappbarkeit in Streckstellung handelt es sich um die Prüfung der dorsalen Strukturen und des hinteren Kreuzbandes. Nur bei Durchtrennung der dorsalen Kapselanteile oder des hinteren Kreuzbandes ist bei gestrecktem Kniegelenk eine Valgus- oder Varusinstabilität festzustellen.

<u>Ich fasse zusammen</u>: Auf den Übersichtsaufnahmen beider Kniege-
lenke sind die knöchernen Bandausrisse sichtbar.

Auf der Abb. haben wir unsere differenzierte radiologische Diagnostik zur Ermittlung der verschiedenen Instabilitäten tabella-
risch zusammengefaßt (Tabelle 1).

Tabelle 1. Gehaltene Röntgenaufnahmen beim instabilen Knie,
analoges Vorgehen bei den selteneren lateralen Komplexinstabilitäten

Verletzungstyp	Technik der gehaltenen Aufnahme	
	ap-Projektion	seitliche Projektion in 90° Flex.
mediales oder laterales Seitenband	valgus oder varus stress 30° Flexion	(Tibia ventral stress) (R 0° und AR 15°)
vorderes Kreuzband (klinisch Pivot Shift)	(valgus oder varus stress) (30° Flexion)	Tibia ventral stress R 0° und AR 15
mediales Seitenband und vorderes Kreuzband	valgus stress 30° Flexion	Tibia ventral stress R 0° AR 15° und IR 30°
mediales Seitenband, vorderes Kreuzband und dorsomediale Kapsel	valgus stress Streckstellung und 30° Flexion	Tibia ventral stress R 0° und AR 15°
hinteres Kreuzband und (dorsale Kapsel)	valgus und varus stress Streckstellung u. 30° Flexion	Tibia dorsal stress
laterales Seitenband, hinteres Kreuzband und (dorsale Kapsel)	varus stress Streckstellung und 30° Flexion	Tibia dorsal stress

R   = Rotation.
AR = Außenrotation.
IR = Innenrotation.

Bei klinischem Verdacht einer Instabilität empfehlen wir zum
Nachweis der medialen oder lateralen Aufklappbarkeit gehaltene
standardisierte Röntgenaufnahmen in der ap-Projektion, in 30°
Flexion und eventuell in Streckstellung des Knies.

Für den Nachweis der Rotationsinstabilität und der Rotationsschubladen sind gehaltene Röntgenaufnahmen unter ventralem Zug
oder dorsalem Druck im seitlichen Strahlengang bei 90° flektiertem Knie, in neutraler Position, in Außenrotation und in Innenrotation des Fußes notwendig. Das Ausmaß und die Art der Instabilität kann dokumentiert werden. Dadurch ist eine gezielte
operative Behandlung möglich.

Literatur

1. NICHOLAS, J.A., FREIBERGER, R.H., KILLORAN, P.: J. Amer. med.
   Ass. 212, 2236 (1970).
2. NICHOLAS, J.A.: J.Bone Jt.Surg. 55 A, 899 (1973).
3. SLOCUM, D.B., LARSEN, R.L.: J.Bone Jt.Surg. 50 A, 226 (1968).
4. SLOCUM, D.B.: J.Bone Jt.Surg. 50 A, 211 (1968).

C. Burri und G. Helbing, Ulm

Konservatives und operatives Vorgehen bei der Knieinstabilität

Die vollständige funktionelle Wiederherstellung einer schweren
Kniegelenksverletzung mit Infragestellung der Stabilität dieses
Gelenkes stellt in der heutigen Zeit eine Forderung dar, der wir
nachkommen müssen. Aktive Menschen in Beruf und Sport sind auf
die uneingeschränkte Funktion und Stabilität ihrer Kniegelenke
angewiesen.

Die Einteilung der Bandverletzungen, wie sie der verdiente Un-
fallchirurg LORENZ BÖHLER (2) beispielsweise für die Verletzung
des medialen Seitenbandes mit Zerrung, Dehnung, Zerreißung und
kombinierter Verletzung angibt, sind aus pathophysiologischer
und therapeutischer Sicht weitgehend überholt. Dies gilt denn
auch für die vom selben Autor vorgeschlagene konservative Behandlung mit Fixationsdauer zwischen 6 und 16 Wochen in Abhängigkeit vom Ausmaß der Aufklappbarkeit des betroffenen Kniegelenkes.
Wir sind der Ansicht, daß jede Verletzung des Halteapparates am
Knie, die zu einer Instabilität führen kann, beim aktiven Menschen operativ zu versorgen ist.

In der Diagnostik werden nach wie vor die nach strengem Maßstab
durchgeführten gehaltenen Aufnahmen für unerläßlich gehalten,
wobei wir als Operationsindikationen zwei Kriterien anerkennen,
die Aufklappbarkeit über 10° oder eine versteckte Aufklappbarkeit
der verletzten Seite um 3 bis 5° gegenüber der gesunden. Es sei
hier darauf hingewiesen, daß einer weit spezifischeren Untersuchungstechnik mit Prüfung der Rotationsstabilität, insbesondere
bei veralteten Läsionen, große Bedeutung beizumessen ist.

Leichtere Distorsionen, die mit großer Wahrscheinlichkeit keinen
Stabilitätsverlust zur Folge haben werden, behandeln wir konservativ mit einer Gipshülse oder mit einem Bewegungsgips über 2
bis 4 Wochen (s. Beitrag SPIER). Das gleiche Verfahren wird beim
älteren Menschen angewendet, wenn eine Operation nicht in Frage
kommt und eine Sofortmobilisation außerhalb des Bettes angestrebt
werden muß. Die konservative Behandlung der schweren Bandverletzung mit Ruhigstellung bis zu 16 Wochen haben wir noch nie durchgeführt, um den Patienten nicht der Gefahr von Muskelatrophie,
Schwäche der Bänder, Gelenksteife und Knorpelschädigung auszu-
setzen. Erleidet ein Patient ein schwereres Kniegelenkstrauma
mit Hämarthros und ist eine gezielte Untersuchung wegen der be-

stehenden Schmerzen nicht möglich, ersuchen wir den Betreffenden
um sein Einverständnis zu folgendem Vorgehen: Die Untersuchung
des Gelenkes erfolgt in Narkose, bei mehr als eine Woche zurück-
liegendem Trauma wird möglicherweise die Arthroskopie angeschlossen, bei positivem Befund, d.h. bei nachweisbarer Instabilität
des Band-Kapselapparates wird die Revision und endgültige Versorgung durchgeführt.

Bei Verletzungen des Band- und Kapselapparates, die sich in den
meisten Fällen als mehr oder weniger vollständige Unhappy triad
nach O'DONOGHUE (25) oder Pentade malheureuse nach TRILLAT (29)
manifestieren, wird der capsuläre Riß des Meniscus genäht, ligamentäre Verletzungen ebenfalls durch Naht versorgt und ossäre
Ausrisse verschraubt (Abb.1). Ausrisse der Kreuzbänder können je
nach Größe des ossären Fragmentes distal durch transossäre Naht
oder Zugschraube, proximal durch Naht fixiert werden. Dabei ist
streng darauf zu achten, daß das Gewinde der Schraube vollständig
ins ausgerissene Eminentiafragment zu liegen kommt. Notfalls
wird es mit dem Seitenschneider gekürzt. Dabei verlangt die Versorgung distaler Ausrisse des posterioren Ligamentes nach einem
hinteren Zugang. Bei nur partiell capsulär ausgerissenem und
sonst intaktem Meniscus wird dieser reinseriert und das Seitenband ossär mit einer Schraube fixiert oder im ligamentären Anteil
genäht. Darüber erfolgt der schichtweise Verschluß, wobei auch
der Kapsel und den übrigen bindegewebigen Strukturen größte Aufmerksamkeit geschenkt werden muß.

Die Nachbehandlung erfolgt in der Weise, wie sie von Herrn SPIER
(s.S. 195) dargestellt ist.

Beinahe unbegrenzt erscheint die Zahl der Vorgehen und ihrer
Modifikationen zur Behandlung des chronischen Stabilitätsver-
lustes am Kniegelenk. Stets ist der Tatsache Rechnung zu tragen,
daß ein starker, gut funktionierender Muskelapparat weitgehendste
Kompensationsmöglichkeiten bringt, wie dies am Beispiel amerikanischer Fußballspieler mit Kreuzbandläsionen deutlich gemacht
wurde. Wir unterscheiden je nach Lokalisation und eingeschlagener
Operationstechnik unterschiedliche Arten von Möglichkeiten:

Operationen bei Instabilität des medialen Seitenbandes

Sehnenverlagerungen ohne Kontinuitätsdurchtrennung (Tabelle 1)

Aus anatomischen Gründen bietet es sich an, die medial den Gelenkspalt überquerenden Sehnen so umzulenken, daß sie Funktionen des
Seitenbandes ersetzen. Diese Verfahren gehen auf PHILIPPS (26)
1914 zurück, der die Ventralverlagerung der Gracilissehne mit
subperiostaler Fixation am medialen Femurcondylus empfahl (Abb.2).
Die Techniken von McMURRAY (21), HOHMANN (13), BOSWORTH (3),
HELFET (9) stellen mehr oder weniger weitreichende Modifikationen dieses Vorgehens dar (Tabelle 1).

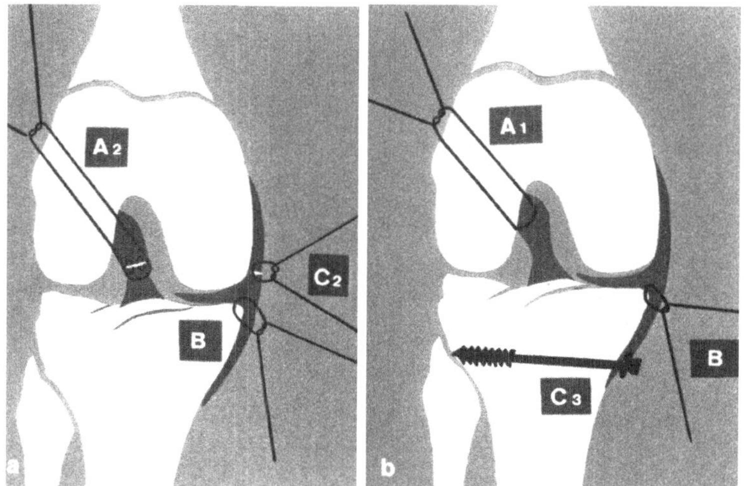

Abb.1a u.b. Technik der Versorgung frischer Bandläsionen; (a) Ruptur im ligamentären Bereich; (b) Ruptur an den Insertions- stellen

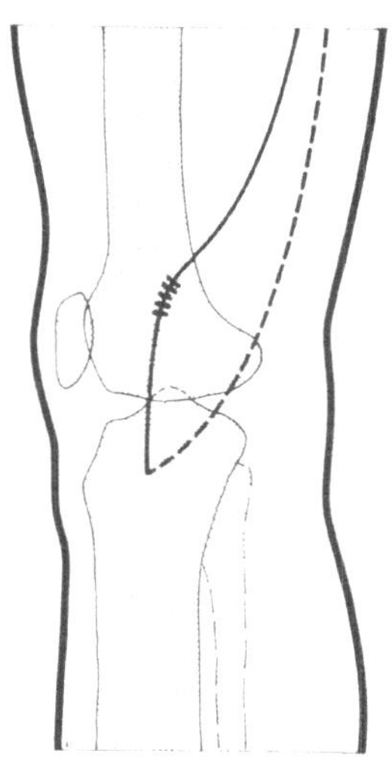

Abb.2. Ventralverlagerung der Sar- toriussehne nach McMURRAY

Sehnenverlagerung mit Kontinuitätsdurchtrennung (Tabelle 2)

EDWARDS (7) hat 1921 bereits die Fixation der distal gestielten Sehnen von Gracilis und Semitendinosus in einer Knochenrinne am medialen Femurcondylus und der proximalen Sehnenstümpfe an der Sartoriussehne empfohlen (Abb.3). HELLER (10), HAUSER (8), MOMMSEN (23), KRÖMER (19) und MERLE D'AUBIGNE (22) haben diese Technik mit Variationen und z.T. verbesserten Verankerungs- möglichkeiten oder anderen Strukturen versehen.

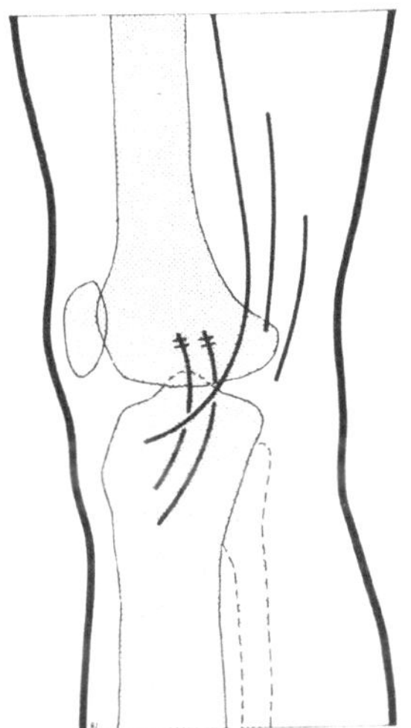

*Abb.3. Fixation der distal gestielten
Gracilis- und Semitendinosussehne am
medialen Femurcondylus nach EDWARDS*

Tabelle 1. Operationen bei Instabilität des medialen
Knieseitenbandes

Sehnenverlagerung ohne Kontinuitätstrennung		
PHILLIPS	1914	Ventralverlagerung der Gracilissehne mit subperiostaler Fixation am medialen Femurcondylus
McMURRAY	1919	Ventralverlagerung der Sartoriussehne mit Fixation in einer Knochenrinne am medialen Femurcondylus
HOHMANN	1934	Mobilisierung des distalen Vastus medialis-Anteils und Fixation gegen die distalen Kapsel- und Innenbandanteile
BOSWORHT	1952	Ventralverlagerung der Semitendinosus- oder Gracilissehne mit Fixation am medialen Femurcondylus unter einer Knochenlamelle
HELFET	1963	Ventralverlagerung der Sartoriussehne gleitfähig in einer Knochenrinne am medialen Femurcondylus

<u>Innenbandplastiken mit anderen ortsständigen Geweben</u>

MAUCK (<u>20</u>) strafft das instabil vernarbte Band unter Distalverlagerung des knöchernen Ansatzes am medialen Tibiakopf, CAMPBELL (<u>5</u>) beschreibt eine Operationstechnik, bei der ein distal gestielter Lappen aus der medialen Fascie nach caudal geklappt, unter einer queren Fascienbrücke am medialen Tibiakopf durchgezogen, nach oben geschlagen und dort wieder fixiert wird (Tabelle 3).

Tabelle 2. Operationen bei Instabilität des medialen Knieseitenbandes

---

Sehnenverlagerung mit Kontinuitätstrennung

EDWARDS	1921	Fixation der distal gestielten Sehnen von Gracilis und Semitendinosus in einer Knochenrinne am medialen Femurcondylus und der proximalen Sehnenstümpfe an der Sartoriussehne
HELLER	1923	Fixation der distal gestielten Sehnen von Gracilis und Semitendinosus an der Kapsel, am Vastus medialis und unter einer Knochenlamelle am medialen Femurcondylus. Ansteppen der proximalen Sehenstümpfe an den Semimembranosus und zusätzlich Ventralverlagerung der Sartoriussehne
HAUSER	1947	a) Fixation eines distal gestielten Quadricepssehnenstreifens am medialen Tibiakopf b) Fixation eines distal gestielten Patellarsehnenstreifens am medialen Femurcondylus c) Kombination von a) und b) d) Gemeinsame Fixation eines distal gestielten Quadricepssehnenstreifens und eines proximal gestielten Streifens aus der lateralen Patellarsehne am medialen Tibiakopf
MOMMSEN	1950	Gegeneinandernähen der distal gestielten, nach caudal geschlagenen Adductor-magnus-Sehne und der distal gestielten Semitendinosussehne; zusätzliche Fixation des proximalen Semitendinosusstumpfes an der Anastomose
KRÖMER	1963	Schraubenfixation der distal gestielten und mit Draht durchflochtenen sowie nach caudal geschlagenen Adductor-magnus-Sehne am medialen Tibiakopf
MERLE D'AUBIGNE	1964	Die distal gestielte Semitendinosussehne wird durch Knochenkanäle im medialen Tibiakopf und medialen Femurcondylus gezogen und mit sich selbst an der Insertion vernäht

Tabelle 3. Operationen bei Instabilität des medialen Knieseitenbandes

---

Innenbandplastiken mit anderen ortsständigen Geweben

MAUCK	1936	Distal-Verlagerung des knöchernen Innenbandansatzes am Tibiakopf
CAMPBELL	1939	Herunterklappen eines distal gestielten Fascienlappens und Wiederfixieren proximal nach Unterqueren einer Fascienbrücke am Tibiakopf

Innenbandplastiken mit freien auto-, homo- oder heterologen
sowie alloplastischen Transplantaten

VALLS (30) verwendet ein Seitenfadenbündel, das er am Femurcondylus und am Tibiakopf fächerförmig transperiostal verknüpft.
JELINEK, GRUBER und SIEPEN (15) fixieren Dacron- bzw. Teflon-
Gefäßprothesen Z-förmig als Seitenbandersatz. WILLENEGGER und
BALTENSPERGER (32) verwenden einen vom gegenseitigen Oberschenkel entnommenen Cutisstreifen, den sie mehrfach durch quere
Knochenkanäle an Femur- und Tibia ziehen und die Enden gegeneinander vernähen. Um die mit der Entnahme autologen Materials
verbundene Erweiterung der Operation zu umgehen, schlagen JUDET
(18), cialit-konservierte Cutis und JÄGER (14) homologe, konservierte Dura als Bandersatz vor (Tabelle 4).

Bei der Instabilität des lateralen Knieseitenbandes finden wir
in der Literatur eine ähnlich bunte Reihe von Vorschlägen, die
sich auf die ortsständigen Strukturen mit oder ohne Durchtrennung beziehen sowie ebenfalls die Anwendung von freien Transplantaten.

Tabelle 4. Operationen bei Instabilität des medialen Knieseitenbandes

Innenbandplastiken mit freien auto-, homo- oder heterologen sowie alloplastischen Transplantaten		
VALLS	1939	Fächerförmige transperiostale Verknüpfung eines Seitenfadenbündels am Femurcondylus und Tibiakopf
JELINEK GRUBER SIEPEN	1962	Z-förmige Fixation von Dacron- bzw. Teflon-Gefäßprothesenmaterial als Seitenbandersatz
JUDET	1962	Achterförmige Fixation von konserviertem Cutismaterial in queren Knochenkanälen am Femurcondylus und Tibiakopf
WILLENEGGER BALTENS- PERGER	1967	Fixation von frischen Cutisstreifen vom kontralateralen Oberschenkel in queren Knochenkanälen am Femurcondylus und Tibiakopf in Rechteckform
JÄGER	1973	Fixation von homologer konservierter und rehydrierter Dura gerollt oder gedoppelt am Femurcondylus und Tibiakopf

Operationen bei Instabilität der Kreuzbänder

Für den Ersatz des vorderen Kreuzbandes stehen die Vorschläge
mit Sehnenverlagerung unter Kontinuitätsdurchtrennung und die
Verfahren mit anderen ortsständigen Geweben im Vordergrund. Zur
ersten Gruppe gehören die Techniken nach AUGUSTINE (1), BRÜCKNER
(4) und JONES (16, 17),die sich unterschiedlicher Teile der

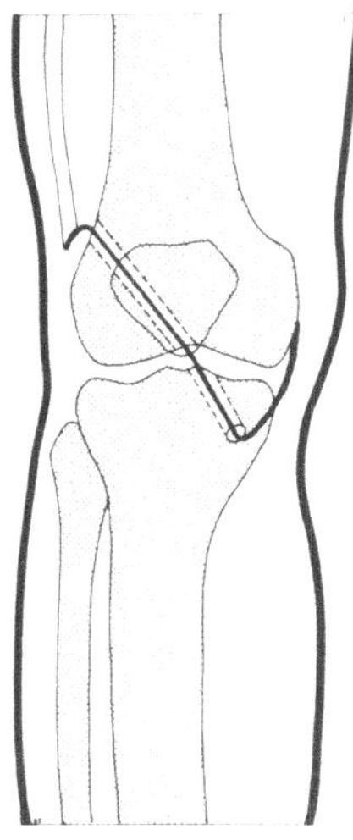

*Abb.4. Transossäre Verlagerung eines
Fascia-lata-Streifens zum Kreuzbandersatz nach HEY-GROVES*

Patellarsehne bedienen. Unter den Kreuzbandplastiken mit anderem
ortsständigen Gewebe sei diejenige nach HEY-GROVES (11, 12) von
1920 erwähnt, die auf dem plastischen Ersatz des Kreuz- und
Seitenbandes in ihrem ursprünglichen Verlauf beruht und auf einen
distal gestielten Fascia-lata-Streifen zurückgreift (Abb.4). Hierzu seien lediglich die weiteren Möglichkeiten erwähnt, wie sie
CUBBINS, CALLAHAN, SCUDERI (6), O'DONOGHUE (24) und SLOCUM (27)
angegeben haben. Entsprechend den Empfehlungen von WILLENEGGER
(31), STERNEMANN und VOORHOEVE (28) u.a. können auch die
Kreuzbänder mit freien Transplantaten unterschiedlicher Herkunft
ersetzt werden.

Wesentlich seltener erfordert eine hintere Kreuzbandinsuffizienz
einen plastischen Eingriff, der in verschiedenen Varianten erfolgen kann.

Mit der Erweiterung der pathophysiologischen Kenntnisse und Un-
tersuchungsmethoden sind die bisher erwähnten, zum großen Teil
historischen Verfahren von Bandplastiken erweitert und verbessert
worden.

Als Beispiele seien die transossäre Kapselraffung nach O'DONOGHUE
(24)(Abb.5) sowie dasjenige zur Beeinflussung der Rotationsinstabilität nach SLOCUM (27) (Abb.6) erwähnt. Auf der lateralen Seite
schlägt TRILLAT (29) als Kombinationsverfahren die Verlagerung
der Bandansätze mit dem Fibulaköpfchen nach ventral an den Tibiakopf vor (Abb.7). Auf der medialen Seite glauben wir bei komplexen
Bandverletzungen des medialen Compartments mit einer Modifikation,
die sich dem Vorschlag von TRILLAT (29) anschließt, einen gang-
baren Weg gefunden zu haben. Dabei werden mit einer größeren
ossären Schale Seitenband, Kapsel und Pes anserinus nach ventral
distal verlagert, wobei die Kapselraffung nach O'DONOGHUE (24)
miteinbezogen wird (Abb.8). Dabei bietet eine sichere Verankerung
der Knochenlamelle durch Schrauben die Möglichkeit einer weitgehend funktionellen Nachbehandlung.

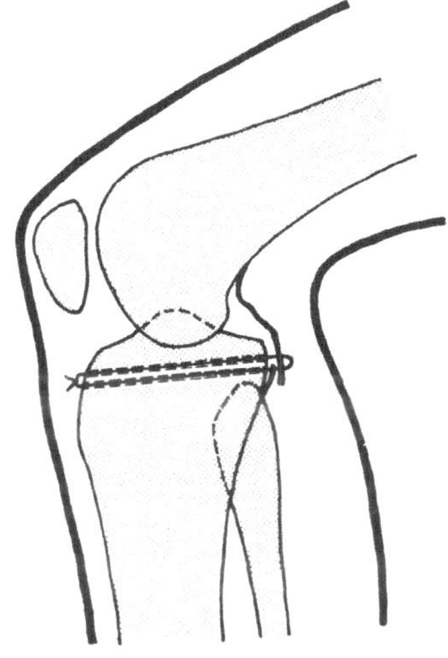

*Abb.5. Reinsertion der gestrafften
hinteren Kapsel nach O'DONOGHUE*

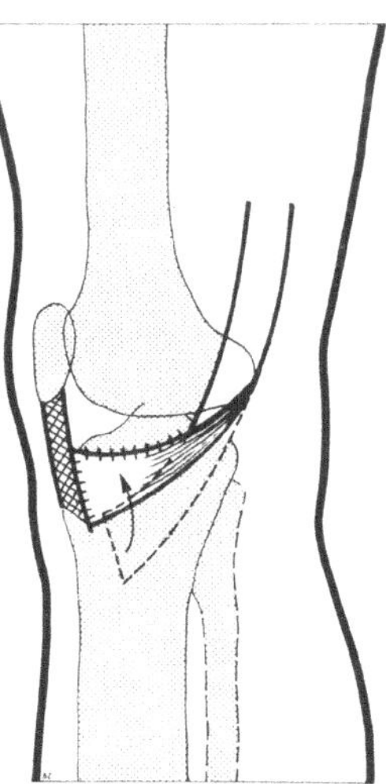

Abb.6. Pes anserinus-Plastik von SLOCUM

Durch die Anwendung der auszugsweise erwähnten, aus pathophysiologischer Sicht sinnvollen neueren Verfahren kann in den meisten
Fällen unter Anwendung eines adäquaten Muskeltrainings, das in
seiner Bedeutung niemals unterschätzt werden kann, ein Kniegelenk
so stabilisiert werden, daß die frühere Tätigkeit in Arbeit und
Sport wieder möglich wird. Dies gelingt bei der frischen Verletzung unter Anwendung adäquater Techniken in über 90% der Fälle,
bei plastischen Verfahren am chronisch instabilen Knie unter
Berücksichtigung der Komplexität des Schadens und entsprechend
individueller Auswahl der operativen Möglichkeiten nach unseren
Erfahrungen in mehr als 3/4 der Fälle.

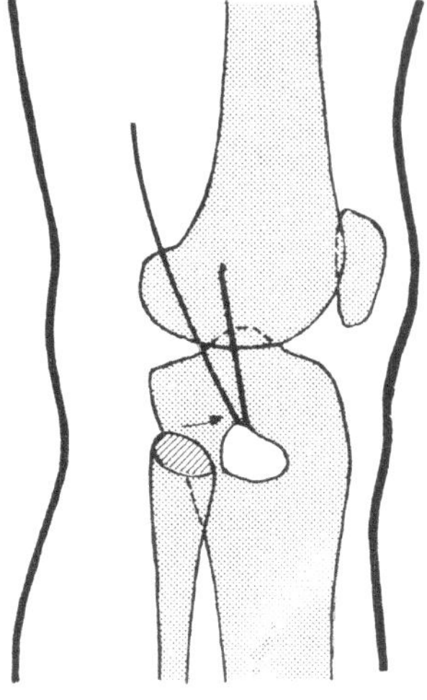

*Abb.7. Ventralisation des Fibulaköpf-
chens nach TRILLAT*

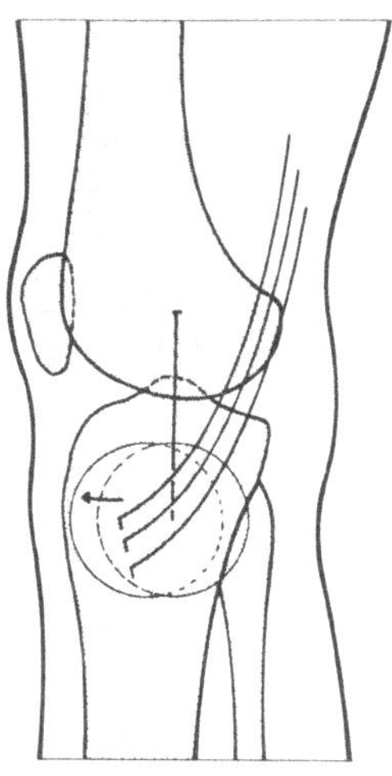

*Abb.8. Mediale tangentiale Osteotomie
zur Ventralisation der gesamten Sehnen-,
Kapsel- und Bandstrukturen bei antero-
medialer Rotationsinstabilität*

Literatur

1. AUGUSTINE, R.W.: The unstable Knee. Amer. J.Surg. 92, 380
   (1956).
2. BÖHLER, L.: Die Technik der Knochenbruchbehandlung. 2. Bd.,
   2. Teil, Wien: W. Maudrich 1967.
3. BOSWORTH, D.M.: Transplantation of the Semitendinosus for
   Repair of Laceration of Medial Collateral Ligament of the
   Knee. J.Bone Jt.Surg. 34 A, 196 (1952).
4. BRÜCKNER, H.: Eine neue Methode der Kreuzbandplastik. Chirurg
   37, 413 (1966).
5. CAMPBELL, W.C.: An Operation for Repair of the Internal and
   Lateral Ligament of the Knee Joint. Surg. Gynec. Obstet. 60,
   214 (1935).

 6. CUBBINS, W.R., CALLAHAN, J.J., SCUDERI, C.S.: Cruciate Liga-
    ments. A Résumé of Operative Attacks and Results Obtained.
    Amer. J.Surg. 43, 481 (1939).
 7. EDWARDS, A.H.: Operative Procedure Suggested for the Repair
    of Collateral Ligaments of the Knee Joint. Brit. J. Surg. 8,
    266 (1921).
 8. HAUSER, E.D.W.: Extra-articular Repair for Ruptured Collateral
    and Cruciate Ligaments. Surg. Gynec. Obstet. 84, 339 (1947).
 9. HELFET, A.J.: The Management of Internal Derangements of the
    Knee Joints. London: Pitman 1963.
10. HELLER, nach MARSCHNER, G., HESELER, P.: ref. in: Würzburger
    Abh. Gesamtgebiet d. Medizin. 25, 145 (1928).
11. HEY-GROVES, E.W.: Operation for Repair of the Cruciale Liga-
    ments. Lancet II, 674 (1917).
12. HEY-GROVES, E.W.: The Cruciate Ligaments of the Knee Joint.
    Brit. J.Surg, 7, 505 (1920).
13. HOHMANN, G.: Zur Behandlung des Knieschlottergelenkes. Verh.
    dtsch. orthop. Ges. 31, 316 (1936).
14. JÄGER, M.: Abgrenzungen und Möglichkeiten der Wiederherstel-
    lung des Band- und Streckapparates des Kniegelenkes mit homo-
    logen Gewebeimplantaten. Z. Orthop. 111, 375 (1973).
15. JELINEK, R., GRUBER, P., SIEPEN, M.: Der plastische Ersatz
    der Kniegelenksseitenbänder mit Kunststoffarterien. Zb. Chir.
    87, 1037 (1962).
16. JONES, K.: Reconstruktion of the Anterior Cruciate Ligaments.
    J.Bone Jt.Surg. 45 A, 925 (1963).
17. JONES, K.: Reconstruction of the Anterior Cruciate Ligaments.
    J.Bone, Jt.Surg. 52 A, 1302 (1970).
18. JUDET, R., JUDET J.: Actualités de Chirurgie orthopédique de
    l'Hopital Raymund-Poincaré. Paris: Masson 1962.
19. KRÖMER, K.: Zur operativen Behandlung der Seitenbandrisse des
    Kniegelenkes. Chirurg 34, 273 (1963).
20. MAUCK, H.P.: A New Operative Procedure for Instability of
    the Knee. J.Bone, Jt.Surg. 18, 984 (1936).
21. McMURRAY, F.P.: The Operative Treatment of Ruptured Internal
    Lateral Ligament of the Knee. Brit. J.Surg. 6, 477 (1919).
22. MERLE D'AUBIGNE, R.: Ruptures ligamentaires du genou. Mém.
    Acad. Chir. 24, 726 (1964).
23. MOMMSEN, F.: Neue Operation zum Ersatz des inneren Kniesei-
    tenbandes. Z. Orthop. 80, 142 (1950).
24. O'DONOGHUE, D.H.: A Method for Replacement of the Anterior
    Cruciate Ligament of the Knee. J.Bone Jt.Surg. 45 A, 905
    (1963).
25. O'DONOGHUE, D.H.: Reconstruction for Medial Instability f
    the Knee. J.Bone Jt.Surg. 55 A, 941 (1973).
26. PHILIPPS, C.E.: The Operative Treatment of Ruptured Liga-
    ments. Surg. Gynec. Obstet. 19, 729 (1914).
27. SLOCUM, D.B., LARSON, L.: Pes Anserinus Transplant. A Simple
    Surgical Procedure for Control of Rotatory Instability of
    the Knee. J.Bone Jt.Surg. 50 A, 226 (1968).
28. STERNEMANN, H.O., VOORHOEVE, A.: Die Kreuzbandplastiken des
    Kniegelenkes. Ein vereinfachtes Verfahren durch Verwendung
    freier konservierter Sehnentransplantate. Arch. orthop.
    Unfall-Chir. 74, 329 (1973).
29. TRILLAT, A., FICAT, P.: Laxités post-traumatiques du genou.
    Rev. Chir. orthop. 58, Suppl. I, 32 (1972).
30. VALLS, J.: Ruptures of the Lateral Ligaments of the Knee
    Joint. Amer. J.Surg. 43, 486 (1939).

31. WILLENEGGER, H.: Die biologischen Vorgänge in Transplantat
    und Lager bei autologer, homologer und heterologer Transplan-
    tation der verschiedenen Gewebe und Organe (Einbau, Umbau,
    Stoffwechsel). Langenbecks Arch. Klin. Chir. <u>308</u>, 955 (1964).
32. WILLENEGGER, H., BALTENSPERGER, A.: Plastischer Ersatz der
    Kniebänder mit autologer Cutis. Helv. Chir. Acta <u>34</u>, 75 (1967).

G. Muhr und H. Tscherne, Hannover

Komplexe Rekonstruktion chronischer Kniegelenksinstabilitäten

Die Behandlung des instabilen Kniegelenkes hat durch experimentelle
und klinische Untersuchungen amerikanischer, kanadischer und
französischer Autoren neue und entscheidende Impulse erhalten.
Erst die Kenntnis sämtlicher intra- und periarticulärer Stabilisatoren, deren Traumatisierung und die daraus resultierende,
sehr differenzierte Pathophysiologie, hat neue chirurgische Wege
aufgezeigt.

Ein chronischer Kniebandschaden wird sich bei eingehender Untersuchung immer als mehr oder weniger ausgeprägte Instabilität in
3 Ebenen darstellen. Es ist somit wenig sinnvoll, nur isolierte
Faserzüge zu rekonstruieren, ohne alle, für die pathologische
Funktion verantwortlichen Strukturen wiederherzustellen. Ausgehend von den 4 Typen der komplexen Instabilität ist nach HUGH-
STON das hintere Kreuzband als zentraler Drehpunkt anzusehen. Ist
es intakt, gibt es antero-mediale, antero-laterale und postero-
laterale Komplexinstabilitäten, aber keine echte hintere Laxität.
Dies bedeutet die zwingende Verpflichtung zur Rekonstruktion
dieses Bandes, abgesehen von der Bedeutung weiterer komplexer
Operationsmaßnahmen.

Als häufigste Form des chronischen Schadens präsentiert sich die
antero-mediale Rotationsinstabilität, für deren Korrektur 1968
SLOCUM und LARSON die Pes-Anserinus-Transplantation empfahlen.
Eine zunehmende Valgus-Abduktionskomponente wird aber diese
Möglichkeit überfordern, umfassendere Rekonstruktionen sind not-
wendig.

Wir bevorzugen in Anlehnung an NICHOLAS folgende Technik:

In Allgemeinnarkose und Blutsperre wird eine mediale Hautincision
gelegt, die oberhalb des Epicondylus femoris beginnt, den Gelenk-
spalt im vorderen Bereich kreuzt und nach distal hinten zieht.
Retinaculumspaltung bis zum Pes-Anserinus-Ansatz und Darstellen
der medialen Kapsel-Band-Strukturen sind die nächsten Schritte.
Das Gelenk wird vor dem Seitenband eröffnet und die Spannung des
Bandes überprüft. Proximaler Bandansatz und hinterer Bandrand
werden nun umschnitten, mit dem Meißel wird die femorale ossäre
Bandinsertion abgetrennt und nach distal geklappt. Die hintere
Kapsel kann nun gut überblickt und auf die Läsionsstelle hin

untersucht werden. Sie wird bis auf einen schmalen Randsaum am
femoralen und tibialen Ansatz unter Schonung der Semimembranosus-
sehne abgelöst (Abb.1a). Im klaffenden Gelenk können weitere
Schäden erkannt und behandelt werden. Da durch die spätere Kap-
selstraffung der Meniscus aus seinem Lager gehoben wird, was
chronische Beschwerden verursacht, muß er entfernt werden, ein
Entschluß,der bei vorliegender Ruptur erleichtert wird. Bei
Schäden des vorderen, besonders aber des hinteren Kreuzbandes
kann der Meniscus vorteilhaft nach vorsichtiger Abpräparation
als Bandersatz nach WITTEK durch einen Bohrkanal geleitet werden.
Nach Meinung von NICHOLAS, der das Prinzip dieser Operationstechnik angegeben hat, erübrigt die gestraffte hintere Kapsel
einen vorderen Kreuzbandersatz, eine Ansicht, die wir auf Grund
eigener Erfahrung nicht mehr akzeptieren. Die Nachuntersuchung
hat ergeben, daß die zusätzliche Kreuzbanddrehkonstruktion eine
wesentliche Verbesserung der Resultate erbracht hat.

Unter Anspannen der Kapsel werden nun an den dorsalen Resektions-
rändern Fäden gelegt, die erst nach Reposition und Straffung
geknotet werden. War die Kapsel femoral oder tibial am Periost
ausgerissen, werden transossäre Bohrkanäle gelegt, um eine sichere
Verankerung zu erzielen. Hierzu haben sich spezielle Instrumente
besonders bewährt, die den Operationsablauf wesentlich verein-
fachen.

In maximaler Varus-Innenrotationsposition der Tibia bei einer
Beugung von ca. 30 bis 60 Grad wird die Knochenlamelle des femoralen Seitenbandansatzes nach craniodorsal gezogen und mittels
Schrauben und Plastikunterlagenscheiben fixiert (Abb.1b). Unter
Beibehalten dieser Beinstellung wird nun die hintere Kapsel mit
2 Klemmen gefaßt und gestrafft. Die vorher gelegten dorsalen Ver-
ankerungsnähte können nun geknotet werden. Der Kapselvorderrand,
ehemals mit dem hinteren Bandanteil korrespondierend, kann nun
bis an die anteriore Ligamentkante gezogen und vorne, proximal
und distal vernäht werden. An diesen vorderen Rand wird nun
nach Gelenkspülung und Drainage die ventrale Kapselretinaculum-
partie fixiert. Bei Kreuzbandplastiken sollte nun der Ligament-
ersatz im Bohrkanal gespannt und entsprechend verankert werden.

Im weiteren Verlauf wird die Sehne des Semimembranosus über den
unteren Teil der gestrafften Kapsel gezogen und vernäht. Anschließend wird der medio-dorsale Wulst des Musculus vastus
medialis mobilisiert, über den neuen proximalen Seitenbandan-
satz gezogen und an die Kapsel geheftet. Dadurch soll nicht nur
ein dynamischer Muskelzug am oberen Kapselbandrand erreicht, sondern gleichzeitig eine laterale Subluxation der Patella vermieden
werden (Abb.2a).

Als letzter Schritt wird nun entsprechend der Technik von SLOCUM
und LARSON der Pes-Anserinus-Ansatz dargestellt, umschnitten und
nach proximal geklappt. Die Fixation am medialen Rand des Kniescheibenbandes sowie am distalen Kapsel-Band-Bereich garantiert
eine dynamisch stabilisierte Außenrotation (Abb.2b).

Spülung, Drainage und Wundverschluß beenden den Eingriff. Noch
in Narkose wird über einem gepolsterten Druckverband bei Varus-
Innenrotation und Flexion ein hoher Oberschenkelspaltgipsverband
appliziert, das Röntgenbild sollte diese Position bestätigen.

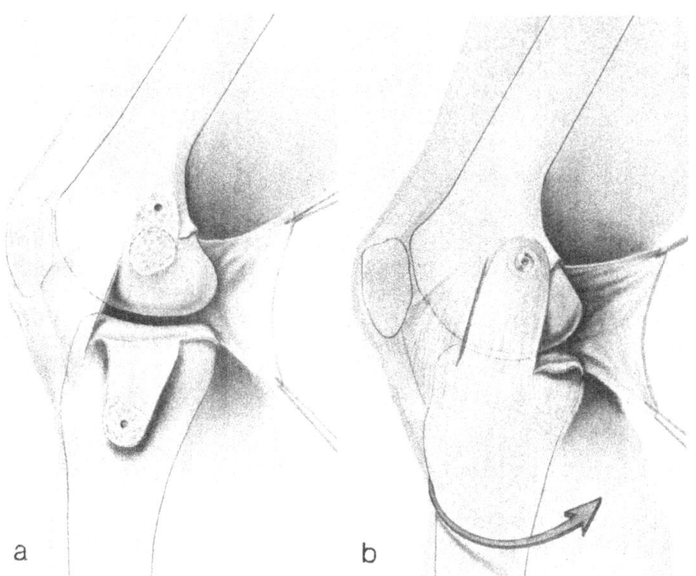

Abb.1a u.b. Nach Seitenbanddesinsertion und Kapselablösung (a),
Straffen und Verschrauben des Bandes unter Flexion-Varus-Innenrotation des Unterschenkels (b)

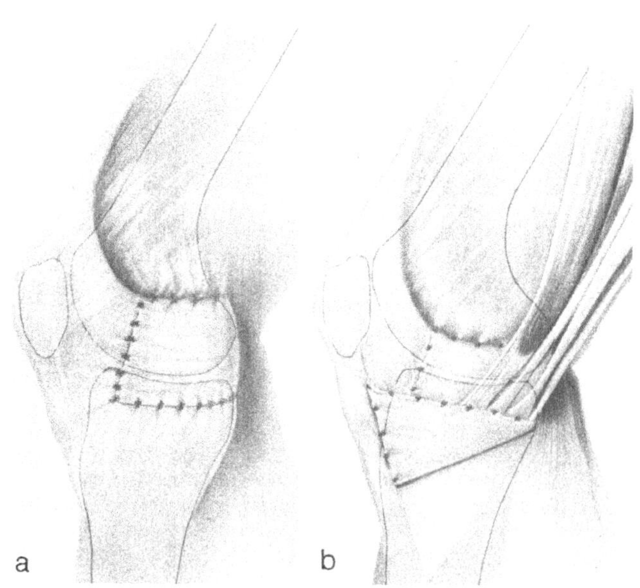

Abb.2a u.b. Spannen und Vernähen der Kapsel proximal und distal
sowie am Bandvorderrand mit ventraler Kapselpartie (a). Nach
proximaler Banddeckung mit dem distalisierten M.vastus medialis,
distale Sicherung durch Pes-Anserinus-Plastik (b)

Die Rekonstruktion lateraler Bandinstabilitäten erfolgt in ähnlicher Weise. Nach Präparation des Halteapparates und Arthrotomie werden entsprechend einem Vorschlag von TRILLAT distaler Seitenband- und Bicepssehnenansatz am Wadenbeinköpfchen osteotomiert. Danach können in identischer Weise die lateralen Kapsel-Bandgebilde desinseriert und unter Außenrotations-, Valgus- und Flexionsstellung der Tibia gestrafft werden. Der ossäre Seitenband-Bicepsansatz wird nun distal-ventral am Schienbeinkopf verschraubt.

Bei sehr ausgedehnten lateralen Instabilitäten besteht noch die Möglichkeit, durch zusätzliche Verlagerung der Tuberositas tibiae den Quadricepszug umzulenken und die Laxität so dynamisch zu stabilisieren, wie es HELFET und HAUSER für die Medialseite empfohlen haben.

Beide Verfahren zur Behandlung medialer, bzw. lateraler Rotationsinstabilitäten sind unserer Meinung nach nur bei vorhandenen oder wiederhergestellten Kreuzbändern erfolgreich. Läsionen dieser Gebilde müssen durch die beschriebene Technik oder andere Verfahren behoben werden.

Bei einer postoperativen Gipsruhigstellung für 6 Wochen wird auf einen straffen Verbandsitz Wert gelegt. Erstes Umgipsen erfolgt am 3. Tag, ein neuerlicher Gips wird in der 2. Woche angelegt. Der Patient wird angehalten, mit Krücken zu gehen, um das Bein nicht unnötig zu verdrehen. Nach Gipsabnahme erfolgt eine 2-wöchige stationäre krankengymnastische Behandlung. Um in der Phase der Muskelatrophie das Gelenk vor neuerlichen Traumen zu schützen, wird eine dynamische Schiene angelegt, die bei Seiten- und Drehstabilität nur Flexions-Extensionsbewegungen erlaubt. Unter aktiven, langsam gesteigerten Bewegungsübungen kehrt die Muskelkraft wieder. Findet man auch bei passiven Prüfungen noch eine gewisse Laxität, so sollte die Rotationsinstabilität behoben und der funktionelle Halt ausgezeichnet werden.

Über die bei uns bisher durchgeführten Eingriffe wird Herr GOTZEN berichten.

<u>Literatur</u>

1. HAUSER, E.D.W.: Extra-articular Repair for Ruptured Collateral and Cruciate Ligaments. Surg. Gynec. and Obstet., <u>84</u>, 339 (1947).
2. HELFET, A.J.: Management of Interal Derangement of the Knee. Philadelphia: J.B. Lippincott (1963).
3. NICHOLAS, J.A.: The Five-One Reconstruction for Anteromedial Instability of the Knee. J.Bone Jt.Surg. <u>55 A</u>, 899 (1973).
4. TRILLAT, A.: Zit. nach W. MÜLLER: Die Rotationsinstabilität am Kniegelenk. Hefte z. Unfallheilk. <u>125</u>, 51 (1975).
5. WITTER, A.: Die Binnenverletzungen des Kniegelenkes. Z. Orthop. <u>58</u>, 204 (1933).

H.-J. Gronert und M. Weigert, Berlin

Vorgehen bei Komplexinstabilität des Kniegelenkes

Eine Komplexinstabilität am Kniegelenk liegt immer dann vor, wenn mehr als ein Band verletzt ist. Dies ist meistens der Fall.

Der präoperativen Diagnostik sind hier Grenzen gesetzt. Entscheidend ist hierbei ausschließlich die klinische Untersuchung des Gelenkes.

Während jedoch bei veralteten Verletzungen die genauere Differenzierung des Instabilitäts-Typus durch subtile Untersuchung möglich und auch unerläßlich ist, kann bei frischen Verletzungen das Ausmaß der Bandläsionen in der Regel nur ungenügend bewertet werden. Der diffuse Verletzungsschmerz, die Blutüberfüllung des Gelenkes und die Hämatominfiltration der Weichteile machen eine Untersuchung bei ausreichender Entspannung des Patienten unmöglich. So kann die Untersuchung ohne oder sogar mit Narkose über die tatsächliche Ausdehnung der Verletzung im Unklaren lassen.

Bei Freilegung ist man immer wieder erstaunt, welch geringe Symptomatik auch schwerste Bandverletzungen bei der vor Operationsbeginn in Narkose vorgenommenen Untersuchung zeigten. Dies ist auch der Grund, weshalb frische Kniebandverletzungen so häufig unterschätzt werden und dann erst als chronische Instabilitäten zur Operation gelangen.

Ist deshalb bei einem frisch traumatisierten Kniegelenk eine Bandverletzung erkennbar, so sollte operatives Vorgehen nicht aufgeschoben werden, weil sich hinter einer larvierten Symptomatik oft genug eine komplexe Bandläsion verbirgt.

Die frischen Verletzungen sind operativ leicht zu versorgen, weil die verletzten Texturen gut zu erkennen sind und der operative Zugang infolge noch fehlender Vernarbung sehr leicht ist. Man fällt förmlich in die Verletzungen hinein.

Die Eröffnung des Kniegelenkes erfolgt, je nach Lokalisation der Verletzung, in der Regel durch Payr-Schnitt. Zuerst werden die Kreuzbänder revidiert. Bei Ausriß erfolgt die Reinsertion. Hierzu wird die Ausrißstelle am Femur oder Tibiakopf angefrischt und das Band mit einem nicht resorbierbaren Faden gefaßt. Die Fadenenden werden durch getrennte Bohrkanäle geführt und außerhalb des Gelenkes unter Spannung geknotet.

Bei Ausriß des hinteren Kreuzbandes aus dem Tibiakopf kann ein gesonderter dorsolateraler Zugang erforderlich werden.

Nach Revision der Gelenkflächen und der Menisci wird, je nach Verletzungstypus, das mediale oder laterale Kompartment bis in die Kniekehle hinein revidiert. Hierbei wird man immer wieder durch die Ausdehnung der Verletzungen überrascht.

Je nach Ausrißstelle werden im medialen Kompartment das mediale Kapselligament, das Ligamentum collaterale und das Ligamentum obliquum posterius an Femur oder Tibiakopf reinseriert.

Das laterale Seitenband reißt häufiger distal, also am Fibulaköpfchen, aus, nicht selten unter Mitnahme einer Knochenlamelle,
die eine Reinsertion mittels Zuggurtung erlaubt. Auch die übrigen
Strukturen des lateralen Kompartments, das iliotibiale Band, das
laterale Kapselligament und das Ligamentum arcuatum, reißen in
der Regel distal aus, also am Tibiakopf.

Die Reinsertion erfolgt, wie bei den Kreuzbändern, mit kräftigem,
nicht resorbierbarem Nahtmaterial über Knochenkanäle unter größtmöglicher Spannung.

Wenn das Bandmaterial zu stark zerfetzt ist, läßt sich durch
Naht oder Reinsertion häufig keine ausreichende Stabilität er-
reichen.Zur Verstärkung der rekonstruierten Strukturen führen
wir dann primär zusätzlich eine Plastik mit einer distal gestielten ortsständigen Sehne aus. Medial wird die Semitendinosus- oder
Gracilis-Sehne verwendet, lateral ein Teil der Biceps-Sehne. Da
hierbei vor allem eine zusätzliche Rotationssicherung geschaffen
werden soll, wird die Sehne so durch Bohrkanäle in Tibia und
Femurcondylus geführt, daß ein vorderer und ein hinterer Kolla-
teral-Zügel entstehen, die jedoch die Beugebewegung des Kniegelenkes nicht behindern dürfen.

Die veraltete Komplexinstabilität läßt eine genauere präoperative
Diagnostik zu und gestattet einen sichereren operativen Fahrplan.

Wenn die Kreuzbänder fehlen, werden sie von uns grundsätzlich
plastisch ersetzt. Wir sind nicht der Meinung, daß die Funktion
des vorderen Kreuzbandes ein Rätsel darstellt. Für die Rekonstruktion verwenden wir ausschließlich ortsständige distal gestielte Sehnen. Dabei kommen in erster Linie wiederum Semitendinosus und Gracilis in Frage. Bei anderweitiger Verwendung dieser
Sehnen kann für den Ersatz des vorderen Kreuzbandes ein Teil des
Ligamentum patellae nach JONES verwendet werden, vorausgesetzt,
es ist ausreichend lang. Weist ein dorsal verletzter Innenmeniscus
eine intakte Vorderhornverankerung auf, so kann auch er in der von
NIEDERECKER vorgeschlagenen Weise zum Ersatz des vorderen Kreuzbandes verwendet werden.

Bezüglich Instabilität der seitlichen Kompartimente haben wir
die Erfahrung gemacht, daß die plastische Verstärkung nach der
bereits erwähnten Technik mit vorderem und hinterem Zügel eine
besonders einfache und sichere Lösung darstellt. Dabei sehen wir
das Wesentliche unserer Methode darin, daß die hauptsächlichen
Bandzüge zusätzlich durch gestielte Sehnen verstärkt werden, die
intracapsulär laufen. Ein Vorteil dieses Vorgehens ist, daß die
intraarticulären Verwachsungen geringer bleiben als nach völligem
Ablösen des Kapselansatzes vom Tibiakopf.

Medial wird die Semitendinosus-Sehne nach Ablösen vom Muskelbauch
und Vernähen desselben mit einem Nachbarmuskel intracapsulär ventral zum Femurcondylus geführt, dort durch einen tangentialen
Bohrkanal von 8 mm Stärke geleitet und dorsal am Tibiakopf verankert. Zusätzlich kann aus einem Teil der Semimembranosus-Sehne
ein mittlerer Zügel gebildet werden, indem er am Tibiakopf belassen wird und im Femurepicondylus ergänzend inseriert wird.

Bei medialer Instabilität werden grundsätzlich zusätzlich eine
Distal-Versetzung des Vastus-medialis-Ansatzes und eine Vorverlagerung der Sartorius-Sehne auf die ventrale Kapsel vorgenommen.

Für die plastische Verstärkung des lateralen Kompartments wird
ein Teil der am Fibulaköpfchen belassenen Biceps-Sehne verwendet.

Die Kapselligamente werden bei Bedarf zusätzlich gerafft oder
ihre Insertionsstelle versetzt.

Vor dem endgültigen Verknoten der Verankerungsfäden muß grundsätzlich geprüft werden, ob die neue Bandführung freie Gelenkbewegungen zuläßt.

Bezüglich postoperativer Ruhigstellung konnten wir uns bisher
noch nicht von 2 Wochen Gipshülse und anschließenden 4 Wochen
Light-Cast-Hülse trennen.

Die Wiederherstellung bei komplexer Kniebandinstabilität haben
wir in der genannten Weise bei den letzten 48 Fällen im Urban-
Krankenhaus, Berlin, vorgenommen. Die dabei erzielten Früher-
gebnisse zeigen eine Verbesserung gegenüber dem von uns früher
angewandten Vorgehen.

Literatur

1. JONES, K.G.: Reconstruktion of the anterior cruciate ligament.
   J.Bone Jt.Surg. 45 A, 925 (1963).
2. NIEDERBECKER, K.: Spätresultate bei Kreuzbandplastik aus einem
   Meniscus. Chirurg 33, 88 (1962).

E. Schuchardt, W. Blauth und R. Jäger, Kiel
Neue Operationsmethoden zur Rekonstruktion komplexer Bandverletzungen am Kniegelenk

Rekonstruktion und plastischer Ersatz einzelner Kniebänder führen
bekanntlich bei veralteten Verletzungen nicht immer zu einer ausreichenden Gelenkstabilität. Bessere Kenntnisse der Pathophysiologie von Bandrupturen ergaben nun - wie wir bereits mehrfach hör-
ten - eine differenzierte Betrachtung dieser Verletzungsfolgen.
Sie wurden vor allem unter den Begriffen der Rotations- oder
Komplexinstabilitäten erweitert.

Daraus entwickelten sich Operationsmethoden, die nicht so sehr
von den früher üblichen Rekonstruktionen des Einzelligamentes ausgehen, sondern vielmehr die gleichfalls betroffenen Kapselstrukturen berücksichtigen, gelegentlich sogar unter Einbeziehung von
Anteilen des Streckapparates.

Wir möchten die antero-mediale und postero-laterale Komplexinstabilität, die zu Verwechslungen Anlaß geben können, herausstellen und auf Möglichkeiten ihrer operativen Korrektur hinweisen.

Außerdem wird versucht, die verschiedenen Behandlungsvorschläge
zur Beseitigung der antero-medialen Instabilität nach Indikationen zu ordnen.

Die antero-mediale Rotationsinstabilität stellt die häufigste
Komplexinstabilität dar. Aus dem Verletzungsmechanismus einer
übermäßigen Valgus-Außenrotationsbelastung des gebeugten Kniegelenkes resultiert eine Valguslaxität mit vermehrter Außenrotationsfähigkeit des Unterschenkels. Dieses Phänomen beruht
auf einer kombinierten Verletzung des vorderen Kreuzbandes, des
Innenmeniscus und Teilen des medialen Viererkomplexes. Die Rotationsachse wird in den ventro-lateralen Gelenkraum verlagert,
so daß sich die Tuberositas tibiae bei Außenrotation des Unterschenkels nach außen vorn verlagert, die Lage des Wadenbeinköpfchens sich jedoch nur wenig ändert.

Auch bei der postero-lateralen Rotationsinstabilität beobachten
wir eine vermehrte Außenrotationsfähigkeit des Unterschenkels.
In diesem Falle liegt die Rotationsachse jedoch im medio-dorsalen
Gelenkraum, wobei das Caput fibulae sich nach dorso-medial bewegt, die Tuberositas tibiae dagegen nur gering dislociert wird.
Diese Erscheinung tritt nach Verletzungen des lateralen Kreuzbandes und Teilen des lateralen Viererkomplexes nach Krafteinwirkung auf den Tibiakopf von ventral. Der innenrotierte Unterschenkel steht dabei in Varus- oder Neutralstellung.

Die Fehlinterpretation einer pathologischen Unterschenkelaußenrotation kann zu folgenschweren Verwechslungen der beiden Komplexinstabilitäten führen. Therapeutisch muß dies deletäre Folgen
haben: Würde nämlich eine postero-laterale Komplexinstabilität
fälschlicherweise als antero-mediale angesehen und als solche
operiert, würde zwangsweise eine Verstärkung der Varuslaxität
mit postero-lateraler Instabilität entstehen.

Betrachten wir nun die operativen Verfahren, die zur Behandlung
der antero-medialen Komplexinstabilität angegeben werden. Es
handelt sich um:

Die Pes-Anserinus-Transposition nach SLOCUM-LARSON,
die Transposition der halben Patellasehne in den Methoden einerseits von MANSAT,
die Five-one-Operation nach NICHOLAS und
die Technik nach O'DONOGHOUE.

Das Angebot ist verwirrend, läßt sich aber u.E. nach der Schwere
der jeweiligen Verletzungsfolgen ordnen:

Bei der Pes-Anserinus-Transposition versucht man durch Umlagerung
des distalen Sehnenansatzes nach proximal die innenrotierende
Kraft des Pes-Anserinus zu verstärken und seinen Einfluß auf die
Beugung zu schwächen. Auf technische Einzelheiten können wir
nicht eingehen, möchten aber nur darauf hinweisen, daß der Semitendinosus, der nach der Verlagerung den proximalen Rand der

Sehnenplatte bildet, an der medialen Hinterkante des Schienbeinkopfes vernäht werden muß, weil andernfalls seine innenrotierende
Kraft nicht voll entfaltet wird.

Als alleiniger Eingriff ist dieses Verfahren wohl nur bei geringer
antero-medialer Rotationsinstabilität ausreichend.

Bei der Operation nach ELMSLIE-SLOCUM wird neben der Pes-Anserinus
Transplantation eine Medialisierung der Tuberositas tibiae durchgeführt. Der Eingriff hat sich angeblich dann bewährt, wenn die
Rotationskomponente gegenüber der medialen Aufklappbarkeit überwiegt und die dorsale Kapsel als Gegenhalt nicht zu schlaff ist.
Besteht dagegen eine erhebliche Valguslaxität, soll dieses Vorgehen, mit dem wir keine eigene Erfahrung haben, nicht mehr ausreichend sein.

Eine interessante Methode stellt die Transposition der an der
Patella gestielten medialen Hälfte des Kniescheibenbandes nach
SLOCUM dar.

Die Operation führt zu einer erheblichen ligamentären Verstärkung
der antero-medialen Kapsel und gleichzeitig auch zu einer Umlenkung des Quadriceps, ähnlich wie bei dem Verfahren nach ELMSLIE-
SLOCUM.

Diese aktive Komponente entfällt bei der Technik nach MANSAT, da
der transferierte Patellarsehnenanteil proximal abgetrennt wird.

Zur Behandlung schwerer antero-medialer Instabilitäten wird die
Five-one-Operation nach NICHOLAS angegeben. Sie setzt sich aus
folgenden fünf Schritten zusammen:

1. Aus einer totalen Meniscectomie als Voraussetzung, die dorsale Kapsel mobilisieren zu können, zumal der Innenmeniscus
   häufig lädiert ist.

2. Aus der Proximal- und Dorsalversetzung des oberen Ansatzes
   des medialen Kollateralbandes: Damit wird die Valgusinstabilität behoben, ein Ansatz zur Refixation der ventral-distal
   mobilisierten dorso-medialen Kapsel geschaffen und der Tibiakopf nach dorsal gezogen.

3. Aus der Mobilisation sowie Distal- und Ventralverlagerung der
   postero-medialen Kapsel, Sie wird am vorderen Rand des ver-
   setzten Kollateralbandes vernäht und begrenzt dann die Außenrotation der Tibia.

4. Aus der Dorsalverlagerung des distalen Randes des vastus
   medialis, um eine Verstärkung des dynamischen Muskelzuges
   auf die postero-mediale Kapselecke zu erreichen.

5. Aus der bereits genannten Pes-Anserinus-Plastik, um die innenrotierende Kraft auf die Tibia zu verstärken.

Der umfassendste rekonstruktive Eingriff bei sehr schweren antero-
medialen Rotationsinstabilitäten ist die Operation nach O'DONO-
GHOUE:

Bei dieser Technik wird ein großer dorso-medialer Kapsellappen
gebildet, der auch das Seitenband enthält. Der Lappen wird distal

abgetrennt, medial und dorsal bis zum hinteren Kreuzband frei-
präpariert, um nach der totalen Innenmeniscusresection etwa 1-2 cm
nach distal-vorn verlagert zu werden.

Zur Refixation des Lappens hat O'DONOGHOUE eine besondere Naht-
technik angegeben. Er schließt die Operation mit einer Pes-Anserinus-Plastik ab.

Zur Behandlung der relativ seltenen postero-lateralen Komplexinstabilität, die, wie wir einggangs betonten, mit der antero-
medialen verwechselt werden kann, sind noch keine speziellen
Eingriffe angegeben. Unsere eigenen Erfahrungen sind auch noch
zu gering, um klare Richtlinien aufzustellen. Im Prinzip sollte
die Rekonstruktion des hinteren Kreuzbandes die wichtigste Maßnahme sein. Nach totaler Außenmeniscusresection wird die mobili-
sierte, dorso-laterale Kapsel nach ventral-distal verlagert. Ist
die Popliteussehne unverletzt, wird ihr femoraler Ansatz ebenfalls nach ventral verlagert. Eine am Caput fibulae abgerissene
Bicepssehne muß dort reinseriert werden. Abschließend sollte eine
Pes-Anserinus-Transplantation durchgeführt werden.

Mit diesem Konzept, das je nach Befund erweitert werden kann,
müßte sich eine postero-laterale Komplexinstabilität reduzieren
lassen.

Es kam uns darauf an, die verschiedenen Behandlungsmöglichkeiten
der sehr häufigen antero-medialen Rotationsinstabilität aufzu-
zeigen und zu systematisieren. Außerdem wollten wir auf die Ver-
wechslungsmöglichkeiten mit der postero-lateralen Komplexinstabilität hinweisen.

I. Schneider, Bochum
Die operative Behandlung veralteter Bandverletzungen am Kniegelenk mit der gestielten Bandplastik

Am Beginn eines Referates über die gestielte Bandplastik muß die
Frage gestellt werden, ob überhaupt eine solche Abgrenzung im
Sinne einer speziellen Behandlungsmethode gerechtfertigt ist.
Unter dem Begriff "gestielte Bandplastik" lassen sich am Kniege-
lenk funktionell völlig unterschiedliche Behandlungsprinzipien
einordnen. Eigentlich kann nur die Frage nach der biologischen
Wertigkeit der gestielten Plastik als klar umgrenzter Aspekt
dieses Themas diskutiert werden. Indess sind diesbezüglich die
Ansichten so übereinstimmend, daß wir uns auf einige Hinweise
beschränken können.

Die experimentelle Forschung (2) hat die überlegene biologische
Wertigkeit des gestielten Sehnengewebes gegenüber den freien
Transplantaten gezeigt. Es handelt sich um funktionsgerechte,
ortsständige Bindegewebsstrukturen, so daß ein funktionsentspre-
chender Umbau des Bindegewebes später nicht mehr erforderlich

ist. Über den Stiel und durch Schonung des Para- und Peritenoniums bleibt die vaskuläre Ernährung erhalten (1). Die Einwanderung von Capillaren geschieht wesentlich rascher und intensiver als bei den freien Transplantaten.

Entschiedend ist die Frage, für welches Behanldungsprinzip beim instabilen Kniegelenk das gestielte Transplantat verwendet werden soll, ob z.B. zum anatomischen Bandersatz, zur funktionellen Kompensation der Instabilität oder zum dynamischen Schutz reinserierter Kapselbandanteile.

Beim anatomischen Bandersatz mit dem gestielten Transplantat wird versucht, Ursprungs- und Ansatzpunkte sowie den Verlauf des zu ersetzenden Bandes weitgehend nachzuahmen (Abb.1a-c). Der Wirkungsmechanismus kann dabei statisch (Abb.1a, c) oder dynamisch (Abb.1b) gewählt werden, je nachdem, ob die Sehne vom Muskelbauch getrennt wird oder ob sie am Muskelbauch verbleibt und damit ihre funktionelle Anpassungsfähigkeit von der Kontraktilität des Muskels erhält.

Statische und dynamische anatomische Bandrekonstruktionen haben aus ihrer Methodik heraus folgenden Nachteilen Rechnung zu tragen:

Der zu erhaltende Ansatzpunkt des gestielten Transplantates und der originäre Ansatzpunkt des Bandes stimmen nur bei der Außenbandplastik mit der gestielten Bicepssehne (Abb.1c) und bei der Innenbandplastik mit der Adduktor magnus-Sehne nach KROEMER fast vollständig überein. Bei den anderen Plastiken, insbesondere bei den Kreuzbandplastiken, müssen die Transplantate über Knochenkanäle dem eigentlichen Ansatzpunkt genähert werden. Bei der großen Bedeutung von Ursprung und Ansatzort der Bänder für ihre Mechanik ist dies ein erheblicher negativer Faktor. Weiterhin kann der fächerartige, breitflächige Ansatz der Bänder mit den wechselnden Anspannungen der verschiedenen Bandanteile bei der Bewegung des Gelenkes operativ-chirurgisch nicht nachgeahmt werden. Dies bedeutet in praxi eine enorme Erhöhung der Zugbeanspruchung an den punktförmigen Ansätzen der Transplantate. In der Regel ist auch das verwendete Material deutlich schwächer als das ursprüngliche Band. Beides, die erhöhte Beanspruchung an den Ansatzpunkten und die vorgegebene relative Schwäche der gestielten Transplantate dürften in erster Linie für die sekundären Lockerungen nach einigen Monaten, insbesondere nach forcierten Bewegungsübungen verantwortlich sein.

Beim dynamischen anatomischen Bandersatz, wie z.B. der Kreuzbandplastik nach LINDEMANN (3) (Abb.1b) besteht die Gefahr, daß der funktionelle Vorteil durch Verklebung oder Nekrose der Sehne im Kapsel- bzw. Knochenkanal verloren geht.

Ein ganz anderes Behandlungsprinzip wird mit der gestielten Plastik dann verfolgt, wenn unter Verzicht auf anatomische Rekonstruktion des Bandes eine funktionelle Kompensation der Instabilität angestrebt wird (Abb.2a-c). Es handelt sich hier immer um extracapsuläre Umleitungen der Einwirkungsrichtungen bestimmter Muskelsehnenzüge. Als Beispiel dafür können die bereits in den 4Oer Jahren entwickelten Behandlungsmethoden von ROUX, HAUSER (Abb.2a) und HAUSER, SMILLIE zur Behandlung veralteter Kreuzbandläsionen dienen. Die Pes-Anserinus-Transplantation nach SLOCUM

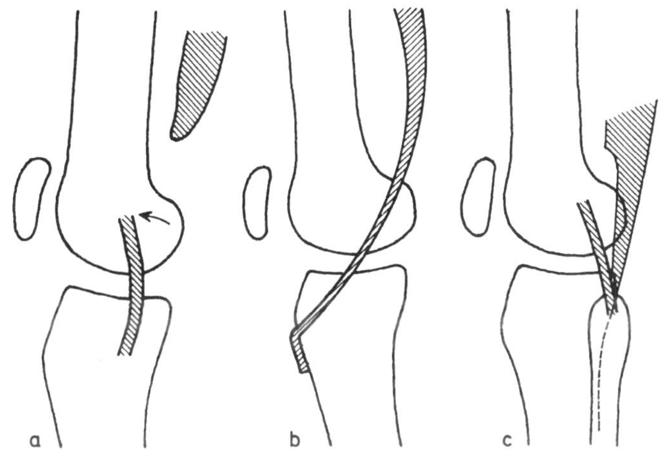

Abb.1a-c. "Anatomischer" Bandersatz; (a) Gracilisplastik nach
HELLER; (b) Gracilisplastik nach LINDEMANN; (c) Bicepssehnen-
plastik nach KRÖMER

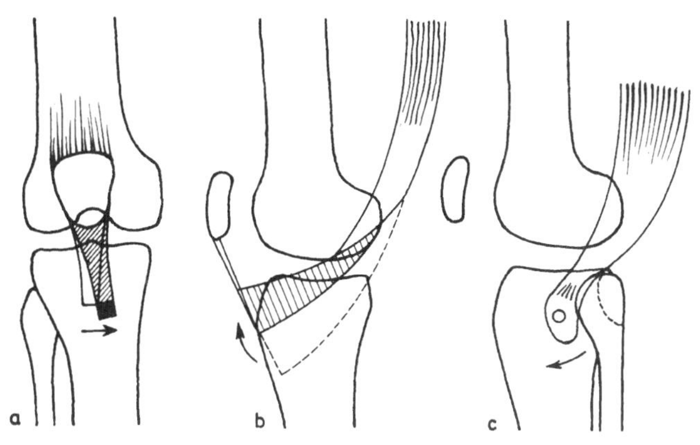

Abb.2a-c. "Funktioneller" Bandersatz; (a) Medialisierung des
Ligamentum patellae nach ROUX, HAUSER; (b) Pes-Anserinus-Transfer
nach SLOCUM; (c) Außenband-Bicepssehnen-Trapnsposition nach
TRILLAT

(5) (Abb.2b) und die Außenband-Biceps-Transposition nach TRILLAT
(6) (Abb.2c) sind im Zusammenhang mit einer Wiederherstellung der
hinteren Kapselschale zur Beseitigung einer gleichzeitig bestehenden antero-medialen bzw. latero-medialen Rotationsinstabilität entwickelt worden. Die Transpositionen bewirken sowohl einen
funktionellen Ausgleich der Instabilität als auch einen dynamischen Schutz der reinserierten Kapselbandanteile. Hierüber ist
in den vorangegangenen Referaten berichtet worden.

Wir haben 33 bei uns durchgeführte anatomische Bandplastiken aus
dem Zeitraum Mitte 1972 bis Mitte 1975 nachuntersucht. Es wurden
unterschiedliche Methoden angewandt. Eine detaillierte Analyse
der Ergebnisse kann im Rahmen dieses Vortrages nicht geleistet
werden. Ich möchte Ihnen nur einige charakteristische Merkmale
der anatomischen Bandplastiken aufführen, die wir bei unseren
Nachkontrollen gefunden haben. Die Elastizität des Bandersatzes
war gegenüber dem vergleichbaren gesunden Band am anderen Kniegelenk deutlich gemindert, auch wenn eine meßbare vermehrte Aufklappbarkeit oder Schublade nicht nachweisbar war. Dies dokumentiert sich in einem harten, plötzlichen Anspannen des Bandes,
während an der gesunden Seite ein federnder Übergang bis zum
Anschlag festzustellen ist. Das Maß der erreichten Bandstabilität steht in einem umgekehrten Verhältnis zur Beweglichkeit des
Kniegelenkes. Ursache dafür ist, daß der anatomische Bandersatz
entsprechend seinen punktförmigen Ansätzen nur ein bestimmtes
Bewegungsausmaß ohne Überdehnung zuläßt. Wird durch forcierte
Bewegungsübungen in der postoperativen Phase versucht, das Bewegungsausmaß zu verbessern, so kommt es notwendig zu einer Über-
beanspruchung des Bandersatzes bzw. seiner Verankerungen am
oder im Knochen.

Der anatomische Bandersatz vermag nur die einfache Instabilität
nach NICHOLAS (4) auszugleichen. Die Ergebnisse sind dabei durchaus zufriedenstellend. Eine befriedigende Rotationsstabilität
bei Komplexinstabilitäten war nur bei erheblichen Bewegungseinschränkungen zu verzeichnen.

Statische Bandersatzplastiken des Innenbandes können zu hart-
näckigen Schmerzen an den Verankerungspunkten des Bandes am
Knochen führen, die das subjektive Ergebnis beeinträchtigen.

Abschließend ist festzuhalten, daß die in den letzten Jahren
wesentlich verfeinerte Diagnostik beim instabilen Kniegelenk
und die erhöhten Anforderungen an die Stabilität auch bei Beugung des Gelenkes das Prinzip des nur anatomischen Bandersatzes
bei Komplexinstabilitäten unzureichend erscheinen läßt. Die
Operationsverfahren für diese Formen der Instabilität wurden
wesentlich verfeinert. Der Wiederherstellung der Kapselschale
und der dynamischen Sicherung der Kapselbandanteile in allen
Bewegungsgraden wurde vermehrt Aufmerksamkeit geschenkt. Das
gestielte Transplantat hat dabei gegenüber den freien homo- oder
heterologen Transplantaten an Bedeutung gewonnen.

<u>Literatur</u>

1. BUCK, R.G.: J. Path. Bact. <u>66</u>, 1 (1953).
2. JOKINEN, T.: Acta. orthop. scand. <u>28</u>, Suppl. 36 (1958).

3. LINDEMANN, K.: Z. Orthop. <u>79</u>, 316 (1950).
4. NICHOLAS, J.A.: J.Bone Jt.Surg. <u>55 H</u>, 899 (1973).
5. SLOCUM, D.B. et al.: Chir. Orthop. <u>100</u>, 23 (1974).
6. TRILLAT, A., FICAT, P.: Rev. Chir. Orthop. <u>58</u>, Suppl I 32,
   (1972).

U. Holz, Tübingen

Die Behandlung veralteter Bandläsionen am Kniegelenk mit freien autologen Transplantaten

Die Betrachtungsweise der Bandinstabilitäten des Kniegelenkes
als sogenannte Komplexinstabilitäten haben in den letzten Jahren
vor allem die gestielten Muskel-Sehnentransplantationen und
-transpositionen zur Behandlung des instabilen Kniegelenkes in
den Vordergrund gerückt.

Als "freie" autologe Transplantate zum Bandersatz am Kniegelenk
- über die nur noch selten berichtet wird - sind folgende Gewebe
bekannt geworden:

1. Fascie (aus dem Tractus iliotibialis)
2. Corium (Cutis)
3. Band-Knochen-Transplantat aus dem Ligamentum patellae
   (BRÜCKNER)

Freies Fascientransplantat

Der Seitenbandersatz durch Fascie geht auf einen Vorschlag von
KIRSCHNER zurück. Der entnommene Fascienstreifen wurde unter
Nachahmung des medialen oder lateralen Seitenbandverlaufes in
gespanntem Zustand aufgenäht und zumeist in Bohrlöchern am Femur
und an der Tibia bzw. Fibula verankert (Abb.1).

COTTON und MORRISON (1934) zogen den Fascienstreifen x-förmig
übereinander.

MILCH vereinigte die vertikal verlaufenden Streifen der zunächst
rechteckig gelegten Fascienschlinge unter Spannung miteinander.

WACHSMUTH (1956) verwendete einen gerollten Fascienstreifen, der
extraarticulär durch Bohrlöcher in Höhe des proximalen und distalen Bandansatzes durchgezogen wurde.

JELINEK (1956) wählte ein "n-förmiges" Aufsteppen des gespannten
Transplantates. Später hat er Dracron und Teflon verwendet, aber
bald wieder verlassen.

Unter funktioneller Belastung wurde aber häufiger eine Dehnung
des Bandersatzes beobachtet und die freien Fascientransplantate
haben letztlich die erwartete Gelenkstabilität nur unzureichend

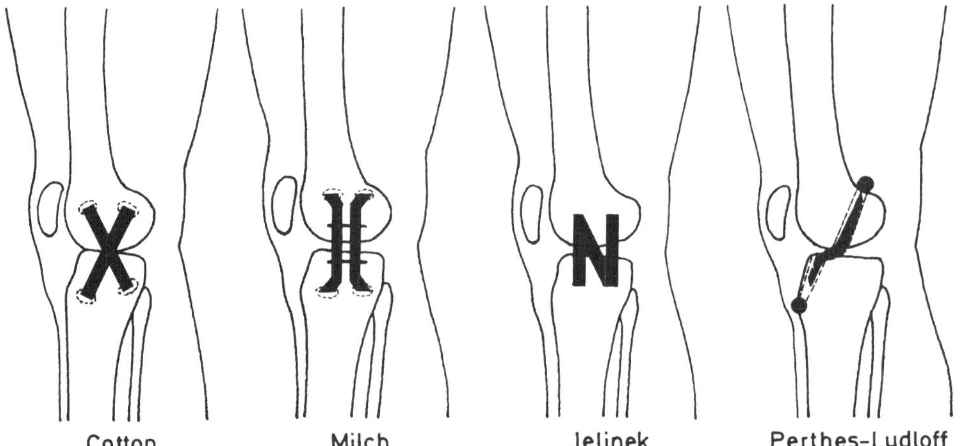

Abb.1. Seitenbandersatz mit freier autologer Fascie nach COTTON, MILCH und JELINEK. Kreuzbandersatz nach PERTHES, LUDLOFF

erfüllt. Auch das kombinierte Verfahren von LANGE unter Verwendung einer Seidenfadenschlinge und eines Fascienstreifens ist verlassen worden.

Für den Kreuzbandersatz haben die extraarticulären, freien Fascientransplantate nach MATTI (1918) und LEXER keine Bedeutung mehr.

Die Wiederherstellung der Kreuzbänder durch gerollte, z.T. mit Seidenfäden verstärkte freie Fascientransplantate haben PERTHES und LUDLOFF (1927) sowie zuletzt FELSENREICH (1934) versucht. Es handelt sich um Einzelfälle dieser Behandlungsart und FELSEN-REICH fand bei der Nachuntersuchung seiner 3 Fälle einen sehr gut und 2 schlecht.

Sehr bald wurde bei der Kreuzbandplastik dem gestielten Verfahren und dabei vor allem den muskulo tendinösen "dynamischen" Plastiken der Vorzug eingeräumt.

Den plastischen Ersatz des Ligamentum patellae mit Fascie bei veralteten Rissen hat WACHSMUTH angegeben. Sicherer ist der gestielte Sehnenersatz (Semitendinosus) und die Fascienplastik allenfalls als Ergänzungsmaßnahme.

Bei unserer Nachuntersuchung von 47 Patienten mit verschiedenen Bandplastiken am Kniegelenk im Zeitraum von September 1969 bis Dezember 1974 waren keine freien Fascientransplantate festzustellen.

Coriumtransplantate

Ausgehend von den Beobachtungen an transplantierten Sehnen, daß unter einem funktionellen Reiz eine strukturelle Anpassung des

Transplantates an die Erfordernisse des neuen Ortes erfolgte
(KIRSCHNER, REHN) haben LOEWE, REHN und LEXER nachgewiesen, daß
auch autologe Coriumstreifen und -lappen unter Zugbeanspruchung
eine sehnige Umwandlung erfahren. Corium findet dabei rasch Anschluß an die Ernährung des Transplantatlagers. Mit diesem raschen
Einbau gerät das Transplantat in die dort herrschende Zuspannung
und unter den formativen Muskelreiz der die Umwandlung des Bindegewebes in Sehnengewebe induziert. Die Transformation des Bindegewebes unter dauerndem oder oft wiederholtem Zug hat HIS bereits
1865 (zitiert nach REHN) herausgestellt und das solchermaßen um-
gewandelte (funktionelle Metaplasie) Cutisgewebe ist nach Ansicht
der Autoren der Zugfestigkeit von Sehnen ebenbürtig.

Klinische Erfahrungen mit Coriumtransplantaten sind bei der Sanierung von Bauchdeckendefekten (REHN, LEZIUS, STENGEL) lange bekannt.

Corium als Knieseitenbandersatz haben SCHMIDT (1955), SZILVESTER
(1964) und vor allem WILLENEGGER und Mitarbeiter propagiert. Durch
histologische Untersuchungen haben die letztgenannten Autoren
erneut zeigen können, daß beim Coriumtransplantat die Vasculari-
sation bereits nach 1 Woche vollständig ist und daß sich unter
den Zugkräften das hochdifferenzierte Deckgewebe in ein kern- und
gefäßreiches junges Bindegewebe transformiert, wobei gleichzeitig
ein Schwund der Anhangsgebilde (Talg-, Schweißdrüsen und Haare)
eintritt. Die ursprünglich ungeordneten Faserbündel richten sich
parallel aus. Epidermoidcysten bilden sich nur dann aus, wenn die
Spannung des Transplantates ungenügend ist (PEER-PADDOCK). Der
gute Einbau von Corium mit Assimilationsvorgängen bedeutet neben
der hohen Zerreißfestigkeit auch ein geringes Wundinfektionsrisiko
im Vergleich zum bradytrophen frischen oder konservierten Fascien-
oder Duragewebe.

Gewinnung von Corium

Die Entnahme von Corium erfolgt aus der lateralen Gesäßpartie, dem
gleich- oder gegenseitgen Oberschenkel oder sogar aus dem direkten
Operationsgebiet. Die Hautspindel soll 2-2,5 cm breit und etwa
10-15 cm lang sein. Epithelschicht und Subcutangewebe werden entfernt. Durch 2 oder 3-fache Längsspaltung unter Belassung des
Zusammenhangs an den Enden kann der Transplantatstreifen verlängert werden.

Bandersatz

Zur Wiederherstellung der Seitenbänder wird der Coriumstreifen
in einer rechteckförmigen und zusätzlichen Achtertour durch
Bohrlöcher in Höhe des proximalen und distalen Ansatzes der
Collateralbänder durchgezogen, gespannt und vernäht. Am medialen
Seitenband kann der abgerissene Meniscus durch den Coriumstreifen
fixiert werden und somit seine ursprüngliche Beziehung zum Seitenband wieder aufnehmen (Abb.2a).

Mit diesem Verfahren haben MÜLLER und WILLENEGGER bei 27 medialen
Bandplastiken 21 mal seitengleiche Stabilität erreicht. 6 mal
verblieb eine leichte und 2 mal eine starke Aufklappbarkeit des

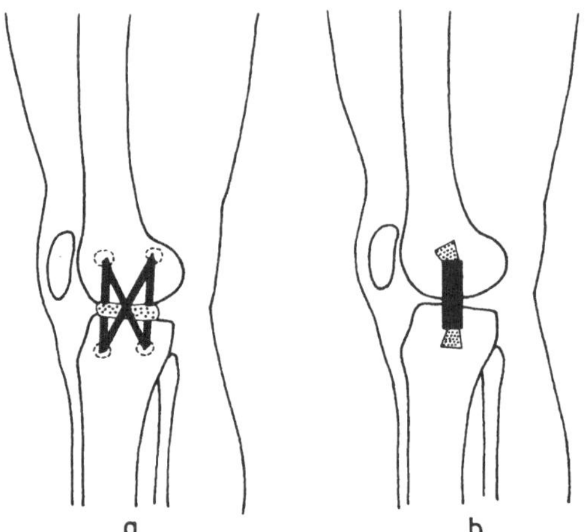

*Abb.2a u.b. (a) Seitenbandersatz mit Corium nach WILLENEGGER.
Anheftung des Meniscus medialis; (b) Seitenbandersatz durch
einen Teil des Lig. patellae (BRÜCKNER)*

Gelenkes (Nachuntersuchung 3-14 Jahre post operationem). Von 5
lateralen Bandplastiken wurden 3 stabil, 1 war leicht und 1 stark
gelockert.

Die vordere Kreuzbandplastik mit Corium nach einer modifizierten
Technik von HEY-GROVES ergab ungünstigere Ergebnisse. Von 6 Patienten wiesen 5 bei der Nachuntersuchung eine leichte und 1 eine
schwere vordere Schublade auf.

Unter 22 kombinierten Läsionen des vorderen Kreuzbandes und des
Innenbandes wurde 11 mal Stabilität erreicht. 7 mal verblieb
eine leichte und 4 mal eine schwere Aufklappbarkeit bzw. Rotationsinstabilität.

JANIKS Ergebnisse (1957) bei 26 Kreuzbandplastiken mit Cutis
waren besser, als diejenigen mit Fascie. Bewährt hat sich der
Coriumstreifen auch als Ersatz des Streckapparates bei Abrissen
der Quadricepssehne und bei unteren Patellaresektionen im Gefolge
von Trümmerfrakturen (WILLENEGGER u. BALTENSPERGER).

Im eigenen Krankengut aus dem Zeitraum 1969 bis 1974 fanden sich
unter 47 Operationen bei veralteten Bandverletzungen am Kniegelenk 11 Coriumtransplantate als Ersatz der Collateralbänder.
7 mal wurde bei der Nachuntersuchung 2-7 Jahre später im Seiten-
vergleich Stabilität erreicht. 4 mal war eine starke Bandlockerung
nachzuweisen, die bei 3 Patienten Anlaß zur neuerlichen Plastik
mit gestieltem Transplantat ergab. Seit 1975 kommen bei uns fast
ausschließlich gestielte musculo-tendinöse Transplantate zur Anwendung.

Band-Knochen-Transplantat aus dem Ligamentum patellae

Für die Seitenbandplastik hat BRÜCKNER 1964 ein freies Transplantat aus dem Lig. patellae angegeben, wobei der Sehnenstreifen

proximal und distal einen Knochenkeil aus der Patella bzw. der
Tibia trägt. Diese anhaftenden Knochenkeile ermöglichen eine
solide Verankerung des Transplantates am neuen Ort. Die Operationstechnik ist einfach (Abb.2a).

Das belastungsstabile Ersatzband war bei den Nachuntersuchungen
des Autors den früher durchgeführten gestielten Fascientrans-
plantaten überlegen. Gelegentlich auftretende Verknöcherungen
am Ort der Entnahme und Implantation wirkten sich nicht funk-
tionsstörend aus.

Dieses freie Band-Knochen-Transplantat wurde auch als Ersatz für
ein rupturiertes Lig.patellae und den suprapatellaren Quadriceps-
sehnenriß empfohlen. Beim Ersatz des vorderen Kreuzbandes bleibt
das Ligament in der Regel gestielt, kann aber auch als freies
Transplantat von der Gegenseite übernommen werden.

Auch wenn heute überwiegend gestielte musculo-tendinöse Verfahren bei der Rekonstruktion veralteter Bandläsionen Beachtung
finden, so rechtfertigen allenfalls die Ergebnisse der Seitenbandplastik mit Corium und Anteilen des Ligamentum patellae auch
weiterhin die Verwendung dieser freien autologen Transplantate.
Das freie Fascientransplantat am Kniegelenk ist verlassen worden.

<u>Literatur</u>

1. BRÜCKNER, H., BRÜCKNER, H.: Bandplastiken im Kniebereich nach
   dem "Baukastenprinzip" Zb. Chir. <u>97</u>, 65-77 (1972).
2. KIRSCHNER, M.: Über freie Sehnen- u. Fascientransplantation.
   Bruns' Beitr. z. klin. Chir. Heft 2 (1909).
3. LEXER, E.: 20 Jahre Transplantationsforschung in der Chirurgie.
   Langenbecks Arch. klin. Chir. <u>138</u>, 251-302 (1925).
4. MÜLLER, J. u. Mitarb.: Freie autologe Transplantate in der
   Behandlung des instabilen Knies. Hefte z. Unfallhlk. <u>125</u>,
   109-116 (1975).
5. REHN, E.: Zu den Fragen der Transplantation, Regeneration
   und ortseinsetzenden funktionellen Metaplasie. Arch. klin.
   Chir. <u>112</u>, 622 (1919).
6. WILLENEGGER, H., BALTENSPERGER, A.: Plastischer Ersatz der
   Kniebänder mit autologer Cutis. Helvetia Chirurgica Acta <u>34</u>,
   75-79 (1967).

R. Kleining, Duisburg-Buchholz

Behandlung älterer Bandverletzungen am Kniegelenk mit freien homologen und heterologen Transplantaten

Schon frühzeitig wurde mit der Transplantation homologer Sehnen
begonnen. SCHMIT und SEIFERT propagierten in der Handchirurgie
die Anwendung homologer Transplantate. Bei der vergleichsweisen
Gegenüberstellung einer Serie von Patienten mit autologen und

homologen Transplantaten konnten sie keinen Unterschied feststellen. Dies war der Ausgangspunkt, an dem in der Unfallklinik
Duisburg-Buchholz unter der Federführung von VOORHOEVE und
STERNEMANN zunächst in der Handchirurgie mit der Transplantation
homologen Sehnenmaterials begonnen wurde. Ohne die Untersuchungen von SCHMIT und SEIFERT nochmals durchzuführen, wurden lediglich auf dem klinischen Eindruck basierend die homologen Sehnen
bei Bandplastiken und Defektüberbrückungen insbesondere am Kniegelenk eingesetzt.

Danach kam der Gedanke auf, auch heterologe Sehnen einzusetzen.

Die Arbeit verlief dann in 2 Etappen.

Es wurden folgende Versuche durchgeführt:

1. Zerreißproben mit cialitkonservierten homologen und heterologen
   Sehnen und
2. Tierversuche.

Die Zerreißproben ergaben keine Abnahme der Belastbarkeit der
Sehnen durch die Konservierung. Die Sehnentransplantate wurden
in Kaninchenhinterläufe im Bereich der Kniegelenke so implantiert,
daß sie funktionell beansprucht wurden. Die Tiere wurden im Abstand von 4 bis 9 Monaten getötet, die gewonnenen Präparate durch
Herrn Dr. PESCH vom Pathologischen Institut in Erlangen untersucht.

Klinisch wurden ca. 100 heterologe Sehnenplastiken durchgeführt
(Abb.1).

In einem Zeitraum von 5 Jahren kamen von insgesamt 95 plastischen
Operationen bei veralteten Band- und Sehnendefekten im Bereich
des Kniegelenkes 15 mal homologe und 26 mal heterologe Transplantate zum Einsatz. Dabei stand die Verwendung dieser Transplantate bei den veralteten Kreuzbandplastiken und zum Zwecke
der Defektüberbrückung im Bereich des Kniestreckapparates im
Vordergrund. Im einzelnen wurden homologe und heterologe Transplantate in einer Verteilung angewandt, wie sie auf den folgenden
Diapositiven aufgeführt sind. Die klinischen Ergebnisse waren bis
auf 2 Infektionen und eine Spontanruptur 4 Monate nach der Operation bei einem heterologen Kreuzbandersatz durchweg gut. Einige
Diapositive sollen das klinische Ergebnis verdeutlichen.

Zu Beginn der Verwendung homologer und heterologer Transplantate
bei der Behandlung älterer Bandverletzungen im Kniegelenk bestanden bezüglich der Einheilung 2 Theorien, nämlich

1. die Theorie von SCHMIT und SEIFERT und
2. die Theorie von JÄGER.

Nach SCHMIT und SEIFERT gilt das transplantierte Gewebe als Leit-
struktur für körpereigene Ersatzbestrebungen und wird durch
Einwuchern von Fibroblasten und Ausrichten dieser Zellen zu
kollagenem Gewebe praktisch integriert. Nach JÄGER heilen die
Transplantate nicht ein, sondern werden von körpereigenem Gewebe
ummantelt und allmählich resorbiert (Abb.2).

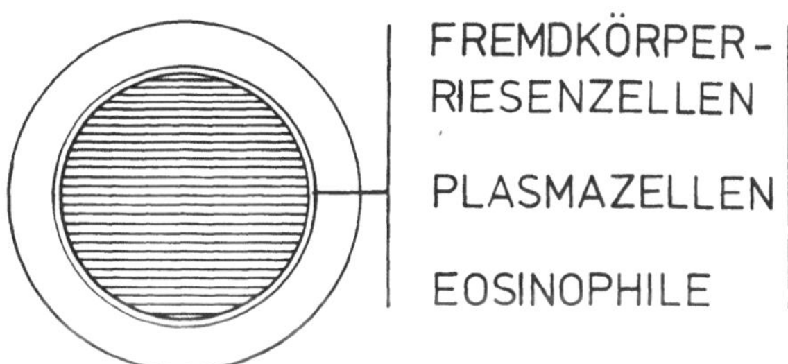

Abb.1

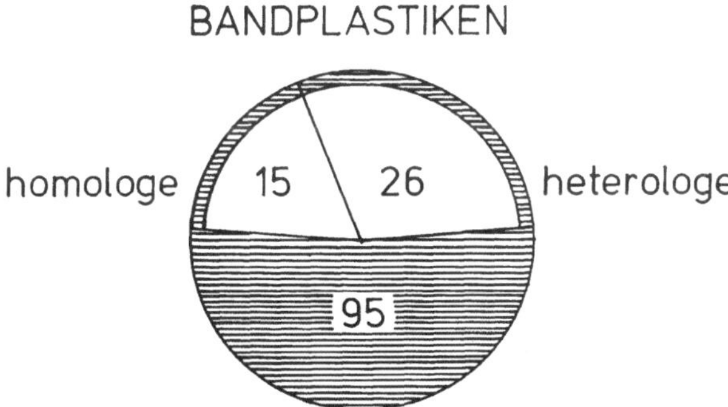

Abb.2

Unsere eigenen Untersuchungen stimmen mit den von JÄGER angegebenen Ergebnissen überein. Der Bindegewebsmantel um das Transplantat zeigt an der Grenze zwischen Transplantat und Bindegewebsmantel ein aktives Granulationsgewebe mit zahlreichen Riesenzellen als Ausdruck einer Fremdkörperreaktion, Plasmazellen
und Eosinophile-Zellen. Die funktionellen guten Ergebnisse
weisen darauf hin, daß das Transplantat offensichtlich in der
Lage war, zumindest zeitweise, die ihm übertragenen Aufgaben
als Kraftträger zu übernehmen und daß später offensichtlich das
ummantelnde Gewebe diese Funktion allmählich übernommen hat.

Auf der Reisensburg wurde das Thema der homologen und heterologen
Transplantate nochmals diskutiert. Man kam zu dem Schluß, daß
zumindest bei den heterologen Transplantaten immunologische
Vorgänge auftreten, die zur Abstoßungsreaktion führen und die
Resorbtion und der vollständige Ersatz durch körpereigenes
Gewebe zu lange dauert. In unseren Versuchen konnten in den
Präparaten noch 9 Monate nach der Transplantation Transplantat-
reste mit Riesenzellen gefunden werden.

Zusammenfassend kann also gesagt werden, daß trotz der heute
bestehenden modernen Konservierungsverfahren homologes und
heterologes Material nicht soweit immunologisch abgeschwächt
und mechanisch aufgewertet werden kann, daß es den autologen
Transplantaten gleichwertig wird.

M. Talke und G. Friedebold, Berlin

Indikation und Technik der intraligamentären Tibiaosteotomie bei Kniegelenkinstabilität

Die hohe intraligamentäre Tibiakopfosteotomie ermöglicht die einseitige Schienbeinaufklappung oberhalb des distalen Seitenbandansatzes mit Einbolzung eines Keils zur Straffung des Kollateralbandes und zur Achsenkorrektur der Tibia in der Frontalebene.

Voraussetzung ist eine Kniegelenkinstabilität im Varus- oder Valgussinn, wobei möglichst nur ein Kollateralband zu lang oder relativ insuffizient sein sollte, und zwar das Seitenband der Konkavseite. Bei einer kombinierten Kapsel-Band-Insuffizienz mit Instabilität in mehreren Richtungen ist diese Methode nicht indiziert.

Im Grunde ist die primäre Spongiosaunterfütterung der frischen Tibiakopf-Impressionsfraktur die Frühform der hohen intraligamentären Tibiakopfkorrektur. Die drei Osteotomie-Indikationen am Schienbeinkopf sind in der Reihenfolge der Häufigkeit:

1. posttraumatische Instabilität mit Achsenfehlstellung durch Einbruch des Tibiaplateaus,
2. O- oder X-Bein-Achsenabweichung mit Seitenbandinsuffizienz, auch nach vorzeitigem einseitigem Epiphysenschluß und
3. mit Einschränkung die arthrotische Instabilität mit Achsenfehlstellung bei wenigstens teilweise erhaltenem Gelenkknorpel.

Die Varus-Deformität ist leichter korrigierbar aufgrund des grösseren Abstandes zwischen Gelenkspalt und distalem Ansatz des tibialen Seitenbandes, der etwa 3 bis 4 cm beträgt. Die Achsenkorrektur auf der fibularen Seite beim X-Bein wird eingeschränkt durch die entsprechend kleinere Distanz bis zur Gelenklinie von etwa 2 cm und die Gefahr der Nervus-peronaeus-Überdehnung.

Vor der Indikationsstellung müssen sowohl lange Achsenaufnahmen im Stehen als auch gehaltene Röntgen-Aufnahmen zur Bestimmung der Instabilität bzw. der Seitenbandlockerung angefertigt werden.

Für die Achsenfehlstellung ohne oder mit geringer Bandinstabilität ist die Pendelosteotomie angezeigt und wird erheblich häufiger angewendet.

Wenn die Deformität über Jahrzehnte bestanden und zugenommen hat, dann sind Osteoporose und Knorpeldestruktion meistens so weit fortgeschritten, daß die intraligamentäre Tibiaosteotomie häufig die Beweglichkeit einschränkt, trotz ihres biologischen und antalgischen Effektes, den sie neben der Achsenkorrektur ausübt.

Die Operationstechnik stellt kaum Probleme, es gilt lediglich zu beachten:

Das Kniegelenk sollte nicht eröffnet, jedoch der Gelenkspalt durch 2 dünne Nadeln markiert werden. Die Sicherheit der Osteotomie wird größer durch die Darstellung des distalen Kollateralbandansatzes. Die Osteotomie sollte soweit wie möglich vom Gelenk entfernt von vorne konkavseitig über 3/4 der Tibiakopfseite erfolgen.

Die Gegencorticalis muß auf jeden Fall "stehenbleiben". Beim
Einbolzen des glatt präparierten spongiösen autologen Becken-
kammspans soll eine Plateaufraktur vermieden werden. Dies ist
bei stärkerer Osteoporose nicht immer zu umgehen. Die Keildicke
ist so zu berechnen, daß das Varus-Knie, im Gegensatz zum Genu
valgum, leicht überkorrigiert wird:

1. wegen der physiologischen X-Beinachse und
2. wegen eines postoperativen Sintereffekts unter der Belastung.

Die dorsale Corticalis sollte zur Gefäßsicherung in Kniebeugung
durchgemeißelt werden.

Die Fibulaosteotomie ist wegen der Höhe der Korrektur nicht obli-
gat.

Postoperativ ist wegen des Zuggurtungseffekts des Lig.patellae
und der Seitenbandstraffung keine Gipsruhigstellung notwendig.
Wenn Gelenkfrakturen auftreten, empfiehlt sich ein Scharniergips
nach BURRI, um einen Achsenkorrekturverlust zu verhindern.

Zusammenfassung

Die intraligamentäre Tibiaosteotomie stellt ein geeignetes Verfahren zur Korrektur der posttraumatischen Achsenfehlstellung
und Kniegelenkinstabilität in der Frontalebene dar.

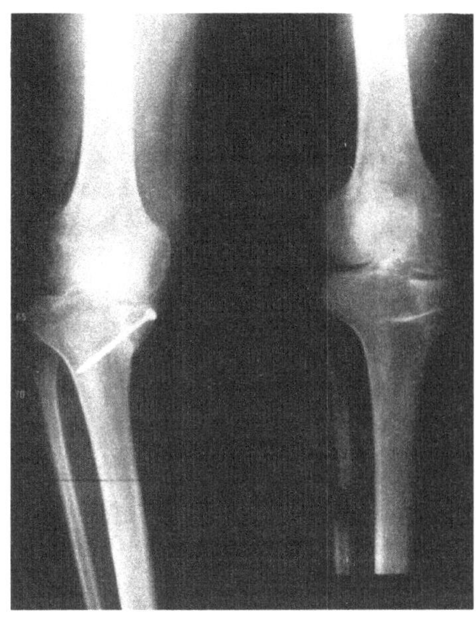

*Abb.1. 29 jähr. Pat. posttraumatische relative Bandinsuffizienz.
12 Wochen nach intraligamentärer Tibiakopfosteotomie zeigt sich
ein guter Spaneinbau. Das rechte Kniegelenk ist achsengerecht,
belastungsstabil und gut beweglich*

184

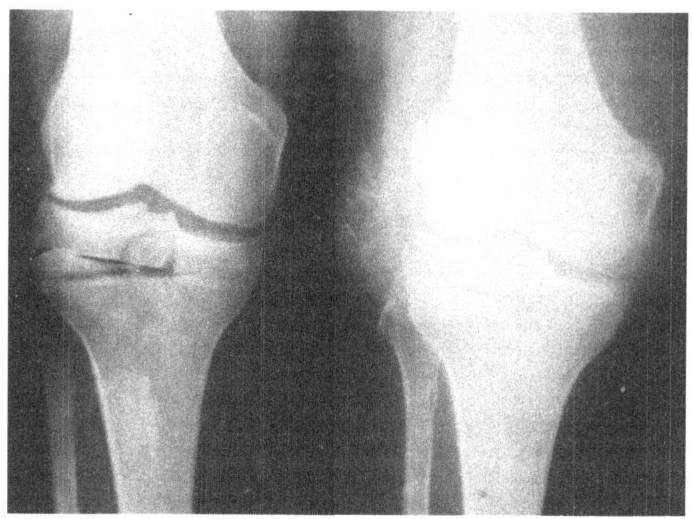

Abb.2. 41 jähr. Pat. mit Genu valgum rechts. Ligamentäre Instabilität des Außenbandes, deutlicher als die des Innenbandes. Deshalb intraligamentäre Tibiakopfanhebeosteotomie. Intraoperative Gelenkfraktur. Postoperative Mobilisierung im Burri-Gips. 8 Wochen postoperativ beginnender Einbau und Konsolidierung der Gelenkfraktur. Endgradig eingeschränkte Beweglichkeit

Demonstration: 29jähriger Patient, dessen rechtsseitige Tibiakopffraktur 1974 in der Türkei versorgt wurde. In der gehaltenen Aufnahme konkavseitige relative Bandinsuffizienz. 12 Wochen nach intraligamentärer Tibiaosteotomie zeigt sich ein guter Spaneinbau. Das rechte Knie ist achsengerecht, belastungsstabil und gut beweglich (Abb.1).

Das Verfahren ist auch indiziert für die nicht traumatische Achsenfehlstellung, jedoch soll das Kollateralband der Konkavseite allein oder mindestens stärker gelockert sein als das der Gegenseite.

Demonstration: 41jährige Patientin mit Genu valgum rechts. Ligamentäre Instabilität des Außenbandes deutlicher als die des Innenbandes. Mäßige Arthrose trotz starker Adipositas. Achsenkorrektur im Burri-Gips gut zu erkennen. 4 Wochen postoperativ bereits Einbau des spongiösen Spans (Abb.2).

Fortgeschrittene Knorpeldegeneration und Osteoporose vermindern erheblich den Operationserfolg.

Literatur

1. DEBEYRE, J., ARTOGOU, J.M.: Résultats à distance de 260 ostétomies tibiales pour déviation frontales du genou. Rev. Chir. Orthop. 58, 4, 335-339 1972.

2. DOLANC, B.: Die Behandlung des instabilen Kniegelenkes mit
   Achsenfehlstellung durch die intraligamentäre Anhebe-Tibia-
   osteotomie. Arch. orthop. Unfall-Chir. 76, 280-289 1973.
3. HIERHOLZER, G., VOORHOEVE, A.: Beitrag zur Biomechanik und
   zur relativen Bandinsuffizienz des Kniegelenkes. Hefte z.
   Unfallheilk. 125, 75-79 1975.
4. NOESBERGER, B.: Osteotomien im Kniebereich. Orthop. Praxis 12,
   168-177 1976.

E. Ohl, Stuttgart

Die Leistungsfähigkeit des aktiven Innenbandersatzes durch Umleitung der Semitendinosussehne nach Helfet

In der Literatur werden Verlagerung oder Verpflanzung von Sehnen,
Fascienstreifen, Cutis- und Periostlappen zum Ersatz des inneren
Knieseitenbandes beschrieben. Statistischen Untersuchungen ist
zu entnehmen, daß durch eine der genannten passiven Bandplastiken
bestenfalls eine "unvollkommene Stabilität" - vergleichbar mit
dem Folgezustand nach Distorsionstrauma mit Innenbandüberdehnung -
erzielt werden kann. Die Restinstabilität kann durch einen Muskel-
motor im Rücken der zur Bandplastik verwandten Sehne vermindert
werden.

Erstmalig erwähnt wird die aktive Semitendinosusplastik von HELFET
1949. Seine Überlegung war folgende: Insbesondere bei einer kombinierten Kreuzband- und Innenbandläsion kommt es unter Belastung
bei gebeugtem Knie zu einem nach Vornaußen-Rotieren des inneren
Femurcondylus. Zusätzlich zur Transposition der tuberositas
tibiae nach innen distal verlagerte HELFET auch die Semitendinosussehne nach vorn medial in einen Kanal am inneren Femurcondylus
(Abb.1). Durch automatische Anspannung der Semitendinosussehne
unter der Belastung sollte damit die Subluxation verhindert werden.

Anhand der eigenen Untersuchungen und Ergebnisse sollen die Vor-
und Nachteile der Methode besprochen werden. Es handelt sich um
20 in den Jahren 1971-1974 durchgeführte Semitendinosusverlagerun-
gen. Bei 3/4 konnte als Ursache der Innenbandlockerung ein Trauma
eruiert werden. Das Trauma lag zwischen 3 Monaten und 2 Jahren
zurück; im Schnitt waren es 8 Monate. Nur dreimal lagen Voroperationen vor; es handelte sich um eine passive Innenbandplastik
sowie um zwei Innenmeniscusentfernungen.

Bei den 20 Operationen wurde nur 7 mal die Semitendinosusplastik
allein durchgeführt. 7 mal wurde ein verletzter Innenmeniscus mit
entfernt, 7 mal die tuberositas tibiae versetzt. Je einmal wurde
zusätzlich eine supracondyläre Umstellungsosteotomie und eine
Außenmeniscusentfernung durchgeführt.

Durch die Operation konnten die durch die Innenbandinstabilität
hervorgerufenen Behinderungen wie Hinken, Gangunsicherheit,
Schwellneigung und Schmerzen deutlich gebessert werden (Abb.2).

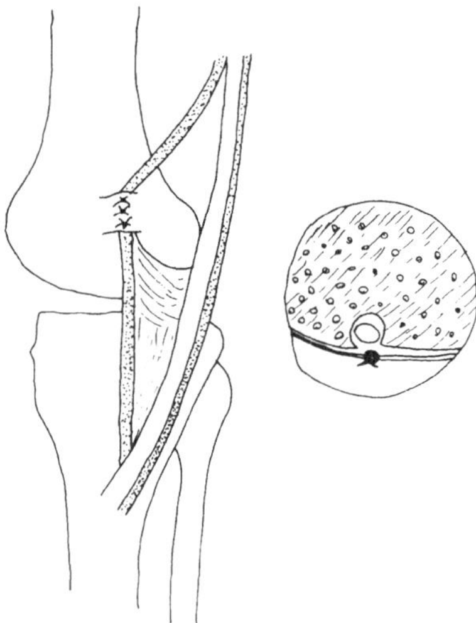

Abb.1. Schematische Darstellung der Verlagerung der Semitendinosussehne nach vorn zum aktiven Knieinnenbandersatz

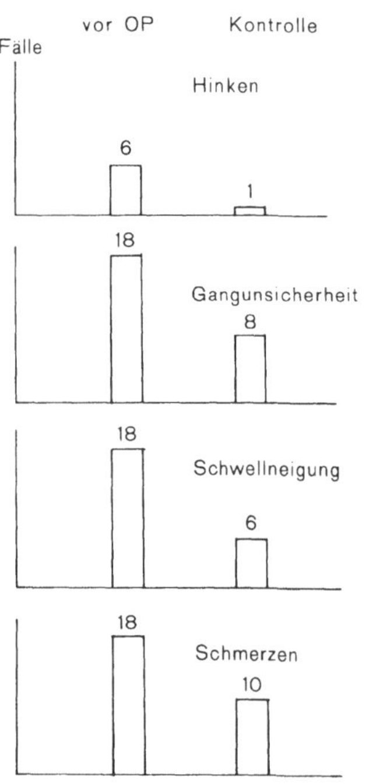

Abb.2. Verbesserung verschiedener subjektiver Behinderungen durch
die Semitendinosusplastik

Ein Zusammenhang zwischen Beschwerdebesserung und Zeitpunkt der
Kontrolluntersuchung nach der Operation wurde nicht gefunden. Das
heißt, daß schon wenige Monate nach der Operation die positiven
Auswirkungen sichtbar sind.

Ein Erguß wurde bei der Kontrolluntersuchung nie nachgewiesen.
Beim Vergleich der Beweglichkeit im Kniegelenk vor der Operation
und bei der Kontrolluntersuchung zeigte sich eine Besserung. Nur
vor der Operation wurde die Beweglichkeit in zwei Fällen als
schlecht bezeichnet, während sie 19 mal nach der Operation frei
war. Als Erklärung hierfür bietet sich ein Rückgang des Gelenk-
reizzustandes als Folge der das Kniegelenk aktiv stabilisierenden Operation an.

Bei der Befragung zeigten sich die geistig arbeitenden Patienten
im allgemeinen mit der Operation zufriedener als die körperlich
arbeitenden. Insgesamt zeigte sich jedoch eine deutliche Zunahme
körperlicher Aktivität nach der Operation. Regelmäßige sportliche
Leistungen wurden vor der Operation nie, nach der Operation jedoch
von jedem 4. angegeben. Der zu verbessernde Bandschaden war in
diesen Fällen allerdings nur leicht bis mittelschwer.

Da das subjektive Patientenurteil jedoch nicht allein zur Bewertung herangezogen werden sollte, versuchten wir andere objektive
Parameter zu finden. Die vergleichende Umfangsmessung an den
Oberschenkeln ergab eine deutliche Besserung der Muskelatrophie
auf der operierten Seite zum Zeitpunkt der Kontrolluntersuchung.
Vor der Operation hatten 17 Patienten 1-2 cm Umfangsdiffenenz,
während nach der Operation das Gros der Patienten weniger als
1 cm Umfangsdifferenz hatte. Eine zunehmende Besserung der Muskelatrophie findet sich auch noch nach 2-3 Jahren.

Wir versuchten auch die Leistungsfähigkeit der Semitendinosussehne zu prüfen. Bei 15 Grad Kniebeugung wurde der Patient auf-
gefordert, das Kniegelenk zu stabilisieren. Es kam dabei zu einer
aktiven Anspannung der Semitendinosussehne, die das passive Auf-
klappen des inneren Gelenkspaltes durch den Untersucher erschwer-
te.

Bei Untersuchung des Zusammenhanges zwischen der Leistungsfähigkeit der Semitendinosusplastik und dem Alter der operierten Patienten zeigte sich, daß eine gute Stabilisierung häufiger bei
jüngeren Patienten aufgrund der verbesserungsfähigen Muskulatur
erzielt werden konnte.

Bei der Suche nach Komplikationen konnten keine Infektionen
festgestellt werden. Nachoperationen waren im beobachteten Zeitraum
nicht erforderlich. Eine Besonderheit in der Nachbehandlung stellt
die Narkosemobilisation dar, die hier relativ häufig und zwar in
8 Fällen, zweimal beim selben Patienten, durchgeführt wurde. Wir
glauben, daß die Mobilisationsphase und damit die Dauer der operationsbedingten Arbeitsunfähigkeit durch diese kleine, komplikationslose Maßnahme deutlich abgekürzt werden kann.

Zusammenfassung

Wegen der nach passiven Bandplastiken meist verbleibenden Restinstabilität bevorzugen wir aufgrund unserer guten Erfahrungen
vor allem bei jüngeren Patienten den _aktiven_ Bandersatz, hier
die Verlagerung der Semitendinosussehne nach HELFET, da "_in Aktion_"
offenbar ein voll stabiles Gelenk erreicht wird.

Literatur

1. FICAT, P.: Pathologie des ménisques et des ligaments du genou.
   Masson et Cie, Paris 1962.
2. PALKOSKA, F.: Seitenbandplastiken am Kniegelenk. Archiv. Orthop.
   Unfall-Chir. 63, 112-122 (1968).
3. BOSWORTH, D.M.: Transplantation of the semitendinosus for
   repair of laceration of medial collateral ligament of the
   knee, JBJS 34 A, 196-202 (1952).

H.J. Refior, München

Kombination der Pes-anserinus-Plastik mit verschiedenen bandplastischen Maßnahmen – Indikation – Technik – Ergebnisse

SLOCUM und LARSON haben in mehreren Publikationen die Pes-anserinus-Transplantation zur aktiven Stabilisierung des Kniegelenkes
bei bestehender Rotationsinstabilität empfohlen.

Mit diesem extraarticulär durchführbaren Verfahren wird durch
weitgehende Umfunktionierung der Flexoren zu Innenrotatoren eine
aktive Stabilisierung der pathologischen Außenrotationsneigung
der Tibia angestrebt.

NOYES und SONSTEGARD bestätigen mit am Präparat vor und nach
Transplantation durchgeführten Messungen zur Flexions- und Rota-
tionseigenschaft der Pes-anserinus-Muskulatur diese Auffassung.
Danach kann davon ausgegangen werden, daß durch den Pes-Anserinus-
Transfer eine signifikante Verbesserung der innenrotatorischen
Wirkung der Pes-anserinus-Muskulatur erzielt wird. Entsprechend
beobachteten SLOCUM und LARSON bei 50 nachuntersuchten Patienten
eine wesentliche Verbesserung des Befundes in der Mehrzahl der
Fälle.

Auch in dem von NICHOLAS angegebenen Verfahren zur Behandlung
der antero-medialen Rotationsinstabilität wird neben den passiven
Maßnahmen eine aktive Stabilisierung durch die Pes-anserinus-
Transplantation vorgenommen.

Über gute Ergebnisse mit beiden Verfahren wird berichtet (SLOCUM
und LARSON; NICHOLAS; MANSAT).

Wir haben in der Zeit von Juli 1974 bis Oktober 1976 an der
Orthopädischen Klinik München 72 Kniegelenke mit antero-medialer

Rotationsinstabilität unter Verwendung der Pes-anserinus-
Transplantation operiert.

Während nur in 1 Fall eine isolierte Pes-anserinus-Transplantation
durchgeführt wurde, erfolgte ihre Kombination mit gleichzeitiger
Raffung bzw. Distalversetzung des vorderen Kreuzbandes in 7 Fällen. 8 mal wurde der Transfer mit gleichzeitigem vorderen Kreuzbandersatz unter Verwendung eines freien Transplantates aus dem
zentralen Drittel des Lig.patellae durchgeführt.

Weiterhin wurde die Pes-anserinus-Plastik 46 mal im Rahmen der
Rekonstruktion nach NICHOLAS angewandt. Darüber hinaus wurde sie
in 10 Fällen, in denen das Verfahren nach NICHOLAS mit dem
gleichzeitigen vorderen Kreuzbandersatz kombiniert wurde, mit
ausgeführt.

Die Indikation zur Operation wurde in allen Fällen wegen einer
antero-medialen Rotationsinstabilität gestellt.

Das operationstechnische Vorgehen erfolgte im wesentlichen nach
den von SLOCUM und LARSON angegebenen Richtlinien. Als Zugang
benutzten wir den medialen Payr-Schnitt. Die Fixation des umge-
schlagenen Pes anserinus erfolgte am medialen Rand des Lig.
patellae, wobei der proximale Fixationspunkt etwa 1 bis 1,5 cm
oberhalb der Tuberositas tibiae lag (Abb.1).

Nach postop. Gipsfixation schloß sich eine spezielle krankengymnastische Übungsbehandlung zur Kräftigung der Innenrotation an.

Die Analyse der zusammen mit WIRTH an 51 Patienten erhobenen
Nachuntersuchungsbefunde läßt erkennen, daß im Fall der isolierten Pes-anserinus-Transplantation vordere Schublade, Valgusinstabilität und antero-mediale Rotationsinstabilität unverändert
waren.

Bei gleichzeitiger Kombination der Plastik mit Raffung, bzw.
Distalversetzung des vorderen Kreuzbandes konnte von 4 Fällen
lediglich 1 mal eine Beseitigung der antero-medialen Rotationsinstabilität erreicht werden.

Bei 8 Fällen mit gleichzeitigem vorderen Kreuzbandersatz ließ
sich dagegen 3 mal eine Beseitigung der antero-medialen Instabilität erzielen.

Unter 34 Fällen, die nach NICHOLAS operiert waren, fanden sich
26 Patienten, die eine Beseitigung der antero-medialen Rotationsinstabilität aufwiesen. Auch die Valgusinstabilität war in über
der Hälfte der Fälle beseitigt. Lediglich die vordere Schublade
konnte nur in 3 Fällen vollständig beseitigt werden.

Da wir erst in letzter Zeit dazu übergegangen sind, das Operationsverfahren nach NICHOLAS mit dem gleichzeitigen vorderen
Kreuzbandersatz zu kombinieren, war eine erste Aussage lediglich
bei 4 Fällen möglich. Hier konnte die antero-mediale Rotationsinstabilität, sowie die Valugsinstabilität in allen Fällen beseitigt und das vordere Schubladenphänomen in allen Fällen deutlich vermindert werden.

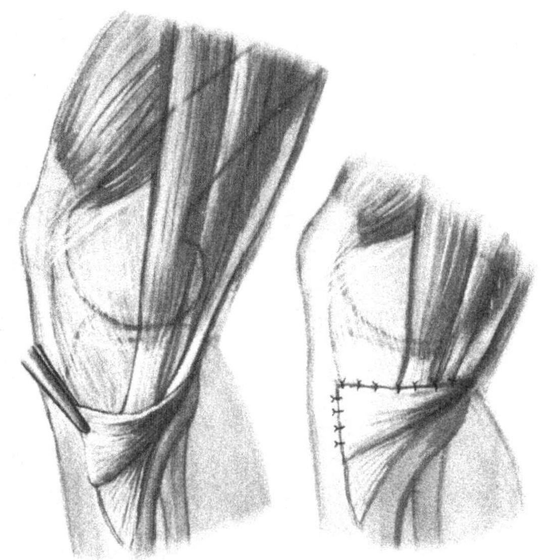

Abb.1. Pes-anserinus-Transfer nach SLOCUM und LARSON

Als Beurteilungsgrundlage für die als dynamische Plastik ein-
stufbare Pes-anserinus-Transplantation wurden an 60 gesunden
Testpersonen vergleichende Dynamometermessungen durchgeführt.
Dabei wiesen 20 Personen eine seitengleiche kp-Leistung auf.

40 Testpersonen zeigten eine Seitendifferenz zwischen 0,5 und
4 kp.

Die in 49 Fällen durchgeführte Messung nach Pes-anserinus-Transfer
ergab 8 mal die erwartete, vermehrte Rotationsleistung der operierten Seite. 12 Fälle zeigten eine seitengleiche kp-Leistung.
Alle übrigen Fälle wiesen jedoch eine verminderte Rotationsleistung der operierten Seite auf, wobei in 20 Fällen eine Dif-
ferenz von 1,5 bis 5 kp registriert werden konnte. Eine muskel-
umfangbedingte Abhängigkeit bzw. eine solche zum postoperativen
Untersuchungszeitraum konnte nicht festgestellt werden.

Obwohl die von DI STEFANO und Mitarbeitern publizierte Beobachtung, nach Pes-anserinus-Transfer sei keine Erhöhung der rota-
torischen Effektivität dieser Muskelgruppe nachweisbar, nicht
im vollen Umfange bestätigt werden konnte, ist davon auszugehen,
daß in einer großen Zahl von Fällen die erwünschte Verbesserung
der innenrotatorischen Leistungsfähigkeit nach Pes-Anserinus-
Transfer nicht erreicht wird.

Während die klinischen Nachuntersuchungsergebnisse, die sich im
wesentlichen mit denen in der Literatur (SLOCUM und LARSON; NICHO-
LAS; MANSAT) decken, vorwiegend eine Aussage zum Wert der statischen Anteile der verwendeten Verfahren machen, erlauben die

dynamometrischen Messungen eine Beurteilung der aktiven rotato-
rischen Leistung der Pes-anserinus-Plastik. Die vorliegenden Befunde zeigen, daß deren Effizienz einer Verbesserung bedarf. Dies
scheint uns durch ein gezieltes und erweitertes Nachbehandlungs-
programm, sowie insbesondere durch die Kombination mit statisch-
plastischen Maßnahmen unter Berücksichtigung der Einzelinstabi-
litäten möglich zu sein.

Literatur

1. DI STEFANO, V., O'NEIL, R., NIXON, J.E., DAVIS, O.: Pes-
   Anserinus-Transfer: An In Vivo Biomechanical Analysis. J.Bone
   Jt.Surg. 58 A, 285 (1976).
2. MANSAT, C.: Traitement chirurgical des laxités anciennes
   antéro-internes du genou. Rev. Chir. orthop. 62, 321 (1976).
3. NICHOLAS, J.A.: The Five-One Reconstruction for Antero-medial
   Instability of the Knee. J.Bone Jt.Surg. 55 A, 899 (1973).
4. NOYES, F.R., SONSTEGARD, D.A.: Biomechanical Function of the
   pes Anserinus at the Knee and the Effect of its Transplantation. J.Bone Jt.Surg. 55 A, 1225 (1973).
5. SLOCUM, D.B., LARSON, R.L.: Pes Anserinus Transplantation.
   J.Bone Jt. Surg. 50 A, 226 (1968).

W. Heipertz und L. Zichner, Frankfurt/M.

Erfahrungen mit dem operativen extraarticulären Kreuzbandersatz am Kniegelenk (Pes-anserinus-Transfer)

Weder die Semitendinosusplastik nach LINDEMANN-EDWARDS, die uns
teilweise gute Ergebnisse gezeigt hat, noch der Kreuzbandersatz
mit dem mittleren Anteil des Ligamentum patellae nach AUGSTEIN-
BRÜCKNER-JONES, den wir später wegen der einfacheren Technik und
des primär festen Sitzes vorgezogen haben, berücksichtigen die
Komplexinstabilität des Kniegelenkes, wie sie beim Kreuzband-
schaden häufig vorliegt. SLOCUM und LARSON haben 1965 darauf
hingewiesen, daß bei den Bandverletzungen des Kniegelenkes zusätzlich zur Verschiebung um eine horizontale Achse auch eine
Rotationsinstabilität um eine vertikale Achse vorliegt. Mit einer
Modifikation des Schubladenzeichens bei Prüfung in 15 Grad Außen-
bzw. 30 Grad Innenrotation gaben sie einen einfachen Test zum
klinischen Nachweis der Rotationsinstabilität an.

Entsprechend dem häufigen Unfallmechanismus im Bereiche des
medialen Anteiles des Kniegelenkes in Abduktion und Außenrotation
im Unterschenkel bei flektiertem Kniegelenk ist die antero-mediale
Komplex- und Rotationsinstabilität eine klinisch genau definierte
Folge der Läsion des medialen hinteren Kapselanteiles mit oder
ohne Beteiligung des medialen Seitenbandes, des vorderen Kreuzbandes und des Innenmeniscus.

1966 gaben SLOCUM und LARSON die Pes-Anserinus-Transplatation
zur Behebung der antero-medialen Rotationsinstabilität an. Im
Prinzip werden dabei die ursprünglich hauptsächlich als Flexoren
im Kniegelenk wirkenden Musculi Semitendinosus, Gracilis und
Sartorius durch Umkipplastik des sehnigen Ansatzes in wesentlich
stärkere Innenrotatoren umfunktioniert. NOYES und SONSTEGARD
haben das durch biomechanische Untersuchungen bestätigt. Der
mediale Gelenkanteil wird damit gefestigt und aktiver Muskelzug
schränkt die pathologisch vermehrte Außenrotation ein. SLOCUM
hat diese einfache, aktive extraarticuläre Stabilisierung des
Kniegelenkes bis 1974 in über 500 Fällen durchgeführt. Seit 1974
haben wir im Anschluß an einen Amerikaaufenthalt diese Methode
übernommen. Wir kombinieren den Eingriff immer mit einer Raffung
der hinteren medialen Kapsel, wie NICHOLAS und HUGHSTON empfahlen.

In den vergangenen zwei Jahren haben wir 51 Patienten (Tabelle 1)
mit ausgeprägter antero-medialer Rotationsinstabilität an der
Orthopädischen Universitätsklinik Friedrichsheim, Frankfurt/M.,
durch Pes-Anserinus-Transfer versorgt. Es handelt sich um 39
Männer und 12 Frauen, im Alter von 17 bis 42 Jahren, durchschnittlich von 24,7 Jahren. Bis auf drei Ausnahmen (Tabelle 2) erlitten
die Patienten Sportunfälle 1/2 bis 10 Jahre zuvor. Drei frischere
Unfälle bei Ski- und Wasserskilauf waren nicht vorbehandelt. Alle
anderen hatten Gipsruhigstellung bis zu 16 Wochen und anschließende weitere konservative Therapie hinter sich. In sechs Fällen war
der Innenmeniscus entfernt, einmal war der Versuch einer Reinsertion des vorderen Kreuzbandes durch Drahtumschlingung unternommen worden.

Hauptbeschwerden (Tabelle 3) dieser Patienten waren Unsicher-
heitsgefühl im Kniegelenk, vor allem beim Richtungswechsel in
Fußball,Handball oder Tennis, gefolgt von Belastungsschmerzen,
Schwellung und der Unmöglichkeit, weiter Sport zu treiben.

Klinisch (Tabelle 4) fand sich immer eine Quadricepsatrophie
und antero-mediale Rotationsinstabilität, 24 mal eine vermehrte
Aufklappbarkeit des medialen Gelenkspaltes in 20 Grad Beugung
und 20 mal eine deutliche Meniscussymptomatik. Zwei Patienten
wiesen zusätzlich eine antero-laterale Rotationsinstabilität
mit vermehrter Aufklappbarkeit des lateralen Gelenkspaltes auf,
eine sogar in Streckstellung.

Intraoperativ (Tabelle 5) fand sich der mediale Meniscus 33 mal
gerissen, 11 mal als typischer Korbhenkelriß. Zweimal war der
laterale Meniscus zusätzlich betroffen. Das vordere Kreuzband
war in 34 Fällen völlig zerfetzt, bis praktisch fehlend, 17 mal
gelockert. Das hintere Kreuzband wies einmal eine starke Lockerung auf. 35 mal war die hintere Kapsel lax oder eingerissen.
In 8 Fällen blieb diese Untersuchung aus. Das mediale Seitenband
war 8 mal locker, 4 mal gerissen, 14 mal fand sich, auch schon
bei ganz jungen Patienten, ein Knorpeldefekt des medialen Femurcondylus in der Belastungszone, 15 mal Anzeichen einer Chondropathia patellae.

39 Patienten (Tabelle 6), die länger als ein halbes Jahr operiert
waren, konnten nachuntersucht werden. Subjektiv (nach O'DONAGHUE)

Tabelle 1. Patientengut mit antero-medialer Rotationsinstabilität
(Orthopädische Universitätsklinik Friedrichsheim Frankfurt/Main)

Anzahl		51
männlich	39	
weiblich	12	
Alter in Jahren		17 - 42
im Durchschnitt	24,7	

Tabelle 2. Unfallursache und Vorbehandlung
(Orthopädische Universitätsklinik Friedrichsheim Frankfurt/Main)

Sportunfall		48
Sonstige		3
Vorbehandelt		48
operativ	7	
davon med. Meniscektomie	6	
- Kreuzbandreinsertion	1	
konservativ		41
frisch		3

Tabelle 3. Subjektive Symptomatik (bei 53 Patienten)
(Orthopädische Universitätsklinik Friedrichsheim Frankfurt/Main)

Unsicherheitsgefühl im Kniegelenk	48
Gestörter Richtungswechsel	37
Belastungsschmerzen	36
Schwellungsneigung	28

Tabelle 4. Objektive Symptomatik (bei 51 Patienten)
(Orthopädische Universitätsklinik Friedrichsheim Frankfurt/Main)

Quadricepsathrophie	51
antero-mediale Rotationsinstabilität	51
mediale Seitenbandinstabilität	24
Meniscussymptomatik	20
antero-laterale Rotationsinstabilität	2

Tabelle 5. Intraoperative Befunde (bei 51 Patienten)
(Orthopädische Universitätsklinik Friedrichsheim Frankfurt/Main)

Riß medialer Meniscus	33
Riß lateraler Meniscus	2
Riß vorderes Kreuzband	17
Riß hintere Gelenkkapsel	25
Riß mediales Seitenband	4
Lockerung mediales Seitenband	8
Knorpeldefekt medialer Condylus	14
Knorpeldefekt Patellarückfläche	15

194

Tabelle 6. Nachuntersuchung (39 Patienten)
(Orthopädische Universitätsklinik Friedrichsheim Frankfurt/Main)

Subjektive Einschätzung	
sehr zufrieden	16
zufrieden	18
nicht zufrieden	5

Tabelle 7. Nachuntersuchung (39 Patienten)
(Orthopädische Universitätsklinik Friedrichsheim Frankfurt/Main)

Objektive Befunde	
muskulär auftrainiert	36
freie Beweglichkeit	34
Rotationsstabilität	36
Quadricepsatrophie	3
Bewegungsdefizit (10-20°)	5
Rotationsinstabilität	3

waren 16 Patienten sehr zufrieden, 18 zufrieden und 5 nicht zufrieden. 27 Patienten hatten wieder begonnen, ihren Sport zu betreiben.

Objektiv (Tabelle 7) hatten noch 3 Patienten eine Quadricepsatrophie bis zu 4 cm Umfangdifferenz. Bis auf 5 Patienten, deren Beugung um 10 bis 20 Grad eingeschränkt war, bestand seitengleiche freie Beweglichkeit, während die Festigkeit der Kniegelenke in 0 Grad, 30 Grad und 60 Grad gebeugtem Kniegelenk zufriedenstellend war, war bei allen ein vorderes Schubladenphänomen auslösbar. In Außenrotation bestand es dagegen nur noch bei 3 Patienten.

Zwei der drei subjektiv und objektiv unbefriedigenden Ergebnisse waren bedingt durch eine komplexe Instabilität, die auch das laterale Kompartiment betroffen hatte. Hier ist der Pes-anserinus-Transfer nicht ausreichend. Auf der anderen Seite ist der Pes-anserinus-Transfer dort unnötig, wo das Kreuzband allein betroffen ist. Hier ist reines isometrisches Muskeltraining ausreichend. Die Indikation hat demnach entsprechend dem klinischen Befund detailliert zu erfolgen.

Zusammenfassung

Zwar ist der Beobachtungszeitraum noch kurz (6-24 Mon.), doch zeigen die Ergebnisse, daß die antero-mediale Rotationsinstabilität durch ein einfaches Verfahren - die aktive Zügelung - entscheidend gebessert wird. Die Raffung der hinteren Kapsel, welche in der Bezeichnung "pes anserinus-Transfer" nicht zum Ausdruck kommt, ist ein wichtiger Bestandteil des Eingriffes und in der Regel in die Operation zu integrieren. Gerade der Riß dieses Kniegelenkanteiles ist für das positive Schubladenzeichen verantwortlich, und seine Behebung ist von entscheidender Bedeutung.

Literatur

1. HUGHSTON, J.C., EILERS, A.F.: The role of the posterior oblique ligament in repair of acute medial (collateral) ligament tear of the knee. J.Bone Jt.Surg. 55 A, 923 (1973).
2. NICHOLAS, J.A.: The five-one reconstruction for anteromedial
   instability of the knee. J.Bone Jt.Surg. 55 A, 899 (1973).
3. NOYES, F.R., SONSTEGARD, D.A.: Biomechanical function of the
   pes anserinus at the knee and effect of its transplantation
   on rotatory instability. J.Bone Jt.Surg. 55 A, 1225 (1974).
4. O'DONOGHUE, D.H.: Reconstruction for medial instability of
   the knee. J.Bone Jt.Surg. 55 A, 941 (1973).
5. SLOCUM, D.B., LARSON, R.L.: Rotatory instability of the knee.
   J.Bone Jt.Surg. 50 A, 211 (1968).
6. SLOCUM, D.B., LARSON, R.L.: Pes Anserinus Transplantation.
   J.Bone Jt.Surg. 50 A, 226 (1968).

W. Spier, C. Burri, G. Helbing und P. Hutzschenreuter, Ulm

Weiterbehandlung nach Naht oder plastischem Ersatz von Kniebändern

Eine absolut stabile Bandnaht am Knie ist nahezu unmöglich, auch
die Befürworter einer operativen Therapie des Kniebandschadens
fordern eine mehr oder weniger lange postoperative Ruhigstellung,
um die Naht bis zur Heilung zu entlasten.

Langdauernde Immobilisation des Kniegelenkes aber hat schwerwiegende Nachteile wie Muskelatrophie, Bewegungseinschränkung,
Schwächung des Bandapparates und Knorpelschäden.

Gerade am Quadriceps ist eine Atrophie äußerst unerwünscht, wird
er doch zur Stabilisierung des Kniegelenkes dringend gebraucht.
Jede Ruhigstellung führt auch zu einer Schrumpfung des Kapsel-
und Bandapparates und zu Knorpelschäden, besonders wenn ein
Hämarthros biomechanische Abbaureaktionen und damit eine Früharthrose hervorruft.

Unter dem Eindruck der guten Ergebnisse einer Frühmobilisation
nach Knochenbrüchen war es naheliegend, auch nach Bandoperationen
am Knie einen Weg zu baldigen Bewegungsübungen zu suchen. Wir
prüften daher zunächst experimentell, ob man unmittelbar postoperativ eine beschränkte Freigabe des operierten Kniegelenkes
erlauben kann, ohne das Operationsergebnis in Frage zu stellen.

Die operative Erfahrung zeigte, daß sich die Kniebänder nur bei
völliger Streckung und stärkerer Beugung anspannen. Es mußte
also zunächst der Bewegungsumfang bestimmt werden, unter dem
die einzelnen Bänder ohne Spannung blieben.

An menschlichen Amputations- und Leichenpräparaten wurden die
4 Kniebänder einzeln durchtrennt, mit feinen Gumminähten wieder

vereinigt und die Winkelmaße gemessen, unter denen die Nähte bei
Beugung und Streckung sich eben anspannten. Die beiden Seitenbänder wurden dabei in der Mitte scharf durchschnitten, die
Kreuzbänder an ihrem distalen Ansatz ausgemeißelt. Es zeigte
sich, daß sich die verschiedenen Bandnähte bei sehr unterschiedlichen Bewegungsausschlägen des Kniegelenkes anspannten (Tabelle 1). Den größten Bewegungsumfang bot das äußere Seitenband,
die geringste spannungslose Beugung war beim Innenband möglich.

Tabelle 1

Band (n = Präparate)	Spannungsfrei unter (Mittelwerte)
Med. Seitenband (n = 30)	$15 - 65^{\circ}$
Lat. Seitenband (n = 15)	$15 - 130^{\circ}$
Vord. Kreuzband (n = 23)	$10 - 105^{\circ}$
Hint. Kreuzband (n = 8)	$15 - 115^{\circ}$

Faßt man die Einzelergebnisse zusammen, so wird deutlich, daß
zwischen 20 und 60° Beugung keinerlei Zugspannung auf irgend-
eines der 4 Kniebänder wirkt. Varisation, Valgisation, Rotation
und Schubladenbewegungen aber gefährden die Bandnaht.

Im zweiten Versuch durchtrennten wir bei 3 frischen Amputations-
präparaten das innere Seitenband und das vordere Kreuzband und
vereinigten sie wieder durch fortlaufende Naht. Diese zwei Bänder
wiesen im vorherigen Versuch die geringste Beugetoleranz auf und
sind im übrigen auch im Sinne einer unhappy triad häufig gemeinsam verletzt. Die Präparate wurden in einer speziellen Apparatur
in feuchter Kammer während 96 Stunden etwa 430 000 mal bewegt,
was einer Gehstrecke von rund 200 km entspricht. Die Bewegung war
zwischen 20 und 60° Beugung limitiert. Trotz dieser Prozedur
waren die Nahtstellen an allen 3 Präparaten intakt geblieben.

Im Tierversuch wurden schließlich die Knieinnenbänder von 10
Kaninchen zu zwei Dritteln durchtrennt. 5 der Tiere durften frei
bewegen, die restlichen Kaninchen erhielten einen zirkulären
Gipsverband für 3 Wochen. Nach dieser Zeit waren bei beiden Gruppen die Innenbänder fest verheilt, eine Aufklappbarkeit war nicht
vorhanden. Im histologischen Bild zeigten die verheilten Fasern
nach ständiger Bewegung eine längsgeordnete Formation, unter
absoluter Ruhigstellung dagegen ein eher unruhiges Bild.

Diese experimentellen Untersuchungen ließen eine Möglichkeit
erkennen, Kniegelenke mit frisch genähten oder plastisch ersetz-
ten Bändern unmittelbar postoperativ bewegen zu lassen. Da wir
nachweisen konnten, daß die Bewegung für sich allein weder die
Behandlung gefährdet noch die Heilung verzögert, ist nur darauf
zu achten, daß das Strecklimit von 20° nicht unter- und das

Beugelimit von 60⁰ nicht überschritten wird (Abb.1). Valgisation, Varisation, Rotation und Schubladenbewegungen im Knie sind zu vermeiden.

Es war somit ein Bewegungsverband zu entwerfen, der limitierte Beweglichkeit bei guter Seitenstabilität erlaubt.

Hierzu legt man zunächst einen zirkulären Oberschenkelgips an. Nach dem Festwerden wird in Kniehöhe ein Zylinder ausgeschnitten. Mit Hilfe einer Zielvorrichtung werden medial und lateral Bewegungsschienen eingepaßt, die einen Anschlag bei 20⁰ und 60⁰ haben. Die Drehachse liegt in Höhe der Femurcondylen, also etwa 1,5 cm oberhalb des Kniegelenkspaltes. Die Scharniere werden durch Gipsbinden befestigt. Der Patient darf innerhalb der vorgegebenen Ausschläge bewegen und auch belasten, nachdem ein Gehstollen angebracht ist.

In letzter Zeit verwenden wir statt des Gipsverbandes eine Lightcast-Konstruktion. Im Bewegungsgips sind die schwachen Stellen die Fixationspunkte der Scharniere am Schaft und die Knöchelregion. Durch Verwendung von Lightcast läßt sich hier eine stabile und wesentlich leichtere Fixation erzielen, die zudem noch Übungen im Bewegungsbad erlaubt (Abb.2).

Die Weiterbehandlung nach Naht und plastischem Ersatz von verletzten Kniebändern gestaltet sich folgendermaßen: Unmittelbar postoperativ wird ein elastischer Kompressionsverband angelegt und die Extremität in einer Gipsschiene in 20⁰ Beugung immobilisiert. Zweimal täglich wird die Schiene entfernt, damit der Patient geführte Bewegungsübungen machen kann, die eine Beugestellung von 60⁰ nicht überschreiten. Zwischen dem 7. und 10. postoperativen Tag legen wir den Bewegungsverband an, den der Patient durchschnittlich 6 Wochen trägt. Nach Abnahme des Verbandes ist dann das Knie sehr rasch auch über den rechten Winkel hinaus beweglich und läßt sich aktiv voll strecken.

Die Tabelle 2 gibt unsere Ergebnisse an 80 operierten Kniegelenken wieder. In Anbetracht der Tatsache, daß in der Auflistung auch veraltete Bandschäden mit ungünstiger Ausgangssituation wie praeoperativen Teilversteifungen, Arthrosen und Muskelatrophien enthalten sind, hat sich der Bewegungsverband in der Nachbehandlung sehr gut bewährt.

Zusammenfassung

Durch experimentelle Untersuchungen des Spannungszustandes der Kniebänder während verschiedener Bewegungsausschlägen konnten wir feststellen, daß sich keines der 4 Bänder zwischen einer Beugestellung von 20 bis 60⁰ anspannt. Die Mobilisation eines genähten Bandes beeinträchtigt weder die Festigkeit der Naht noch die Heilung. Durch Anlagen eines Bewegungsverbandes ist eine limitierte Mobilisation des operierten Kniegelenkes möglich, welche die Schäden einer langdauernden Ruhigstellung eindämmt.

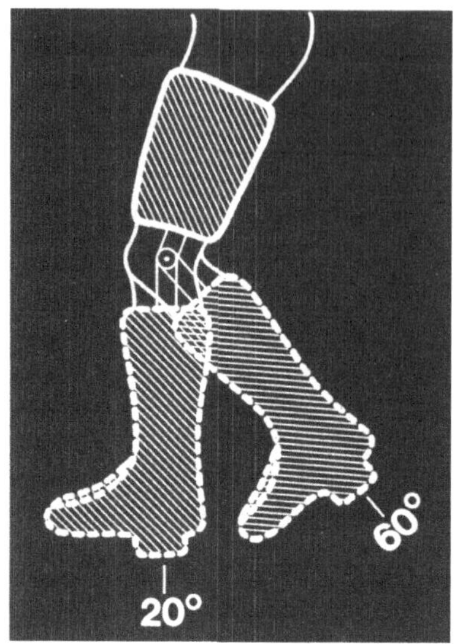

Abb.1. Streck- und Beugelimit für einen Bewegungsverband

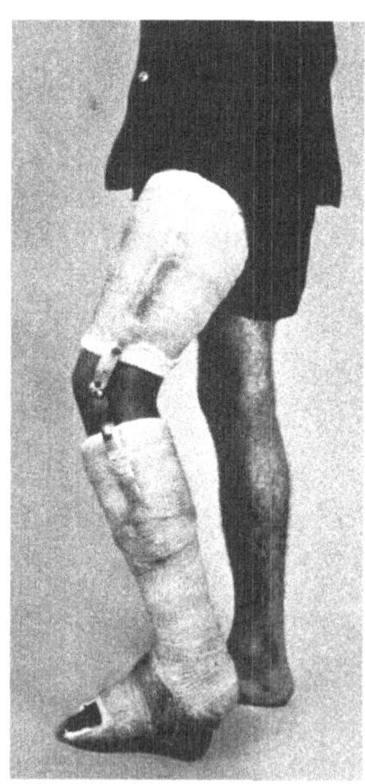

Abb.2. Bewegungsverband in Lightcost-Technik

Tabelle 2

Subjektives Urteil		
gut/ausgezeichnet	2/3	(65%)
befriedigend	1/4	(24%)
unbefriedigend	1/10	(11%)

Normale Beweglichkeit in innerhalb durchschnittlich in 5 1/2 Wochen	80%
Beweglichkeit noch behindert in 3 Monate nach Entfernung des LMC	20%

Art der Verletzung

Band	frisch	alt	total
Seitenband	22	10	32
Kreuzband	10	2	12
unhappy triad	25	11	36
total	57	23	80

Instabilität

nach	Fälle
Naht	3
Plastik	8

Literatur

1. BURRI, C., HUTZSCHENREUTER, P., PÄSSLER, H.H., RADDE, J.:
   Functional postoperative Care after Reconstruction of Knee
   Ligaments. An experimental study. The Knee Joint, S. 108.
   Ed. O.S. Ingwerden. Amsterdam - New York: Excerpta Medica
   1974.
2. DUSTMANN, H.O., PUHL, W.; Haemarthros und Arthrose. Langenbecks Arch. Suppl. 111, 47 (1971).
3. LAROS, G.S., TIPTON, C.M., COOPER, R.R.: Influence of physical
   activity on ligament insertion in the knee of dogs. J.Bone
   Jt.Surg. 53 A, 275-286 (1971).
4. O'DONOGHUE, D.H.: Surgucal treatment of fresh injuries to
   the major ligaments of the knee. J.Bone Jt.Surg. 32 A, 721
   (1950).
5. PÄSSLER, H.H., HENKEMEYER, H., BURRI, C.: Funktionelle Behandlung nach Bandnaht und -plastik am Kniegelenk. Langenbecks
   Arch. Chir. Suppl. Chir. Forum 112, 51 (1972).
6. BÖHLER, L.: Die Technik der Knochenbruchbehandlung 2. Bd.,
   2. Teil, Wien: W. Maudrich 1957.

J. Lindner, F. Klapp und P. Hertel, Homburg/Saar

Behandlungsergebnisse nach operativ versorgten Kniebandverletzungen

In den Jahren 1966-1975 wurden an der Unfallchirurgischen Abteilung der Chirurg. Univ. Klinik Homburg/Saar 51 Kniebandverletzungen operativ versorgt. Bedingt durch verbesserte Diagnostik - z.B. Untersuchung in Narkose - und großzügigere Stellung der Operationsindikation ist insbesondere in den letzten Jahren eine deutliche Steigerung der Operationsfrequenz zu verzeichnen.

Von 51 Operierten konnten 32 Knie bei 31 Patienten - eine doppelseitige Verletzung - nachuntersucht werden. Der Abstand Operation Nachuntersuchung betrug 9-1 Jahre. Verletzte unter 40 Jahren sowie Männer waren mit ca. 3/4 der Nachuntersuchten bevorzugt repräsentiert.

Insgesamt wurden 54 Kniebänder operativ behandelt. Die Differenzierung zeigt 15 isolierte und 17 kombinierte Bandläsionen. Bei 10 Kniegelenken war der mediale Meniscus mitverletzt.

Die operative Versorgung erfolgte in allen Fällen durch Bandnaht oder Reinsertion. Primäre Plastiken wurden nicht durchgeführt.

Die Nachuntersuchung erfolgte durch Erfragen der subjektiven Beschwerden - z.B. Schmerzen, Behinderung im täglichen Leben, im Beruf oder bei sportlicher Betätigung -, eine ausführliche Befunderhebung sowie eine röntgenologische objektivierte Seiten- und Schubladenstabilität bzw. -instabilität.

Die Auswertung der klinischen und röntgenologischen Befunde erfolgte nach einem modifizierten Schema von O'DONOGHUE (Tabelle 1), es wurden die klinischen Laxitätsmerkmale durch eine objektive Messung ersetzt.

Bezüglich der subjektiven Beschwerden - die übrigens in einigen Fällen zum objektiven Befund kontrastrierten - wurden bei 10% der Nachuntersuchten starke Behinderungen mit Änderung der Lebensgewohnheiten angegeben.

Die objektive Bewertung zeigte nach der dargestellten Auswertung bei ca. 90% der Verletzten ein sehr gutes bis befriedigendes Ergebnis. Insgesamt wurde eine Durchschnittsnote von 1,9 gemessen und berechnet (Tabelle 2).

Um nähere Auskünfte über Einflüsse auf den Heilungserfolg zu erhalten, wurden die Verletzten nach Alter, Abstand von der Operation sowie isolierten und kombinierten Bandverletzungen und Meniscusläsionen aufgegliedert.

Dabei verschlechterte sich bei einem Verletzungsalter über 40 Jahre die Durchschnittsnote auf 2,5, geringe Fallzahl und ausschließlich kombinierte Bandverletzungen schränken allerdings die Aussage ein.

Tabelle 1. Bewertungsschema modifiziert nach O'DONOGHUE

		Quadriceps-atrophie	Bewegungs-einschr.	Aufklappbar-keit med. und lateral	Schublade vord. u. hintere
sehr gut	(1)	O	O	O	O
gut	(2)	≤ 1 cm	$\leq 10°$	≤ 3 mm	≤ 3 mm
befriedigend	(3)	≤ 2 cm	$\leq 20°$	≤ 6 mm	≤ 6 mm
mäßig	(4)	≤ 3 cm	$\leq 40°$	≤ 9 mm	≤ 9 mm
schlecht	(5)	> 3 cm	$> 40°$	> 9 mm	> 9 mm

Tabelle 2. Nachuntersuchungsergebnisse operativ versorgter Kniebandverletzungen

Gesamtkollektiv			Bandverletz. isol.	komb.	Quadric. atrophie	Beweg-lichk.	seitl. Stab.	Schub-lade
sehr gut	(1)	8	6	3	18	11	14	19
gut	(2)	17	6	10	7	12	13	7
befriedig.	(3)	4	3	1	5	4	2	3
mäßig	(4)	2	–	2	1	4	1	–
schlecht	(5)	1	–	1	1	1	2	3
Durchschn. note		1,9	1,65	2,15	1,75	2,13	1,88	1,78

Der Abstand von der Verletzung bzw. Operation ergab keine Abweichung von der Gesamtnote.

Isolierte Bandverletzungen mit ausschließlich sehr guten bis
befriedigenden Ergebnissen lagen erwartungsgemäß besser als das
Gesamtkollektiv und deutlich günstiger als kombinierte Läsionen
mit einer Durchschnittsnote von 2,15.

Die erwähnten 10 Meniscusverletzungen erforderten in 6 Fällen
die Ektomie, 4 Menisci konnten reinseriert werden, Die Auswertung
zeigte keine Abweichung gegenüber dem Gesamtkollektiv.

Um zu überprüfen, ob bestimmte Bewertungsmaßstäbe die Gesamtbeurteilung besonders beeinflussen, wurde eine Aufgliederung nach
den Kriterien Quadricepsatrophie, Beweglichkeit, seitliche und
Schubladenstabilität durchgeführt (Tabelle 2) während die anderen Meßwerte unter der Gesamtnote von 1,9 lagen, zeigte die Funktion eine deutlich schlechtere Beurteilung und beeinflußt allein
die Gesamtbeurteilung negativ. Die Bewegungseinschränkung war
dabei bei einigen Personen besonders auffällig in den ersten
1-2 Jahren nach dem Eingriff.

Zusammengefaßt konnte bei den nachuntersuchten, operativ versorgten Kniebandverletzungen ein insgesamt subjektiv und objektiv
gutes Ergebnis erzielt werden. Die Prognose ist dabei bei Kombinationsverletzungen und mit Einschränkung bei älteren Patienten
schlechter. Unfall- und Operationstrauma bewirken eine komplexe
Kniegelenksstörung mit einer die Beurteilung insgesamt negativ
beeinflussenden Funktionsbehinderung. Hier sehen wir insbesondere
krankengymnastische therapeutische Ansatzpunkte.

L. Gotzen, G. Muhr und H. Tscherne, Hannover

Ergebnisse der operativen Versorgung frischer und alter Kniebandverletzungen

Rupturen im Kapselbandapparat führen zur Instabilität des Kniegelenkes mit pathologischen Bewegungsabläufen und damit zur Minderung der vollen Gebrauchsfähigkeit. Je nach Ausmaß der Instabilität macht sich die Funktionseinbuße erst unter sportlicher Belastung bemerkbar, kann sich bereits bei den alltäglichen und beruflichen Verrichtungen auswirken oder gar zur Invalidität führen. Auf die Dauer unterliegt das instabile Gelenk zudem einem progredienten Verschleiß.

Wegen der zentralen Bedeutung eines intakten Kapselbandapparates für die Gelenksintegrität ist die Überprüfung der Ergebnisse in der Behandlung von Verletzungen dieser Strukturen notwendig, um das therapeutische Vorgehen auf seine Leistungsfähigkeit hin zu analysieren.

O'DONOGHUE bemerkt zu recht, daß es ein schwieriges Unterfangen ist, korrekte Behandlungsresultate zu ermitteln und sie so mitzuteilen, daß eine Vergleichbarkeit mit anderen Untersuchern möglich ist, zum einen wegen der großen Variationsbreite in Typ und Ausdehnung der Instabilität, zum anderen wegen der vielen sonstigen Variablen, die Einfluß auf das Kniegelenk nehmen.

Da die in der Literatur angetroffenen Bewertungsschemata nicht befriedigen konnten, sahen wir uns veranlaßt, ein eigenes zu entwickeln. Aus Tabelle 1 sind die zugrunde gelegten Bewertungskriterien, Bewertungsmaßstäbe sowie die Klassifizierung der Ergebnisse und deren Festlegung ersichtlich.

Eigenes Krankengut

Das eigene Krankengut rekrutiert sich aus der Zeit von 1971 bis Ende 1975 und umfaßt 62 frische und 33 veraltete Kapselbandläsionen des Kniegelenkes.

Als Verletzungsursache waren bei den frischen Traumen der Sport- und Verkehrsunfall gleich häufig vertreten (jeweils 22 mal), während bei den veralteten Schäden der Sportunfall deutlich überwog. Arbeits-, häusliche und sonstige Unfälle stellten den bei weitem kleineren Anteil. Das Durchschnittsalter bei den frischen Läsionen lag bei 36 Jahren, das Verhältnis männlich zu weiblich bei 4:1; bei den veralteten Läsionen betrug das Durchschnittsalter nur noch 26 Jahre und das Verhältnis männlich zu weiblich 6:1. Diese Zahlen machen deutlich, daß Kapselbandverletzungen des Kniegelenkes typisch für 20-40 jährige, vorwiegend männliche Patienten sind. Die Notwendigkeit nach optimalen Behandlungsresultaten ergibt sich aus der noch zu erwartenden langen Lebensdauer.

Tabelle 1. Bewertungskriterien und Bewertungsmaßstäbe sowie
Ergebniseinteilung und Festlegung für die Resultatermittlung
operativ versorgter Kapselbandverletzungen des Kniegelenkes

Bewertungs-kriterien	Bewertungsmaßstäbe			
im Seiten-vergleich	O Punkte	1 Punkt	2 Punkte	3 Punkte
Instabilität	keine	bis 3mm in einer Ebene	mehr als 3mm in einer Ebene	Rotationsin-stabilität
Beweglich-keit	seitengl.	Streckd.b.10° Beuged.b. 20°	Streckd.b.20° Beuged.b. 40°	Streckd. 20° Beuged. 40°
Muskel-minderung	bis 1cm	bis 2cm	bis 4cm	über 4cm
Arthrose-zunahme	keine	um Schwere-grad I	um Schwere-grad II	um Schwere-grad III
Schmerzen	keine	zeitweilig	Belastungs-schmerzen	Dauer-schmerzen
Gebrauchsf. Allt.u.Beruf	uneinge-schränkt	leicht be-hindert	mäßig be-hindert	stark be-hindert
Gebrauchsf. sportl.Bet.	uneinge-schränkt	leicht ein-geschränkt	Beschr. auf best.Sportart.	sportunfähig

Einteilung der Ergebnisse	Festlegung der Ergebnisse
sehr gut	bis 2 mal Punkt 1
gut	bis 1 mal Punkt 2
befriedigend	bis 1 mal Punkt 3
schlecht	mehr als 1 mal Punkt 3

Frische Kapselbandverletzungen

Bei den frischen Läsionen lag in 32 Fällen eine einfache Instabilität vor, in der Reihenfolge der Häufigkeit beruhend auf Verletzungen des medialen Kapselbandapparates (15 Fälle), des lateralen Kapselbandapparates (6 Fälle), des vorderen Kreuzbandes
(9 Fälle) und des hinteren Kreuzbandes (2 Fälle).

Bei den 30 ausgedehnteren Kapselbandverletzungen, die eine
Komplexinstabilität nach sich zogen, überwog die antero-mediale
Instabilität (16 Fälle), gefolgt von der antero-lateralen (7 Fälle), der totalen Instabilität durch Zerreißung des gesamten
Kapselbandapparates (5 Fälle) und der postero-lateralen Instabilität (2 Fälle). Von den 5 Gelenkzerreißungen waren 3 weit
offen und in 2 Fällen lag zusätzlich eine Gefäßverletzung vor.

Das operative Vorgehen bestand in der atraumatischen Naht von
Kapsel und Bänder bei intracapsulären und intraligamentären
Rupturen, der transossären Reinsertion periostal abgerissener
Kapselanteile und Bänder, der Fixierung knöcherner Kapsel- und
Bandausrisse mit Drähten und Schrauben. Im Vascularisierten
Bereich abgerissene Menisci wurden mittels Naht wieder ange-
heftet.

Tabelle 2. Ergebnisse nach operativer Behandlung frischer und
veralteter Kapselbandverletzungen des Kniegelenkes

MHH	Ergebnisse nach operativer Behandlung frischer Kniegelenksinstabilitäten					
Einfache Instabilität		**Komplexinstabilität**		**Gesamtergebnis**		
Anzahl	32	Anzahl	30	Anzahl		62
nachuntersucht	28	nachuntersucht	27	nachuntersucht		55
sehr gut	23	sehr gut	12	35	64%	
gut	4	gut	6	10	18%	
befriedigend	1	befriedigend	6	7	13%	
schlecht	–	schlecht	3	3	5%	
MHH	Ergebnisse nach operativer Behandlung chron. Instabilitäten des Kniegelenkes					
Einfache Instabilität		**Komplexinstabilität**		**Gesamtergebnis**		
Anzahl	13	Anzahl	20	Anzahl		33
nachuntersucht	10	nachuntersucht	20	nachuntersucht		30
sehr gut	5	sehr gut	6	11	37%	
gut	2	gut	5	7	23%	
befriedigend	2	befriedigend	4	6	20%	
schlecht	1	schlecht	5	6	20%	

Übereinstimmend wird in der Literatur zum Ausdruck gebracht, daß
die primär operative Versorgung mit anatomischer Wiederherstellung des Kapselbandapparates die weitaus besseren Ergebnisse
erbringt.

Unsere Resultate im Durchschnitt 26 Monate nach dem Eingriff
stellen sich wie folgt dar (Tabelle 2). Bei den einfachen Instabilitäten ließ sich in nahezu allen Fällen ein sehr gutes
und gutes Ergebnis erzielen. Bei den komplexen Instabilitäten
betrug der Anteil der sehr guten und guten Ergebnisse nur noch
zwei Drittel. Insgesamt war das Ergebnis bei der operativen
Versorgung frischer Kapselbandläsionen in 64% sehr gut, in 18%
gut, in 13% befriedigend und in 5% schlecht.

Die 5% schlechten Ergebnisse setzen sich zusammen aus einem
Gelenksinfekt bei einer postero-lateralen Gelenksinstabilität
und in 2 Fällen von Kniegelenkszerreißungen, bei denen eine
erhebliche Instabilität mit starker Gebrauchsminderung besteht.

Nicht in die Bewertung hineingenommen wurden 2 offene Kniegelenkszerreißungen, bei denen in dem einen Fall noch eine zusätzliche Gefäßverletzung vorlag und 3 Wochen nach der Gefäßversorgung wegen ausgedehnter Nekrosen und eines septischen
Zustandes eine Oberschenkelamputation vorgenommen werden mußte.
In dem anderen Fall wurde zur Beherrschung des Gelenksinfektes
eine Arthrodese durchgeführt.

<u>Veraltete Kapselbandverletzungen</u>

Die in der Literatur mitgeteilten Ergebnisse nach rekonstruktiv -
plastischen Maßnahmen bei veralteten Kapselbandverletzungen sind
recht unterschiedlich. Die Bewertungskriterien und Ergebniseinteilung divergieren erheblich, vielfach ist nicht festgelegt, wie
die Ergebnisse ermittelt wurden.

Das eigene Krankengut unterteilt sich in 13 einfache und 20
komplexe, chronische Instabilitäten.

Die einfachen Instabilitäten beruhten auf veralteten Läsionen
des vorderen Kreuzbandes (7 Fälle), des lateralen Kapselbandapparates (4 Fälle), des medialen Kapselbandapparates (1 Fall)
und des hinteren Kreuzbandes (1 Fall).

Das operative Vorgehen bestand in der Kreuzbandraffung (3 mal),
der medialen Seitenbandraffung (1 mal), der Kreuzbandplastik
nach BRÜCKNER-JONES (5 mal), der Außenbandplastik mit Biceps-
sehne (2 mal), mit Cutis (1 mal) und autologer Sehne (1 mal).
Von den 13 einfachen Instabilitäten konnten 10 nachuntersucht
werden, wovon 5 Ergebnisse als sehr gut, je 2 als gut und befriedigend und 1 Ergebnis als schlecht einzustufen waren.

Bei den chronischen Komplexinstabilitäten war mit 15 Fällen die
antero-mediale Instabilität vorherrschend, hinzu kommen jeweils
2 Fälle von antero-lateralen und postero-lateralen Instabilitäten und ein Fall von totaler Instabilität nach Gelenkszerreis-
sung.

Das Kollektiv der Komplexinstabilitäten muß in 2 Gruppen eingeteilt werden. Es handelt sich um die kleinere Gruppe von 5 Komplexinstabilitäten, bestehend aus einer antero-medialen, jeweils
2 antero-lateralen und postero-lateralen Instabilitäten, die
nach bisher üblichen Verfahren operiert wurden, wobei nur einzelne Bänder plastisch ersetzt wurden, die Kapsel als wichtiges
stabilisierendes Element unberücksichtigt blieb und damit den
pathophysiologischen Gegebenheiten nicht Rechnung getragen wurde.
Die Ergebnisse sind durchweg unbefriedigend, da oft nur eine
Struktur angegangen wurde und wegen persistierender Instabilität
nachoperiert werden mußte.

In der Zeit von Mitte bis Ende 75 wurde ein Kollektiv von 14
antero-medialen Instabilitäten und eine totale Instabilität nach
den Methoden von NICHOLAS und O'DONOGHUE operiert. In 6 Fällen
wurde die alleinige 5:1 Rekonstruktion nach NICHOLAS durchgeführt,
in weiteren 6 Fällen wurde zusätzlich zur 5:1 Rekonstruktion der
Innenmeniscus zum Ersatz des vorderen Kreuzbandes verwendet. In
3 Fällen wurde eine medio-dorsale Kapselbandstraffung nach
O'DONOGHUE vorgenommen in Kombination mit einer vorderen Kreuzbandplastik nach BRÜCKNER-JONES.

Das Gesamtergebnis von 30 nachuntersuchten chronischen Instabilitäten im Durchschnitt 23 Monate nach dem Eingriff war in
37% sehr gut, in 23% gut, in jeweils 20% befriedigend und
schlecht.

Von den 14 antero-medialen Instabilitäten mit komplexen Kapselbandrekonstruktionen waren 6 als sehr gut, 4 als gut und jeweils
2 als befriedigend und schlecht einzuordnen. Die ungünstigen
Ergebnisse fanden sich nach alleiniger Kapselbandraffung was
darauf hinweist, daß die gestrafften dorsalen Strukturen das
vordere Kreuzband funktionell nicht voll ersetzen können. Mit-
verantwortlich für die befriedigenden und schlechten Ergebnisse
in dieser Gruppe dürften auch Fehler in der Nachbehandlung sein,
z.B. sekundäre Kapselbandlockerung durch unsachgemäßes Umgipsen
oder durch Anlegen eines nicht genügend anmodellierten und hoch-
gezogenen Oberschenkelgipsverbandes.

Zusammenfassend läßt sich feststellen, daß unsere Ergebnisse die
Überlegenheit der primär-operativen Versorgung von Kapselbandverletzungen gegenüber rekonstruktiv-plastischen Maßnahmen bestätigen, daß die Behandlungsresultate bei den einfachen Instabilitäten besser sind als bei den komplexen, daß die Ergebnisse
mit den bisher geübten Verfahren bei der Behandlung chronischer
Komplexinstabilitäten nicht überzeugen und daß durch komplexe
Kapselbandrekonstruktionen Resultatverbesserungen zu erzielen
sind.

Literatur

1. NICHOLAS, J.A.: The Five: One Reconstruktion for Anteromedial
   instability of the Knee. J.Bone and Joint Surg. 55 A, 899-922
   (1973).
2. O'DONOGHUE, D.H.: Reconstruktion for Medial Instability of the
   Knee. J.Bone and Joint Surg. 55 A, 941-955 (1973).

Podiumsdiskussion zum II. Hauptthema: Das instabile Kniegelenk
(Leitung: A.N. Witt, München)

Teilnehmer: Burri (Ulm), Contzen (Frankfurt/M), Friedebold
            (Berlin), Jäger (München), W. Müller (Basel),
            Muhr (Hannover), Schweiberer (Homburg/Saar)

Nach kurzen einleitenden Worten über die veraltete Untersuchungstechnik beim instabilen Kniegelenk wird von dem Leiter des Rund-
gespräches die Frage aufgeworfen, ob nur die passiven Sicherungs-
elemente des Gelenkes bei der Untersuchung eine Rolle spielen
oder andere Fragen hier noch zur Diskussion stehen. Es wird diese
Frage Herrn MÜLLER gestellt, und von diesem wird vor allem auf
die aktiven Elemente der Sicherung, also die Muskulatur hingewiesen. Diese sehr wichtige Tatsache ist in den Ausführungen am
Vormittag dieses Tages nicht besonders hervorgehoben worden. Es
besteht aber gar kein Zweifel, daß leichtere Instabilitäten durch
einen übertrainierten Quadriceps kompensiert werden können. Diese
Erkenntnis ist daher auch für die Indikation für aktive, also
operative Maßnahmen von großer Wichtigkeit.

Der Leiter stellt daher die Frage an Herrn SCHWEIBERER, ob die
Beschaffenheit der Muskulatur für die Indikation therapeutischer Maßnahmen von entscheidender Bedeutung sei. Das wird von
Herrn SCHWEIBERER bejaht. Die sich daran anschließenden Ausführungen, an der sich alle Rundgesprächsteilnehmer beteiligen,
zeigen, daß es klug ist, wenn bei schwereren Muskelatrophien,
die bei instabilen Kniegelenken fast immer bestehen, eine Vorbehandlung durch die Krankengymnastin durchgeführt wird, die in
der Leistungssteigerung des Quadriceps und vor allem in der
Herausarbeitung des Vastus medialis zu bestehen hat.

Es ist falsch, die Operation durchzuführen, wenn eine starke
Muskelatrophie besteht, da durch die anschließende Inaktivierung
im Verband eine weitere Atrophie sich aufpflanzt und damit die
Nachbehandlung außerordentliche Schwierigkeiten und vor allem
Längen zeigt.

Man kommt schneller vorwärts, wenn die Muskelatrophie vor der
Operation weitgehend beseitigt wird; die Situation ist dann
für eine Operation wesentlich günstiger.

Eine weitere Frage betrifft die Röntgendiagnostik. Es wird
festgestellt, daß im allgemeinen bei den Kniegelenksverletzungen
gewöhnliche Röntgenaufnahmen und gehaltene Aufnahmen, die die
Schublade nach vorn oder hinten darstellen, ausreichen. Eine
spezielle Röntgendiagnostik wird nicht verlangt. Es wird aber
festgestellt, daß manchmal Ausrisse an der Eminentia intercondylica feststellbar sind, die auf Kreuzbandläsionen hinweisen.
Auch der Stieda'sche Schatten ist ein Zeichen der Innenbandläsion.

MUHR dagegen glaubt, daß die Instabilität eigentlich nur durch
Röntgenuntersuchungen in Narkose bestätigt werden könnte. Auf
die Frage, ob auch Verletzungszustände im Röntgenbild an der
Hinterkante des Tibiakopfes feststellbar sind, wird dies bejaht.
Es gibt ossäre Veränderungen, die auf Ausrisse der Kapsel an der
Hinterkante der Tibia mit Sicherheit hindeuten.

Auf die Frage des Leiters, ob die Arthrografie, die Arthroskopie,
Arthrotomografie, Xeroradiografie und Doppelkontrastdarstellung
bei der Beurteilung von instabilen Knien und vor allem zur Darstellung der Schwere der Verletzung eine Rolle spielen, wird
allgemein von den am Rundgespräch teilnehmenden Herren gesagt,
daß diese keine entscheidenden Rollen spielen, obwohl skandina-
vische Autoren hier auch eine andere Meinung vertreten. Die Frage,
ob der Bildwandler uns weiterbringen und vor allem über die Funktion Auskunft geben kann, wird im großen und ganzen verneint.

MÜLLER stellt fest, daß es ich hier manchmal um Millimeterver-
schiebungen handelt, die der Bildwandler, der meist ein unscharfes
Bild liefert, nicht darstellen kann.

WITT dagegen ist der Meinung, daß das Gelenkspiel unter Umständen
doch auch durch Bildwandler studiert werden kann, da die Roll-
Gleitbewegung des Gelenkes bei seitlicher Beobachtung unter Umständen pathologische Bewegungsausschläge erkennen läßt.

Auf eine Frage von Herrn WELLER nimmt noch Herr FRIEDEBOLD zu
dem Begriff Arthrografie und Arthroskopie Stellung. Diese werden

als zu aufwendig abgelehnt. Er hält aber eine unter allen Umständen gehaltene Aufnahme für nötig, um über die Schwere der Kreuzbandrupturen Auskunft zu bekommen. Abschließend wird von dem Leiter des Gespräches noch einmal auf die Xeroradiografie eingegangen, da von radiologischer Seite diese als Untersuchungsmethode empfohlen wird. Man soll damit Risse oder partielle Rupturen einwandfrei feststellen können. Diese Methode hat soweit auch einen Wert als Dokumentation. MÜLLER weist noch einmal auf Täuschungsmöglichkeiten der vorderen und hinteren Schublade hin und verweist auf die Aussagen TRIAS, der besonders große Erfahrungen auf dem Gebiet des instabilen Kniegelenkes hat.

MÜLLER faßt folgende Anschauung als Devise zusammen:

Jede vordere Schublade ist nur eine vordere Schublade, wenn bewiesen ist, daß es keine hintere ist. Diese Feststellung scheint außerordentlich wichtig zu sein.

Es muß immer darauf geachtet werden, ob von einer Null-Stellung aus untersucht wird oder ob eine hintere Schublade eine Nullstellung nur vortäuscht und von dort aus dann untersucht wird und damit der Eindruck entsteht, daß eine vordere Schublade bestehen könnte.

Hier ist außerdem der Hinweis wichtig, daß die Mitarbeiter von TRIAS systematisch in Narkose von jedem Kniegelenk gehaltene Aufnahmen auch in Varus- und in Valgusstellung und in vorderer und hinterer Schubladenposition anfertigen. Diese Aufnahmen werden für eine definitive Bewertung des Resultates in Bezug auf die Instabilität oder erhaltene Stabilität gewertet.

Herr CONTZEN bestätigt diese Anschauung und ist der Meinung, daß unter allen Umständen eine seitliche Aufnahme und die vordere und hintere Schublade durch entsprechende Röntgenbilder im Vergleich zur gesunden Seite festgelegt werden müssen. Damit wird die Diagnose gesichert und die Dokumentation ist gegeben.

CONTZEN fordert geradezu, sich dieses zum Grundsatz zu machen; alle anderen Untersuchungen hält er für wenig aussichtsreich.

RÜTT stellt aus dem Zuhörerkreis zur Diskussion, daß nur über die passive Instabilität bisher gesprochen wurde, daß andere Momente noch eine Rolle spielen und er fragt letztlich an, wo schließlich die Indikation zur Operation gegeben sei, da man ja allein durch die passive Instabilität bei veralteten Bandschäden eine Operationsindikation noch nicht sehen könnte.

Herr SCHWEIBERER geht auf die frischen und veralteten Verletzungen ein und stellt fest, daß die Stabilisierung durch die aktiven Stabilisatoren bei der frischen Verletzung eine entscheidende Rolle spielen. Diese müssen bei der Untersuchung frisch verletzter Gelenke ausgeschaltet werden, um eine richtige Antwort zu bekommen. Das ist aber nur in Narkose möglich.

Was die chronischen Verletzungen anbelangt, sind die aktiven Stabilisationen, da keine Schmerzhaftigkeit mehr vorhanden ist, ausgeschaltet, die Instabilität ist daher ohne weiteres klinisch prüfbar. Das ist wichtig, auch für die Indikation zu eventuellen operativen Eingriffen.

Bei dieser Gelegenheit wird vom Vorsitzenden die Frage gestellt:
"Müssen denn alle Kniegelenke, die Instabilitäten zeigen, operiert
werden?" Dabei wird aus Erfahrung darauf hingewiesen, daß durch
eine hochwertige Muskelleistung des Quadriceps, die durch eine
ganz gezielte krankengymnastische und vorsichtige sportliche
Therapie erzielt werden muß, durchaus Ergebnisse erzielt werden,
die eine weitgehende Stabilisierung des Kniegelenkes, nicht nur
für den normalen Gang, sondern auch für leichte sportliche Leistungen zulassen. Es muß also von Fall zu Fall und vor allem bei
veralteten Verletzungen hier die Indikation sehr streng gestellt
werden.

Dem stimmt im großen und ganzen auch BURRI bei. Bei Nebenerkran-
kungen, wie Diabetes oder einer Herzinsuffizienz soll man auf
das Operieren verzichten, ebenso bei geringgradigen oder mäßig-
gradigen Instabilitäten in höherem Alter. Bei jungen Sportlern
sollte in Narkose untersucht werden, zugleich sollte aber eine
schriftliche Einverständniserklärung vorliegen, daß bei einem
für Operation sprechenden Befund diese sofort angeschlossen
werden kann.

Der Vorsitzende stellt die Frage nach dem Alter, bis wann können
diese verhältnismäßig großen Eingriffe, wenn es sich um komplexe
Verletzungen handelt, durchgeführt werden und wie stellen sich
die einzelnen Herren dazu?

Herr MÜLLER glaubt, daß man auf die Beschwerden des Patienten
eingehen muß und auf seine Ansprüche, die er an die Mechanik
seines Kniegelenkes stellt. Bei schwereren Instabilitäten und
Verlangen größerer Leistungen ist er für die Operation, spricht
sich aber über das Lebensalter selbst nicht aus. Er erklärt aber,
daß oft eine Diskrepanz zwischen kalendermäßigem und biologischem
Lebensalter besteht und daß man eben von Fall zu Fall entscheiden
müßte. Es gäbe 30jährige Greise, aber auch 70jährige Jünglinge.
Diese positive Einstellung schafft Heiterkeit im Auditorium.

Zu den Problemen wird aber festgestellt, daß man Personen mit
instabilem Kniegelenk bis in das hohe Alter operieren könnte.
Auf die Frage des Vorsitzenden, ob auch 75jährige operiert werden
können, wird von Herrn CONTZEN geantwortet, wenn er noch Skifahren will, kann man auch ihn noch operieren. Hier treten gewisse Zweifel auf, ob die Indikation bis in das hohe Alter möglich
ist. Vom Vorsitzenden wird vor allem auf die meist vorhandenen
chronischen Schädigungen dieser Gelenke hingewiesen und auf die
großen Schwierigkeiten der Nachbehandlung im Sinne der Wieder-
beweglichmachung der Gelenke.

FRIEDEBOLD stellt noch einmal die Frage wegen konservativer und
operativer Behandlung. Was heute operiert werden muß, ist klar,
die leichteren Schäden sind aber mit Gipsverbänden durchaus zu
einem guten Ergebnis zu bringen. Er weist auf den Gipsverband
von Burri hin, der eine frühzeitige Bewegung zulasse ohne daß
auch bei Rekonstruktionen von Bändern Dehnungsspannungen auftreten, die eine funktionelle Schädigung mit sich bringen könnten.

BURRI vervollständigt diese Ausführungen, indem er feststellt, daß
beim alten Menschen relativ selten aufgrund eines Trauma eine

Instabilität des Gelenkes auftreten würde, häufiger seien die
Varus- oder Valgusgonarthrosen mit relativen Bandinsuffizienzen
auf der Gegenseite. Er stellt fest, und das ist allen Rundge-
sprächteilnehmern bekannt und wird bestätigt, daß durch eine hohe
Tibiaosteotomie im Bereich des Tibiakopfes die Statik und die
Bandstraffung verbessert werden können. BURRI empfiehlt also
diesen Eingriff, was allgemein anerkannt wird.

Anschließend kommt es zu einer längeren Diskussion über den
Burri-Gips, der ja den Sinn hat, eine längere Ruhigstellung nach
rekonstruktiven Maßnahmen im Kniegelenk zu vermeiden und Bewegungen in einem Ausschlag zuzulassen, die bei Bandrekonstruktionen keine Dehnungen und damit postoperative Laxitäten erzeugen. Es wird von verschiedenen Herren Zweifel angemeldet, ob das
der Fall ist, da das Gelenk, das eine Roll-Gleitbewegung hat,
eben auch die Gleitbewegung in diesem Gips in einem Maß zuläßt,
die unter Umständen gefährlich werden könnte.

BURRI sieht aber gerade in den Ausweichmöglichkeiten, die jeder
Verband zuläßt, ein positives Moment, das solche Einwirkungen
ausschaltet. Die positiven Seiten des Burri-Gipses werden noch
einmal von FRIEDEBOLD erläutert und bestätigt. Herr BURRI ant-
wortet aber, daß sie selbst noch Bedenken haben würden und daß
sie diesen Verband erst nach jahrelanger Erprobung empfohlen
haben. Besonders wichtig ist die Anpassung der Gelenkschiene,
die außerordentlich exakt und gut zu erfolgen hat. Es wird so
gemacht, daß die Schiene nicht primär fest eingegipst wird,
sondern sie wird zunächst locker aufgelegt und locker befestigt,
dann wird bewegt. Durch das Pendeln stellt sich die Schiene angeblich mm- oder auf einen halben Zentimeter genau ein, und in
diesem Zustand wird sie befestigt. Herr BURRI stellt weiterhin
fest, daß acht Tage fixiert wird, fünf Wochen dann der Bewegungsgips noch verwendet wird, also im ganzen eine Verbandsan-
ordnung von sechs Wochen besteht. Er vergleicht diese begrenzte
Verbandstherapie mit dem Innenrotationsapparat von NICHOLAS,
der über sechs Monate gegeben werden muß, die zwangsläufig eine
Innenrotation mit sich bringt, die sich allerdings auch reversibel erweisen kann. BURRI steht also dem Innenrotationsapparat
von NICHOLAS sehr viel kritischer gegenüber. Bei dieser Gelegenheit wird auch über eine Kniebandage gesprochen, die als Hilfe
bei rekonstruktiven Operationen am Kniegelenk angelegt wird,
und die auch bei Höchstleistungssportlern, vor allem beim ame-
rikanischen Football bei den Spielern Verwendung findet. Der
Vorsitzende weist darauf hin, daß solche Schienen keinerlei
Wirkung haben und keinerlei Sicherheit in dem Gelenk geben und
nicht verhindern können, daß neuerliche schwere Verletzungen
auftreten.

Herr MUHR meint, daß diese Schiene nur als Mahnschiene angelegt
wird und daß diese einen großen psychologischen Effekt habe.
Der Vorsitzende weist darauf hin, daß er gerade darin eine
große Gefahr sähe, weil der Sportler sich auf seine Schiene
verließe, in Wirklichkeit aber keinerlei Schutz durch diese
Bandage hat. Der Vorsitzende weist außerdem darauf hin, daß es
überhaupt keine Kniebandage gäbe, die einen sinnvollen Halt mit
sich brächte. Es gäbe lediglich die Möglichkeit eines orthopädischen Apparates mit Fußteil, weil nur durch die Sicherung des

Fußes die Rotationsstabilität gegeben ist. Im übrigen weist JÄGER darauf hin, daß solche Schienen, wie sie von Herrn Muhr gezeigt wurden, in Deutschland im Mannschaftssport verboten seien, da sie dazu beitragen könnten, daß der Gegner sich daran verletzen könnte.

Herr SCHWEIBERER kommt noch einmal auf den Bewegungsapparat nach BURRI zurück und glaubt, daß auch vermehrte Belastungen an den reinserierten Kreuzbändern nach Kreuzbandplastiken auftreten könnten und leitet diese von dem Bewegungsmechanismus, also der Roll-Gleitbewegung des Gelenkes noch ab.

Zu der Schiene, die aus der Hannoverschen Klinik gezeigt wurde und die auf NICHOLAS zurückgeht, hat SCHWEIBERER eine negative Einstellung.

Vom Vorsitzenden wird dann die Frage aufgeworfen, ob der Meniscus als Bandersatz für das vordere Kreuzband von Wert sei. Der Vorsitzende lehnt diese Operation von vornherein ab, da ein gesunder Meniscus, auch was seine Wirkungsweise für die Rotationsstabilität des Gelenkes anbelangt, unter gar keinen Umständen verwendet werden soll und ein degenerativer Meniscus die neue Aufgabe, die ihm zugewiesen wird, nicht übernehmen kann.

Diese Meinung wird auch von MÜLLER geteilt, Herr CONTZEN spricht sich ebenfalls ablehnend gegen die Verwendung des intakten Meniscus aus. Herr SCHWEIBERER stellt fest, daß es experimentell bewiesen sei, daß die vollständige Entnahme des inneren Meniscus eine Rotationsinstabilität ergibt, deswegen muß auch diese Operation abgelehnt werden. Wie wichtig der Meniscus ist, zeigt sich daran, daß man heute sogar versucht, abgerissene Menisci zu reinserieren, um die Rotationsstabilität damit zu gewährleisten. Meist ist der Meniscus auch an seiner Vascularisationsstelle abgerissen, so daß man auf eine weitere Degeneration durch Herabsetzung oder totale Unterbrechung der Durchblutung rechnen muß.

TSCHERNE dagegen glaubt, daß bei einer frischen Instabilität niemals ein Kreuzbandersatz mit dem Meniscus vorgenommen werden soll. Die Operation käme nur in Frage bei einer chronisch komplexen Instabilität. Er verweist auf die neuen Rekonstruktionsoperationen nach O'DONOGHUE und NICHOLAS, bei denen ja immer der Innenmeniscus geopfert werden muß. Er fällt also auf jeden Fall weg, wie TSCHERNE feststellt. Das ist allerdings nach unseren heutigen Kenntnissen nach Meinung des Vorsitzenden ein großer Nachteil dieser Operation. Der Meniscus ist häufig gerissen oder degenerativ verändert, so daß dann der Ausfall nicht so schwer ins Gewicht fällt. TSCHERNE hat den Ersatz mit dem Meniscus durchgeführt. Er stellt fest - und mit Recht - daß diese Operation nicht nach NIEDERECKER benannt werden kann, da der österreichische orthopädische Chirurg WITTECK Anfang der 60iger Jahre in Graz die ersten Fälle operiert hat.

TSCHERNE stellt fest, daß er bei einer Tibiakopffraktur ein Jahr nach Ersatz des Kreuzbandes wegen Meniscusbeschwerden nachoperieren mußte und ein kräftiges, normal strukturiertes Kreuzband feststellen konnte, das von einem nicht verletzten nicht zu unterscheiden gewesen sei. Der Vorsitzende weist noch einmal darauf

hin, daß es schwierig ist, bei Verwendung des Meniscus dem Ersatzband sozusagen den richtigen Verlauf zu geben, das scheint
von der Gelenkmechanik her außerordentlich wichtig.

Er verweist darauf, daß die von LANGE und von ihm früher durchgeführten Plastiken nach HEY-GROVES vermutlich deswegen nicht
alle befriedigend waren, weil man, was den Verlauf des Bandes
anbelangt, zu großzügig vorgegangen ist.

TSCHERNE erklärt auch, daß eine Führung des Meniscus, die dem
Normalverlauf des Bandes entspräche, nicht möglich ist. Er meint
aber, daß auch andere operative Maßnahmen, vor allem der Bandersatz unter Verwendung eines Teils des Ligamentum patellae
diesem Verlauf nicht ganz entsprechen würde und glaubt zusätzlich, daß Patienten, die nach BRÜCKNER oder Modifikation operiert
sind, in einem beachtlichen Prozentsatz eine Chondropathia patellae bekommen würden.

MÜLLER ist dafür, daß bei der Operation vom Typ NICHOLAS oder
O'DONOGHUE das vordere Kreuzband mit ersetzt werden muß, wenn
wirklich auf lange Sicht ein gutes Ergebnis erzielt werden soll.
Zur Frage der Verwendung des Meniscus stellt er fest, daß ein so
erfahrener Chirurg wie SMILEY dies in der ersten Ausgabe seiner
Operationstechnik angegeben und propagiert hat. In seiner zweiten
Ausgabe hat er sie definitiv verworfen und gesagt, sie hätte auf
lange Sicht nichts ergeben.

Die Erfahrungen dieses Mannes scheinen mit seiner Einstellung
von besonderem Wert.

MÜLLER weist vor allem noch einmal darauf hin, daß die verwendeten Transplantate richtig liegen müssen, also an geeigneten Orten
mit dem richtigen Verlauf implantiert werden müssen.

Herr RÜTT aus Würzburg erklärt, daß Herr REICHELT in seiner Klinik
die von NIEDERECKER durchgeführten Operationen, die zum Teil mehr
als 20 Jahre zurückliegen, nachuntersucht hat und daß die Ergebnisse erstaunlich gut seien.

Eine Frage, die Herr WELLER noch stellt, wird beantwortet. Welche
Meinungen zur Verwendung primärer Sehnenplastiken bei den komplexen Verletzungen des Kniegelenkes beständen. Herr WELLER fragt
außerdem ob, und wann sie durchzuführen seien.

Herr SCHWEIBERER geht auf die frischen Verletzungen, die ja
eigentlich nicht behandelt werden sollen, ein, beschreibt die
Verletzungsfolgen des Innenbandes und die häufige Unmöglichkeit,
zu einer Naht zu kommen. Es hat sich bei ihm bewährt, dann sofort
die Slocum-Plastik anzuschließen. Bei den Kreuzbandplastiken hat
er mit Frühersatzplastiken keine Erfahrung. Er glaubt aber, daß
es sinnvoll ist, wenn die Kreuzbänder im Verlauf zerrissen sind,
eine gestielte Plastik zu machen.

Der Vorsitzende weist noch darauf hin, daß es wichtig ist, ob
es Ausrißverletzungen sind oder Zerreißungen in Bandmitte und
daß bei Zerreißungen in Bandmitte und stärkeren Auffaserungen
durchaus eine primäre Sehnenplastik sinnvoll ist.

Herr CONTZEN schließt sich dieser Auffassung an, wenn es keine andere Alternative gibt. Die Ausrißverletzungen können ja wieder am Ausrißort befestigt werden, die Techniken dafür sind allgemein bekannt.

Der Vorsitzende stellt die Frage, wie es sich mit der Sporttüchtigkeit bei diesen doch verhältnismäßig eingreifenden Operationen verhält, wann sie ungefähr eintreten kann und welche Verhaltensmaßregeln dem Sportler gegeben werden sollen?

Als Beispiel werden die unhappy triad und die unhappy bendead gebracht.

Herr BURRI glaubt, daß die Sporttüchtigkeit nach vier bis sechs Monaten eintritt und daß dies bei jedem Patienten wohl anders sein wird.

Der Vorsitzende schließt sich diesem Vorschlag an und weist noch einmal darauf hin, daß die Verhaltensmaßregeln bei diesen Eingriffen ganz anders sein müssen, als bei den normalen Meniscusverletzungen und daß es vor allem eine Frage der geschickten psychologischen Führung des Patienten ist, ihn zur Vernunft zu bringen oder - wenn es sich um Hochleistungssportler handelt, müßten auch die Funktionäre, die Vereinsführung, der Trainer und alle, die die Verantwortung für die jungen Sportler tragen, von der Tragweite dieser Verletzungen verständigt werden und auch Verständnis von ihnen erwartet werden.

WELLER kommt noch einmal auf den Einwand von Herrn RÜTT zurück, was die aktive und passive Stabilität anbelangt und erklärt, daß gewisse Nuancen einer Bandstabilität durch eine Plastik kaum verbessert werden können, daß schwere Bandinstabilitäten operiert werden sollten und weist in diesem Zusammenhang darauf hin, daß immer untersucht werden muß, ob der Patient seine Bandinsuffizienz durch erhöhte Muskelkräftigung kompensieren kann. Diese Frage wurde schon vorher abgehandelt. Es wird aber vom Vorsitzenden gerade dazu noch einmal festgestellt, daß diese Frage für die Indikation zur Operation gerade bei älteren Menschen außerordentlich wichtig wird.

Er gibt dann ein kurzes Untersuchungsverfahren an, das hier eine entscheidende Rolle spielt. Wenn ein Patient auf seinem geschädigten Bein unter Hochhaltung des gesunden eine Kniebeuge machen und aus der Kniebeuge aktiv wieder zum Stand kommen kann, ist eigentlich eine Operation nicht notwendig. Diese Untersuchungstechnik beweist, daß die aktive Kompensation ausreichend ist und daß diese Menschen zum größten Teil wieder sportlich und beispielsweise auch jagdlich tätig sind.

Zum Schluß wird vom Vorsitzenden noch einmal festgestellt, daß lediglich Herr TSCHERNE von den Gelenkszerreißungen gesprochen hat, also den kompletten Luxationen ohne und mit Nebenverletzungen. Das ist darauf zurückzuführen, daß wir uns, wie Herr CONTZEN feststellt, auf die chronischen Zustände beschränken mußten.

Der Präsident CONTZEN dankt Herrn WITT für die lebhafte Moderation des Rundtischgespräches und schließt mit den Worten: So stelle ich mir ein Rundgespräch vor.

214

M. JÄGER, München: Eine rein statische Betrachtungsweise des
chronisch instabilen Kniegelenkes erscheint heute aus therapeutischer Sicht nicht mehr ausreichend. Der Patient fordert vor
allen Dingen die sportliche Reaktivierung als sichtbaren Operationserfolg. Es erscheint deshalb einleuchtend, auch die
dynamische Seite der Kniegelenksstabilisierung in die operative
Versorgung eines instabilen Kniegelenkes mit einzubeziehen.

Neue Erkenntnisse der Pathophysiologie des Kapselbandapparates
des Kniegelenkes lenken das Augenmerk vermehrt auf die passiv
stabilisierenden dorsalen und seitlichen Kapselbandabschnitte
und berücksichtigen die aktive Wirkung verschiedener Muskelgruppen
zur Kontrolle pathologischer Rotationsinstabilitäten.

Operationsverfahren, die statische und dynamische Faktoren zur
Sicherung der Gelenkführung vereinen, wurden uns in den letzten
Jahren aus dem französischen und angloamerikanischen Raum näher-
gebracht. Namen wie O'DONOGHUE, NICHOLAS, SLOCUM, McINTOSH oder
TRILLAT sind heute geläufig. Testverfahren zur Feststellung von
Rotationsinstabilitäten wie z.B. das "Pivot-Shift"-Zeichen sind
bereits gebräuchlich.

Wir wollen die Ergebnisse der Operationsmethode nach NICHOLAS
besprechen, die wir seit 1 1/2 Jahren an der Orthopädischen
Klinik der Universität München zur Beseitigung der so häufigen
veralteten anteromedialen Kniegelenksinstabilität durchführen.
Die Methode vereinigt eine passive und aktive Stabilisierung des
dorsomedialen Kapselbandapparates ohne größeren intraarticulären
Eingriff.

Von 46 operativ versorgten Patienten konnten bis jetzt 34 Patienten 5 Monate bis 1 1/2 Jahre postoperativ nachuntersucht werden.

22 Patienten waren mit dem Operationsergabnis zufrieden und wieder
voll sportfähig. 9 Patienten nahmen lediglich von der Sportart
Abstand, die zur Verletzung geführt hatte. 3 Patienten sahen keine
Verbesserung der Ausgangssituation.

In 7 Fällen war die Indikation zur operativen Versorgung nach
NICHOLAS nicht eng genug gestellt worden, so daß eine praeoperativ
maskierte anterolaterale Instabilität jetzt deutlich wurde und
das Operationsergebnis subjektiv beeinträchtigte.

Das objektive Ergebnis ist der Tabelle 1 zu entnehmen. Festzuhalten bleibt, daß das Ziel der Operation nach NICHOLAS, nämlich
die Beseitigung der anteromedialen Kniegelenksinstabilität, in
3/4 der Fälle erreicht wurde und Fehlergebnisse nur in 2 Fällen
gesehen wurden.

Wir haben die Ergebnisse statischer bandplastischer Maßnahmen
aus früheren Jahren zum Vergleich herangezogen. Wir können sagen,
daß vor allem in sportlicher Hinsicht durch die Operationsmethode
nach NICHOLAS eine entscheidende Verbesserung erreicht wurde,
abgesehen von zusätzlichen Vorteilen wie Verkleinerung des Eingriffes, Verkürzung der Nachbehandlungszeit und Verbesserung der
Beweglichkeit.

Tabelle 1. Ergebnisse der Operation nach NICHOLAS (n = 34)
(5 Monate bis 1 1/2 Jahre postoperativ)

Vordere Schublade	unverändert:	2 Fälle
	vermindert:	29 Fälle
	beseitigt:	3 Fälle
Valgusinstabilität	unverändert:	2 Fälle
	vermindert:	13 Fälle
	beseitigt:	19 Fälle
anteromediale Instabilität	unverändert:	2 Fälle
	vermindert:	6 Fälle
	beseitigt:	26 Fälle

Abschließend bleibt jedoch festzustellen, daß auch durch diese
verbesserte Methode die optimalen Ergebnisse sofort versorgter
frischer Kapselbandrupturen des Kniegelenkes nicht erreicht
werden können.

H. CONTZEN, Frankfurt/M: Bei der gutachterlichen Beurteilung von
Zuständen nach Kniegelenkverletzung, hier insbesondere nach Bandverletzungen wird nicht selten der Nachweis eines sog. STIEDA-
PELLEGRINI-Schattens als Beweis für stattgehabte Verletzung des
medialen Seitenbandes angeführt.

Ich möchte kurz in Erinnerung bringen, daß 3 Typen solcher STIEDA-
PELLEGRINI-Schatten mit unterschiedlicher Entstehungsursache und
auch unterschiedlicher Lokalisation bekannt sind:

STIEDA-PELLEGRINI Typ I = Lokalisation am proximalen Condylus
tibialis femoris bis in Höhe des Übergangs zur Femur-Metaphyse
(Abb.1).

Ursache: Entweder Knochenausriß vom Ansatzbereich des M.adductor
magnus (dann meistens später Kontakt des Knochenschattens mit
der Corticalis) oder metaplastische Knochenneubildung im hier
zerrissenen Periost-Muskelgewebe (dann auch von der Corticalis
abgesetzt) (Abb.2).

STIEDA-PELLEGRINI Typ II = Lokalisation an der proximalen Seiten-
fläche des Condylus tibialis femoris, meist schräg verlaufend
und distal mehr als proximal von der Corticalis abgrenzbar (Abb.3).

Ursache: Metaplastische Knochenbildung nach (subperiostalem)
Haematom oder Sehnenansatz. - Keine Beziehung zum medialen Seitenband.

STIEDA-PELLEGRINI Typ III = Lokalisation: Seiten-Hinterfläche
des distalen Condylus tibialis femoris entsprechend dem proximalen Ansatz des medialen Seitenbandes (Abb.4).

Ursache: Verknöcherung des proximal ein- oder abgerissenen
medialen Seitenbandes.

Für die rückschauende (gutachterliche) Beurteilung eines statt-
gehabten Schadens am medialen Seitenband ist also aus dem Röntgenbild lediglich der sog. Typ III eines STIEDA-PELLEGRINI-
Schattens beweisend.

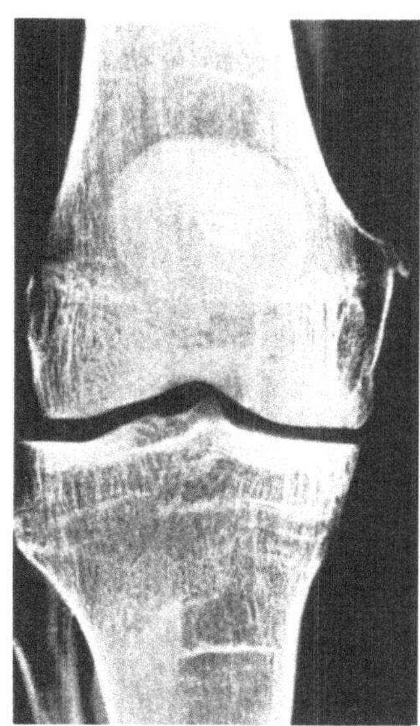

Abb.1. STIEDA-PELLEGRINI-
Schatten. Typ I nach Knochen-
ausriß am Ansatzbereich des
M.adductor magnus

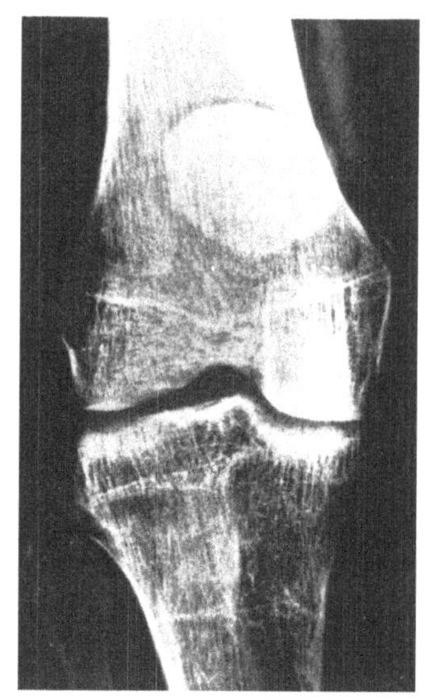

Abb.2. STIEDA-PELLEGRINI-
Schatten. Typ I als Ausruck
metaplastischer Knochenneubildung (s. Text)

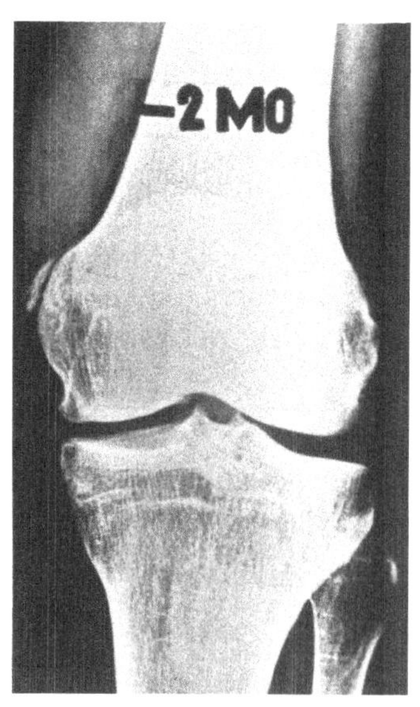

Abb.3. STIEDA-PELLEGRINI-
Schatten. Typ II durch
metaplastische Knochen-
neubildung

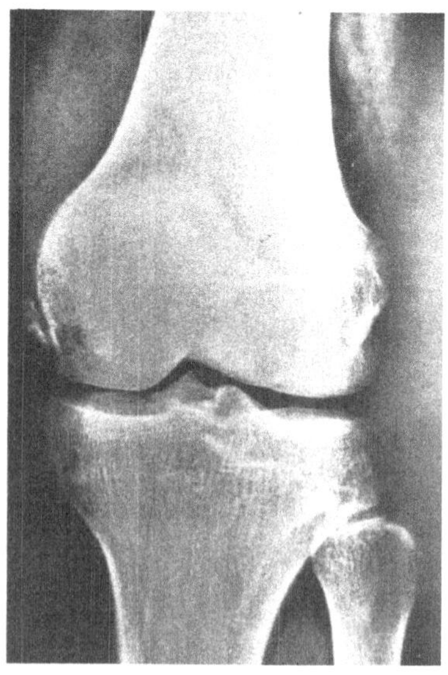

Abb.4. STIEDA-PELLEGRINI-
Schatten. Typ III durch Verknöcherung des verletzten
medialen Seitenbandes

H. Cotta, Heidelberg
Pathophysiologie des posttraumatischen Knorpelschadens*

Mit Nägeln, Schrauben und Platten, mit Knochenspan und Spongiosa
versuchen wir heute nach intraarticulären Frakturen die Gelenkflächen zu rekonstruieren und zu stabilisieren. Keine Stufe soll
im Gelenk verbleiben damit der Gelenkknorpel nicht durch inkon-
gruente Belastung oder durch Ernährungsstörungen gefährdet wird.
Leider bleiben diese Bemühungen häufig erfolglos, da das primär
gute Ergebnis durch eine sich entwickelnde posttraumatische
Arthrose gefährdet wird. So bleibt die Frage offen; Kann durch
eine exakte stufenlose Reposition einer Gelenkfraktur die posttraumatische Arthrose überhaupt verhindert werden oder gibt es
andere Faktoren, die für die Entstehung der Arthrose verantwortlich sind?

In unserer Abteilung für experimentelle Orthopädie haben wir uns
in den letzten 10 Jahren bemüht, Detailfragen hinsichtlich der
Ätiopathogenese der Arthrose zu klären.

Ausgehend von der klinischen Situation möchte ich im folgenden
versuchen, nach neuen Ergebnissen ätiologische Faktoren und
pathogenetische Wechselbeziehungen herauszuarbeiten, die zum
posttraumatischen Knorpelschaden führen können.

Ein wesentliches ätiopathogenetisches Moment bei der Arthrose
ist der Verlust des Knorpelgewebes an Matrix, wodurch Kollagenfasern freigelegt werden. Dieser Vorgang leitet letztlich die
Arthroseentwicklung ein. Folgende Faktoren können als Ursache
in Betracht kommen:

1. Immobilisierung
2. Intraarticuläre Ergußbildung
3. Gelenknahe Frakturen
4. Isolierte Knorpelverletzungen
5. Intraarticuläre Frakturen
6. Kapsel- und Bandverletzungen
7. Meniscusverletzungen
8. Mißverhältnis zwischen Belastung und Belastbarkeit

1. Immobilisierung

Die Immobilisierung eines Gelenkes bleibt in den meisten Fällen
nicht ohne Auswirkung auf den Gelenkknorpel und auf die Gelenkfunktion. SCHULITZ und DUSTMANN (34) konnten bei Nachuntersuchungen von 196 Patienten mit Tibiakopffrakturen zeigen, daß die

Ergebnisse hinsichtlich der Gelenkfunktion proportional zur Länge
der Ruhigstellung schlechter wurden. Diese Ergebnisse konnten
experimentell bestätigt werden. Nach längerer Immobilisierung
und gleichzeitiger Entlastung konnten wir bei rasterelektronenmikroskopischen Untersuchungen beobachten, daß es im Gelenkknorpel
zum Absterben von Chondrocyten kommt (7, 17, 4). Die Gelenkober-
flächen zeigten Einsenkungen in der Form, Größe und Anordnung von
Chondrocyten. Im Bereich dieser Einsenkungen kam es später zu
Gelenkoberflächeneröffnungen. Die von uns erhobenen Befunde
müssen so erklärt werden, daß die in der Folge einer Gelenk-
knorpeldystrophie absterbenden Knorpelzellen durch Enzymabgabe
die umgebende Knorpelmatrix destruieren und bei oberflächlicher
Lage der Zellen die Gelenkfläche eröffnen können (3, 17, 4).

Grundsätzlich führt jede Immobilisierung eines Gelenkes zu einer
deutlichen Einschränkung der Kapseldurchblutung, woraus eine Minderung des Sauerstoff- und Nährsubstratangebotes für den Gelenkknorpel resultiert. In der Gelenkkapsel kann es zur Ausbildung
irreversibler Bindegewebseinlagerung kommen, die ebenfalls den
Nährsubstratfluß zum Gelenkraum und damit zum Knorpel behindern
(1, 2, 3, 5). Die Synovia wird während der Ruhigstellung durch
Bewegung nicht gemischt. Weniger Lactat aus dem Knorpel erreicht
die Synoviocyten, die Folge ist eine Verminderung der Hyaluronsäureproduktion. Die Gelenkimmobilisierung kann auf diesem Wege
die Entwicklung eines arthrotischen Prozesses einleiten (12, 14,
15, 7, 18).

2. Intraarticuläre Ergußbildung

Nach Gelenktraumatisierungen kommt es nicht selten zu Ergußbildungen, die nach unseren klinischen und tierexperimentellen
Untersuchungen einen deutlichen Knorpelschaden induzieren können.
Die posttraumatischen Gelenkergüsse sind entweder serös, wenn sie
durch einen Reizzustand der Gelenkinnenhaut, also eine unspezifische Synovialitis, zustande kommen oder hämorrhagisch, wenn Gefäße
der Gelenkkapsel mitverletzt wurden (6). In beiden Fällen ergeben
sich für den Gelenkknorpel folgende Schädigungsmöglichkeiten:

Der Gelenkerguß führt zu einer Überdehnung der Gelenkkapsel und
damit zu einer Kompression der Kapselcapillaren, woraus eine
Minderdurchblutung der Gelenkkapsel und eine Einschränkung des
Stoffaustausches zwischen intravasalem Raum und Knorpel resultiert. Die intracapsuläre Transitstrecke wird verlängert. Dadurch
erreicht Glucose nicht in der erforderlichen Konzentration den
Chondrocyten, die anerobe Glykolyse in der Knorpelzelle wird ge-
drosselt. Dadurch wird die Chondroitinsulfatsynthese entscheidend
vermindert, die Lactatkonzentration in der Synovia reduziert und
damit wiederum die Hyaluronsäureproduktion eingeschränkt (11).
Die Viscosität der Gelenkflüssigkeit und ihre Schmierfunktion
werden ebenfalls beeinflußt. Ein intraarticulärer Erguß kann aber
auch nach YOUNG u. HUDACEK (13) über eine Synovitis villonodula-
ris-pigmentosa zu Kapselvernarbungen mit konsekutiver Störung der
Gelenktrophik führen.

Posttraumatische intraartikuläre Blutungen stellen eine besondere
Gefahr für den Gelenkknorpel dar (Abb.1). Im Tierversuch konnten

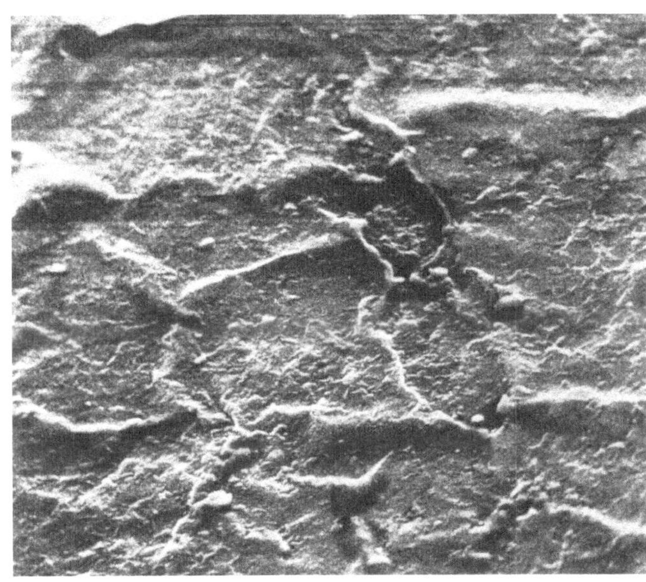

*Abb.1. Rasterelektronenmikroskopische Aufnahme des Femurcondylen-
knorpels nach experimentellem Hämarthros und Ruhigstellung. Im
Zentrum der Abb. finden sich zwei flache, scharf begrenzte Sub-
stanzdefekte der Lamina splendens. Die übrige Gelenkoberfläche
zeigt ebenso wie der Boden der Defekte feinste knospenartige
Aufwürfe. Vergr. 690:1*

wir bereits nach wenigen Eigenblutinjektionen Schädigungen des
Gelenkknorpels nachweisen, die durch gleichzeitige Ruhigstellung
deutlich verstärkt wurden (22, 7, 9); (Abb.2). Die Knorpeloberfläche ließ schon nach wenigen Eigenblutinjektionen knospige
Aufwürfe und Abhebungen, Ulcerationen, sowie zum Teil bizarre
Zerreißungen der Gelenkoberfläche mit freiliegenden fibrillären
Strukturen erkennen (Abb.3). Gelenkflächennahe Zellen zeigen im
elektronenmiroskopischen Bild ein Fehlen der Zell- und Kernmembranen, die Zellorganellen sind weitgehend in Auflösung begriffen, frei im Gelenk liegen Reste von Mitochondrien. Der
Matrixverlust mit freiliegenden Kollagenbündeln ist deutlich
zu erkennen.

Neben der oben erwähnten dystrophischen Knorpelschädigung kommt
es beim Hämarthros zusätzlich zu einer enzymatischen Destruktion
oberflächlicher Knorpelschichten (16) (Abb.4).

3. Gelenknahe Frakturen

Gelenknahe Frakturen können über mehrere der bereits angesprochenen Mechanismen zur Knorpelschädigung führen. Dystrophische Schädigungen sind möglich, wenn die arterielle Blutversorgung oder
der venöse Rückstrom aus der Gelenkkapsel behindert sind, darüber
hinaus, wenn Immobilisierungen im Gipsverband oder durch Extension

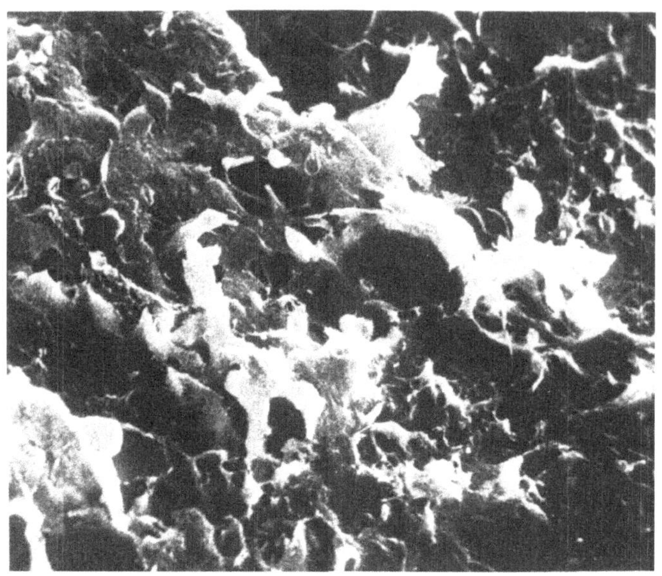

Abb.2. Knorpeloberfläche nach experimentellem Hämarthros und Ruhigstellung. Im Bereich der Belastungszone zeigen sich stärkere Veränderungen. Die Oberfläche ist durch bizarre Erhebungen und Höhlenbildungen gekennzeichnet. Vergr. 550:1

durchgeführt werden müssen. Kommt es im Rahmen der Ruhigstellung, möglicherweise auch bedingt durch Blutumlaufstörungen, zu Erguß- bildungen im Kniegelenk, so sind hierdurch zusätzlich trophische, aber auch enzymatische Schädigungen des Knorpelgewebes zu erwar- ten. In der Phase der Mobilisierung nach langer Ruhigstellung besteht bei eingeschränkter Gelenkkapselfunktion zusätzlich die Gefahr einer insuffizienten Lubrikation mit Einreißen des Schmier- filmes und dann folgendem·Trockenrieb (6).

4. Isolierte Knorpelverletzungen

Isolierte Knorpelverletzungen bedeuten entweder die Abscherung einer Knorpellamelle von der Gelenkfläche oder das Aufplatzen des Gelenkknorpels mit der Entstehung von Fissuren. Die letzt- genannte Form ist wahrscheinlich bei Knieprellungen häufiger als allgemein angenommen wird. Die kleinen Fissuren werden meist weder klinisch noch röntgenologisch bei der Erstuntersuchung erfaßt. In welcher Form und durch welche Mechanismen die primäre Eröff- nung oder Zerstörung der Gelenkoberfläche auch eingeleitet wird, im folgenden laufen zwei grundsätzlich verschiedene Reaktionen am Gelenkknorpel ab, deren quantitatives Verhältnis zueinander das weitere Schicksal des Gelenkes bestimmt. Es sind dies Vor- gänge der Regeneration und Degeneration (20, 10).

Von den oberflächlichen Zellen des Gelenkknorpels kann es unter bestimmten Voraussetzungen zur Bildung eines zell- und kollagen-

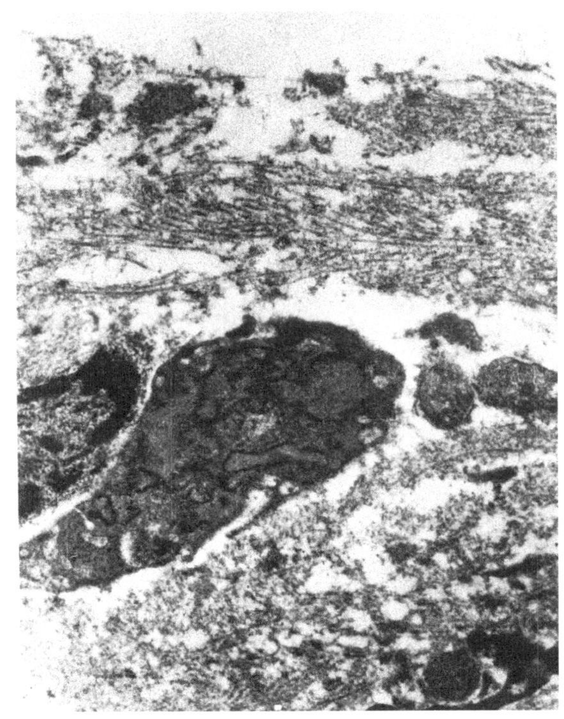

*Abb.3. Elektronenmikroskopische Aufnahme des Femurcondylengelenk-
knorpels eines Kaninchens nach experimentellem Hämarthros und
Ruhigstellung. Die Lamina splendens ist unregelmäßig begrenzt
und deutlich aufgelockert. Optisch leere Räume weisen auf einen
Verlust der ungeformten Interzellularsubstanz in diesem Bereich
hin. Der unter der Lamina splendens liegende Chondrocyt ist
hochgradig geschädigt, die Zell- und Kernmembranen sind nicht
mehr erkennbar. Vergr. 27000:1*

reichen Ersatzgewebes kommen, das, wie wir im Tierversuch zeigen
konnten, kleine Defekte ausfüllen kann (20, 10). Dieses Gewebe
kann sich später zu einem knorpelähnlichen Gewebe umwandeln.
Andererseits kommt es häufig in der Umgebung der verletzten
Areale zu ausgeprägten regressiven Veränderungen. Auf Einzelheiten dieser altersabhängigen Gewebsprozesse wird Herr DUSTMANN
in einem der nächsten Vorträge näher eingehen.

5. Intraarticuläre Frakturen

Bei intraarticulären Frakturen bestehen zunächst für den Gelenkknorpel alle Schädigungsmöglichkeiten, die beim Hämarthros angesprochen wurden. Zusätzlich sind Schädigungen der Chondrocyten
durch Phagocytose von Lipiden denkbar, die aus dem Knochen in
den Gelenkraum gelangen. Entsteht durch intraarticuläre Fraktur
eine Stufe in der Gelenkfläche, so ist durch mechanische Überbe-
anspruchung eine vollständige Zerstörung und ein Abrieb des Gelenkknorpels zu erwarten.

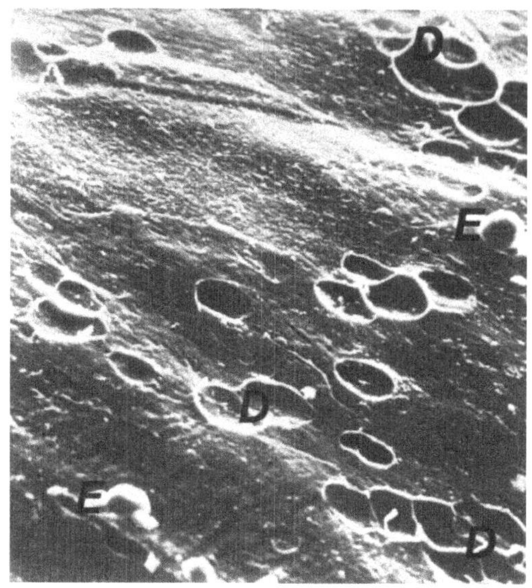

Abb.4. Oberflächliche Knorpeldestruktion durch Leucozyten bei Hämarthros und Ruhigstellung. Bei der rasterelektronenmikroskopischen Betrachtung des Femurcondylus zeigen sich disseminierte, scharf begrenzte flache Defektbildungen (D), die einen Durchmesser zwischen 10-20 μm haben, was demjenigen von Granulocyten entspricht. Stellenweise sind Erythrocyten (E) auf der Gelenkoberfläche erkennbar. Vergr. 550:1

6. Kapsel- und Bandverletzungen

Auch Verletzungen der Gelenkkapsel im Sinne von Prellungen, Distorsionen und Zerreißungen können zum posttraumatischen Knorpelschaden führen.

Bei der Zerreißung bestehen primär alle Schädigungsmöglichkeiten durch den intraarticulären Bluterguß. Zusätzlich muß daran gedacht werden, daß die Verletzung der gefäßreichen Gelenkkapsel unter Narbenbildung ausheilt. Die sich daraus ergebenden Folgen für die Kapseldurchblutung und damit die Gelenkknorpeltrophik können erheblich sein.

Im Anschluß an Kapseltraumatisierungen entstehen oftmals rezidivierende nicht sanguinolente Ergußbildungen, die auf eine Dysregulation der sekretorisch und resorbtiv tätigen Elemente der Gelenkkapsel hinweisen und deren Ursache oftmals eine chronisch-rezidivierende Synovialitis sind. Rezidivierende Ergußbildungen stellen aber für den Gelenkknorpel eine gefährliche Situation dar: Trophische und enzymatische Schädigungen des Gewebes und Störungen des Schmiermodus des Gelenkes können zur manifesten Arthrose führen.

Rasterelektronenmikroskopische Untersuchungen des Knorpels derartiger Gelenke zeigen freigelegte Kollagentexturen, die auf

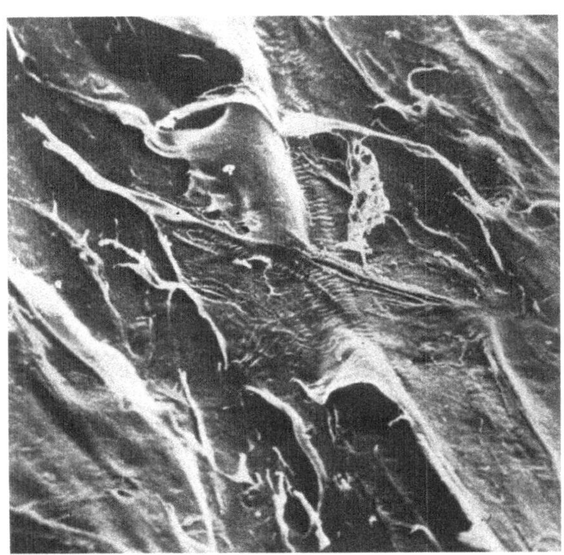

*Abb.5. Rasterelektronenmikroskopisches Bild der Oberfläche eines
Femurcondylus nach rezidivierenden Ergußbildungen. Typisch sind
die im Zentrum gelegene Demaskierung der Kollagenstrukturen und
die fahnenartigen Abhebungen der kollagenreichen Oberflächen-
schicht des Gelenkknorpels. Vergr. 550:1*

einen weitgehenden Verlust der Knorpelmatrix hinweisen. Da die
kollagenreiche Tangentialschicht des Gelenkknorpels weit weniger
der enzymatischen Destruktion unterliegt, als die darunter gelegene proteoglykanreiche Zone, werden immer wieder fahnenartige
Abhebungen der oberflächlichsten Knorpelschichten beobachtet.

Auch die Bandverletzungen beinhalten zunächst einmal die bei
der Gelenkknorpelverletzung beschriebenen Schädigungsmöglichkeiten des Gelenkknorpels. Verbleibt nach Bandverletzung eine
lockere Gelenkführung, so ist zusätzlich an eine Störung des
Schmiermodus der Gelenkfläche zu denken.

7. Meniscusverletzungen

Auch eine Schädigung des Gelenkknorpels an den Femurcondylen und
im Bereich des Tibiaplateaus ist möglich. Es sei daran erinnert,
daß der Gelenkknorpel des Tibiakopfplateaus unter dem Meniscus
eine andere Struktur aufweist als im nicht vom Meniscus bedeckten
Anteil. Unterschiedliche Ausdifferenzierungen des Knorpelgewebes
werden auf unterschiedliche mechanische Beanspruchungen bezogen
(17, 23). Wird nun der Meniscus entfernt, so wird der darunter
liegende Knorpel einer Belastungssituation ausgesetzt, für die
er zunächst nicht gebaut ist. Es ist denkbar, daß bei einer früh
einsetzenden vollen Belastung des Gelenkes ein mechanischer Verschleiß des Tibiakopfknorpels die Folge ist (6). Möglicherweise
sind auf diesen Mechanismus der Kniegelenkknorpelschädigungen ein
Teil der unbefriedigenden Spätergebnisse nach Meniscektomie zurückzuführen.

8. Mißverhältnis zwischen Belastung und Belastbarkeit

Formabweichungen der Gelenkflächen nach intraarticulären Frakturen, Fehlwachstum infolge Verletzungen der Wachstumsfugen, aber auch posttraumatische Achsenfehlstellungen können zu einem so erheblichen Mißverhältnis zwischen Belastung und Belastbarkeit des Gelenkknorpels führen, daß der Gelenkknorpel dekompensiert. Ob überhöhte Drucke die Syntheseleistung der Chondrocyten beeinträchtigen, woraus über eine verminderte Produktion von Proteoglykanen Veränderungen der mechanischen Eigenschaften des Knorpegewebes im Sinne einer Verminderung der Belastbarkeit folgen könnten, oder aber primäre Zerreißungen des Schmierfilmes mit konsekutivem Aufspleiß der Oberfläche bei Trockenrieb vorliegen, kann im einzelnen Falle schwer entschieden werden. Prinzipiell möglich sind beide Mechanismen. In jedem Fall sind die ersten Zeichen des Knorpelverschleißes eine Fibrillation, eine Aufrauhung der Knorpeloberfläche und eine verminderte Anfärbbarkeit des Gewebes, die auf eine Reduktion der Glykosaminoglykane hinweisen.

Gerade das Problem dieser Gelenkknorpelschädigung ist interessant, da wir davon ausgehen dürfen, daß der Gelenkknorpel zunächst Zeit hat, alle Möglichkeiten seiner Anpassungsfähigkeit an hohe Belastungen auszuschöpfen. Zunehmende Belastung bedingt Zunahme der Gelenkknorpeldicke. Der Dickenzunahme jedoch scheinen von Seiten der Gelenktrophik, exakter gesagt der intraarticulär erreichbaren Diffusionsstrecke, Grenzen gesetzt zu sein.

Zusammenfassend stellen wir fest:

1. Der posttraumatische Knorpelschaden ist nicht allein durch eine Inkongruenz der Gelenkflächen nach intraarticulären Frakturen mit mechanischem Abrieb des Gelenkknorpels bedingt. Zu einer mechanischen Zerstörung der Gelenkoberfläche kann es auch kommen, wenn ein Mißverhältnis zwischen Belastung und Belastbarkeit der Gelenkflächen vorliegt.

2. Eine posttraumatische Immobilisierung kann erhebliche Knorpelschäden verursachen. Der gedrosselte Sauerstoffaustausch zwischen den Kapselcapillaren und den Chondrocyten führt zur Dystrophie und Desintegration des Gelenkknorpels.

3. Die primäre Eröffnung der Gelenkoberfläche durch Enzyme der Gelenkflüssigkeit ist bei allen posttraumatischen Reizzuständen der Gelenkkapsel und bei intraarticulären Blutungen möglich. Enzyme stammen aus Granulocyten, Blutserum und Gelenkkapsel.

4. Sterben Chondrocyten ab, als wesentliche Ursache hierfür können posttraumatisch bedingte Minderungen der Gelenktrophik angesehen werden, so können sie durch Freigabe knorpelzellständiger Enzyme den umgebenden Gelenkknorpel destruieren und zur Eröffnung der Gelenkoberfläche führen.

5. Durch eine posttraumatische Synovialitis kann es zu einer Fehlzusammensetzung der Gelenkflüssigkeit kommen, die zu einer insuffizienten Lubrikation mit Einreißen des Schmierfilmes und dann folgendem Trockenrieb führt.

Literatur

1. COTTA, H.: Pathophysiologische Reaktionen der Gelenke.
   Verh. Dtsch. Orthop. Ges. 51, 263 (1964).
2. COTTA, H.: Das Arthroseproblem unter Berücksichtigung neuer
   Ergebnisse der Bindegewebsforschung. Med. Klinik 60, 1566
   (1965).
3. COTTA, H.: Die Bedeutung der Gelenkkapsel für degenerative
   Gelenkerkrankungen unter Berücksichtigung elektronenoptischer
   Untersuchungen. 1. Gemeinschaftskongreß Deutsch.orthop.Ges.
   und Societa Italiana di Orthopedia o Traumatologio 27.-30.
   April 1966 Stuttgart: Ende 1968.
4. COTTA, H.: Die Pathogenese der Gonarthrose. Z. Orthop. 111,
   490 (1973).
5. COTTA, H., DETTNER, N.: Ergebnisse der Bindegewebsforschung
   und ihre Bedeutung für Erkrankungen des Stütz- und Bewegungs-
   apparates. Arch. orthop. Unfall-Chir. 52, 217 (1960).
6. COTTA, H.: Pathophysiologie des Knorpelschadens. Hefte z.
   Unfallheilk. 127, 1 (1976).
7. DUSTMANN, H.O., PUHL, W., SCHULITZ, K.P.: Knorpelveränderungen
   beim Hämarthros unter besonderer Berücksichtigung der Ruhigstellung. Arch. orthop. Unfall-Chir. 71, 148 (1971).
8. DUSTMANN, H.O., SCHULITZ, K.P., PUHL, W.: Der Schienbeinkopfbruch als Präarthrose. Z. Orthop. 112, 637 (1974).
9. DUSTMANN, H.O., PUHL, W.: Hämarthros und Arthrose. Langenbecks Arch. Chir., Suppl. Chir. Forum 47 (1972).
10. DUSTMANN, H.O., PUHL, W.: Altersabhängige Heilungsmöglich-
    keiten von Knorpelwunden. Tierexperimentelle Untersuchungen
    Z. Orthop. 114, 749 (1976).
11. DUSTMANN, H.O., SCHULITZ, K.P.: Das Problem der Arthrose nach
    Schienbeinkopffrakturen. Chirurg 46, 358 (1975).
12. HARRISON, H.H.M., SCHAJOWICZ, F., TRUETA, J.: Osteoarthritis
    of the hip: A study of the nature and evolution of the disea-
    se. J.Bone Jt.Surg. 53 B, 589 (1953).
13. YOUNG, J.M., HUDACEK, A.C.: Experimental production of pig-
    mente villonodular synovitis in dogs. Amer.J.Pathol. 30,
    799 (1954).
14. MATTHIASS, A.H., GLUPE, J.: Immobilisation und Druckbelastung
    in ihrer Wirkung auf die Gelenke. Arch. orthop. Unfall-Chir.
    60, 380 (1966).
15. MORSCHER, E.: Resultate der subkapitalen Keilosteotomie bei
    der Epiphyseoloysis capitis femoris. Z. Orthop. 49, 256 (1961).
16. PUHL, W.: Rasterelektronenmikroskopische Untersuchungen zur
    Frage früher Knorpelschädigungen durch leucocytäre Enzyme.
    Arch. orthop. Unfall-Chir. 70, 87 (1971).
17. PUHL, W.: Die Mikromorphologie der Gelenkknorpeloberfläche -
    rasterelektronenmikroskopische Untersuchungen an normalen und
    pathologisch veränderten Gelenkflächen Habilitationsschrift,
    Heidelberg (1972).
18. PUHL, W.: Die Alterung des Bindegewebes und ihr Einfluß auf
    den Haltungs- und Bewegungsapparat. Aktuelle Gerontologie 3,
    2. Stuttgart: Thieme 1973.
19. PUHL, W.: Die Mikromorphologie gesunder Gelenkknorpelober-
    flächen. Z. Orthop. 112, 6 (1974).
20. PUHL, W., DUSTMANN, H.O.: Die Reaktionen des Gelenkknorpels
    auf Verletzungen - Tierexperimentelle Untersuchungen. Z.
    Orthop. 111, 494 (1973).

21. PUHL, W., DUSTMANN, H.O., QUOSDORF, U.: Tierexperimentelle
    Untersuchungen zur Regeneration des Gelenkknorpels. Arch.
    orthop. Unfall-Chir. 74, 352 (1973).
22. PUHL, W., DUSTMANN, H.O., SCHULITZ, K.P.: Knorpelveränderungen
    bei experimentellem Hämarthros. Z. Orthop. 109, 475 (1971).
23. PUHL, W., IYER, V.: Sem abservations on the structure of the
    articular cartilage surface in normal and pathological con-
    dition. Scanning Electron Microscopy 1973 (Part III). Pro-
    ceedings of the Workshop and Scanning Electron Microscopy
    in pathology. IIT Research Institute. Chicago, Illinios
    60616, U.S.A. - April 1973.
24. SCHULITZ, K.P., DUSTMANN, H.O., PUHL, W.: Die Entwicklung
    der posttraumatischen Arthrose am Beispiel des Schienbein-
    kopfbruches. Arch. orthop. Unfall-Chir. 76, 136 (1973).

F.U. Niethard und W. Puhl, Heidelberg

Experimentelle Untersuchungen über den Zusammenhang zwischen Knorpelprellung und posttraumatischer Arthrose

Die Bedeutung von Gelenkflächenverletzungen für die Entwicklung
einer posttraumatischen Arthrose ist seit langem hinreichend bekannt. Ist die primäre Läsion röntgenologisch erkennbar, so ist
der Zusammenhang mit später auftretenden degenerativen Gelenkveränderungen praktisch unbestritten. Eine gewisse Unsicherheit
besteht jedoch, wenn bei der Erstuntersuchung röntgenologische
Verletzungszeichen fehlen. Hier interessieren besonders die Ge-
lenkcontusionen und Distorsionen, bei denen die intraarticuläre
Läsion schwer abzuschätzen ist. Hieraus ergibt sich die Frage,
ob entsprechende Verletzungsmechanismen geeignet sind, röntgenologisch nicht erkennbare Knorpelläsionen hervorzurufen und ob
diese als Ursache einer sich entwickelnden Arthrose angesehen
werden müssen.

Wir sind diesem Problem experimentell nachgegangen. An 40 Kaninchen wurden zur Zeit des Wachstumsabschlusses mit einem
Schlagprüfgerät Kniegelenksprellungen hervorgerufen. Das Kniegelenk der anästhesierten Tiere wurde dabei so gelagert, daß
das Gewicht praktisch parallel zur Kniescheibe auftraf. Durch
Variationen der Fallgewichte und Fallhöhen konnten verschiedene
Krafteinwirkungen auf das Gelenk simuliert werden. Nach dem
Energieerhaltungssatz wird die potentielle Energie der Schlag-
scheiben gleich dem Produkt aus Gewicht und Fallhöhe vollständig
in kinetische Energie umgewandelt. Zum Zeitpunkt des Aufschlagens
hat das Gewicht einen Impuls gleich dem Produkt aus Masse und
Geschwindigkeit des Gewichtes. Die Geschwindigkeit ist proportional der Fallhöhe zu setzen.

Die zur Auslösung einer Fraktur notwendige Energie wurde in
unseren Untersuchungen weit unterschritten. Als Beweis hierfür
kann gewertet werden, daß die sofort nach dem Prellversuch eröffneten Kniegelenke niemals einen blutigen Erguß aufwiesen. Als

einziges Zeichen einer intraarticulären Verletzung konnten bei
der makroskopischen Betrachtung gelegentlich feinste Fissuren
der spiegelnden Patellafläche beobachtet werden.

Mit Hilfe der Rasterelektronenmikroskopie war jedoch auch bei
makroskopisch unauffälligen Gelenkflächen eine nicht selten ausgedehnte Zerstörung nachzuweisen. In der Mehrzahl der Fälle handelte es sich um scharfrandige Fissuren der Knorpelfläche, die
einfach oder auch gehäuft und stärker verzweigt auftraten. In
der Tiefe der Fissuren kamen aufgesplitterte und zerrissene
faserförmige Strukturen zum Vorschein (Abb.1), während die
knöcherne Gelenkfläche auch nach dem lichtmikroskopischen Befund
von der Fissur nicht erreicht wurde. In seltenen Fällen konnten
flächenhafte Ablederungen der oberflächlichen Knorpelschicht mit
Freilegung verletzter Faserstrukturen beobachtet werden. Wir
glauben, daß die beobachteten Knorpelfissuren durch ein exakt
vertikales Auftreffen des Schlaggewichtes hervorgerufen werden,
während die flächenhaften Verletzungen durch Scherkräfte im
retropatellaren Gleitlager zustande kommen.

Stellt man den Versuchserfolg als Funktion der Fallhöhe und des
Fallgewichtes dar, so zeigt sich, daß unterhalb einer bestimmten
Grenze keine Verletzungen ausgelöst werden können (Abb.2). Bei
Überschreiten einer Energie, die sowohl durch das einwirkende
Gewicht als auch durch die Fallhöhe bestimmt wird, werden zunächst allein Verletzungen der knorpeligen Gelenkfläche hervorgerufen. Übersteigt das Produkt aus Gewicht und Fallhöhe ein
bestimmtes Maß, das in unseren Versuchen nicht mehr bestimmt
wurde, muß mit Frakturen gerechnet werden. Der Versuchserfolg,
d.h. die Morphologie der Knorpelläsionen, zeigt damit eine deutliche Abhängigkeit von dem bei dem Aufprall des Gewichtes einwirkenden Impuls. So kann einerseits bei gleichem Fallgewicht der
Versuchserfolg nur durch eine steigende Fallhöhe erreicht werden.
Die Fallhöhe ist proportional der erreichten Endgeschwindigkeit
und bestimmt damit mittelbar die Größe des Impulses. Andererseits
kann bei gleicher Fallhöhe die Knorpelverletzung auch durch steigende Fallgewichte erzielt werden.

Von wesentlicher Bedeutung für die Morphologie der Knorpelzerstörung scheint die einwirkende Verformungsgeschwindigkeit, d.h.
die Fallhöhe zu sein. Bei gleichgroßer kinetischer Energie von
100 kpcm werden bei einem Gewicht von 2,5 kg und 40 cm Fallhöhe
die typischen scharfrandigen Knorpelfissuren beobachtet. Die
erreichte Endgeschwindigkeit des Gewichtes beträgt in diesem
Fall 2,8 m/sec. oder ca. 10 Stundenkilometer. Bei einer Fallhöhe
von 5 cm und 20 kg Fallgewicht sind dagegen eher oberflächliche
Zerquetschungen des Gelenkknorpels festzustellen. Die zwischen
den Fissurrändern bestehenden Brückenbildungen zeigen an, daß
bei der in diesem Fall einwirkenden Verformungsgeschwindigkeit
von annähernd 0,9 m/sec. der Knorpel eher in der Lage war, der
deformierenden Kraft nachzugeben. Mit unseren Untersuchungen
kann nicht geklärt werden, ob dieses von der Verformungsgeschwindigkeit abhängige Verhalten der oberflächlichen Knorpelschichten
als Folge des elastomechanischen Verhaltens der Kollagentextur
selbst gesehen werden muß oder in einen Zusammenhang mit der
Thixotrophie der Synovia gebracht werden kann.

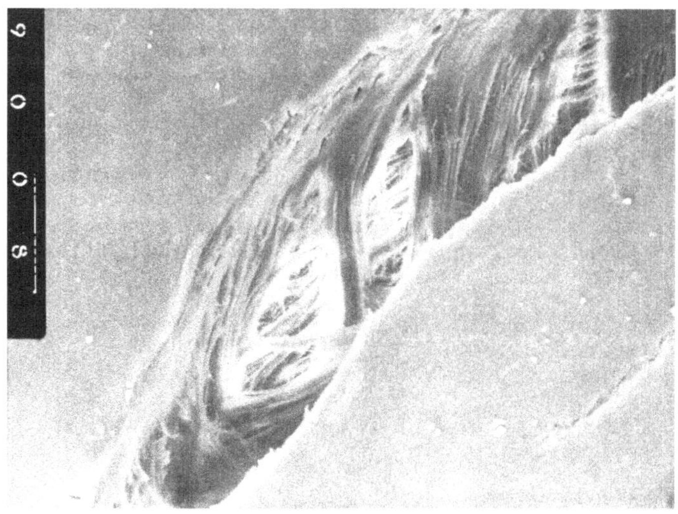

Abb.1. *Typische scharfrandige Knorpelfissur mit Freilegung faser-förmiger Strukturen (Rasterelektronenmikroskop Vergrößerung 200-fach)*

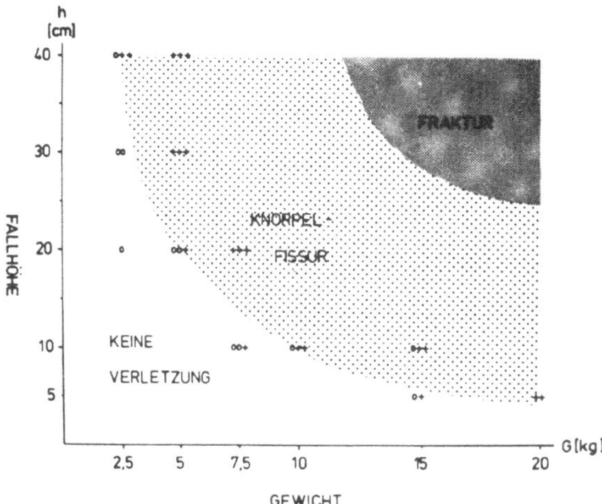

Abb.2. *Morphologie der Gelenkflächenverletzung in Abhängigkeit von der potentiellen Energie des Schlaggewichtes. Innerhalb eines durch Fallhöhe und Fallgewicht bestimmten Bereiches werden isolierte Knorpelläsionen verursacht*

Von besonderem Interesse war nun, inwieweit die beschriebenen isolierten Knorpelverletzungen in der Lage sind, Veränderungen im Sinne einer posttraumatischen Arthrose hervorzurufen. Für entsprechende Verlaufsbeobachtungen wurden Prellversuche durchgeführt, die eindeutig zu Verletzungen führten. Zwei Wochen nach

dem Prellversuch können mit der rasterelektronenmikroskopischen
Untersuchung nur geringe Befundänderungen festgestellt werden.
Die Knorpelfissuren stellen sich unverändert scharfkantig dar.
Zeichen einer cellulären Reaktion können in den fissurnahen
Randgebieten der oberflächlichsten Knorpellagen nicht beobachtet
werden. In der Tiefe der Fissuren findet sich dagegen nicht -
wie bei den sofort nach der Prellung entnommenen Kniescheiben -
ein zerrissenes Faserwerk. Hier zeigt sich vielmehr eine eher
homogene Oberflächenbeschaffenheit, was durch das Einfließen
von Matrix aus dem umliegenden Gewebe erklärt werden kann. Die
an der Knorpelzerstörung nicht beteiligte Gelenkoberfläche weist
ein unauffälliges Relief auf. Rasterelektronenmikroskopisch
sind degenerative Veränderungen nicht erkennbar. Allerdings
bringt erst die lichtmikroskopische Untersuchung das wahre Ausmaß der Knorpelzerstörung zum Vorschein. Unter der Tangential-
faserschicht verbirgt sich eine ausgedehnte Knorpelnekrose,
die durch verdämmernde und blasenförmig aufgetriebene Chondrocyten sowie eine verminderte Anfärbbarkeit der Matrix charakterisiert ist. In weniger geschädigten Arealen kann eine beginnende Clusterbildung beobachtet werden.

6 Wochen nach der Prellung können auch rasterelektronenmikroskopisch deutliche morphologische Umgestaltungen nachgewiesen
werden. Die Knorpelfissuren selbst haben ihr Aussehen zwar noch
nicht wesentlich geändert. Im Vordergrund stehen jedoch die
Zeichen der beginnenden posttraumatischen Arthrose. Die an der
eigentlichen Verletzung nicht beteiligte Gelenkfläche hat ihr
normales Relief weitgehend verloren. Die Oberfläche wird von
bandförmigen Strukturen durchzogen, ist stark aufgerauht und
zum Teil auch zerklüftet. Die höhere Vergrößerung zeigt, daß es
sich dabei offensichtlich um eine Demaskierung von Kollagenstrukturen handelt. Die sekundäre Zerstörung der oberflächlichsten Gewebschichten führt dazu, daß sich teilweise Knorpelschichten lamellär abheben. Gleichzeitig wird ein von der synovialen
Umschlagfalte der Patella her vordringender bindegewebiger Pannus
beobachtet, der die von der Fissur nicht betroffene, jedoch auf-
gerauhte Knorpeloberfläche überwuchert.

Nach 12 Wochen weist der Knorpel lichtmikroskopisch alle Zeichen
der Arthrose auf. Während in der randständigen Gelenkfkäche zahlreiche Cluster zu finden sind, ist das direkt traumatisierte
Gebiet fast zellos. Wenn hier die Ausbildung reaktiver Veränderungen insgesamt stark verzögert abläuft, so führen wir dies auf
die ausgedehnte primäre Zellschädigung zurück. Der contusionsbe-
dingte Zelltod in den Randgebieten der Fissuren wird damit zu
einem wesentlichen Faktor des sekundär arthrotischen Prozesses.

Aus unseren Untersuchungen schließen wir, daß durch bestimmte
Krafteinwirkungen auf die knorpelige Gelenkfläche Fissuren oder
auch Abscherverletzungen des Knorpels hervorgerufen werden können,
die sich röntgenologisch nicht darstellen. Im klinischen Alltag
werden vor allen Dingen die häufigen Anprallverletzungen des
Kniegelenkes oder auch Contusionen bei Sport und Beruf geeignet
sein, entprechende Läsionen hervorzurufen. An makroskopisch unauffälligen Knorpelteilen, die anläßlich einer Patellektomie
wegen Fraktur entnommen wurden, konnten dem Tierexperiment
adäquate morphologische Befunde erhoben werden. So weist ein

3 Wochen nach dem Unfallereignis entnommenes Patellafragment
gleichermaßen Knorpelfissuren und Zeichen der sekundären posttraumatischen Arthrose durch Demaskierung der Kollagenfibrillen
auf. Isolierte Knorpelläsionen sind also durchaus in der Lage,
eine posttraumatische Arthrose einzuleiten. Wir glauben, daß
damit ein Großteil der bisher ätiologisch nicht faßbaren Arthrosen erklärt werden kann.

A. Rüter, Ulm

Formen des posttraumatischen Knorpelschadens

Der posttraumatische Knorpelschaden ist die Folge einer von außen
kommenden Störung des sogenannten synovialen Systems, bestehend
aus Gelenkkapsel, Synovialflüssigkeit und Gelenkknorpel. Unfallbedingte, bleibende Veränderungen einer dieser Strukturen können
nicht isoliert gesehen werden. Vielmehr ziehen sie im Normalfall
Schäden an den anderen Anteilen dieser Funktionseinheit nach sich.
Hierbei kontrastiert das bunte Bild klinischer Erscheinungen
wesentlich von der eher geringen Zahl ursächlicher Faktoren und
pathogenetischer Abläufe (1).

Eine Differenzierung der verschiedenen Formen des traumatischen
Knorpelschadens in Beziehung zur verursachenden Noxe ist jedoch
für die tägliche Praxis von erheblichem Interesse, da eine konse-
quente Diagnostik und folgerichtige Therapie der primären Veränderungen ein Fortschreiten der Schädigung im Circulus vitiosus
des synovialen Systems häufig zu verhindern oder zumindest wesentlich einzuschränken vermag.

Im folgenden soll daher versucht werden, die unterschiedlichen
Formen des posttraumatischen Knorpelschadens in ihrem ätiologi-
schen Zusammenhang zu skizzieren.

Knorpelschäden durch frische Verletzungen (Tabelle 1)

Knorpel-Contusionen geben sich durch Fissuren der Oberfläche
oder subchondrale Hämatome zu erkennen. Die für letztere Diagnose notwendige Verfärbung des Knorpels wird von einigen Autoren
allerdings eher als Imbibierung der geborstenen Knorpeloberfläche
angesehen.

Diese Schäden werden in der Regel nur als Nebenbefund am Wieder-
lager einer schwereren Verletzung diagnostiziert, da die Symptomatik einer isolierten Knorpelcontusion - z.B. im Femoro-
Patellargelenk bei Aufprallunfällen - nicht zur Arthrotomie
oder Arthroskopie zwingt und der Befund sich daher der Diagnostik entzieht.

Knorpel-Impressionen lassen das betroffene Knorpelareal - zumindest makroskopisch - meist unverändert. Die eigentliche Verletzung

Tabelle 1. Knorpelschäden durch frische Verletzungen

Knorpel-Contusion

- Fissur
- Subchondrales Hämatom

Knorpel-Impression

- Impressionsfraktur
- Gelenkkantenimpression
- Federnde Knorpel-Knochenimpression

Knorpel-Fraktur

- Chondrale Fraktur
- Osteochondrale Fraktur

---

findet in dem darunter liegenden Spongiosagerüst statt. Mit
WAGNER (6) unterscheiden wir 3 Formen:

Bei der Impressionsfraktur ist ein Fragment unter scharfkantiger
Stufenbildung mit der subchondralen Schicht in die darunterliegende Spongiosa eingestaucht. Das Ausmaß der eingetretenen Dislokation läßt sich häufig erst auf Schichtaufnahmen ausreichend
beurteilen.

Die Gelenkkantenimpression am Femurcondylus entsteht durch forcierte Überstreckung des Kniegelenkes und folgender Einstauchung
durch den Meniscus oder die Kante des Tibiaplateaus. Die Verletzung allein verursacht meist nur uncharakteristische aber
anhaltende Beschwerden und wird daher frisch nur selten diagnostiziert. Der Knorpelschaden zeigt sich in einer weichkantigen
Dellenbildung (4).

Die federnde Knorpel-Knochenimpression kommt durch eine Einstauchung der subchondralen Spongiosa zustande, die ihre Deformierung
behält, während sich der Knorpel in seiner ursprünglichen Form
von der eingesinterten Unterlage abhebt und dadurch - bei intakt
erscheinender Kontur - jede Tragfähigkeit verloren hat.

Knorpel-Frakturen bewirken eine vollständige Lösung umschriebener
Knorpelgebiete aus ihrer Umgebung. Lösungen innerhalb des Knorpels
selbst - die sogenannte chondrale Fraktur - kommen durch kraft-
volle Kompressions-Rotationsmechanismen zustande (3).

Bei der osteochondralen Form ist das Knorpelareal mit der darun-
terliegenden subchondralen Knochenlamelle dislociert. Typische
Beispiele dieser meist beim Jugendlichen zu beobachtenden Verletzung sind der knöcherne Ausriß der Retinacula patellae bzw.
der Eminentia intercondylica.

Knorpelschäden durch veraltete Verletzungen (Tabelle 2)

Die Immobilisierung eines Gelenkes führt zu einer wesentlichen
Reduzierung der Kapseldurchblutung. Weiterhin werden in der Gelenkkapsel zum Teil narbige Bindegewebseinlagerungen beobachtet.

Tabelle 2. Ursachen der Knorpelschäden durch veraltete
Verletzungen

Immobilisierung
Gelenkerguß
Intraarticuläres Hämatom
Knorpelwunden
Gelenkinkongruenz
Gelenkinkongruenz und Gelenkstufen
Achsenfehler
Gelenkinfekt

Diese Veränderungen bewirken eine deutliche Verminderung des An-
gebotes an Nährsubstrat und Sauerstoff für den Gelenkknorpel.
Die Knorpelernährung verschlechtert sich weiterhin dadurch, daß
der Transport dieser Substanzen im Knorpel selbst wegen fehlender
Auswalkbewegungen weitgehend zum Erliegen kommt. Die in der Folge
eintretende Dystrophie der Knorpelzellen kann der erste Schritt
auf dem Wege zu einem bleibenden Knorpelschaden sein.

Gelenkergüsse können durch Drosselung der Kapseldurchblutung und
fixierte Schonhaltung des Kniegelenkes dieselbe Mangelernährung
bewirken. Die abakterielle Entzündung der geschädigten Synovialmembran erlaubt eine vermehrte Leukocytenimmigration des Gelenk-
raumes und birgt damit die Gefahr einer enzymatischen Knorpelschädigung.

Diese Möglichkeit ist bei intraarticulären Blutungen umsomehr
gegeben, da einerseits die Enzyme aus Blutserum und Leukocyten
die enzymatische Knorpeldestruktion beschleunigen und andererseits die intraacapsuläre Transitstrecke durch die meist ausgeprägte Synovitis deutlich verlängert wird (2).

In Knorpelwunden laufen regenerative und degenerative Prozesse
parallel zueinander ab. Die aus den zerstörten Knorpelzellen
freiwerdenden Enzyme führen nicht nur zu einer Destruktion
benachbarter, primär traumatisch nicht geschädigter Knorpel-
areale. Sie induzieren auch eine Synovitis mit all ihren oben
beschriebenen negativen Folgen für die Knorpelernährung.

Durch eine posttraumatische Inkongruenz eines Gelenkes, mit oder
ohne Gelenkstufe wird die Gelenkmechanik verändert. Durch Reduzierung der Kontaktflächen kann die Flächenpressung auf Werte
ansteigen, die außerhalb der "Knorpelerhaltungszone" liegen (5).
Die Schädigung tritt dann durch ein Zusammenspiel beeinträchtig-
ter Syntheseleistung der Chondrocyten und Aufrieb der Oberfläche
nach Zerreißen des Schmierfilmes ein. Die aus den Abriebpartikeln
freiwerdenden Enzyme potenzieren den Prozeß und verursachen wiederum eine begleitende Synovitis.

Fehlstellungen der Beinachse können dieselben Überlastungsschäden
eines Gelenkkompartementes verursachen. Beruht die Achsenabweichung auf einer ehemaligen Gelenkfraktur, kommen zu der reinen
Überlastung noch die Probleme der Gelenkstufe und Inkongruenz
hinzu.

Bei diesen Problemen darf nicht außer Acht gelassen werden, daß auch reine Rotationsfehler proximal des Kniegelenkes durch Schaffung einer neuen Zwangsachse der Bewegung während des Gehens die Ursache einseitiger Gelenküberlastungen sein können.

Die Knorpelschädigung durch einen <u>Gelenkinfekt</u> nimmt ihren Verlauf über eine eitrige Synovitis. Proteolytische Enzyme aus Leukocyten dauen die Knorpelmatrix an, Nährstoffangebot und Transport kommen weitgehend zum Erliegen. Narbige Veränderungen in der Gelenkkapsel verursachen auch nach Abklingen des Infektes bleibende Störungen von Qualität und Quantität der Synovia und damit der Schmierung und Ernährung des Gelenkes.

Die Kombination von Knorpelwunde, Gelenkstufe, Inkongruenz, Achsenfehler und Infekt, wie sie nach schweren offenen Gelenkzerstörungen, gelegentlich aber auch nach mißglückten Osteosynthesen zu beobachten ist, führt binnen kurzem zum Vollbild der schweren posttraumatischen Arthrose (Abb.1).

<u>Knorpelschäden mit fraglichem Unfallzusammenhang (Tabelle 3)</u>

Die Anerkennung eines Unfallzusammenhanges bei Gonarthrosen nach <u>Meniscektomie</u> muß auf die wenigen Fälle beschränkt bleiben, in denen ein adäquates Trauma zumindest als wesentliche Teilursache der primären Meniscusschädigung anerkannt werden kann. In der Regel ist der Meniscusschaden jedoch nur der erste Hinweis einer degenerativen Diathese des gesamten Gelenkes, in deren Verlauf dann später die Arthrose auftritt.

Dasselbe gilt für Arthrosen bei oder nach einer <u>Osteochondrosis dissecans</u>. Da auch hier für das Grundleiden nur in Ausnahmefällen eine traumatische Genese angenommen werden darf, ist dieselbe Zurückhaltung bei der Zuordnung des arthrotischen Gelenkverschleißes angezeigt.

Die gerechte Beurteilung von Knorpelschäden bei <u>Gelenkinstabilität</u> stößt ebenfalls auf Schwierigkeiten. Einerseits besteht die Möglichkeit, daß das primäre Trauma bereits neben der Band- und Kapselzerreißung Knorpelcontusionen oder -frakturen bewirkt hat, die den arthrotischen Prozeß in Gang setzten. Weiterhin ist das Moment einer "funktionellen Inkongruenz" (FRIEDEBOLD) in Rechnung zu stellen. Andererseits finden sich jedoch immer wieder Gelenke, die auch nach jahrelanger Instabilität keine arthrotischen Zeichen aufweisen, so daß ein schicksalhafter Gelenkverschleiß - unabhängig oder nur verstärkt durch die Gelenkinstabilität - zumindest in die Überlegungen mit einbezogen werden muß.

Zusammenfassung

Die Homöostase des Gelenkknorpels ist ein vielfaktorielles Geschehen in einem intakten synovialen System.

Traumatische Veränderungen eines oder mehrer dieser Faktoren führen zu einem sich potenzierenden Circulus vitiosus der Knorpelschädigung. Die ätiologisch richtige Zuordnung eines einge-

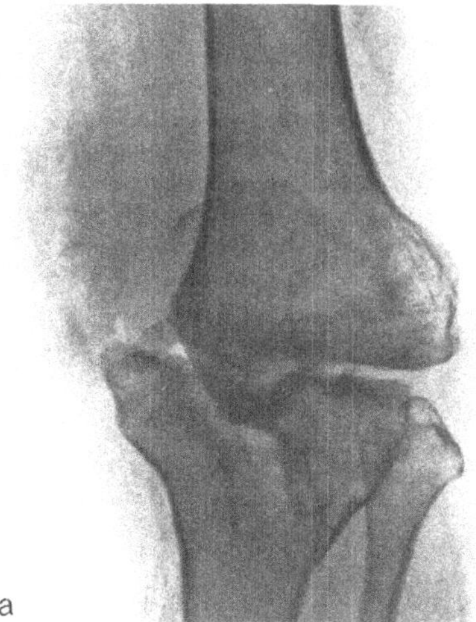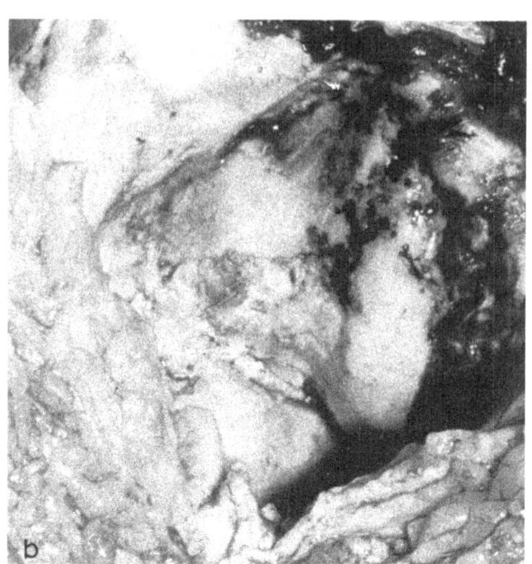

Abb.1a u.b. Schwere posttraumatische Gonarthrose durch Kombination von Knorpeldefekt, Gelenkstufe, Inkongruenz, Achsenfehler und Infekt nach mißglücktem Versuch der operativen Behandlung einer Tibiakopffraktur; (a) Röntgenbild, 5 Jahre nach der Verletzung; (b) Operativer Situs anläßlich der notwendig gewordenen Arthrodese

Tabelle 3. Knorpelschäden mit fraglichem Unfallzusammenhang

Status nach Meniscektomie
Status nach oder bei Osteochondrosis dissecans
Arthrosen bei Gelenkinstabilität

tretenen posttraumatischen Knorpelschadens bildet das Fundament einer folgerichtigen Therapie, die neben der allgemeinen Arthrosebehandlung darauf abzielen muß, die schädigende Noxe zu eliminieren. Die Beurteilung der Zusammenhänge zwischen möglicher Ursache und aktueller Folge ist nicht zuletzt von erheblicher versicherungsrechtlicher Bedeutung.

Literatur

1. COTTA, H., PUHL, W.: Pathophysiologie des Knorpelschadens. Hft. z. Unfallheilk. 127, 1 (1976).
2. DUSTMANN, H.O., PUHL, W., SCHULITZ, K.P.: Knorpelveränderungen beim Hämarthros unter besonderer Berücksichtigung der Ruhigstellung. Arch. Orthop. Unfall-Chir. 71, 148 (1971).
3. GANZ, R.: Isolierte Knorpelabscherungen am Kniegelenk. Hft. z. Unfallheilk. 127, 79 (1976).
4. SMILLIE, I.S.: Injuries of the Knee Joint. 4 th ed. Edingurgh, London: Livingstone 1970.

5. TILLMANN, B.: Die Beanspruchung des menschlichen Hüftgelenkes.
   III Die Form der Facies lunata. Z. Anat. Entw. Gesch. **128**, 329
   (1969).
6. WAGNER, H.: Traumatische Knorpelschäden des Kniegelenkes.
   Orthopäde **3**, 208 (1974).

H. Schmelzeisen, Tübingen

Knorpelschädigung durch Änderung des pH-Milieus im Gelenk

Knorpelschäden durch Änderung der Gelenkmechanik sind häufig und
aufgrund ihrer oft traumatischen Genese durch die klinische und
röntgenologische Untersuchung im allgemeinene leicht zu diagnostizieren. Hierzu zählen intraarticuläre Frakturen, traumatische
und nichttraumatische Defekte im Knorpelüberzug, sowie Achsenfehler, auch wenn sie das Gelenk direkt nicht betreffen.

Demgegenüber sind Schädigungen durch chemische Einwirkungen primär
oft klinisch und röntgenologisch nicht so augenfällig. Nichts-
destoweniger können die Folgen solcher Veränderungen fatal sein,
da auch nach Fortfall der Noxe das Gelenk weiterhin Schaden nehmen kann. Dabei kann sich der primär chemisch bedingte Defekt
mit mechanischen Komponenten verbinden, so daß schließlich ein
Circulus vitiosus entsteht. Am Gelenk können so unter dem Aspekt
vermeintlicher Selbstzerstörung erhebliche Veränderungen der
Anatomie und Physiologie eintreten mit entsprechender Funktionsbehinderung, so daß sich schließlich als Reaktion das Bild einer
schweren Arthrose findet.

Die Vielzahl möglicher Beeinträchtigungen (Abb.1) mechanisch oder
chemisch, endogen oder exogen bedingt, schädigen das Gelenksystem
als Ganzes, das heißt, Synovia, Knorpel und sekundär auch die
subchondralen Strukturen. So bedingt auch der isolierte Knorpelschaden reaktiv eine Beeinträchtigung und Funktionsstörung der
Synovialmembran, wie umgekehrt synoviale Veränderungen z.B. entzündlicher Art nicht ohne Auswirkungen auch auf die Knorpelschicht
bleiben können. Vor allem in der Verlaufsbeurteilung der Schädi-
gungsfolgen findet die subchondrale Region nach wie vor besondere
Berücksichtigung, weil durch sie bereits aufgrund der einfachen
röntgenologischen Diagnostik eine - wenn auch begrenzte - Beurteilung der knorpeligen Verhältnisse möglich ist.

Neuere Untersuchungen, die sich mit der Ernährung des Gelenkknorpels und seines Stoffwechsels befassen, haben ergeben, daß
die Synovialflüssigkeit hier eine zentrale Rolle spielt. Die
Ernährung des Knorpels erfolgt in erster Linie über die Gelenkflüssigkeit , wobei den synovialen Zellen sowohl bei physiologischen als auch pathophysiologischen Bedingungen eine regulie-
rende Funktion zukommt. Ihr endothelartiger Aufbau unterliegt
dabei vergleichbaren Altersveränderungen wie dies auch am Ge-
fäßsystem der Fall ist. Auf die Leistung der Synovialzellen wie
auch auf die Aufgabe und Bedeutung der Knorpelzellen in Hinblick

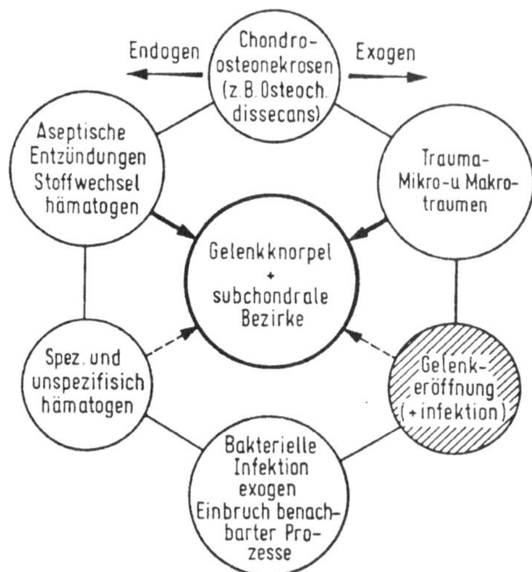

Abb.1. Möglichkeiten der Knorpelschädigungen

auf die Synthese der Matrix und des Collagens soll hier nicht
näher eingegangen werden.

Die Ernährung des Knorpels ist auf drei Wegen möglich. Über:

1. Das Gefäß - Randschlingennetz
2. Die subchondrale Zone
3. Die Synovialflüssigkeit

Die Ernährung über das Subchondrium vom Markraum her spielt im
wesentlichen nur am wachsenden Skelet bei einer offenen Epiphy-
senfuge eine Rolle. Das Gefäßschlingennetz am synovialen Übergang
hat Bedeutung lediglich für die dünne Knorpelschicht seitlich und
ist außerdem aufgrund seines Gefäßsystems hier der Synovis zuzu-
ordnen. Damit spielt die Synovialflüssigkeit für die Ernährung
des Knorpels eine zentrale Rolle und zwar nicht nur unter physiologischen sondern auch unter pathophysiologischen Bedingungen.
Änderung ihrer Beschaffenheit, so z.B. des pH-Wertes finden sich
bei verschiedenen Erkrankungen, so z.B. bei der akuten Gelenk-
infektion aber auch bei Krankheitsbildern aus dem rheumatischen
Formenkreis. Milieuveränderungen sind aber bereits auch nach
einfachen Gelenkeröffnungen, z.B. bei Operationen und Punktionen,
besonders jedoch bei ausgiebiger Spülung desselben möglich. Das
Ausspülen von Gelenken war und ist zum Teil noch heute eine routinemäßig angewandte Methode. Wenn man auch bei Infekten und
Empyemen auf die therapeutische Spülung nicht verzichten kann,
so müssen doch stets, dies gilt in besonderem Maße auch für die
offenen Gelenkfrakturen, die Milieuveränderungen berücksichtigt
werden.

Am Tierversuch wurden die histologischen Veränderungen, die sich
nach Instilationen gebräuchlicher Lösungen verschiedener pH-Werte
ins Gelenkkavum ergeben, geprüft. Zusätzlich kamen standardisierte
Pufferlösungen mit zur Anwendung.

Geprüft wurden:

Diozol - pH 5,69
Penicillinlösung pH 5,55
H_2O_2 - pH 3,85
Jodlösung - pH 2,49
Pregl'sche Lösung - pH 9,42
standardisierte Pufferlösungen - pH 5,3 - pH 4,0 - pH 7,4 - pH 9.2

Bei Spülung mit einer Flüssigkeit pH 7,4 weicht das histologische
Bild vom Normalbild praktisch nicht ab. Bei Anwendung von Diozol
und Penicillinlösung pH 5,55 zeigen sich bereits deutliche Aufrauhungen und Veränderungen an der Knorpeloberfläche in Form von
Unregelmäßigkeiten. Bei Flüssigkeitsanwendung von pH 5,3 und pH
4,0 sind die Veränderungen ausgeprägter, der Knorpelüberzug bereits zum Teil eröffnet, die oberflächlichen Zellen zeigen deutliche Schädigungen.

Noch ausgeprägter und tiefgreifender ist das Bild bei Verwendung
von Wasserstoffsuperoxyd oder 5 prozentiger Jodlösung.

Bei Anwendung basischer Lösungen wie hier z.B. beim pH 9,2 bzw.
bei Pregl'scher Lösung sind ebenfalls oberflächliche Veränderungen und speziell Schädigungen erkennbar.

Bei sämtlichen Untersuchungen zeigen die hervorgerufenen Veränderungen am Gelenkknorpel in wechselndem Ausmaß das Bild einer
aseptischen Entzündung. Die Veränderungen an der Knorpeloberfläche
sind um so stärker und dann auch tiefgreifender je mehr der pH-
Wert von der physiologischen Breite abweicht.

Da der Haupteffekt der Spülung in einer mechanischen Reinigung
zu sehen ist und die septische Wirkung in erster Linie einer Minderung der Keimzahl zuzuschreiben ist, ist für die klinische
Anwendung zu fordern, daß nur mit physiologischer Lösung gespült
werden soll.

Literatur

1. COTTA, H., DUSTMANN, H.O.: Rekationsmöglichkeiten des traumatischen Gelenkknorpels. 33. Kongreß Fribourg/Schweiz. Verh.
   Schweiz. Ges. Orthop. 1973.
2. MANKIN, H.J., DORFMAN, H., LIPPIELLO, L., ZARINS, A.:
   Biochemical and Metabolic Abnormalities in Articular Carti-
   lage from Osteo-Arthritic Human Hips. J.Bone and Jt.Surgery
   53 A, 523 (1971).
3. OTTE, P.: Physikalisch-chemische Prinzipien als Grundlage
   einer allgemeinen Arthrologie. Z. Orthop. 95, 202 (1961).
4. SCHMELZEISEN, H., HOLZ, U., WELLER, S.: Der Kniegelenkserguß.
   Deutsches Ärzteblatt 70, 2503 (1973).
5. WELLER, S.: Zur Morphologie und Funktion des Gelenkknorpels
   unter normalen und pathologischen Bedingungen. Habiliations-
   schrift Freiburg 1962.

G. Zeiler und J. Roderer, Altdorf

Diagnostik der posttraumatischen Gelenkknorpelschädigung

Die Diagnose insbesondere der isolierten traumatischen Knorpelschädigung ist schwierig. Nur der systematische Einsatz aller
diagnostischen Routinemaßnahmen führt den untersuchenden Arzt
zum Ziel.

Der Schlüssel zur Diagnose liegt zunächst in der Grundforderung
an die Möglichkeit dieser Verletzungsform zu denken.

Anamnese des Unfallmechanismus

Den zweiten entscheidenden Hinweis auf die Art der Verletzung
gibt der Unfallmechanismus, der sich häufig exakt erfragen läßt.
Wesentlich ist hierbei die Kenntnis der Stellung oder einer ab-
gelaufenen Stellungsänderung des Gelenkes in der Verletzungsphase
sowie die Kenntnis der Richtung der einwirkenden Kraft und deren
Größe.

Bei der direkten perforierenden Knorpelverletzung gibt der Unfallmechanismus in der Regel den augenfälligsten Hinweis auf die oft
sichtbare Verletzungsfolge.

Das Anpralltrauma des Autofahrers ist der typische Unfallmechanismus für die Contusionsschädigung des Gelenkknorpels. Aber auch
der frontale Sturz, ein harter Schlag auf das Gelenk und das
Aufeinanderpressen der Gelenkkörper mit großer Gewalt lösen diese
Verletzung aus. Die von außen einwirkenden Kraft erschöpft sich
oft nur z.T. in der Knorpelquetschung und verursacht am selben
oder am angrenzenden Gliedmaßenabschnitt zusätzliche schwere
Verletzungen.

Das gewaltsame Aufeinanderpressen korrespondierender Gelenkkörper-
abschnitte führt am normal strukturierten und mechanisch wider-
standsfähigen Knochen zur Impressionsfraktur. Am osteoporotischen
Knochen mit seiner reduzierten mechanischen Festigkeit erzeugt
eine vergleichsweise kleine Kraft in diesem Fall eine federnde
Impression. Für die Gelenkkantenimpression des Kniegelenkes wird
das Hyperextensionstrauma verantwortlich gemacht.

Die typische Verletzung, die am Kniegelenk mit einer tangentialen
Knorpel- oder Knorpelknochenabscherung vergesellschaftet auftritt,
ist die traumatische Patellaluxation. Die große Kraft, die erforderlich ist, um die in ihrer rinnenförmigen knöchernen Führung
vom Zug der Weichteile festgehaltene Kniescheibe über den äußeren
Femurcondylus hinwegzuschnellen, schert häufig Knorpel- oder Knor-
pelknochenfragmente vom medialen Rand der Patella oder vom lateralen Rand des Femurcondylus ab.

Bei der Kreuzbandausrißverletzung des Kindes löst sich nicht wie
beim Erwachsenen nur der den Bandansatz tragende Intercondylen-
hocker, sondern an ihm hängend große Teile der angrenzenden Gelenkfläche, da die Gelenkkörper noch überwiegend knorpelig vor-
gebildet sind.

Zur indirekten Knorpelverletzung am primär unbeschädigten Gelenkkörper führt etwa ein mehrfach und mit großer äußerer Gewalt ver-
geblich versuchtes Repositionsmanöver.

Der Mechanismus der chronischen Knorpelzermürbung ist nach in
Fehlstellung verheilten intraarticulären Frakturen oder fraktur-
bedingten Achsenabweichungen ohne weiteres erkennbar. Sonst ist
sie in ihrer Entstehung durch die persistierende oder rezidivierende Bewegungsstörung gekennzeichnet.

Funktionsstörungen und klinischer Befund

Nach dem Unfallmechanismus kommt der Beachtung anamnestisch zu
erfragender Funktionsstörungen und dem klinischen Befund zentrale
Bedeutung für die Diagnosestellung zu.

Die klinische Untersuchung ist am frisch traumatisierten Gelenk
zunächst durch Ergußbildung und Kapselschwellung erschwert. Sie
sollte in jedem Fall nach Punktion des Ergusses und teilweisem
Abklingen der Schwellung wiederholt werden. Sie schließt eine
Betastung der Knorpelknochengrenzen auf isolierte Druckschmerzhaftigkeit ein. Besonders sorgfältiges Vorgehen ist bei der
Mehrfachverletzung angezeigt, weil sich hier verschiedene Be-
schwerdebilder überlagern.

Bei der perforierenden Verletzung kann die Knorpelläsion in der
Regel in der gleichen Beugestellung, in der das Gelenk von der
Gewalteinwirkung betroffen wurde, durch die Wunde beurteilt
werden. Die durch scharfe und schneidende Gegenstände entstandenen glatten Knorpelverletzungen lösen oft kaum zusätzliche
klinische Zeichen aus. Lediglich abgetrennte Knorpelteile führen
zu Einklemmungserscheinungen.

Die Contusionsschäden führen im frischen Zustand oft zu starken
und nicht immer ausreichend lokalisierbaren Schmerzen. Die
Schmerzintensität klingt oft schon nach kurzer Zeit deutlich
ab. Erst Wochen oder Monate nach dem Unfallereignis gibt eine
auftretende, verstärkt schmerzhafte Bewegungsstörung mit gleichzeitiger Ergußbildung, Kapselschwellung, synovialer Reizung,
lokaler Hyperthermie und fortschreitender Muskelatrophie einen
verspäteten, aber deutlichen Hinweis auf die abgelaufene Knorpelcontusion.

Ist bei der flächenhaften Impression des Fragment unter geringer
Absenkung stabil in die darunterliegende Spongiosa eingestaucht,
bestehen häufig keine subjektiven Beschwerden und keine klinischen Nachweismöglichkeiten. Starke Stufenbildung löst hingegen
kaum zu übersehende Bewegungsphänomene aus. Bestehen am osteoporotischen Condylus, nach einem relativ geringen Trauma, starke
Druck- und Belastungsschmerzhaftigkeit, sollte man an die federnde
Knorpelknochenimpression denken. Regelmäßig besteht zusätzlich
ein Gelenkerguß, nach kurzer Zeit auch eine Kapselschwellung.
Da es beweisende Untersuchungsverfahren nicht gibt, wird die
Verdachtsdiagnose meist erst bei der Arthrotomie gesichert. Die
Gelenkkantenimpression nach einem Überstrecktrauma geht mit Er-
gußbildung und Streckschmerzhaftigkeit, häufig auch mit einer

Streckhemmung einher. Nach dem Abklingen der akuten Symptomatik
bleibt eine endgradige Streckhemmung und eine geringe Streckschmerzhaftigkeit. Gelegentlich wird über einrastähnliche Be-
wegungsstörungen bei der Streckung berichtet. Die Streckhemmung
verstärkt sich nach solchen Ereignissen vorübergehend. Druck-
empfindlichkeit wird vom Patienten mehr am vorderen Gelenkspalt
als am Femurcondylus angegeben.

Zu eindrucksvollen klinischen Erscheinungen führt die tangentiale Knorpel- oder Knorpelknochenabscherung. Die starke Gelenkblutung führt zu einem prallen Haemarthros. Pralle Schwellung
und hochgradige Dehnung der Gelenkkapsel lösen einen erheblichen
Spontan- und einen hochgradigen Bewegungsschmerz aus. Freie
Fragmente können je nach Lage eine sofortige Gelenkblockierung
oder eine Streckhemmung bedingen. Nach der traumatischen Patellaluxation mit Absprengung ist der mediale Patellarand oder der
laterale Condylusrand besonders druckempfindlich. Auch der über-
dehnte mediale Kapselbandapparat, der nach seiner Ruptur eine
Dellenbildung tasten läßt, ist besonders empfindlich.

Die veraltete Knorpelabscherung ist gekennzeichnet durch Kapselschwellung und dystrophe Weichteilveränderungen. Die Beweglichkeit ist eingeschränkt, in den Endgraden schmerzhaft.

Posttraumatisch auftretende Lockerungen des Kreuzbandapparates
im Kindesalter sind verdächtig auf eine großflächige Knorpel-
abhebung der Intercondylenhöcker. Oft besteht anfangs eine starke
Gelenkblutung, der ausgerissene Knorpelteil führt zu einer mechanischen Bewegungsblockierung. Das immer vorhandene positive
Schubladenphänomen läßt sich erst nach Punktion des prallen
Ergusses und Abklingen der akuten Beschwerden deutlich auslösen.

Die indirekten Knorpelverletzungen stehen in ihrer Symptomatik
im Schatten der gravierenden Schäden des angrenzenden Gelenkkörpers. Sie werden praktisch ausschließlich bei der offenen
Versorgung der Verletzungen nachgewiesen.

Die chronische Knorpelzermürbung geht über einen jahrelangen
Verlauf mit rezidivierenden Einklemmungserscheinungen, chronischem
Reizzustand, wechselnder Ergußbildung und Muskelminderung am
Oberschenkel einher. Erst wenn der Knorpelbelag größerer Gelenkflächenareale zerstört ist, tritt das schmerzhafte Gelenkreiben
und der Belastungsschmerz, evtl. in Verbindung mit einer merk-
lichen Achsenabweichung in den Vordergrund. Kapselschwellung
und Ergußbildung werden zum Dauerzustand. Es besteht das klinische
Bild der Arthrosis deformans.

Punktion des Gelenkes

Die Punktion des Hämarthros ist zwar in erster Linie eine thera-
peutische Maßnahme, bringt aber zugleich wichtige diagnostische
Hilfen. Ein Hämarthros ist immer ein Hinweis auf eine ernsthafte
Binnenschädigung des Gelenkes. Zahlreiche Fettaugen auf dem
hämorrhagischen Punktat weisen gewöhnlich auf eine osteochondrale
Abscherfraktur hin.

Röntgenuntersuchung

Die Röntgenuntersuchung bleibt, wenngleich meist wenig ergiebig, obligater Bestandteil der Befunderhebung. Entsprechend dem klinischen Verdacht sollten neben den Übersichtsaufnahmen gezielte Aufnahmen bestimmter Gelenkabschnitte angefertigt werden. Gelegentlich kann die Tomographie unklare Befunde klären helfen.

Die isolierte frische Knorpelschädigung zeigt ebenso wie der frische Contusionsschaden einen negativen Röntgenbefund. Auch die flächenhafte Impression unter Ausbildung einer flachen Gelenkstufe entzieht sich dem röntgenologischen Nachweis. Mit zunehmender Stufenhöhe nimmt die Aussicht auf eine Darstellung im Röntgenbild zu. Die federnde Gelenkimpression am osteoporotischen Femurcondylus ergibt durchweg negative Röntgenbefunde. Die Röntgendiagnostik der Gelenkkantenimpression ist durch die Variabilität der normalen Anatomie des Condylus entscheidend behindert. Die tangentiale Knorpelabscherung kann nur dann indirekt aus dem Röntgenbefund abgeleitet werden, wenn sich die knöchernen Teilfragmente und die Defekte am Ausrißort bei osteochondralen Abscherfrakturen darstellen. Die erkennbaren Fragmente liegen im Kniegelenk in der Regel im oberen Rezessus, in der Fossa intercondylica oder über dem vorderen Schienbeinkopfrand. Bei den Bandausrißverletzungen der Kinder gibt der Röntgenbefund, bei Kenntnis dieser Verletzungsart, einen klaren Hinweis auf die Art der Schädigung, nicht aber auf das Ausmaß des flächenhaften Knorpelausrisses.

Die Verschmälerung des röntgenologischen Gelenkspaltes am unter Belastung untersuchten Knie, die auf Aufnahmen des unbelasteten Gelenkes nicht nachweisbar ist, deutet auf eine einseitige, ausgedehnte Knorpeldestruktion oder auf eine großflächige Knorpelabscherung hin.

Die veraltete Knorpelabscherung zeigt im Röntgenbild eine diffuse verwaschene Atrophie des Gelenkkörpers mit teilweiser unscharfer Begrenzung des röntgenologischen Gelenkspaltes. Abgescherte Knorpelfragmente haben in der Zwischenzeit Kalksalze aufgenommen und werden jetzt als freie Körper erkennbar. Die chronische Knorpeldestruktion zeigt nach jahrelangem Verlauf röntgenologisch das Bild der Arthrosis deformans.

Die Einschaltung der Arthrographie bereichert die diagnostischen Möglichkeiten der frischen Knorpelverletzung nicht entscheidend. Die von Haus aus schwierige Befundinterpretation wird am frisch traumatisierten Kniegelenk durch Täuschungseffekte von Blutkoageln wenig verwertbar.

Arthroskopie

Die Arthroskopie, die dem Geübten eine exakte Feststellung von Art und Umfang der Knorpelverletzung erlaubt, wird im folgenden Vortrag abgehandelt.

<u>Arthrotomie</u>

In vielen Fällen erzwingt am traumatisierten Gelenk eine rezidivierende Bewegungsstörung, eine fortbestehende Streckhemmung
oder Ergußbildung die Arthrotomie. Nicht selten klärt erst sie
die Diagnose und stellt Knorpelverletzungen als Ursache der
Funktionsstörung fest.

Verletzungen der knorpeligen Gelenkfläche führen zwangsläufig
zur Arthrosis deformans. Nur die rechtzeitige Diagnose kann
über eine angemessene Behandlung diesen Verlauf für den Patienten günstiger gestalten.

<u>Literatur</u>

1. BANDI, W.: Orthopäde <u>3</u>, 201 (1974).
2. MORSCHER, E.: Hefte z. Unfallheilk. <u>127</u>, 71 (1976).
3. MUHR, G.: Hefte z. Unfallheilk. <u>127</u>, 59 (1976).
4. WAGNER, H.: Hefte z. Unfallheilk. <u>110</u>, 140 (1972).
5. WAGNER, H.: Orthopäde <u>3</u>, 208 (1974).

W. Glinz, Zürich

Arthroskopische Diagnostik der traumatischen Knorpelläsion am Kniegelenk

Für die schwierige Diagnose reiner Knorpelverletzungen am Kniegelenk ist die Arthroskopie zu einem unentbehrlichen Hilfsmittel
geworden. Ein Schweizer, E. BIRCHER, hat als erster 1921 über
Erfahrungen mit der Arthroskopie des Kniegelenkes mit Hilfe
eines Laparoskopes berichtet (<u>1</u>). TAKAGI hatte schon 1918
Arthroskopien vorgenommen; seine Untersuchungen wurden aber erst
1949 publiziert (<u>5</u>).

Nachdem während Jahrzehnten nur vereinzelte Untersucher diese
Methode anwandten, hat die Kniegelenksarthroskopie in den letzten
Jahren dank verbesserter Instrumente und dem zunehmenden Bedürfnis
nach exakter Diagnostik zur Beurteilung einer Operationsindikation
vermehrt Verbreitung gefunden.

Unter den Indikationen zur Arthroskopie nach Knieverletzungen
(Tabelle 1) steht der Verdacht einer Knorpelschädigung an erster
Stelle, weil diese Diagnose mit keinem anderen diagnostischen
Hilfsmittel zuverlässig geklärt werden kann, höchstens noch durch
eine Probearthrotomie.

<u>Arthroskopie oder Probearthrotomie?</u>

Die Arthroskopie weist gegenüber einer explorativen Arthrotomie
zwei ganz wesentliche <u>Vorteile</u> auf:

1. Die <u>Morbidität</u> ist unvergleichlich geringer. Die Untersuchung
erfolgt ambulant, die Arbeitsfähigkeit bleibt erhalten, sofern
der Patient von seiner Knieaffektion aus arbeitsfähig ist. Eine
Quadricepshemmung tritt durch die zwei kleinen Stichincisionen
nicht auf. Wir mußten bei dieser Untersuchung bis heute keine
Infektion in Kauf nehmen.

2. Der <u>Informationswert</u> der Arthroskopie ist größer; man sieht
mehr von den Strukturen des Gelenkes als bei einer kleinen Probearthrotomie. Die Knorpelfächen des gesamten Gelenkes können fast
voll umfänglich beurteilt werden.

Wir sind darum überzeugt, daß heute die Arthroskopie die Probearthrotomie vollständig verdrängt. <u>Eine Indikation für eine
diagnostische Arthrotomie besteht nur noch in jenen Fällen,
wo die Arthroskopie nicht zur Verfügung steht.</u>

Es muß aber mit Nachdruck darauf hingewiesen werden, daß auch
die Arthroskopie eine aufwendige Untersuchungsmethode ist, die
eine strenge Indikation verlangt. Sie sollte nur durch einen
geübten Untersucher vorgenommen werden, weil sonst Fehlbeurtei-
lungen kaum zu umgehen sind und die Gefahr von iatrogenen Knorpelverletzungen durch das Instrument besteht.

Arthroskopisches Bild der Knorpelschädigung

Über die von uns verwendete Technik haben wir an anderer Stelle
ausführlich berichtet (<u>3</u>). Die Untersuchung wird in der Regel
mit einem Arthroskop mit einer Vorausoptik von 30 Grad und Kalt-
lichtzufuhr durch ein Fiberglaskabel vorgenommen. Die einfache
Füllung des Gelenkes mit Ringerlösung ohne Zufuhr von Luft oder
Kohlensäure hat sich vollumfänglich bewährt. Wir untersuchen nur
in Narkose und nie in Lokalanästhesie.

Das arthroskopische Bild der traumatischen Knorpelläsion ist
äußerst vielfältig. Es reicht von der Riß- und Furchenbildung
im Gelenkknorpel bis zur Ablösung einzelner Knorpelbezirke und
zum eigentlichen Knorpeldefekt. Liegt das Trauma einge Zeit
zurück, ist oft eine Auffaserung des geschädigten Knorpels zu
sehen.

Nach dem arthroskopischen Bild lassen sich zwei grundsätzlich
verschiedene Typen posttraumatischer Knorpelveränderungen unterscheiden:

<u>Typ I</u>: Am häufigsten findet sich der lokalisierte, umschriebene
Knorpelschaden, Ausdruck der direkten Knorpelschädigung durch
das Trauma (Abb.1).

<u>Typ II</u>: Viel seltener findet sich eine generalisierte, im Früh-
stadium nur feine, körnige Veränderung der Knorpeloberfläche.
Dies ist der Knorpelschaden, wie er zum Beispiel nach persistie-
rendem Hämarthros auftritt (Abb.2).

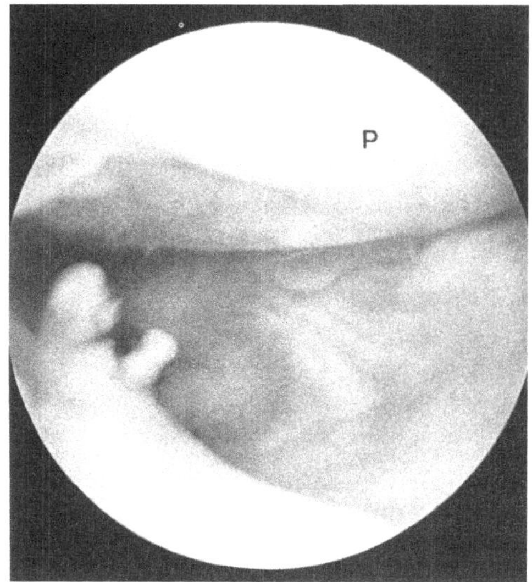

Abb.1. Typ I der traumatischen Knorpelläsion: lokalisierte Schädigung mit Knorpeldefekt an der Patellarückfläche (P = Patella)

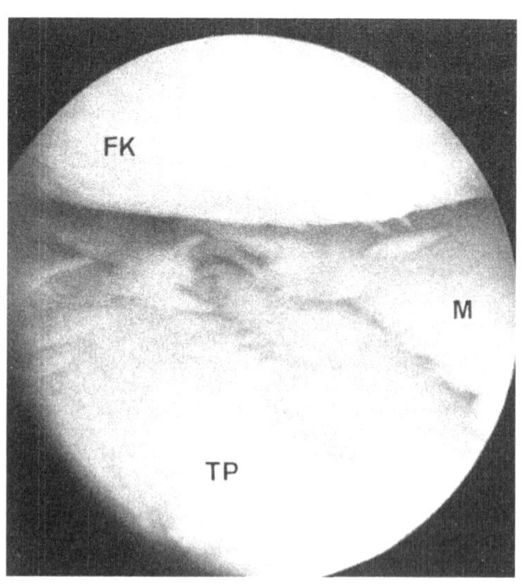

Abb.2. Typ II der traumatischen Knorpelschädigung: diffuse Veränderung aller Knorpelflächen durch längere Zeit bestehenden Hämarthros. Bei diesem 25jährigen Patienten Arthroskopie 6 Monate nach, während 3 Wochen unbehandeltem, schwerem Hämarthros bei Patellafraktur. (FK = Femurcondylus, M = medialer Meniscus, TP = Tibiaplateau)

Tabelle 1. Indikationen zur Arthroskopie bei
Kniegelenksverletzungen

1. Verdacht auf Knorpelläsion
2. Verdacht auf Meniscusverletzung ohne eindeutigen
   klinischen und/oder arthrographischen Befund
3. Unklare posttraumatische Kniebeschwerden

Nur in wenigen ausgewählten Fällen:
Verdacht auf Bandläsion, Knorpel-Knochenabsprengung

Patientengut

Knorpelläsionen sind keineswegs selten. In unserem fast ausschließlich traumatologischen Krankengut fand sich bei 326
Arthroskopien in 137 Fällen eine Knorpelschädigung. Es ist
interessant, daß nur bei knapp einem Drittel der Patienten ein
Knorpelschaden überhaupt vermutet wurde. Schon diese Zahlen
zeigen die Schwierigkeiten der Diagnostik.

Sie werden noch instruktiver, wenn die Lokalisation der Knorpelschädigung berücksichtigt wird: Ein Knorpelschaden der Patella-
rückseite wird noch recht häufig vermutet (42%); Knorpelschädigungen im femoro-tibialen Gelenk allein sind mit nur 19% ver-
muteter Diagnosen viel schwieriger zu erkennen; hier wird oft
die Fehldiagnose einer Meniscusverletzung gestellt (Tabelle 2).

Auf der anderen Seite wurden aber in unserem Krankengut in
manchen Fällen Knorpelschäden der Patellarückfläche diagnostiziert, bei denen sich bei der Arthroskopie ein völlig intakter
Gelenkknorpel fand.

Tabelle 2

Arthroskopisch festgestellte Knorpelschäden	137	
davon klinisch vermutet	42	(31%)
Knorpelschäden Patella, ev. kombiniert mit anderer Lokalisation	48	
davon klinisch vermutet	21	(43%)
Knorpelschäden Femorotibialgelenk allein	89	
davon klinisch vermutet	21	(19%)

Zeitpunkt der Arthroskopie

Es stellt sich die Frage, wann man arthroskopieren soll; die
Frage also nach dem Zeitpunkt der Arthroskopie nach dem Trauma.
Wir sind der Meinung, daß eine Arthroskopie unmittelbar nach dem
Trauma nur in wenigen Ausnahmefällen indiziert ist. Die Forderung,
daß bei jeder Knieverletzung eine Arthroskopie vorgenommen werden
sollte (6), darf nicht ernsthaft erhoben werden in Anbetracht
der Aufwendigkeit der Untersuchung. Die Arthroskopie sollte vielmehr dann durchgeführt werden, wenn ungeklärte Kniebeschwerden

nach dem Trauma andauern, also einige Wochen nach der Verletzung. Selbstverständlich sollte bei klarer Symptomatik und klarer Operationsindikation auch ohne vorhergehende Arthroskopie operiert werden.

Durch das Arthroskop sind auch therapeutische Eingriffe möglich, so das Entfernen von kleinen Knorpelfragmenten durch Ausspülen oder von größeren freien Gelenkskörpern mit einer speziellen Faßzange. In beschränktem Maße kann auch ein Glätten des Gelenkknorpels und das Abtragen von vorstehenden oder sich lösenden Knorpelstücken mit der Biopsiezange vorgenommen werden.

Literatur

1. BIRCHER, E.: Die Arthroskopie. Zbl. Chir. 48, 1460-1461 (1921).
2. GLINZ, W.: Diagnostische Bedeutung der Arthroskopie bei Prä- arthrosen des Kniegelenkes. Z. Unfallmed. Berufskrankh. 67, 260-266 (1974).
3. GLINZ, W.: Arthroskopie beim Knorpelschaden des Kniegelenkes. In: Burri, C.A., Rüter (Hrsg.): Knorpelschaden am Knie. Hefte z. Unfallheilk. 127, Berlin-Heidelberg-New York: Springer 46-57 1976.
4. JACKSON, R.W., ABE, I.: The role of arthroscopy in the manage- ment of disorders of the knee. J.Bone Jt.Surg. 54 B, 310-322 (1972).
5. TAKAGI, K.: Practical experiences using Takagi's arthroscope J.Jap. Orthop. Ass. 22, 59 (1949).
6. WRUHS, O.: Die Arthroskopie und Endophotographie zur Dia- gnostik und Dokumentation von Kniegelenksverletzungen. Wien. Med. Wschr. 120, 126-133 (1970).

H. Tscherne, H.J. Oestern, H. Kolbow und G. Muhr, Hannover

Operative Verfahren und Behandlungsergebnisse bei traumatischen Knorpelschäden

Über die Pathophysiologie des posttraumatischen Knorpelschadens läßt sich eindeutig ableiten, daß die Therapie darauf abzielen muß, mechanische Störfaktoren zu beseitigen, die Knorpeltrophik zu normalisieren und letztlich die Inaktivitätsschäden an allen Strukturen des Gelenkes zu verhindern.

Die Frage der Verfahrenswahl, ob primär konservativ vorgegangen oder arthrotomiert wird, ist nicht einfach zu beantworten. Die Indikation zur Operation ist gegeben:

1. Bei Gelenkimpressionen, tangentialen Abscherungen oder Aus- rissen mit entsprechender Röntgensymptomatik.
2. Bei Nachweis von Fettaugen im Punktat.
3. Beim chronischen Reizknie mit Erguß, Blockade, Schmerz und progressiver Muskelathrophie.

Konservative Therapie

In allen anderen Fällen, vor allem bei dringendem Verdacht auf
eine stumpfe Knorpelverletzung sollte primär konservativ vorgegangen werden. Dies bedeutet im einzelnen: Eine Punktion, die
nicht nur diagnostischen Zwecken dient, sondern das Gelenk de-
komprimiert. Gleichzeitig erzielt man dadurch eine gewisse
Schmerzlinderung und verringert die Gefahr der enzymatischen
Knorpelschädigung. Ein Kompressionsverband wird angelegt, der
das Gelenk entlastet, und eine Bettruhe für wenige Tage verord-
net. Eine absolute Ruhigstellung der Extremität ist zu vermeiden.
Nach Abklingen des akuten Schmerzzustandes wird mit isometrischen Spannungsübungen begonnen, die kontinuierlich in eine aktive
Bewegungstherapie übergehen.

Diese Maßnahmen werden durch eine antiphlogistische Medikation
unterstützt. Zu erwägen ist eine medikamentöse Knorpelprotektion,
durch die der enzymatische Abbau der Grundsubstanz blockiert werden kann.

Mit zunehmender Schmerzfreiheit und Besserung des Bewegungsumfanges wird unter Teilbelastung mit Gehübungen begonnen. Bei
Weiterführen der Medikation und bei Rückgang der Beschwerden
ist die Vollbelastung nach 4 bis 6 Wochen erlaubt. Diese konservativen Maßnahmen eignen sich in erster Linie für leichte Knorpel-
contusionen, Impressionsfrakturen mit minimaler Stufenbildung
und federnde Knorpel-Knochenimpressionen.

Stellt sich nach vorübergehender Besserung bei konservativer
Behandlung, nach einem freien Intervall von 2 bis 3 Monaten,
erneute Schmerzhaftigkeit ein, begleitet von rezidivierenden
Ergüssen und progredienter Muskelatrophie, so sollte mit der
Arthrotomie nicht gezögert werden. Oft überrascht dabei das
primär zu gering eingeschätzte Verletzungsausmaß. Rißbildungen
im Knorpel, Abschilferungen, Erweichungen und auch freie Körper
bieten ein eindrucksvolles Bild.

Operative Therapie, Operationstechnik

1. Abrasio. Bei schweren Knorpelcontusionen mit Fissuren, aber
auch bei Kantenimpressionen, muß durch scharfe tangentiale
Abtragung die Gelenkfläche geglättet werden. Zur Abrasio bedienen wir uns spezieller Knorpelmesser.

Isolierte Knorpelfragmente werden ebenso wie kleine, nicht zu
fixierende osteochondrale Fragmente entfernt. Die Defektränder
sind zu glätten (Abb.1a).

2. Bohrung nach Pridie. Reicht die Knorpelabtragung bis auf die
subchondrale Schicht, so muß bei veralteten Verletzungen die
Sklerosezone mit Bohren mehrfach perforiert werden um eine Reva-
scularierung aus dem Spongiosaraum zu erreichen. Die funktionelle
Nachbehandlung ist hier besonders wichtig, da nur dadurch glatte,
dem Funktionsablauf gerecht werdende Flächen entstehen. Immobilisation begünstigt unregelmäßige Gelenkflächen mit den daraus
resultierenden Störungen.

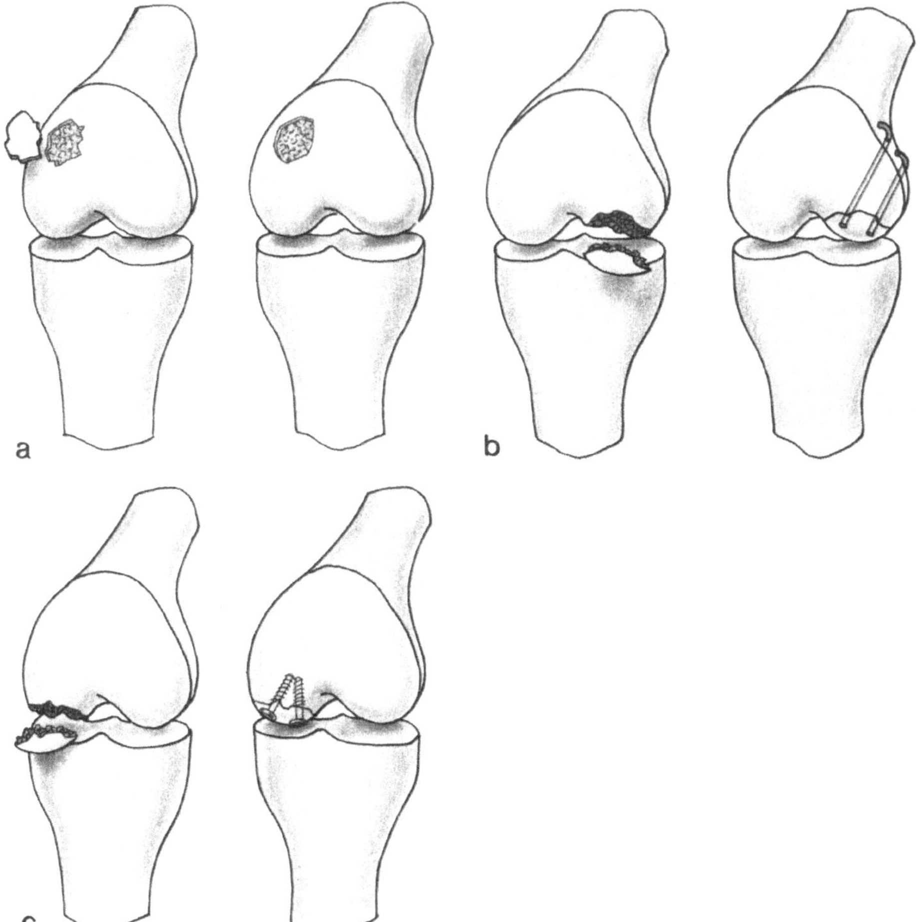

Abb.1a-c. Operationsverfahren bei Knorpelverletzungen. Reine Knorpelfragmente oder Kantenfragmente werden entfernt und der Rand geglättet (1a). Größere osteochondrale Fragmente werden replantiert und mit Krischner-Drähten (1b) oder Schrauben (1c) fixiert

<u>3. Hebung von Gelenkimpressionen.</u> Größere Gelenkimpressionen, besonders in statisch bedeutenden Zonen, bedürfen der Hebung von einem extrachondralen Zugang aus. Der entstehende Spongiosadefekt wird unterfüttert, um das Absinken zu vermeiden, entsprechend der Behandlung von Gelenkfrakturen.

<u>4. Replantation.</u> Osteochondrale Fragmente bieten dann eine gute Prognose, wenn sie eine stabile formschlüssige Reposition zulassen und die Arthrotomie frühzeitig erfolgt, so daß das Fragment rasch Anschluß an eine gut vascularisierte Spongiosa findet. Die Fixation erfolgt mit Kirschner-Drähten, die später extraarticulär entfernt werden können (Abb.1b) oder mit kleinen

Schrauben, die in die Knorpeloberfläche versenkt werden (Abb.1c).
Mit der Fixation durch Knochenstifte oder Gewebekleber haben wir
keine eigenen Erfahrungen.

Ebenfalls refixiert werden knöcherne Bandausrisse, z.B. an der
Eminentia intercondylica, die entweder mit Drahtschlinge oder
Zugschraube zur Einheilung gebracht werden können. Besonders
groß sind diese osteochondralen Fragmente bei kindlichen Emi-
nentiaausrissen.

5. Knorpeltransplantation. Bei Zerstörung statisch wichtiger
Gelenkabschnitte, die sich durch die genannten Methoden nicht
rekonstruieren lassen, ist die Frage der Knorpeltransplantation
zu erwägen. Bei frischen Verletzungen führen wir diesen Eingriff
möglichst nicht primär, sondern erst einige Wochen nach dem Unfall
aus, um das Ausmaß der cartilaginären Zerstörung abzusehen.

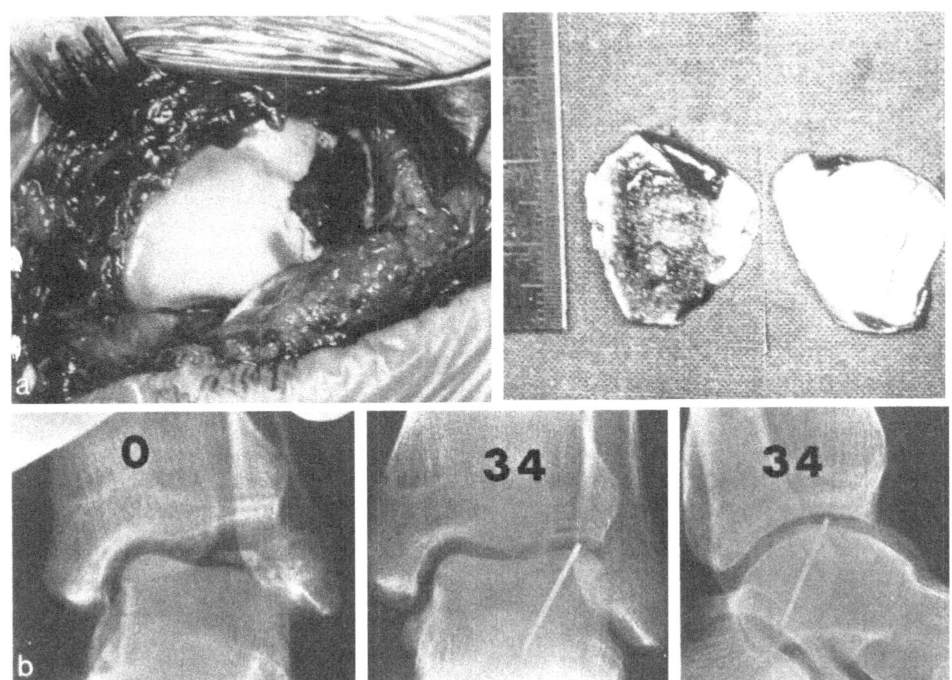

Abb.2a und b. B.U., 27 Jahre Außenbandriß links. Sprunggelenk
mit Knorpel-Knochenaussprengung vom Talus nach Verkehrsunfall.
Intraoperativer Befund (2a). Primäres Röntgenbild und Ausheilungsbild nach 34 Wochen (2b)

Nachbehandlung

Bei allen Knorpelverletzungen ist die gezielte krankengymnastische
Nachbehandlung, unter Entlastung des Gelenkes, von größter Bedeutung. Bei geringem Ausmaß des Knorpelschadens kann die Belastung
nach 4 bis 6, bei allen übrigen erst nach 12 Wochen freigegeben werden.

Ergebnisse

An der Unfallchirurgischen Klinik der Medizinischen Hochschule
Hannover wurden vom 1.1.1972 bis 31.3.1976 149 Patienten mit
157 Knorpelverletzungen behandelt. Nicht erfaßt sind dabei
Knorpelverletzungen bei begleitenden Frakturen. Die Lokalisation
der Knorpelschäden ist aus der Tabelle 1 ersichtlich. Bei den
operativen Verfahren überwiegen die Abrasio, die Pridiebohrung
und die Dissekat bzw. Fragmententfernung (Tabelle 2).

Tabelle 1. Lokalisation von 157 Knorpelverletzungen
Unfallchirurgische Klinik MHH (1.1.1972-31.3.1976)

Patella	98	
Condylus med.	33	
Condylus lat.	14	146 = 93%
Tibiakopf	1	
Sprunggelenk	3	
Ellbogengelenk	8	

Tabelle 2. Operationsverfahren

Abrasio	78	Dissekatentfernung	38
Pridiebohrung	62	Dissekatfixierung	4
Retinaculum-spaltung	16	Knorpelknochen-Transplantat	14
Operation n. BANDI	31	Spongiosaplastik	3

Alter der Verletzten. Dreiviertel aller Verletzten standen zwischen dem 10. und 40. Lebensjahr mit einem deutlichen Gipfel im
3. Dezennium.

Nachuntersuchung. 122 Patienten wurden nach einheitlichen Gesichtspunkten nachuntersucht und zwar 55 ein halbes bis ein Jahr
postoperativ, 47 ein bis 2 Jahre und 20 über 2 Jahre postoperativ.
Die jetzigen Beschwerden sind in der Tabelle 3 dargestellt. Immerhin fällt auf, daß 40 Patienten klinische Zeichen einer Chondropathia patellae aufwiesen.

Funktion. Bei 102 Patienten war die Gelenkfunktion frei, 13
zeigten eine endgradige Einschränkung der Gelenkfunktion (Streckdefizit unter 10 Grad, Beugedefizit unter 20 Grad), nur 7 Patienten wiesen eine deutlich eingeschränkte Funktion auf. Streckdefizit mehr als 10 Grad, Beugedefizit über 20 Grad. Von den
operierten Kniegelenken war die Gehsicherheit bei 17 Patienten
eingeschränkt, die Gehstrecke war bei 24 eingeschränkt und bei
90 Patienten frei.

Klinische Ergebnisse. Die Bewertung der klinischen Ergebnisse
ist in der Tabelle 4 dargestellt. Dreiviertel der Patienten
wiesen ein sehr gutes oder gutes Resultat auf, bei einem Viertel waren die Ergebnisse befriedigend oder schlecht.

Tabelle 3. Jetzige Beschwerden

Keine	68 = 56%
Witterungs- und Kälteschmerz	10 = 8%
Belastungsschmerzen	48 = 39%
Ruhe- und Nachtschmerz	14 = 11%
Schmerzen beim Treppensteigen	31 = 25%
Anlaufschmerz	7 = 6%

Tabelle 4. Bewertung

Sehr gut	Beschwerdefrei, volle Funktion	18
gut	Gelegentlicher Belastungsschmerz, minimaler Funktionsverlust geringe Muskelatrophie	72
Befriedigend	Deutlicher Belastungsschmerz akzeptabler Verlust von Funktion Gehsicherheit und -leistung	27
Schlecht	Starker Belastungs-, Ruhe-, Nachtschmerz, deutliche Einschränkung der Funktion, Gehsicherheit, -leistung	5

Von den nachuntersuchten Patienten waren 94 mit dem Ergebnis subjektiv zufrieden, 14 waren zufrieden mit gewissen Einschränkungen und 14 Patienten waren mit dem Ergebnis unzufrieden.

Der Aufwand in der Therapie von Knorpelverletzungen ist berechtigt, bedenkt man die große Zahl jener Fälle, die unerkannt mit chronisch kranken Gelenken polypragmatisch und erfolglos multiloculär behandelt werden.

<u>Literatur</u>

1. BANDI, W.: Zur Frage der traumatischen Auslösung der Chondromalacia patellae. Orthopäde <u>3</u>, 201 (1974).
2. MUHR, G.: Der frische Knorpelschaden. Hefte z. Unfallheilk. <u>127</u>, 59. Berlin-Heidelberg-New York: Springer 1976.
3. MORSCHER, E.: Cartilage-bone lesions of the Knee joint following injury. Reconstr. Surg. Traumat. <u>12</u>, 2 (1971).
4. MORSCHER, E.: Traumatologische Knorpelimpression an den Femurcondylen. Hefte z. Unfallheilk. <u>127</u>, 71, Berlin-Heidelberg-New York: Springer 1976.
5. WAGNER, H.: Traumatische Knorpelschäden des Kniegelenkes. Orthopäde <u>3</u>, 208 (1974).

V. Goymann, Essen

Der retropatellare, posttraumatische Knorpelschaden und seine Behandlung

Posttraumatischer Knorpelschaden ist entweder Folge eines gestörten Stoffwechsels (Hämarthros u.a.) oder das Ergebnis veränderter mechanischer Bedingungen, die sich aus geänderten Druckverhältnissen einmal aufgrund anderer muskulärer Leistungen, zum anderen auf formalen Veränderungen - Inkongruenzen - ergeben.

Es resultiert die Chondromalazia patellae, die in die femoropatellare Arthrose überleitet.

Eine strenge Trennung zwischen posttraumatischer oder anderweitig entstandener Chondormalazie ist nach unserer Auffassung schwerlich möglich, zumindest wenn der Krankheitszustand ein erhebliches Ausmaß erreicht hat. Hier gibt es fließende Übergänge von leichter Chondropathia patellae und es entsteht dabei ein zunehmend uniformeres Bild. Für die operative Therapie erscheint somit eine strenge Trennung als nicht entscheidend, sondern allein der klinische und röntgenologische Befund.

Ist die Diagnose "retropatellarer Knorpelschaden" gestellt, so muß man sich grundsätzlich fragen, welche therapeutische Möglichkeiten gegeben sind, d.h. in Abhängigkeit vom klinischen und röntgenologischen Befund ist abzuwägen, ob konservativ überhaupt noch vorgegangen werden kann, oder ob operativ vorgegangen werden muß.

Die konservative Therapie kann keinen Knorpelschaden heilen. Sie kann bestenfalls Status quo vorübergehend erhalten bzw. den zwangsläufigen Ablauf etwas abbremsen.

Die Möglichkeiten sind:

physikalischer Art: Fango, Moor-Paraffin, Kälteanwendung, Kurzwellen, Iontophorese, Röntgenreizbestrahlung, Ichthyosalbe, Ultraschallbehandlung u.a.

medikamentöser Art: a) symptomatisch, analgetisch, antirheumatisch,

b) sogenannte Knorpeltherapie mit Glukosaminen, Mucopolissacharid-Komplexen oder Knorpel-Knochenextrakten,

c) Cortison (ist abzulehnen).

diätischer Art: Gewichtsreduktion etc.

orthopädisch-technisch: Entlastungsapparat.

Der andere Weg ist der operative. Grundsätzliches Ziel jeder operativen Maßnahme ist die Wiederherstellung für den Einzelfall optimaler Funktionsbedingungen innerhalb des Kniescheibengleitweges.

Die Ursachen für eine Störung innerhalb des Gleitweges lassen sich zusammenfassen als

I. Störungen des Gleitweges - anlagemäßige Inkongruenzen, posttraumatische Inkongruenzen, neuromuskuläre Veränderungen,
   Lateralisation, habituelle Patellaluxation usw.

II. Störungen an der Gleitfläche - Malacie im eigentlichen Sinn.

Demnach ist anzustreben, diese Störfaktoren operativ auszuschalten durch:

Änderung des Gleitweges bzw. durch eine Verbesserung der Gleitfläche bei gleichzeitiger Druckreduzierung.

Demnach gilt als therapeutische Forderung

Beseitigung der Malacie
Beseitigung von Stufenbildungen
Beseitigung von Inkongruenzen
Verringerung des Auflagedruckes.

Für Punkt I sind die Verfahren bekannt: Kapselspaltung nach KEYL
und VIERNSTEIN oder FICAT. Tuberositatsversetzung nach ROUX,
GOLDSWAITH, HAUSER u.a. sowie das Verfahren nach BRÜCKNER wäre
zu erinnern.

Die erfolgreiche Druckreduktion im femoro-patellaren Gleitlager
ist mit dem Namen MAQUET und BANDI verbunden, die Verfahren sind
bekannt und vielfach erfolgreich auch von uns durchgeführt worden.
Noch stärker druckreduzierend wirkt eine tangentiale Hemipatellek-
tomie, auf die noch eingegangen wird.

Die Frage der Verbesserung der Gleitfläche ist, wenn man vom
endoprothetischen Ersatz absieht, schwieriger zu lösen. Sie
scheint aber entscheidend, da die Größe der Gleitfläche die
auftretenden Druckkräfte wesentlich mitbestimmt.

Die diesbezüglichen operativ-therapeutischen Möglichkeiten können
eingeteilt werden in die reine Abrasio, in die Verfahren die eine
plastische Deckung der Kniescheibenrückfläche beinhalten sowie
die Alloarthroplastik.

Dies alles sind Verfahren, die direkt an der Patella ansetzen.

Der Nachteil des Verfahrens von MAQUET und BANDI liegt darin,
daß an der Gleitfläche nichts geändert wird, die jeweilige Auflagefläche wird durch die Ligamentvorverlagerung nur verändert,
d.h. der druckreduzierende Effekt kann im Einzelfall dann nutz-
los werden, wenn durch die Verlagerung noch stärker malcisches
Gewebe in die Druckbelastung kommt und subjektiv entsprechende
Beschwerden macht.

Der Nachteil einer reinen Abrasio liegt eindeutig in der Schaffung
vermehrter Inkongruenzen mit zunehmend punktförmigen Belastungs-
arealen und damit zwangsläufig in einer umschrieben starken
Druckerhöhung - der physikalischen Erkenntnis entsprechend: je
kleiner die Belastungsfläche, je größer ist die Flächenpressung,
die dann rein rechnerisch bis unendlich reichen kann bei rein
punktförmiger Berührung.

254

Wir bedienen uns deshalb an unserer Klinik bei schweren Schäden
im femoro-patellaren Gelenk eines Verfahrens, das 3 Komponenten
zur Druckreduzierung ausnutzt bei gleichzeitiger Verbesserung
der Gleitfläche. Das Verfahren ist als tangentiale Hemipatellek-
tomie bereits vorgestellt. Die Methode besteht in einer Abtragung des erkrankten Knorpels unter gleichzeitiger Höhenminderung
der Kniescheibe und plastische Deckung der Spongiosarückfläche
durch die Bursa präpatellaris oder durch eine Durakonserve. Die
Knorpelknochenlamelle wird derart entfernt, daß eine optimale
Kongruenz vorgegeben wird, die endgültige Kongruenz ergibt sich
später aus der Verformung des Transplantates das sich einem
Wasserkissen entsprechend der Form der Oberschenkelrolle anpaßt.
Wenn nötig, wird mit abschließender Zügelung nach BRÜCKNER eine
Lateralisation beseitigt.

Die Vorteile dieses Verfahrens liegen also:

1. in der möglichen Beseitigung der Lateralisation durch die
   Zügelung nach BRÜCKNER, d.h. in einer Korrektur des Gleitweges.

2. Eine stärkere Inkongruenz der Gelenkfläche z.B. nach posttraumatischer Stufenbildung oder bei dysplastischen Formen
   der Patella wird durch Abtragung des gesamten Knorpels einschließlich einer entsprechenden Knochenlamelle ausgeglichen,
   dabei wird die Kniescheibe in ihrer Höhe ca. hälftig reduziert.

3. Diese Reduzierung der Höhe führt, wie die Grafik zeigt, zu
   einer stärkeren Druckreduzierung als die Verfahren von
   MAQUET und BANDI.

   Durch die frühe Umlenkung der Quadricepssehne wird zusätzlicher Druck abgefangen.

4. Durch die Beseitigung der Inkongruenz und die Schaffung einer
   neuen Gleitfläche wird die mögliche Belastungsfläche vergrös-
   sert, d.h. der Druck wird zusätzlich reduziert.

5. Durch die allmähliche Umwandlung des Transplantates in Faserknorpel, der in einem Sektionsfall ein Jahr nach der Operation eine Dicke von 6 mm erreicht hatte, wird eine glatte
   und belastungsfähige Gleitfläche geschaffen.

Aufgrund unserer eingehenden Versuche an Leichenknien zur Bestimmung der Auflagefläche der Kniescheibe in verschiedenen
Beugestellungen und den Berechnungen, die sich aus den theoretischen Überlegungen bezüglich der Druckentstehung im Bereich
des femoro-patellaren Gleitweges über den Streckzug ergeben,
kann gesagt werden, daß dieses Verfahren bei schweren retropatellaren Schäden eine echte Alternative zur Patellektomie
und zum endoprothetischen Ersatz darstellt.

K. Westermann, W. Hessen, G. Zech und W. Düben, Hannover

Ergebnisse der Knorpel-Knochentransplantation und Replantation am Kniegelenk

Von Mitte des Jahres 1971 bis Anfang des Jahres 1976 überschauen
wir 30 Knorpel-Knochentransplantationen, 12 Fälle aus der Unfallchirurgischen Klinik der Medizinischen Hochschule Hannover und
9 Fälle aus der unfallchirurgischen Abteilung des Friederiken-
stiftes Hannover. 17 mal war eine Knieverletzung vorausgegangen,
13 mal konnten die Schäden nicht auf einen Unfall zurückgeführt
werden. Die Altersverteilung zeigt einen Gipfel zwischen dem 20.
und dem 40. Jahrzehnt. Die Knorpeldefekte fanden sich 18 mal im
Bereich des medialen Femurcondyls, am häufigsten in der Belastungszone zentro-lateral. 12 mal bestand der Defekt im lateralen
Femurcondyl, dort in der Mehrzahl an der stark belasteten infero-
zentralen Region (1).

Transplantationstechnik

Zur Auffüllung wurden autogene und allogene Knorpel-Knochentransplantate verwandt. 6 mal replantierten wir die Dissecats
mit Spongiosaunterfütterung, 9 mal entstammten die autogenen
Transplantate dem hintersten Bereich des entsprechenden Femurcondyls außerhalb der Belastungszone. Unter den allogenen Transplantaten kamen überwiegend stickstoffkonservierte, aber auch
4 kältekonservierte sowie 1 cialitkonserviertes und 2 frische
allogene Transplantate zur Anwendung. Zum operativen Vorgehen
(3): Die Defektränder werden mit einer innen geschliffenen Stanze
ausgestanzt. Die Transplantatränder mit einer außen geschliffenen
Stanze paßgerecht zugeschnitten. Das Transplantatlager wird mit
einer Stirnfräse angefrischt und geformt. Das Transplantat ist
6 mal ohne weitere Fixation verklemmt worden, 4 mal mit einer
Spongiosaschraube verschraubt, 6 mal mit Smillie-Nägeln und 16
mal mit Kirschner-Drähten fixiert worden.

Komplikationen

In 3 Fällen kam es zur postoperativen Komplikation. Bei einem
42jährigen Patienten zeigten sich am 5. postoperativen Tag
klinisch und röntgenologisch die Zeichen einer Lungenembolie.
Nekrotisch wurde ein kältekonserviertes Transplantat. Es sollte
die Hälfte eines zerstörten medialen Femurcondyls ersetzen.
Bei Entfernung des nekrotischen Transplantates fiel auf, daß
die Spongiosaschrauben tiefe Furchen in das Tibiaplateau gerieben
hatten. Bei der Patientin mußte eine Schlittenprothese eingesetzt werden. Weiterhin kam es zu einer Infektion bei einer
50jährigen Patientin mit einem supra- und diacondylären Trümmerbruch des rechten Oberschenkels. Ein großer Knorpeldefekt am
lateralen Femurcondyl wurde bei der Primärversorgung durch ein
cialitkonserviertes Transplantat und Cialitspongiosa verschlossen.
Die Infektion wurde erst beherrscht, nachdem die sequestrierten
Transplantate entfernt waren. Beide Fälle sind in den Ergebnissen, aber nicht in der Nachuntersuchung berücksichtigt worden.

Nachuntersuchung

In der Regel lag die Operation bei den nachuntersuchten Patienten
länger als 1 Jahr zurück. In der postoperativen Nachbehandlung
folgte nach der anfänglich durchgeführten Bewegungstherapie über
8 bis 14 Tage eine Ruhigstellung im Oberschenkelgips für 6 bis
8 Wochen. Zur vollen Belastung ist das operierte Bein im Mittel
nach 8 Wochen freigegeben worden. Als Begleiterkrankung bestanden
3 mal eine habituelle Patellaluxation, 9 mal eine Chondropathie
und 3 mal ein Meniscusschaden. Bei den nachuntersuchten Fällen
traten nach der Operation in keinem Fall eine Lockerung des
Transplantates oder Einklemmungserscheinungen auf.

Wir sahen aufgrund eines differenzierten Bewertungsschemas
(Tabelle 1) bei den autogenen Transplantaten 11 mal ein gutes
Ergebnis, 3 mal ein mäßiges und 1 mal ein unbefriedigendes
Ergebnis. Daß die Entnahme der autogenen Transplantate aus dem
hinteren Anteil des entsprechenden Femurcondyls keinen Einfluß
auf das Behandlungsergebnis hat, sollen die beiden folgenden
Fälle demonstrieren (Abb. 1):

Fall 1: Eine damals 17jährige Patientin klagte praeoperativ über
rezidivierende Ergüsse und Schmerzen im rechten Knie beim Ballett-
training. Röntgenologisch bestand ein markstückgroßer Knorpelschaden am medialen Femurcondyl. Intraoperativ wurde der zer-
störte Knorpel entfernt, ein autogenes Transplantat aus dem
hinteren Bereich des entsprechenden Condyls eingesetzt und mit
Kirschner-Drähten fixiert. Nach 8 Monaten sind die Drähte entfernt worden. Seit einem Dreivierteljahr tanzt die Patientin
wieder ohne Beschwerden. Das tägliche Trainings-, sowie Be-
lastungspensum beträgt 6 Stunden.

Bei einem 2. Fall handelt es sich um eine 29jährige Patientin,
die 1972 zu Hause auf das linke Knie geschlagen war. Nach Punktion eines blutigen Ergusses wurde vorerst eine Ruhigstellung
im Gipsverband für 3 Wochen vorgenommen. Röntgenologisch bestand
ein Knorpeldefekt am lateralen Femurcondyl, sowie Veränderungen
im Sinne einer Chondropathie. Bei der Operation 1972 wiederum
Defektauffüllung durch autogenes Transplantat aus dem hinteren
Bereich des entsprechenden Condyls, außerdem Ventralisation der
Patella bei bestehender Chondropathie. Nach 4 Jahren besteht
Beschwerdefreiheit, freie Gelenksfunktion und volle Belastbarkeit. Der Entnahmedefekt an der hinteren Rolle des linken lateralen Femurcondyls ist noch sichtbar, hat sich aber nicht vergrößert und beeinflußt die Funktion nicht.

Die Patienten mit den allogenen Transplantaten zeigen 9 mal ein
gutes Ergebnis, 3 mal ein mäßiges und 3 mal ein unbefriedigendes
Ergebnis. Die zwei mit Komplikationen belasteten Fälle sind in
die unbefriedigenden Ergebnisse eingegangen. Der dritte folgende
Fall soll zeigen, daß die Knorpel-Knochentransplantate im Alter
keine Besserung der Begleiterkrankungen bringen und auch eine
zunehmende Verschlechterung nicht verhindern können. Der damals
64jährige Patient klagte nach Sturz auf das linke Knie über
rezidivierende Belastungsschmerzen und Ergüsse. Röntgenologisch
bestand ein großer herdförmiger Knorpelschaden am linken medialen
Femurcondyl bei leichter Varusdeformität des linken Kniegelenkes

Tabelle 1. Bewertungsschema der Patienten mit auto- und allogenen Knorpel-Knochentransplantaten

Beurteilung	Sehr gut - gut	mäßig	unbefriedigend
subjektiv	schmerzfrei volle Aktivität	Schmerz geleg. Aktiv. einge- schränkt	Schmerz b. Belast. starke Behinderung
Gangleistung	Gehstrecke un- begrenzt normales Gang- bild	Gehstrecke 1 - 2 km leicht hinkend stockfrei	Gehstrecke 1)2 km hinkend mit Stock
Hockstellung Standun- sicherheit	möglich keine Muskel- atrophie Einbeinstand sicher	schmerzhaft Muskelatrophie 2 cm Einbein- stand unsicher	nicht möglich Muskelathropie >2cm Einbeinstand unmöglich
Aktiver Beweg.Umfang	0-0-120	0-0-90	0-10-90
Lokalbefund	normal	Kapselschwell. Patellaver- schiebe-S.	Erguß Wärme Druckschmerz,Fistel
radiolog. Ergebnis	stufenlos Gelenkspalt normal Struktur normal	geringe Inkon- gruenz geringe Arthr. geringe Skler.	deutl.Inkongruenz Gelenkspalt un- regelmäßig Arthrose

und beginnender Arthrose. Nach Ausräumen des Herdes wurde ein allogenes Knorpel-Knochentransplantat eingesetzt und mit 3 Spongiosaschrauben fixiert. Die Schrauben sind nach einem Dreivierteljahr entfernt worden. Trotz Einheilung des Transplantates ist bei bestehenden Belastungsschmerzen, Beugedefizit und zunehmenden Arthrosezeichen das Ergebnis unbefriedigend. Mit zunehmendem Alter und degenerativen Vorschäden wird die Prognose der Transplantation ungünstiger.

Zusammenfassung und Schlußfolgerung

Zusammenfassend läßt sich sagen, daß die allogenen stickstoffkonservierten Transplantate geeignet sind, als Platzhalter die Gelenkfunktion zu erhalten, um weitergehende vorzeitige mechanische Schädigungen der Gelenkfläche vorzubeugen. Aufgrund der oben geschilderten Komplikationen verwenden wir die Transplantate anderer Konservierungsverfahren nicht mehr. Die autogenen Transplantate sind in ihrem Ergebnis in der überwiegenden Zahl sehr gut bis gut. Sie heilen als hyaliner Gelenkknorpel ein (2). Über die frischen allogenen Transplantate vermögen wir klinisch noch keine Aussagen zu machen, da der Nachuntersuchungszeitraum zu kurz ist. Tierexperimentell haben wir gesehen, daß die frischen allogenen Knorpel-Knochentransplantate als hyaliner Knorpel einheilen.

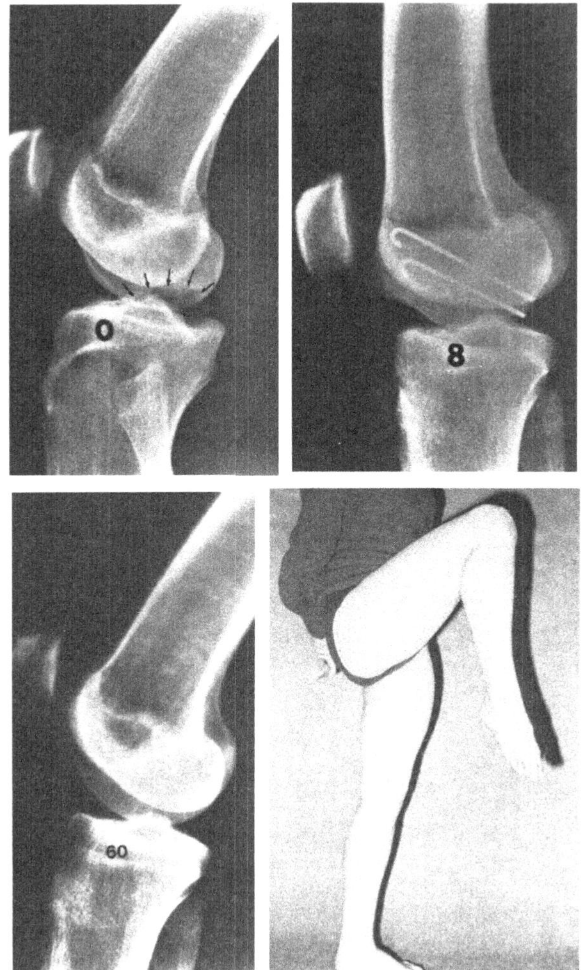

*Abb.1. 18jährige Patientin mit markstückgroßem Knorpelschaden
am medialen Femurcondyl, praeoperativ und 1 Jahr nach autogener
Knorpel-Knochentransplantation*

Literatur

1. AICKROTH, P.: Osteochondritis dissecans of the Knee. J.Bone
   Jt.Surg. <u>53 B</u>, 440 (1971).
2. HESSE, W., HESSE, I.: Experimentelle Grundlagen der Knorpeltransplantation. Hefte z. Unfallheilk. <u>127</u>, 103 (1976).
3. WAGNER, H.: Traumatische Knorpelschäden des Kniegelenkes.
   Orthopäde <u>3</u>, 208 (1974).

H.O. Dustmann und W. Puhl, Heidelberg

Altersabhängige Heilungsmöglichkeiten von Knorpelwunden

Nach Knorpelverletzungen sind für das Schicksal des betroffenen
Gelenkes und des Patienten 4 Fragen von entscheidender Bedeutung:

1. Entsteht eine Arthrosis deformans?
2. Ist eine Heilung von Knorpelwunden möglich?
3. Wenn ja, von welchem Gewebe gehen regenerative Prozesse aus?
4. Inwieweit sind regenerative und regressive Veränderungen
   altersabhängig?

Zur Klärung dieser Fragen haben wir Experimente an unterschiedlich
alten Kaninchen durchgeführt.

Die juvenilen, noch im Wachstum befindlichen Tiere waren ca.
3 Monate, die senilen ca. 4 Jahre alt. Mit einem von uns entwickelten Instrumentarium - es handelt sich um elektrisch be-
triebene Rotationsfräsen - wurden Defekte definierter Ausdehnung
in den Femurcondylenknorpel gesetzt (Abb.1). Die verletzten Areale
untersuchten wir nach 3, 6 und 12 Wochen mit dem Licht-, Trans-
missions- und Rasterelektronenmikroskop. Ferner wurden Autora-
diographen mit ^{35}S-Sulfat und ^{3}H-Thymidin durchgeführt.

Ergebnisse

Unmittelbar nach Fräsen des Defektes zeigen sich über dem Femurcondylus in sagittaler Richtung 3 exakt ausgefräste Graben. Schon
wenige Minuten danach kommt es bei juvenilen Tieren, dem intra-
cartilaginären hydrostatischen Druck entsprechend, zu Vorwölbungen der Grabenränder. Dieses Phänomen konnte bei alten Tieren
nur andeutungsweise beobachtet werden.

Befunde nach 3 Wochen

a) Juvenile Tiere. Nach 3 Wochen entnommene Präparate juveniler
Tiere lassen je nach Defekttiefe unterschiedliche Reaktionen
erkennen. Der oberflächlichste chondrale Ritz ist meist mit einem
fibroblasten- und fibrozyten- sowie kollagenfaserreichen Gewebe
fast vollständig ausgefüllt (Abb.2).

Der bis in basale Knorpelschichten reichende Defekt läßt das
Vorwachsen eines von den oberflächlichen Knorpelanteilen aus-
gehenden zell- und faserreichen Ersatzgewebes erkennen. Bei der
rasterelektronenmikroskopischen Untersuchung zeigen sich neben
breitbasig ansetzenden Brücken zarte fibrilläre Strukturen, die
wie ein Maschenwerk den gefrästen Graben überspannen (Abb.3).

Das Autoradiogramm mit ^{35}S-Sulfat läßt in diesem Ersatzgewebe
eine deutliche Inkorporation der radioaktiven Substanz erkennen.
Das bedeutet, daß die jungen Zellen bereits Proteoglykane syn-
thetisieren.

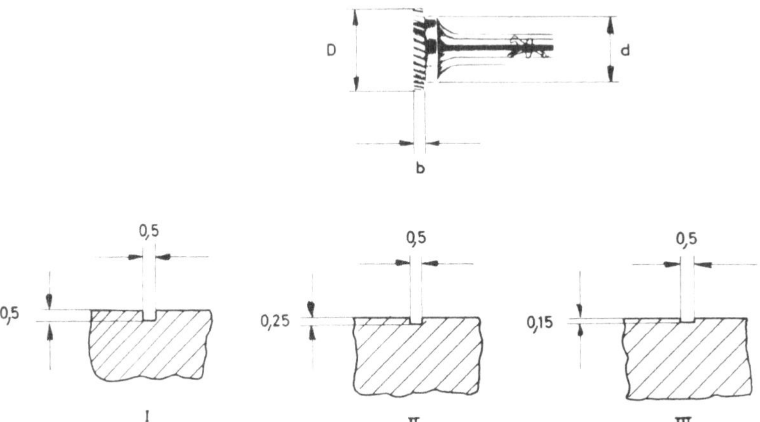

Abb.1. *Schematische Darstellung der Rotationsfräse und der Defektabmessungen. Die in den schraffiert gezeichneten Femurcondylus eingefrästen Rillen sind jeweils 0,5 mm breit und reichen 0,15, 0,25 und 0,5 mm tief in den Knorpel*

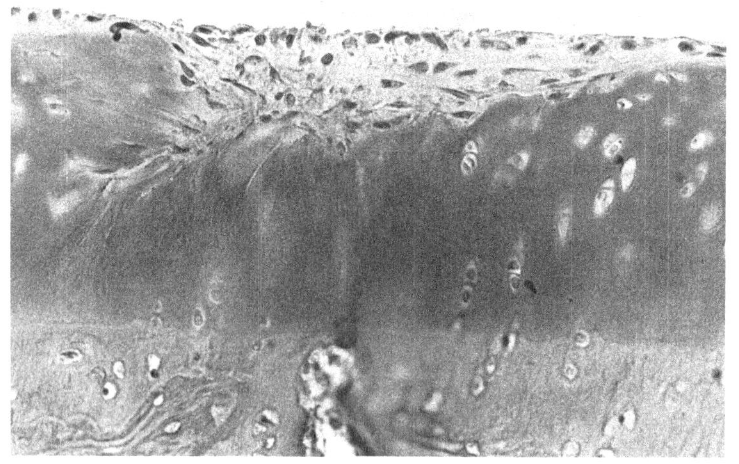

Abb.2. *Der oberflächlichste chondrale Ritz ist bei jungen Tieren nach 3 Wochen mit einem fibroblasten- und fibrocyten- sowie kollagenfaserreichen Gewebe fast vollständig ausgefüllt. In den Randgebieten zeigen sich verdämmernde Chondrocyten und Zellverarmung. MASSON-GOLDNER-Färbung, Vergr. 100fach*

Die Autoradiographie mit ^{3}H-Thymidin zeigt zahlreiche Zellen, die die radioaktive Substanz aufgenommen haben. Der Befund spricht für eine starke mitotische Aktivität.

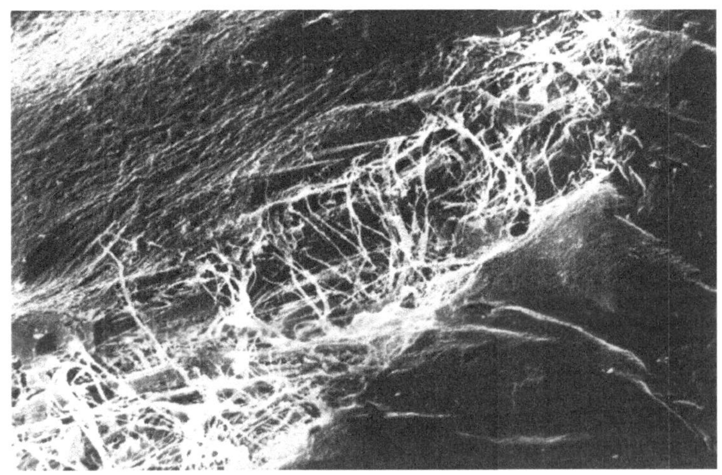

Abb.3. Im Bereich des mitteltief gefrästen Defektes finden sich
bei der REM-Untersuchung bereits nach 3 Wochen breitbasig an-
setzende Brücken neben zarten fibrillären Strukturen, die wie
ein Maschenwerk den gefrästen Graben überspannen. Vergr. 150-
fach

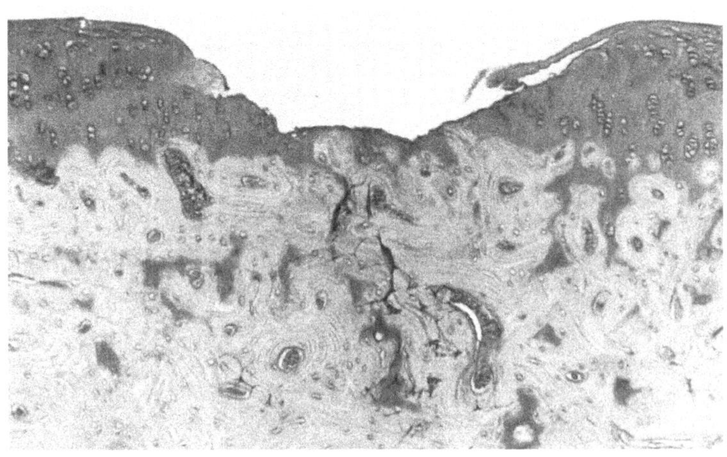

Abb.4. Der chondrale Ritz im Femurcondylenknorpel eines alten
Kaninchens läßt nach 3 Wochen keinerlei reparative Zeichen
erkennen. Lediglich die Defektränder scheinen sich abzurunden
und zu glätten. PAS-Alzianblau-Färbung, Vergr. 100fach

b) <u>Alte Tiere</u>. Bei <u>alten Kaninchen</u> lassen sich <u>3 Wochen</u> nach Fräsen des Defektes keinerlei reparative Zeichen erkennen. Ledig-
lich die Grabenränder beginnen sich abzurunden und zu glätten
(Abb.4). Gelegentlich finden sich zusammengeschobene Defektränder. Im Vordergrund stehen degenerative Veränderungen mit verdämmernden Chondrocyten, Zellverarmung, verminderter Proteo-
glykansynthese und Ausbildung von Clustern. Zellteilungen werden
nicht beobachtet.

Bei der rasterelektronenmikroskopischen Betrachtung ist der mitteltief gefräste Graben noch in ganzer Ausdehnung erkennbar.
Brückenbildungen fehlen, die Grabenränder sind abgeflacht.

<u>Befunde nach 6 Wochen</u>

a) <u>Juvenile Tiere.</u> Sie zeigen <u>6 Wochen</u> nach Fräsen der Rillen in
dem Femurcondylenknorpel ein deutliches Überwiegen reparativer und
regenerativer Prozesse. Die oberflächlichsten chondralen Defekte
sind meist ausgefüllt. <u>Tiefere chondrale Ritze</u> sind noch nicht
vollständig geschlossen. Das von beiden Grabenrändern ausgehende
zell- und faserreiche Gewebe wächst flächenhaft aufeinander zu
und vereinigt sich zu Brücken.

Hat der primäre Ritz den <u>subchondralen Knochen</u> erreicht, so
kommt es von hier aus zu einer schnellen fast vollständigen
Auffüllung des Defektes mit Granulationsgewebe: in diesem be-
herrschen reichlich Capillaren gefüllt mit Erythrocyten, Fibrocyten und Kollagenfasern das Bild.

Die Rasterelektronenmikroskopie zeigt eine Auffüllung des ausgefrästen Grabens. Bei den linearen Erhebungen, die parallel
zueinander orientiert sind, handelt es sich um Abdrücke von
Kollagenbündeln.

b) <u>Alte Tiere</u>. Sie lassen 6 Wochen nach Fräsen des Grabens unabhängig von der chondralen Ritztiefe regenerative Prozesse weitgehend vermissen, im Bereich der Rillenränder kommt es zu deutlichen regressiven Veränderungen. Sich in den ausgefrästen Graben
hineinbiegende und aneinander legende Defektränder täuschen gelegentlich die Auffüllung und Schließung der Knorpelwunde vor.

<u>Befunde nach 3 Monaten</u>

a) <u>juvenile Tiere.</u> Bei juvenilen Tieren ist nach <u>3 Monaten</u> der
gefräste Graben geschlossen. In der Umgebung des Defektes sind
vereinzelt Zelluntergänge zu erkennen. In den tiefen Knorpelanteilen verlieren die Zellen ihre polygonale Form, runden sich ab,
liegen oft paarweise beieinander und können nach ihrer Morphologie als Chondrocyten angesprochen werden (Abb.5).

Das Gelenk zeigt in diesem Stadium eine geschlossene Oberfläche.
Im Bereich des ehemaligen Defektes sind noch fibrilläre Strukturen erkennbar.

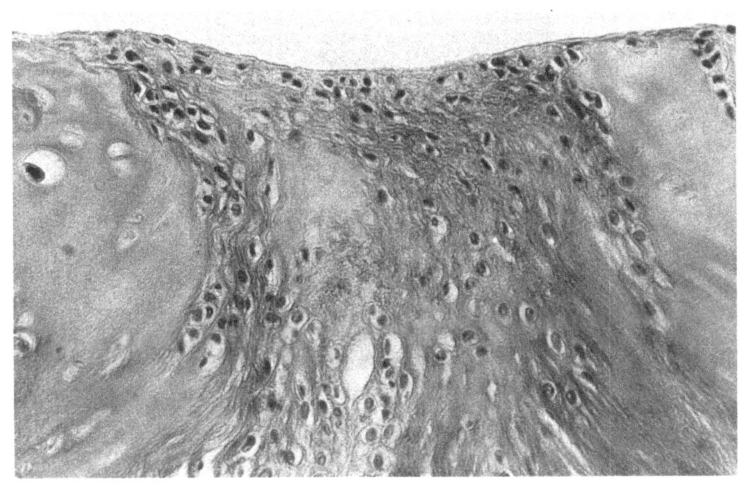

Abb.5. *Vollständig aufgefüllter Defekt bei einem juvenilen Kaninchen nach 3 Monaten. Die Oberfläche scheint von einer Lamina splendens bedeckt. In der Umgebung des Defektes sind Zelluntergänge und eine Zellverarmung erkennbar. MASSON-COLDNER-Färbung, Vergr. 130fach*

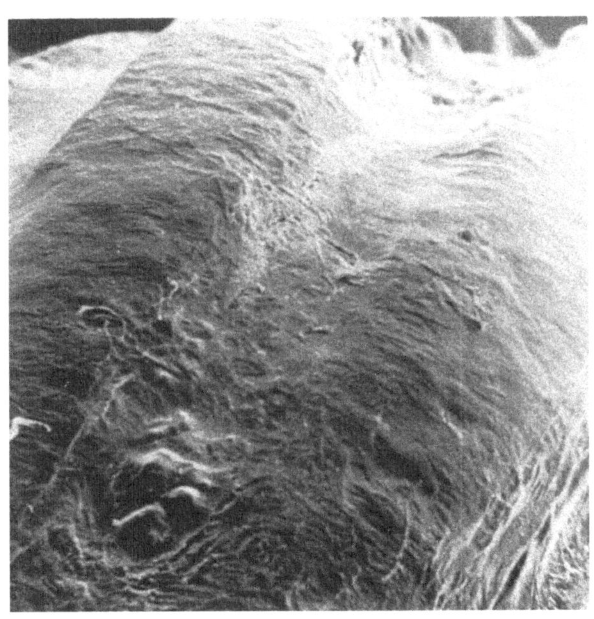

Abb.6. *REM-Aufnahme eines chondralen Ritzes im Femurcondylus eines alten Versuchstieres. Der Graben ist noch deutlich erkennbar, die Grabenränder sind abgeflacht. Der Grabenboden ist an einer Stelle maulwurfhügelartig vorgewölbt. Bei den Vorwölbungen handelt es sich um dicht unter der Oberfläche liegende Cluster. Verg. 50fach*

264

Auch der Ritz mit eröffnetem subchondralem Knochen läßt nach
3 Monaten fast immer eine vollständige Defektauffüllung mit mehr
oder minder abgeschlossener metaplastischer Umwandlung des Ersatzgewebes zu Knorpelgewebe erkennen. In den Randgebieten finden
sich Cluster, Zellverarmung und Zelluntergänge.

b) _Alte Tiere._ Chondrale Defekte _alter Tiere_ zeigen nach _3
Monaten_ noch unausgefüllte Rillen mit fortschreitenden regressiven Veränderungen in den angrenzenden Knorpelgebieten.

Bei der rasterelektronenmikroskopischen Untersuchung sind alle
Defekte noch deutlich erkennbar, die Grabenränder sind abgeflacht. In einigen Fällen werden maulwurfhügelartige Vorwölbungen der Grabenböden beobachtet (Abb.6). Es handelt sich dabei
um Clusterbildungen dicht unter der Oberfläche.

Unsere tierexperimentellen Ergebnisse dürfen nicht kritiklos auf
den Menschen übertragen werden, vor allem nicht, was die regenerative Potenz des Gelenkknorpels betrifft. Es ist naheliegend,
daß diese im Vergleich zum Menschen entsprechend dem rascheren
Wachstum stärker ausgeprägt ist. Wir nehmen jedoch an, daß grundlegende Unterschiede hinsichtlich altersabhängiger Heilungsmög-
lichkeiten von Knorpelwunden nicht bestehen. Diese Annahme wird
gestützt durch klinische und röntgenologische Beobachtungen an
Patienten und durch zahlreiche Operationsbefunde, bei denen
korrelierende Beobachtungen immer wieder gemacht wurden.

Die aus den Tierexperimenten gewonnenen Erkenntnisse haben für
die Therapie in der Humanmedizin Bedeutung bei

1. isolierten Gelenkflächenverletzungen
2. intraarticulären Frakturen
3. Osteochondrosis dissecans und
4. posttraumatischer Arthrose.

Im Rahmen dieses Vortrages kann auf diese klinischen Gesichtspunkte nicht näher eingegangen werden.

Zusammenfassend stellen wir fest:

1. Bei _jungen Tieren_ überwiegen nach Verletzungen reparative Vorgänge. Eine echte, von den oberflächlichen Anteilen des Gelenkknorpels ausgehende Regeneration ist möglich.

2. Ist der _subchondrale Knochen_ eröffnet, so geht von ihm ein
   Granulationsgewebe aus, das den Defekt füllt und sich meta-
   plastisch zu Knorpelgewebe differenziert.

3. Bei _alten Tieren_ lassen sich keine reparativen und regenerati-
   ven Prozesse nach Verletzungen nachweisen.

4. In den Randgebieten des Defektes entwickeln sich regressive
   Veränderungen, die bei alten Tieren rasch im Sinne einer
   Arthrose fortschreiten. Zellteilungsvorgänge werden nicht
   mehr beobachtet.

H. Wagner, Altdorf

Möglichkeiten der homologen Knorpeltransplantation bei Gelenkknorpelverletzung

Traumatische Gelenkflächendefekte, die eine intraarticuläre Bewegungsstörung verursachen und dadurch zu Beschwerden, rezidivierenden Reizzuständen und schließlich zu einer posttraumatischen Arthrose führen, können mit homologen Knorpel-Knochentransplantataten gelenkschlüssig aufgefüllt werden.

Die Gelenkflächentransplantate werden innerhalb der ersten 6 Stunden post mortem unter aseptischen Bedingungen entnommen. Eine direkte Transplantation ist möglich, eine Kältekonservierung der Transplantate in flüssigem Stickstoff hat jedoch den Vorteil, daß das Ergebnis der bakteriologischen Untersuchung abgewartet werden kann. Außerdem ist mit der Konservierung eine Vorratshaltung mölgich, was die oft sehr schwierige Koordination von Entnahme und Transplantation erübrigt.

Für die Einheilung von der Unterlage her ist es erforderlich, eine subchondrale Knochenschicht am Transplantatknorpel zu erhalten, und zwar wird eine nur 1-2 mm dicke Knochenschicht belassen, um einerseits eine ausreichende Festigkeit und zuverlässige Verankerung der Transplanate, andererseits aber auch eine möglichst kurze Revascularisationsstrecke der knöchernen Transplantatunterlage zu gewährleisten.

Die homologe Gelenkknorpeltransplantation kann mit <u>Stücktransplantaten</u> bei umschriebenen Gelenkflächendefekten oder mit <u>Gelenkflächentransplantaten</u> zum Ersatz größerer Gelenkflächenareale erfolgen.

<u>Stücktransplantation</u> (am Femurcondylus und am Hüftkopf)

Mit aufeinander abgestimmten Rohrstanzen werden kreisrunde oder längsovale Gelenkflächendefekte scharfrandig ausgeschnitten und mit dem aus dem Spendermaterial ausgestanzten Transplantat ausgefüllt. Die Rohrstanzen, mit denen die Gelenkflächendefekte ausgeschnitten werden, sind innen angeschrägt und angeschliffen, um einen glatten Innenrand des Defektes zu ergeben. Die Stanzen, mit denen die Transplantate ausgeschnitten werden, sind außen angeschliffen, um einen glatten Außenrand zu gewährleisten. Die Instrumente sind so dimensioniert, daß der Transplantatmesser um 1 mm größer ist als der Durchmesser des Defektes, damit das Transplantat fest und fugendicht in den Defekt eingedrückt werden kann. Bei größeren Transplantaten empfiehlt sich zusätzlich noch eine Fixation mit Kirschner-Drähten, die von der Gelenkfläche her in das Transplantat eingebohrt werden. Die Drähte werden etwa 1 cm vor der Gelenkfläche abgeschnitten, die Drahtenden werden dann mit einem kleinen Metallhammer weiter eingetrieben und unter die Gelenkfläche des Transplantates versenkt. Durch das Hämmern werden die Drahtenden etwas verbreitert und geben dadurch dem Transplantat einen besseren Halt. Die Spitzen der Kirschner-Drähte verlassen den Knochen am Epicondylus femoris bzw. am Trochanter

major, sie werden hier auf 1 cm Länge abgeschnitten, umgebogen
und an die Knochenoberfläche angelegt. Später können die Drähte
hier ohne Eröffnung des Gelenkes leicht wieder entfernt werden.

Gelenkflächentransplantation

Zum Ersatz der Hüftkopfgelenkfläche kann ein ganzes Gelenk-
flächentransplantat als homologe Hüftkopfkappe verpflanzt werden.
Mit paßgerechten Fräsinstrumenten werden Hüftkopf und Gelenk-
flächentransplantat genau zugerichtet und dann wird das kugel-
schalenförmige Tranplantat schlüssig aufgesteckt. Eine weitere
Fixation mit Kirschner-Drähten ist hier meist nicht erforderlich.
Analog können an der Hüfte auch beide Gelenkflächen, also die
von Kopf und Pfanne, mit Ganzgelenktransplantation ersetzt
werden. Schließlich können auch größere Gelenkflächenbezirke am
Femurcondylus und am Tibiakopf mit Gelenkflächentransplantaten
ersetzt werden. Hier ist allerdings für die Gewährleistung der
Übungsstabilität immer eine sorgfältige Fixation mit versenkten
Kirschner-Drähten in der oben beschriebenen Technik erforderlich.

Die postoperative Nachbehandlung erfolgt bei allen Transplanta-
tionstechniken einheitlich. Geführte Bewegungsübungen beginnen
24 Stunden nach der Operation. Gehübungen mit 2 Unterarmstützen
mit Abrollen des Fußes auf dem Boden beginnen am 4. bis 5. postoperativen Tag. Die Teilbelastung mit 10-20 kg wird auf der
Personenfederwaage geübt und kontrolliert. Der vorsichtige Übergang zur vollen Belastung wird vom Röntgenbefund abhängig gemacht und kann im allgemeinen nach 6-8 Wochen beginnen, allerdings soll für die Dauer eines Jahres das operierte Bein geschont
und bei längeren Gehstrecken eine Unterarmstütze benutzt werden.

Ergebnisse

Unsere Erfahrungen gründen sich auf 66 Transplantationen während
14 Jahren, von denen 28 am Hüftgelenk und 38 am Kniegelenk ausgeführt wurden. Replantationen von autologen Gelenkflächenbe-
zirken sind in diesen Zahlen nicht enthalten.

Von 36 Stücktransplantationen wurden 32 am Femurcondylus und 4
am Hüftkopf ausgeführt. Vor wenigen Monaten mußten wir am Kniegelenk eines 43jährigen Mannes 4 Jahre nach Stücktransplantation
wegen erneuter Einklemmungserscheinungen das stark aufgefaserte
Transplantat wieder entfernen. Hier lag allerdings bei der Transplantation bereits eine globale Schädigung des Kniegelenkes vor,
und die postoperative Übungsbehandlung führte zu einer mangelhaften Funktion. Bei vier weiteren Patienten bestanden wetter-
fühlige Narbenbeschwerden und femoropatellare Reibephänomene.
Alle übrigen Patienten waren beschwerdefrei trotz einer teilweise
erheblichen beruflichen oder sportlichen Inanspruchnahme. Die
gute Beweglichkeit der Kniegelenke, die wir verzeichnen konnten,
ist wohl auch darauf zurückzuführen, daß die Stücktransplantation
fast nur bei solchen Gelenken durchgeführt wurde, wo noch keine
ausgeprägten arthrotischen Veränderungen vorlagen. Andererseits
sind bei der Knorpeltransplantation auch sehr große Gelenkflächendefekte bis zu Längsdurchmessern von 40 mm versorgt worden,

bei denen das gute röntgenologische und klinische Ergebnis der Transplantation zu verdanken ist.

8 homologe Gelenkflächentransporte am Hüftkopf und am Tibiakopfplateau mit Beobachtungszeiten zwischen 6 und 10 Jahren zeigen eine einwandfreie Funktion mit normaler Beanspruchbarkeit der Gelenke und noch keine arthrotischen Veränderungen im Röntgenbild.

Offenbar wesentlich ungünstiger sind die Abrieb- und Überlebensbedingungen bei der Transplantation beider korrespondierender Gelenkflächen, vor allem bei der Transplantation ganzer Hüftgelenke. Bei der Mehrzahl der Fälle kommt es nach anfänglich sehr guten klinischen und röntgenologischen Befunden im Laufe von 4-6 Jahren zu einem langsamen Abrieb der Transplanate mit einer langsam zunehmenden Verschmälerung des röntgenologischen Gelenkspaltes.

Zusammenfassung

Nach unserem heutigen Kenntnisstand stellt die homologe Gelenkknorpeltransplantation in ausgewählten Fällen ein wertvolles klinisches Behandlungsprinzip dar. Vor allem die Stücktransplantation für den Verschluß von umschriebenen Gelenkflächendefekten ist ein relativ unproblematisches und sehr leistungsfähiges Verfahren. Die Transplantate verschließen den Gelenkflächendefekt und stellen eine günstige mechanische Gelenkfunktion wieder her. Das langfristige Überleben der hyalinen Knorpeltransplantate erscheint aus heutiger Sicht fraglich, die knorpeligen Gelenkflächentransplantate führen jedoch wieder zu einem reibungslosen Bewegungsablauf der Gelenkkörper und schaffen damit zumindest die Voraussetzung für eine funktionsgünstige Vernarbung.

Podiumsgespräch zum III. Hauptthema:
Der posttraumatische Knorpelschaden (Leitung: C. Burri, Ulm)

Teilnehmer: COTTA (Heidelberg), DUSTMANN (Heidelberg), GLINZ
            (Zürich), PUHL (Heidelberg), TSCHERNE (Hannover),
            WAGNER (Altdorf)

1. Knorpelschädigung durch Immobilisation

Die Heidelberger Forschergruppe um COTTA hat in eindrücklicher Form am Tier Schädigung des Gelenkknorpels nach wenigen Wochen Ruhigstellung durch äußere Fixation nachgewiesen. Potenziert wird der Schaden durch gleichzeitige Belastung, wie dies beim sog. Gips-Tutor-Verband der Fall ist und durch das simultane Vorhandensein eines Hämarthros. Diese Tatsachen sind unumstritten, ihre klinische Relevanz wird jedoch unterschiedlich beurteilt: Als Argument gegen eine signifikante klinische Bedeutung der Immobilisationen werden die monatelangen Ruhigstellungen der

Böhler-Schule angeführt, wobei aber der Beweis, daß so behandelte
Gelenke ohne Schaden geblieben sind, nicht erbracht werden kann.
Auf der anderen Seite sind arthrotische Veränderungen klinisch,
radiologisch und autopisch nach monate- und jahrelanger Ruhigstellung an nicht vorgeschädigten Gelenken bei Erwachsenen und
Kindern eindeutig nachgewiesen. Entscheidende Bedeutung erlangen
in diesem Zusammenhang das Alter des Patienten, vorbestehende
Gelenkschädigungen (Knorpel, Synovia), die Zusammensetzung der
Gelenkflüssigkeit, die Kombination Immobilisation/Belastung und
die Dauer der Ruhigstellung. Es kann demnach die Empfehlung einer
möglichst kurzen Immobilisation von Gelenken ausgesprochen werden, dies gilt vor allem für ältere Menschen mit vorbestehenden
arthrotischen Veränderungen. Ein Hämarthros oder ein Gelenkerguß
ist vor dem Anlegen einer äußeren Fixation zu entleeren, sofern
nicht innerhalb von wenigen Stunden eine Arthrotomie durchgeführt
wird.

2. Die Arthroskopie in der Diagnostik des posttraumatischen Knorpelschadens

Es besteht durchaus die Möglichkeit, unmittelbar posttraumatisch
zu arthroskopieren, ein vorhandener Hämarthros kann mit Ringerlösung ausgespült werden. Die Indikation zur Arthroskopie wird
jedoch zu diesem Zeitpunkt kaum gestellt werden. Eine rasche
Diagnosestellung verlangt praktisch nur der schwere Kapsel-
Bandschaden, der klinisch festgestellt werden muß. Die osteochondrale Fraktur erkennt man auf dem Röntgenbild und eine
Meniscusläsion oder ein Knorpelschaden verlangen keine sofortige
operative Intervention. Bei Verdacht auf eine traumatische
Knorpelläsion wird ein vorhandener Hämarthros abpunktiert, die
Extremität einige Tage hochgelagert und anschließend arthros-
kopiert. Die Untersuchung soll, wenn möglich, innerhalb von
drei Wochen nach dem Unfall durchgeführt werden, da in dieser
Zeit mit Sicherheit eine Verletzungsfolge von degenerativen
Veränderungen zu unterscheiden ist, was nach Monaten nicht mehr
der Fall ist. Einschränkend muß aber auch berücksichtigt werden,
daß nicht jede Kompressionsverletzung des Knorpels erkennbar
nachgewiesen werden kann. Schwierigkeiten in der Bestimmung der
Ätiologie einer Knorpelläsion bestehen fast nur retropatellar,
Schäden mit anderer Lokalisation sind praktisch immer auf ein
Trauma zurückzuführen. Zwei Zusatzmaßnahmen haben sich anläßlich der Arthroskopie nach einem Trauma als nützlich erwiesen:
Die Synoviabiopsie und die Palpation des Knorpels während der
Untersuchung mit Hilfe des Instrumentes selbst oder mit einer
eingeführten Sonde. Durch die letztgenannte Maßnahme lassen sich
nicht sichtbare Erweichungen relativ leicht nachweisen. Kleine
abgesprengte Knorpelfragmente lassen sich arthroskopisch entfernen.

Die Arthroskopie stellt eine wertvolle Bereicherung des diagnostischen Spektrums bei Verdacht auf Knorpelschaden dar. Sie
hat unter klinischen Bedingungen zu erfolgen und wird in Narkose
durchgeführt. Die Aufklärung des Patienten erscheint selbstverständlich, das Einholen der Operationserlaubnis für einen unmittelbar an die Arthroskopie in derselben Narkose anzuschließen-
den Eingriff bei dazu gestellter Indikation ist sinnvoll.

3. Intraarticuläre Injektionen

Prinzipiell existieren drei Präparate, die zur intraarticulären
Injektion beim posttraumatischen Knorpelschaden eingesetzt werden
können: Cortison, Proteinaseninhibitoren (Trasylol) und "Knorpel-
schutzpräparate"(Arteparon, Glukosamin).

Die Indikation zur intraarticulären Cortisongabe hat äußerst
streng zu erfolgen, sie beschränkt sich auf das arthrotische
Reizknie. Auch hier sollen höchstens 3-4 Injektionen mit niedriger Dosierung des Präparates verabreicht werden. Vor kritikloser
und kritikarmer Anwendung in hohen Dosen und hoher Zahl sowie
bei anderen Indikationen wird eindringlich gewarnt! - Trasylol
wird von den wenigsten der Gesprächsteilnehmer beim Hämarthros -
nach dessen Punktion - in einer Dosierung von 100 000 Einheiten
ins Gelenk gespritzt. - Eine längerdauernde Therapie mit Arteparon oder Glukosamin hindert den Abbau der Proteoglukane, resp.
fördert deren Aufbau und wirkt damit der Entstehung einer posttraumatischen Arthrose entgegen.

Anitphlogistica und Antibiotica sollen nicht intraarticulär
Anwendung finden, ebenso Vitamin A, das zu einer Gewebeschädi-
gung führt.

4. Therapie der chondralen und osteochondralen Fraktur

Die Therapie bei Absprengung von Knorpel- oder Knochen/Knorpel-
fragmenten aus der Gelenkoberfläche ist praktisch immer operativ.
Nur kleinste Knorpelfragmente können arthroskopisch entfernt
werden. Kleine Fragmente werden operativ exstirpiert. Osteochondrale Bruchstücke werden, wenn sie nicht in sich selbst zu
schwer geschädigt sind, replantiert. Ihre Fixation erfolgt mit
Minischrauben oder Kirschner-Drähten nach dem Verfahren von
WAGNER (die ins Gelenk ragenden Anteile der Kirschner-Drähte
werden "breit geklopft", die Drähte dann am extraarticulären
Ende unter Zug abgebogen, wobei sie unter einem gewissen Druck
auf die Frakturstelle das Fragment fixieren). Bei Knorpelzerstörung soll die autologe oder homologe Transplantation in
Betracht gezogen werden. Bei rein chondralen Abscherungen kann
- nach neuesten Erkenntnissen - ein Replantationsversuch unter
Verwendung physiologischer Gewebekleber unternommen werden.

Verletzungen der Brust- und Lendenwirbelsäule
bei Arbeits- und Verkehrsunfällen (Vorsitz: G. Dotzauer)

G. Imhäuser und G. Dotzauer, Köln
Grenzen der Röntgendiagnostik an der verletzten Wirbelsäule

GRASHEY sagte 1931 (Hefte zur Unfallheilkunde, Beiheft 8, 36):
"Um die Wirbelverletzungen im Röntgenbild zu studieren, muß man
von den Bildern klinisch und autoptisch vollkommen gesicherter
Fälle ausgehen." Vergleichende Untersuchungen von Wirbelpräpa-
raten und den zugehörigen Röntgenbildern sind bereits von PUTTI,
SCAGLIETTI und PALTRINIERI, von EMMINGER, DOTZAUER und HINZ u.a.
angestellt worden. Wir werden die bereits vorliegenden Arbeiten
durch einen Beitrag ergänzen.

Grundlage der vorzutragenden Untersuchungen sind autoptische und
röntgenologische Studien an der Wirbelsäule von Personen, die
durch Gewalteinwirkungen auf Schädel und Achsenorgan zu Tode
gekommen waren. Jeweils wurde die Wirbelsäule mit der Schädel-
basis aus den Leichen entnommen, in einen Cellophanbeutel ein-
geschweißt und sofort bei minus 20° Celsius kältefixiert. In
tiefgefrorenem Zustande wurden die Präparate von vorn nach hinten
und von der Seite geröntgt. Die Beschränkung der Röntgenuntersuchung auf die beiden wichtigsten Ebenen entspricht der ersten
Diagnostik im klinischen Betrieb.

Im Anschluß an die Röntgendarstellung wurden die Wirbelsäulen mit
einer hochtourigen Bandsäge zunächst exakt in der Sagittalebene
durchsägt. Planparallel dazu wurde dann auf jeder Seite ein Para-
medianschnitt gelegt um die seitlichen Anteile der Wirbelkörper
und Bandscheiben, die Wirbelgelenke, die Wirbellöcher und die
Wirbelbögen zusätzlich beurteilen zu können.

Dann haben wir die marksoskopischen Befunde, die von Herrn
DOTZAUER zusammengestellt wurden und in Abb. gezeigt werden,
verglichen mit den Röntgenbefundungen, die wir (IMHÄUSER) er-
arbeitet haben. Es kam uns im wesentlichen darauf an, durch
Vergleiche der beiden Untersuchungsgänge festzustellen, welche
Verletzungsfolgen an der Wirbelsäule und an ihren umgebenden
Weichteilen sowie im Bereich des Rückenmarkkanals erkennbar
sind, welche Schäden sich der röntgenologischen Diagnstik entziehen und schließlich, welche erst nach Kenntnis der Verletzung
im Röntgenbild aufzufinden sind. Geringe Schwierigkeiten hatten
wir in der Röntgenbefundung durch die Projektion der Rippenre-
sektionsflächen auf die Fortsätze der Wirbel, im übrigen jedoch
waren die Bilder der Wirbelsäulenpräparate wesentlich klarer als
beim Lebenden.

Von 28 Fällen wählten wir 15 für die Demonstration (der Präparat-
bilder und Röntgenbilder) aus. Sie zeigen dem Kliniker recht an-

schaulich, wie umfangreich die Begleitverletzungen z.B. eines
Wirbelbruches sind. Andererseits demonstrieren sie aber auch,
daß eine Reihe von Verletzungen erwartungsgemäß im Röntgenbild
nicht feststellbar ist, z.B. ein Abriß der a.vertebralis, sub-
occipitale Blutungen und Blutungen in die Rückenmuskulatur,
epidurale Blutungen, die im Wirbelkanal nach unten absacken,
sowie Weichteildefekte.

Von den erfolgten Demonstrationen der 15 Fälle sollen in diesem
Text nur 4 Beispiele gezeigt werden.

Zerreißungen der Wirbelsäule im Bereich der Wirbelkörper oder
der Bandscheiben

Wir haben 3 Fälle untersucht. Jeweils war die Gewalteinwirkung
schwer. In 2 der Fälle bestand eine Mehrfachzerreißung der Wirbelsäule. Aus dieser Gruppe soll ein Beispiel (161) demonstriert
werden:

Der 90jährige Mann war aus größerer Höhe abgestürzt und hatte
die Wirbelsäule in Höhe des 5., 9. Brust- und 1. Lendenwirbels
mit entsprechender Schädigung des Rückenmarks zerrissen (Abb.1a).
Außerdem bestand ein Bruch des Atlasbogens, ein Dornfortsatzab-
bruch am 4. Brustwirbel, epi- und subchondrale Blutungen in den
Rückenmarkskanal, Querbruch des 4. Lendenwirbelkörpers.

Röntgenologisch (Abb.1b) sind die schwersten Zerreißungen der
Wirbelsäule auf den ersten Blick erkennbar.

Wirbelbrüche

Es wurden 3 Fälle demonstriert. Ein Beispiel (198) wird hier abgebildet:

Eine 41jährige Frau stürzt in die Tiefe, erleidet eine Schädelfraktur, die in das Hinterhauptloch einstrahlt, mit einem Bruch
des linken Condylus. Makroskopisch (Abb.2a) finden sich außerdem
Blutungen im Bereich der Ansätze der Nackenmuskulatur und um den
hinteren Atlasbogen massive subdurale und epidurale Hämatome mit
Abriß des Rückenmarks in Höhe von C.4/5. Die Brustwirbelsäule ist
im Präparat gegenüber der Halswirbelsäule verdreht, so daß die
Medianschnittebene nicht achsengerecht durch Hals- und Brustwirbelsäule läuft. Paramedianschnitte wurden aus diesem Grunde
nicht angefertigt.

Röntgenologisch (Abb.2b) ist der Grund für die Verdrehung eindeutig erkennbar. Es besteht eine Torsionsfraktur in Höhe des
6. Halswirbels mit Aussprengung eines Fragmentes dieses Wirbelkörpers nach ventral. Auch sind am 6. und am 7. Halswirbel Frakturen im Bereich der Dornfortsätze sehr deutlich.

Dieses Beispiel zeigt, daß unter Umständen das Röntgenbild mehr
leisten kann, als der Sägeschnitt. Bei weiterer Präparation dieser
Wirbelsäule jedoch werden die Einzelheiten der Fraktur aufgedeckt
werden.

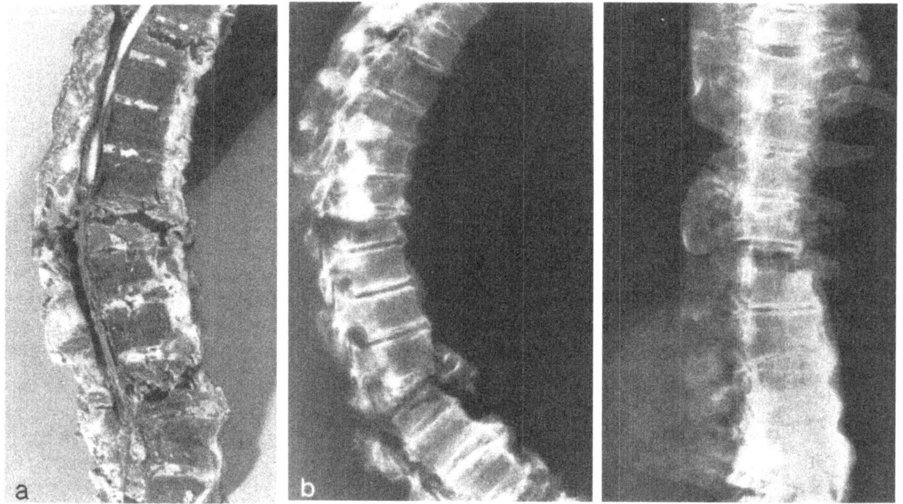

Abb. 1a u. b

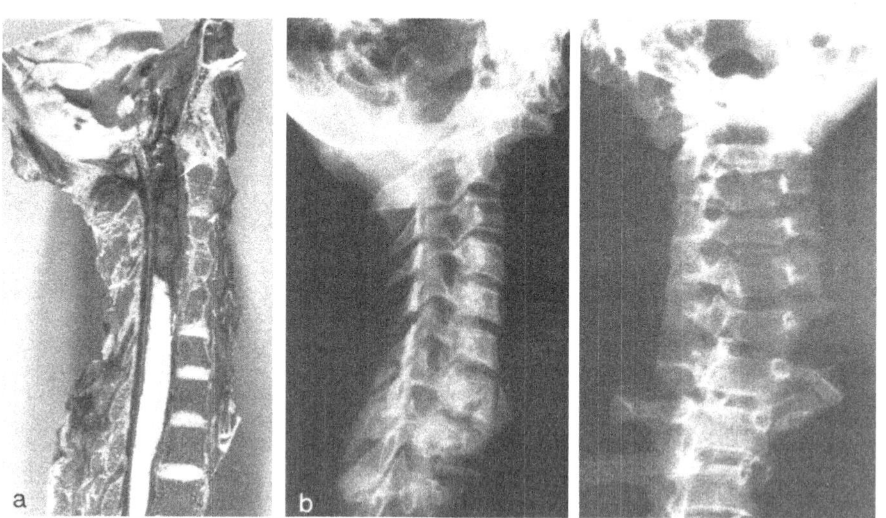

Abb. 2

Wirbelkantenbrüche

Ein typisches Beispiel wurde demonstriert, jedoch darauf hingewiesen, daß Kantenbrüche im Röntgenbild auch vorgetäuscht werden
können, und zwar in Fällen von Osteoporose und von schrägverlau-
fenden Gefäßkanälen.

Brüche der Wirbelfortsätze

Auffälligerweise konnten wir bei den meistens sehr schweren Verletzungen keinen Querfortsatzbruch beobachten, jedoch eine ganze
Reihe von Dornfortsatzbrüchen. Obgleich viele Patienten Dorn-
fortsatzbrüche als Nebenbefunde hatten, soll ein Fall von Reihen-
frakturen der Dornforsätze gezeigt werden (602):

Ein 36jähriger Mann stürzt in die Tiefe auf den Kopf. Außer einer
Längsfraktur an der Schädelkalotte erlitt er einen Querbruch des
linken Felsenbeines, ein epidurales Hämatom im Bereich der Halswirbelsäule, dorsale Zwischenwirbelscheibeneinrisse in mehreren
Halswirbeletagen (Abb.3a). Die Dornfortsätze des 7. Hals- und
1. Brustwirbelkörpers brachen, außerdem die Spitze des 4. und 5.
Brustwirbeldorns. Die im markroskopischen Bild imponierende
Dornfortsatzfraktur C.7 ist im Röntgenbild (Abb. 3b) nur durch
die leichte Verschiebung der Fragmente zu erkennen. Die weiteren
Dornfortsatzfrakturen konnten röntgenologisch nicht diagnostiziert werden.

Totale Bandscheibenrisse

Von 3 demonstrierten Fällen soll ein Fall abgebildet werden, der
die Diskrepanz zwischen makroskopischem und röntgenologischem
Befund deutlich macht (124):

Ein 39jähriger Mann wird auf dem Bauch liegend, von einem Bagger
überfahren. Es kommt (Abb.4a) zu einem totalen Bandscheibenriß
zwischen 5. und 6. Halswirbelkörper mit Zerreißung der zugehörigen
Längsbänder und zu partiellen Einrissen der Bandscheiben zwischen
C. 3 und 4 und zwischen C. 4 und 5. Es blutet in die Nackenmuskulatur, über die Brustwirbelsäule und um die linke a.vertebralis
sowie epidural in den Wirbelkanal. Im Präparat zeigt sich, daß
eine leichte Retroposition des 5. auf den 6. Halswirbel mit entsprechender Schädigung des Rückenmarks besteht. Diese schwere
Verletzung im Bereich der unteren Halswirbelsäule ist röntgenologisch (Abb.4b) nur gering ausgeprägt und könnte übersehen werden.

In diesem Zusammenhang sei betont, daß wir sowohl im Präparat als
auch im Röntgenbild bei derartigen Verletzungen häufig nur den
Endzustand nach der Gewalteinwirkung vor uns haben, nicht aber
aus diesem Endzustand den biomechanischen Vorgang bei der Verletzung rekonstruieren können.

2 weitere Fälle, die in das Kapitel der totalen Bandscheibenrisse
gehören, wurden im Präparat und im Röntgenbild gezeigt. Auch aus
diesen Bildern ergab sich eindeutig die Schwierigkeit, totale
Bandscheibenrisse im Röntgenbild zu erkennen.

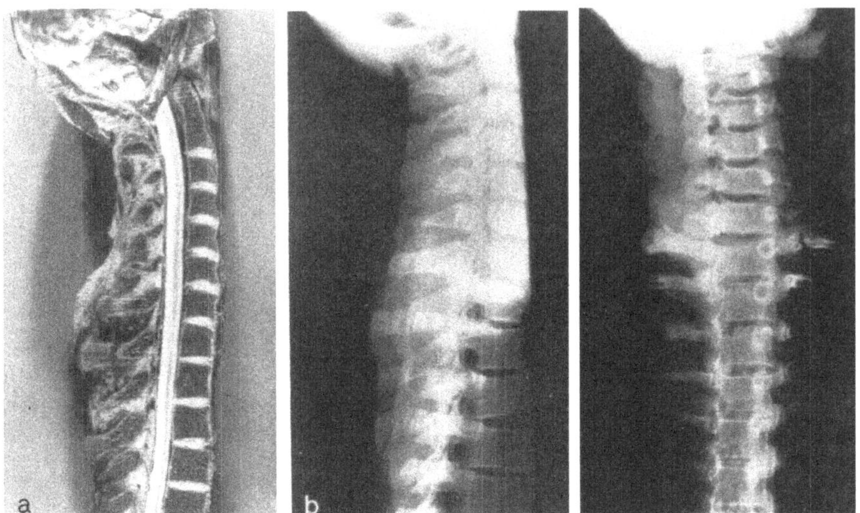

Abb. 3

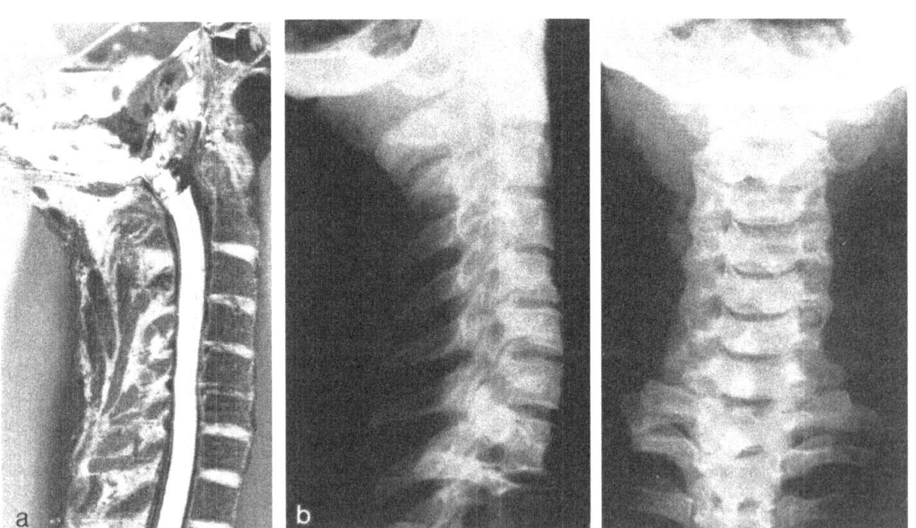

Abb. 4

<u>Partielle Bandscheibenrisse</u> sind im Röntgenbild überhaupt nicht diagnostizierbar; es sei auf die Teilrisse C.3/C.4 und C.4/C.5 der Abb.4 hingewiesen.

<u>Risse des lig.interspinosum</u>

Diese Verletzungen sind röntgenologisch nicht erkennbar.

<u>Osteoporose</u>

An 2 Fällen wurde demonstriert, zu welchen Irrtümern im Röntgenbild (z.B. Kantenabbrüche, Wirbelbrüche) die Osteoporose an der Wirbelsäule verleiten kann.

<u>Schlußfolgerungen</u>

Röntgenaufnahmen in 2 Ebenen reichen - vor allen Dingen an der Halswirbelsäule - nicht aus, um die Verletzungen der Wirbelsäule im vollen Umfange zu erfassen.

Grobe Zerreißungen der Wirbelsäule sind röntgenologisch eindeutig erkennbar; Zerreißungen der Bandscheibe nur dann, wenn es zu einer Verschiebung der Wirbelkörper gegeneinander gekommen ist. Im Bereich der Halswirbelsäule sind bei Verdacht auf Bandscheibenzerreißungen besonders die Wirbelgelenke zu überprüfen.

Teileinrisse von Bandscheiben sind röntgenologisch nicht diagnostizierbar.

Wirbelbrüche und Kantenabbrüche sind in aller Regel zu erkennen. Insbesondere dann, wenn es zu einer Formänderung der Wirbelkörper bzw. Dislokation der abgebrochenen Wirbelkanten gekommen ist.

Osteoporosen können Wirbelbrüche bzw. Kantenabbrüche vortäuschen.

Verletzungen des Wirbelbogens sind röntgenologisch meist dann eindeutig, wenn der Wirbelträger mit verletzt wurde.

Nicht immer erkennbar sind Fortsetzungsbrüche und nie die mit den Verletzungen kombinierten schweren Blutungen in die Muskulatur, in die Suboccipitalregion, in den Wirbelkanal und in die Wirbellöcher. Auch Bandverletzungen entziehen sich der röntgenologischen Diagnostik.

H. Bilow und H. Pahl, Tübingen

Posttraumatische Formveränderungen bei Kompressionsfrakturen an der Brust- und Lendenwirbelsäule

Die Kraft-Wege-Diagramme von PLAUE, die durch statische und dynamische Druckversuche an Leichenwirbeln gewonnen wurden, ergaben, daß mit einer wesentlichen weiteren Zusammensinterung und damit Formveränderung frakturierter Wirbelkörper bei Druckwerten der normalen täglichen Belastung nicht zu erwarten sind.

Wir sahen uns dadurch veranlaßt, die Röntgenbilder der bei uns in den Jahren 1973 bis 1975 behandelten Wirbelkörperfrakturen der BWS und LWS durchzusehen und die Formveränderungen auszumessen. Zur Auswertung kamen nur solche Fälle, bei denen die Bildqualität die Aufstellung von Serienmessungen erlaubte. Als Daten wurden Vorder- und Hinterkantenlängen sowie die mittlere Wirbelkörperhöhe sowohl des frakturierten als auch der benachbarten Wirbel erfaßt. Wir haben die Erstaufnahmen nach dem Unfall, die erste Röntgenkontrolle nach vier bis sechs Wochen Liegezeit mit gleichzeitiger funktioneller Behandlung, die zweite Kontrolle bei der Entlassung und wenn möglich weitere Bilder nach ein oder mehreren Jahren ausgewertet.

Von den 97 untersuchten Fällen traten bei 45 gleichzeitig eine Querschnittslähmung auf. Betrachten wir die Verteilung der frakturierten Wirbelkörper, so ergibt sich das hinreichend bekannte Bild mit einer Häufung im thorakolumbalen Übergangsbereich. Die Verteilung entspricht der aus dem Unfallkrankenhaus Wien, wo 2577 Wirbelkörperfrakturen der BWS und LWS untersucht wurden. Die Frakturen Th 12 und L 1 machen allein über die Hälfte und L 2 hinzugenommen nahezu 3/4 der Fälle aus (Abb.1). Querschnittslähmungen kommen bei Frakturen im BWS-Bereich häufiger vor als im LWS-Bereich. Während von den 43 Brustwirbelfrakturen 27, also nahezu 2/3 eine Querschnittslähmung verursacht haben, sind es bei den 54 Lendenwirbelfrakturen nur 1/3.

Offenbar vermag die Elastizität der Lendenwirbelsäule die traumatische Gewalteinwirkung soweit abzupuffern, daß sich der Rest der Kraft in der Wirbelkörperkompression erschöpft. Anders dagegen im BWS-Abschnitt: Die einwirkende Gewalt trifft auf einen zwar durch den Thorax geschützten, aber dadurch auch starren Wirbelsäulenbereich. Es kommt zur stärkeren Kompression und/oder Verschiebung des frakturierten Stabes mit Rückenmarkverletzung. Die Größe der Gewalteinwirkung veranschaulicht auch der hohe Anteil, nämlich knapp die Hälfte, von Thoraxtraumen bei Querschnittslähmungen mit Mehrfachverletzungen.

Die Behandlung der beiden Gruppen mit und ohne Querschnittslähmung unterscheidet sich hinsichtlich der Belastung der Wirbelkörper wesentlich. Während die Patienten ohne Querschnittslähmung über Bauchlage, Vierfüßler- und Kniestand aufgerichtet werden, erfolgt die zunehmende Wirbelkörperbelastung bei den Querschnittsgelähmten in kyphosierender Sitzhaltung. Dadurch wird der verletzte Wirbelkörper einem höheren Druck ausgesetzt.

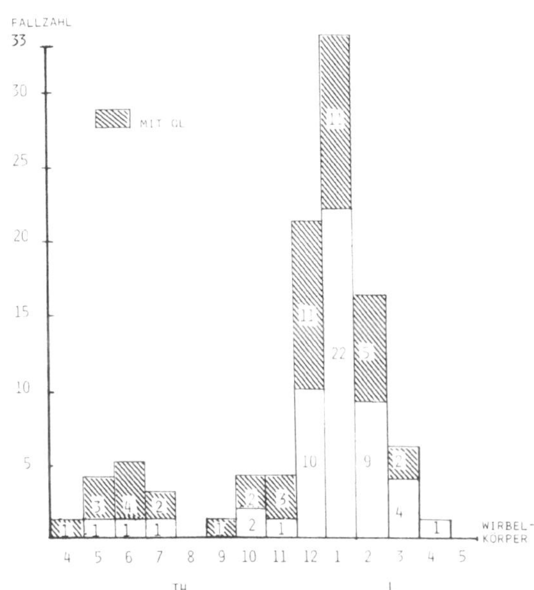

Abb.1. Verteilung der Kompressionsfrakturen von BWS und LWS mit und ohne Querschnittslähmung

Bei den Wirbelkörperfrakturen ohne Querschnittslähmung sintern während des Krankheitsverlaufes 5 = 10% weiter zusammen. 3 = 6% richten sich teilweise wieder auf und 41 = 84% behalten die Formveränderung, die schon bei dem Unfall eingetreten war.

Auch in der Gruppe mit Querschnittslähmung ergeben sich bezüglich der Formveränderung ähnliche Verhältnisse. 4 = 10% der Wirbelkörper sintern weiter zusammen und 36 = 90% der Wirbelkörper bleiben gleich. Eine Wiederaufrichtung wird in keinem Fall erreicht (Tabelle 1). Die Wirbelkörper der Brust- und Lendenwirbelsäule unterscheiden sich in ihrem Verhalten nicht eindeutig. Eine Nachsinterung tritt entweder bei Infraktionen der Wirbelkörper mit primär nur geringer Formveränderung auf, bei denen sich erst in der Folgezeit die Trabekel ineinanderschieben oder es sind Trümmerbrüche, deren Fragmente sich gleichsam auf den Boden des Wirbelkörpers setzen.

Tabelle 1. Formveränderung von frakturierten Wirbelkörpern während des weiteren Krankheitsverlaufs

Ohne QL (n = 49)		Mit QL (n = 40)	
gleichbleibend	41 (84%)	36 (90%)	
weitere Höhenabnahme	5 (10%)	4 (10%)	
teilweise Aufrichtung	3 (6%)		

Die röntgenologischen Verlaufsmessungen zeigen, daß die Formveränderung bei den weitaus meisten Wirbelkörperfrakturen bereits durch das Unfallgeschehen bestimmt wird. Eine weitere Zusammensinterung ist auch nach Belastung nur selten zu erwarten.

Literatur

PLAUE, R.: Die Berücksichtigung altersabhängiger Strukturveränderungen bei der Wirbelbruchbehandlung. Hefte z. Unfallheilk.
130-134 (1975).

F. Walz, Zürich
Verletzungen der Brust- und Lendenwirbelsäule bei Gurteträgern

Einleitung

Aus dem Datenmaterial, welches im Rahmen der vom Eidgenössischen
Justiz- und Polizeidepartement der Schweiz in Auftrag gegebenen
Studie über sämtliche schwer und tödlich verunfallte Gurtenträger
(OAIS = 2) in der Schweiz 1976 gesammelt wird, sollen hier die
Fälle mit BWS bzw. LWS-Frakturen isoliert werden. Es sind in
diesem Falle nur Unfallsituationen mit frontaler Komponente
(11 Fälle mit Anstoßrichtung 11 bis 01 Uhr) und Überschläge
(3 Fälle) berücksichtigt. Diese Unfallsituation verursachen jedoch die Mehrheit der BWS/LWS-Frakturen bei Gurtenträgern (14
von total 18 Personen mit Rückenwirbelfrakturen).

Das Datenmaterial besteht in: Polizeirapport, Gespräch mit dem
rapportierenden Polizeibeamten, Unfallfotos, z.T. fotogrammet-
rischen Aufnahmen, Klinikberichten, retournierten Fragebogen der
verunfallten Personen, z.T. interdisziplinären Untersuchungen an
Fahrzeug und Gurt.

Obwohl bisher neben den Daten von 150 schwerverletzten Gurtenträgern auch Unfallberichte von über 80 getöteten Gurtenträgern
gesammelt werden konnten, fehlten bisher in den Sektionsproto-
kollen praktisch immer Hinweise auf BWS/LWS-Frakturen, falls
überhaupt eine Obduktion durchgeführt wurde. Es muß also angenommen werden, daß der Umfang des Problems der BWS/LWS-Fraktur
größer ist als hier dargestellt werden kann, da bei tödlich verunglückten Personen BWS/LWS-Frakturen leider oft nicht diagnostiziert werden.

Literaturübersicht

Die genauen Formen von BWS/LWS-Frakturen bei "Gurtenträgern"
werden in ca. 12 dem Verfasser bekannten Publikationen dargelegt.
Die überwiegende Mehrheit dieser Veröffentlichungen kommt jedoch
aus den USA, wo bis vor kurzem - wenn überhaupt - praktisch nur
einfache Beckengurten (lap belt) getragen wurden. Die damit in
Zusammenhang stehenden Frakturen der BWS/LWS sind jedoch von
ander Natur als die Läsionen bei Trägern von 3-Punktgurten.

Die BWS/LWS-Frakturen bei Beckengurtverwendung zeigen folgende
Charakteristika (u.a. SMITH et al., HUELKE et al.):

- knöcherne bzw. ligamentäre Zerreißung des posterioren Anteils
  der WS mit longitudinaler Separation der Wirbelkörper
- keine oder nur sehr geringe ventrale Kompression der Wirbelkörper
- seltene Luxation des oberen über den unteren WK
- Hauptlokalisation L 2 - L 4
- minimale seitliche Dislokation
- meist Gurtcontusionsmarken über dem Abdomen vorhanden

Reine Kompressionsfrakturen können bei Beckengurten zwar auftreten, sind jedoch nicht charakteristisch und können auch bei
Nichtangeschnallten auftreten (2).

Der Frakturmechanismus bei Verwendung von Beckengurten besteht
in einer Hyperreflexion um den Beckengurt. Er ist deshalb häufiger
bei Beifahrern zu finden, da die Hyperreflexion beim Lenker durch
das Steuerrad verhindert wird. Die Flexion resultiert in einem
axialen Zug, welcher neben der erwähnten hinteren Zerreißung in
seltenen Fällen eine vollständige horizontale Durchtrennung des
Wirbelkörpers, der -bogen und des Dornfortsatzes verursachen
kann (Chance Fracture).

Bei Trägern von 3-Punktgurten wurden bei drei Personen BWS/LWS-
Frakturen beobachtet (PATRICK et al.): ventrale Kompressionsfrakturen bei einem 35jährigen Mann (Sitzlehne nach hinten ge-
neigt, schlafend) von Th 12, bei einem 61jährigen Mann von L 3
und 4, bei einem 45jährigen Mann auf Höhe Th 12, L1 und L 3.
Neurologische Ausfälle wurden nicht festgestellt.

Nach der Einführung der Gurtentragepflicht in Australien konnte
eine deutliche Abnahme der Wirbelsäulenfrakturen bei Autoinsassen registriert werden, insbesondere eine Reduktion der schweren Rückenmarksverletzungen um ca. 20% (BURKE et al.).

Insgesamt wird in der spärlichen diesbezüglichen Literatur das
Problem der Rückenwirbelfrakturen bei Gurtenträgern als gering
betrachtet.

Eigene Untersuchungen

Aus den im 1. Kapitel erwähnten Gründen wurden die tödlich verunglückten Gurtträger hier nicht mitgezählt. Grundgesamtheit
sind also 150 Schwerverletzte mit Gurten. Davon erlitten 18
Personen Frakturen der BWS/LWS.

a) Frontalkollisionen

(Fußnote zu Seite 280)
*Die bei Frontalkollisionen am stärksten betroffenen Segmente
 sind L 1, dann L 4, dann L2, und Th 12.

Lokalisation der Frakturen

Höhe	Anzahl der Einzelfrakturen
Th 12	4
L 1	7
L 2	4
L 3	–
L 4	5
L 5	1

21 Frakturen bei 11 Personen[*] (Fußnote s.Seite 279)

Frakturformen

Kompression ventral oder ventraler Abbruch	11
Kompression allgemein	5
Trümmerfraktur	2
Querfortsatzabrisse	6

Die Hälfte der Frakturen waren also ventrale Kompressionsfrakturen oder vordere Kantenabbrüche. Ganz allgemein herrscht die Kompressionsfraktur vor. In einem Falle wurde eine unbedeutende Fragmentdislokation (L 1) gesehen. Luxationen traten nie auf, ebenso keine neurologischen Ausfälle. Zerreißungen im hinteren Wirbelsäulenkomplex wurden in den Klinikberichten nicht erwähnt. Die weiteren Verletzungen dieser Personen mit Rückenwirbelfrakturen bei Frontalkollisionen waren sehr verschiedenartig; in sechs der elf Fälle ließ sich eine leichtere Kopfverletzung nachweisen. In keinem Falle wurde eine zusätzliche Halswirbelfraktur festgestellt.

Zwei Beifahrer erlitten je 3 Querfortsatzabrisse (L_1, L_2, L_5, bzw. L_1, L_2, L_4) (s. Verletzungsmechanismus).

Gesamtverletzungsschwere

Der Overall-AIS[**] betrug in den meisten Fällen 3, dreimal jedoch 4. Der AIS der Wirbelfrakturen war praktisch immer vom Schweregrad AIS 2; zusätzliche Verletzungen haben also den Gesamtschweregrad erhöht. Bei der Heilungsdauer waren jedoch die Wirbelfrakturen in allen 9 Fällen, in welchen die Zeitdauer der Hospitalisation zur Zeit der Drucklegung bereits genau bekannt war, für eine Verlängerung sowohl des Spitalaufenthaltes wie auch der Arbeitsunfähigkeit verantwortlich. Die Hospitalisationsdauer betrug mit 2 Ausnahmen weniger als 1-2 Wochen, die Arbeitsunfähigkeit mit drei Ausnahmen weniger als 1-2 Monate.

Verletzungsmechanismus

Da die Gelenkflächen der Proc.articulares in der BWS/LWS bei hyperextendierter Stellung bis zu 40% der totalen axialen Last

---

[**]AIS (Abbreviated Injury Scale) 1=leicht, 2=mäßig, 3=ernsthaft (nicht lebensgefährlich), 4=ernsthaft (lebensgefährlich, Überleben wahrscheinlich), 5= ernsthaft (Überleben ungewiß) 6=tödlich. Einteilung nach der American Association of Automotive Medicine, 1976 Revision.

aufnehmen können (HAKIM, EWING, KING et al.), ist die Wirbelsäule in dieser Stellung axial wesentlich belastungsfähiger als in normal aufrechter oder gar flektierter Stellung. Bei einer axialen Kompression und gleichzeitiger Flexion werden die Gelenkflächen jedoch entlastet, dafür aber die ventralen Deckplattenanteile stärker belastet. Dieser Mechanismus führt zu der bei mittels Schleudersitz geretteten Piloten oft beobachteten vorderen Kompressions-Keilfraktur der LWS (KING, EWING et al.).

Bei genauer Betrachtung findet man bei angeschnallten Autoinsassen in Frontalkollisionen einen ähnlichen Verletzungsmechanismus: gleichzeitig mit der Flexion des Körpers im Gurt (Gurtlose, Gurtdehnung, Weichteil- und Thoraxkompression) tritt eine axiale Stauchung auf. Diese Stauchung wird durch das Eintauchen in die Sitzfläche ausgelöst. Es ergibt sich also ebenfalls eine vordere Kompressionsfraktur.

In 4 der hier diskutierten 11 Frontalkollisionen wurden nicht angeschnallte Rücksitzpassagiere gegen die Vordersitze geschleudert. Daß in diesen Fällen eher eine Hyperextension als eine Flexion der B/LWS des vorderen Insassen resultiert, ist denkbar, jedoch vom Frakturbild her (3 x ventrale Kompressionsfrakturen, 1 x Trümmerfraktur) nicht sicher zu belegen. Ob die als "ventrale Kompressionsfrakturen" bezeichneten Läsionen in diesen Fällen primär ventrale Rißfrakturen auf Grund der Hyperlordosierung sind, die erst sekundär ventral zusammensinken, kann allerdings nicht ganz ausgeschlossen werden.

b) <u>Überschläge</u> (mit Dreipunktgurten)

Alle drei festgestellten Frakturen der unteren Wirbelsäule betrafen im Gegensatz zu den Frontalkollisionen die mittlere und untere BWS. Es handelte sich um vordere Kompressions- oder Trümmerfrakturen von Th 5, 6 und 10. Da die zusätzlichen Verletzungen dieser Personen nicht sehr schwer waren und die Fahrzeugfotos nicht auf ein sehr massives Eindrücken des Daches zur Zeit des Unfalles schließen lassen, scheint es sich hier nicht um eine <u>direkte</u> axiale Kompression oder forcierte Flexion der WS durch eingedrückte Fahrzeugstrukturen zu handeln. Unter Umständen spielen komplexe Bewegungen des Rumpfes mit seitlichen und sagittalen Flexionen und Rotationen eine Rolle. Die Lendenwirbel waren nicht frakturiert. Gesicherte Schlüsse können heute noch nicht gezogen werden. Es wird sehr lange dauern, bis statistisches Zahlenmaterial vorhanden ist, da Frakturen der unteren WS bei mit Dreipunktgurten angeschnallten Autoinsassen selten sind.

Prävention

Trotz relativer Seltenheit dieser Frakturen (18 Verletzte bei 150 schwerverletzten Gurtenträgern) müssen mögliche Wege der Vorbeugung diskutiert werden.

a) Tragart der Gurten: wie zur Verminderung von anderen Verletzungen trotz Gurten ist ein möglichst straffes Anlegen der

Gurten angezeigt. Dadurch wird die Wirbelsäule in einem weniger
stark flektierten Zustand beim Eintauchen in den Sitz axial komprimiert.

b) Gurtgeometrie! es ist anzunehmen, daß ein Untertauchen nach
vorne (submarining) die axiale Kompression weiter verstärkt als
das mehr oder weniger vertikale reine Eintauchen in den Sitz.
So könnte eine günstigere Gurtgeometrie (praktisch über die
Oberschenkel und nicht über den Bauch verlaufend) neben Abdomi-
nalverletzungen auch Rückenwirbelläsionen reduzieren. Leider
steht das veraltete ECE 16 Reglement in gewissen Fällen einer
idealen Anordnung der Gurtverankerungspunkte im Wege.

Theoretische Überlegungen zeigen, daß eine Verankerung des
Schultergurtes unterhalb der Höhe der Schulter (in älteren
zweitürigen Coupés) bei einer Frontalkollision zu einer zusätzlichen axialen Kompression der WS führen kann. In den elf hier
dargelegten Fällen wurde diese Gurtgeometrie einmal gefunden.
Es kann aber nicht entschieden werden, ob sie sich in diesem
Fall tatsächlich negativ ausgewirkt hatte.

c) Sitz: bei weichen Sitzflächen tritt nach der vollständigen
Kompression des Polsters ein heftiger Aufschlag des Gesäßes auf
die tragenden harten Sitzstrukturen ein. Relativ harte Sitze mit
plastischer oder sogar viskoser Deformationscharakteristik könnten sich in dieser Beziehung positiv auswirken.

d) Die Frontinsassen können durch nicht angeschnallte Rücksitzpassagiere zusätzlich belastet werden. Wie sich auch aus der
allgemeinen Analyse von schwer verletzten Gurtenträgern ergibt
(WALZ et al.) würde die Angurtung von Fondpassagieren (mindestans
mit Beckengurten) vor allem eine weitere Reduktion der Verletzungen der vorne sitzenden Personen bewirken.

Zusammenfassung

Von 150 schwer verletzten Trägern von Sicherheitsgurten (OAIS =2)
erlitten 18 Personen Verletzungen der Rückenwirbelsäule. Dabei
waren 11 Frontalkollisionen, 3 Überschläge und 4 komplexe Kollisionen zu beobachten. Der Aspekt der BWS/LWS-Frakturen bei frontal
kollidierenden Trägern von 3-Punktgurten unterscheidet sich stark
vom Aspekt der Frakturen bei Trägern von einfachen Beckengurten.
Bei 3-Punktgurten werden vor allem ventrale Keilfrakturen auf
Höhe von L_1 und L_4, L_2, Th_{12} beobachtet. Hervorgerufen werden
diese Frakturen durch eine gleichzeitige Flexion im Gurt und
eine axiale Kompression beim Eintauchen in die Sitzfläche. Bei
einer Rotation um den Schräg-Schultergurt können Abrisse der
Querfortsätze auftreten. Neurologische Ausfallserscheinungen
wurden nicht geshen. Bei Überschlägen waren Th_5, Th_6 und Th_{10}
beteiligt. Der Mechanismus scheint hier eher in einer komplexen
Bewegung der Wirbelsäule als in einer direkten Kompression des
Körpers durch eindringende Dachstrukturen zu bestehen. Der OAIS
betrug in den meisten Fällen 3, die Hospitalisationsdauer meist
1-2 Wochen, die Arbeitsunfähigkeit 1-3 Monate. Als Präventions-
maßnahmen drängen sich auf: straffes Anlegen der Gurte, unteres
Band eher über die Oberschenkel als über den Bauchbereich, Ver-

Tabelle 1. Tabellarische Kasuistik von 14 cm an der Rückenwirbelsäule verletzten Trägern von 3-Punkt-Gurten

Fall	Unfall-mecha-nismus	VDI	Sitz-posi-tion	Gurt	OAIS	ISS	BWS/LWS-Verletzung	Zusätzliche Verletzungen	Spital-auf-enthalt Tage	Arbeits-unfähigkeit Tage	Alter, Ge-schlecht	Passagier Rücksitz
6	Mauer, 12 h	12FDEW4	von rechts	3P. st.	3	8	Th12: vordere Kompressions-fraktur, Stufe	Clavic. re. Ca li. Fraktur	49	166	38, ♀	–
30	Auto, 12 h	12FDEW3 05BREE1	von rechts	3P. st.	4	13	Th12, L1, L4: Kompressionsfraktur L2: Vorderkantenabbruch	Nierenkontusion	7	30	31, ♂	–
55	Auto, 12 h	12FDEW3	von rechts	3P. st.	3	11	L1: vordere obere Kompress.-fraktur L4: Trümmerfraktur	Große RQW am Kopf, Fingerfraktur re.	17	80	27, ♀	+
100	Auto, 1 h	02RFEW3	von links	3P. aut.	3	14	L1: vordere obere Kompressionsfraktur*	Große RQW am Kopf, Contusio	14	60	26, ♀	–
124	Auto, 12 h	12FDEW3	von rechts	3P. aut.	4	29	L2: vordere obere und untere Kompressionsfraktur 4 mm	Commotio, Rippenserienfr. li. Darmserosaeinrisse	14	90	51, ♂	+
129	Auto, 12 h	12FDEW3	von rechts	3P. aut.	3	14	L4: vordere Kompressions-fraktur, Stufe	Hand-, Knie-, Fußdistorsio	40	unbe-stimmt	59, ♀	+
137	Auto, 1 h	01FRAE2	von rechts	3P. st.	2	5	L1: vordere obere Kompressionsfraktur 3 mm	diverse Prellungen	12	120	28, ♀	–
246	Auto, 12 h	12FDEW3	von rechts	3P. aut.	3	17	Th12: Trümmerfraktur	Commotio, Nasenbein-fraktur, Knieprellung	unbe-kannt		31, ♂	+
278	Auto, 11 h	11FDEW3	von rechts	3P. st.	3	12	L1+2: Proc. transversus li., L5 re. abgerissen	RQW Kinn, Commotio Unterkieferfraktur, HWS-distorsio, 12. Rippe re. Fraktur, stumpfes Bauchtr., Os ileum li. und US li.+Fußfraktur	unbe-kannt		21, ♀	–
211	Auto, 11 h	11FLEE2	von links	3P. st.	3	8	Th12: Kompression ventr. inf.; L2: Kompress. ventr. sup. mit geringer Fragmentdislok.	–	6	35	27, ♂	–
17b)	Auto, 11 h	11FDEW3	von links	3P.	4	22	L4: Kompression, L1+2+4: Proc. trans-versus li. abgerissen	RQW Kopf, Commotio, Gesichtsschädenfraktur Contusio cordis, Fraktur von Clav. re., Rippen bds. Unterschenkel re.	unbe-kannt		71, ♂	–
20	Über-schlag	TDAO4	von links	3P. st.	2	5	Th5: ventr. Kompression von 3 mm	Große RQW Arm	7	70	27, ♂	–
301	Über-schlag		von links	3P.	3	12	Th6: ventr. Kom-pression von 5 mm	Große RQW Kopf, Sternumfissur	5	75	38, ♂	–
213	Über-schlag	TPGO2	von rechts	3P. st.	3	9	Th10: massive Kompression	–	12	unbe-kannt	47, ♂	–

* Schmerzen erst 6 Wochen nach dem Unfall

ankerungspunkt des Schulterbandes oberhalb der Schulterhöhe,
relativ harte Sitze mit günstiger Deformationscharakteristik,
Angurtung der Rücksitzpassagiere vor allem zum Schutz der vorne
sitzenden Personen.

Literatur

1. HAKIM, N.S., KING, A.I.: Static and Dynamic Articular Facet
   Loads. 20th Stapp Car Crash Conf., S.607-39 Okt. 1976.
2. HUELKE, D.F., KAUFER, H.: Vertebral Column Injuries and Seat
   Belts. J.Trauma, Vol. 15, No. 4, S. 304-18.
3. KING, A.I., PRASAD, P., EWING, DH.: Mechanism of Spinal Injury
   due to Caudocephalad Acceleration. Orthopedic Clinics of North
   Amer. Vol. 6, S.19. 31 Januar 1975.
4. PATRICK, L.M., LEVINE, R.S.: Injury to Enembalmed Belted
   Cadavers in Simulated Collisions. 19th Stapp Car Crash Conf.,
   S.79-115 Okt. 1975.
5. SMIH, W.S., KAUFER, H.: Patterns and Mechanisms of Lumbar
   Injuries Associated with Lap Seat Belts. J.Bone and Joint
   Surg. Vol. 51 A, No.2, S.239-54 March 1969.
6. WALZ, F., NIEDERER, P.: Technische und medizinische Unfall-
   untersuchungen bei Kollisionen mit angeblich getragenen
   Sicherheitsgurten. Seminar der Dtsch.Ges. für Verkehrsmedizin, Köln Okt. 1976.

G.E. Voigt, Lund

Wirbelsäulenverletzungen bei sogenannten ungeschätzten Verkehrsteilnehmen

Die Untersuchungen über die Entstehungsweise von Wirbelsäulenverletzungen bei verunglückten Insassen von Kraftwagen haben
darin resultiert, daß man durch Veränderungen der inneren Formgebung der Fahrzeuge und durch besondere Schutzeinrichtungen,
wie geeignete Kopfstützen und Sicherheitsgurte derartige Verletzungen bei verschiedenen Unfallsituationen weitgehend verhindern kann.

Bedeutend weniger ist über die Entstehungsweise der Wirbelsäulenverletzungen bei verunglückten sog. ungeschützten Verkehrsteilnehmern bekannt. Das mag darin liegen, daß man es bis vor kurzem
als aussichtslos ansah, die Folgen eines Anfahrens von Fußgängern,
Rad- und Mopedfahrern durch Kraftfahrzeuge mit Hilfe von technischen Maßnahmen zu mildern zu versuchen. In der letzten Zeit hat
sich jedoch die Kraftwagenindustrie in steigendem Maße für diese
Frage interessiert. So wurde versucht, in Experimenten mit Dummies
den Bewegungsablauf beim angefahrenen Fußgänger klarzulegen. Wirbelsäulenverletzungen kommen bei dieser Unfallsituation sehr
häufig vor und es gilt in erster Linie deren Entstehungsweise
klarzulegen, bevor konstruktive Änderungen der Frontpartie der

Fahrzeuge vorgenommen werden können, um die Wirkung des Anfahrens
von ungeschützten Verkehrsteilnehmern zu mildern. Im folgenden
werden einige typische Verletzungsbilder bei von Kraftwagen angefahrenen Fußgängern und Radfahrern geschildert, dabei kann man
sich nicht nur auf die Brust- und Lendenwirbelsäule beschränken.

Halswirbelsäule

Im allgemeinen wird der von einem Kraftwagen angefahrene Fußgänger, Rad- oder Mopedfahrer an den unteren Extremitäten getroffen und danach über die Kühlerhaube gegen die Windschutzscheibe oder deren Rahmen geschleudert. Für die Art der eventuell
auftretenden Halswirbelverletzungen ist die Lokalisation der
Aufschlagstelle des Kopfes am Fahrzeug und die Stellung des
Kopfes beim Aufschlag bedeutungsvoll.

Nicht selten wird der 2. Halswirbel verletzt. Der Aufschlag des
Hinterkopfes gegen die Windschutzscheibe oder deren Seitenpfosten
gibt mitunter Anlaß zu sog. hangman's fractures, d.h. bilaterale
Frakturen im Isthmunsbereich des Axis. Dabei brauchen tötende
Rückenmarksverletzungen nicht aufzutreten, weshalb diese Frakturen auch klinisch beobachtet werden. Die Genese dieser Frakturen
war bislang unklar, doch haben die Untersuchungen SKÖLDS gezeigt,
daß sie zumeist die Folge einer gewaltsamen Anteroflexion des
Kopfes sind. Dabei nimmt der Kopf Dens und Corpus axis mit sich,
wodurch cranial klaffende Frakturen entstehen, wie sich das bei
der genauen anatomischen Präparation erkennen läßt.

Beim Aufschlag des Hinterkopfes gegen die Windschutzscheibe kann
aber auch eine Densfraktur auftreten. Auch hier scheint eine
Anteroflexion des Kopfes für das Auftreten der Verletzung verantwortlich zu sein. Weshalb es im einen Fall zu einer Densfraktur
und im anderen Fall zu einer sog. hangman's fracture kommt, ist
bislang unbekannt.

Als weitere Möglichkeit einer Verletzung im Bereich der obersten
Halswirbelsäule muß die Ruptur des Lig.transversum atlantis und
eine dorsalwärts gerichtete Dislokation des Dens axis genannt
werden. Auch hier ist der Aufschlag des Hinterkopfes gegen die
Windschutzscheibe ursächlich verantwortlich zu machen. Vermutlich
handelt es sich hier um einen reinen Schereffekt, der zur Verletzung führt.

Verletzungen im Bereich der unteren Halswirbelsäule sind nach
unseren Erfahrungen bei von Kraftwagen angefahrenen ungeschützten
Verkehrsteilnehmern seltener zu beobachten. Im wesentlichen handelt es sich dabei jedoch um Risse des vorderen Längsbandes und
der Zwischenwirbelscheiben als Folge einer Retroflexion des
Kopfes und der oberen Halswirbelsäule.

Brust- und Lendenwirbelsäule

Von Anfahrversuchen mit stehenden Dummies bekommt man den Eindruck, als ob besonders bei Kollisionen aus größeren Geschwindig-
keiten heraus der Körper des Angefahrenen über den Kühler des

Fahrzeuges gezogen werden und sich danach in der Luft mitunter mehrfach überschlägt. Bei der Untersuchung von Opfern dieser Unfälle und der Fahrzeuge gewinnt man dagegen die Überzeugung, daß dies beim wirklichen Unfall nicht der Fall ist, weil die Wirbelsäule des lebenden Menschen hochgradigen Deformationen ausgesetzt wird. Dies ist bei der starreren "Wirbelsäule" des Dummies nicht möglich. Diese Deformationen sind nicht nur die Folge einer reinen freien Schleuderung nach Anfahren der unteren Körperpartie, sondern häufig die Folge davon, daß der obere Teil des Körpers, d.h. der Kopf oder die obere Rumpfpartie mit dem Fahrzeug kollidiert. Auf Grund des Beharrungsvermögens des nicht durch den Aufprall accelerierten, caudal von dieser Aufprallstelle befindlichen Teile des Körpers entsteht vermutlich ein cranialwärts gerichteter Schub, der in Ausbiegungen der Wirbelsäule resultiert. Kompressionsfrakturen der Wirbelkörper bei einer dorsal gerichteten Ausbiegung (Kyphose), ventral beginnende Rißfrakturen, Risse des vorderen Längsbandes und der Zwischenwirbelscheiben bei ventral gerichteter Ausbiegung (Lordose) aber auch als Schrägfrakturen imponierende Torsionsverletzungen können auftreten. Diese Verletzungen können sämtliche Segmente der Wirbelsäule betreffen, recht häufig jedoch die mittlere Brustwirbelsäule. Die zur Wirbelsäulenverletzung führende Deformation des Rumpfes gibt natürlich nicht nur zu Verletzungen der Wirbelsäule Anlaß sondern auch zu Rippenbrüchen, da der gesamte Throax bei einer extremen Wirbelsäulendeformation ebenfalls in Mitleidenschaft gezogen wird. Bei Torsionsbewegungen der dorsalen Rippenabschnitte wird nicht selten der zugehörige Seitenfortsatz der Wirbel überbeansprucht, was zu dessen Abbruch führen kann.

Zusammenfasung

Die Beobachtungen zeigen, daß die Wirbelsäulenverletzungen bei von Kraftwagen angefahrenen Fußgängern und Radfahrern weniger als die Folgen eines reinen Schleudertraumas nach Acceleration der unteren Körperpartie aufzufassen sind, sondern als das Resultat des Aufpralles der cranialen Körperpartie gegen die Windschutzscheibe und deren Umgebung. Ob die dabei auftretende Wirbelsäulendeformation durch Veränderungen der Form der Fahrzeuge verhindert werden kann, muß die Zukunft zeigen.

Literatur

1. SKÖLD, G.: Fractures of the axis (in preparation).

Begutachtung der Folgen von isolierten Brüchen an der Brust- und Lendenwirbelsäule

W. Perret, München

Einleitung

Die Kriterien der gutachtlichen Beurteilung der MdE bei den isolierten Brüchen der Brust und Lendenwirbelsäule sollen referiert und diskutiert werden. Es sollen die häufigen, einfachen "milden" Brüche mit meist nur einfachen bleibenden Formveränderungen im Vordergrund stehen, ohne neurologische Störungen. Anlaß dafür ist, daß meine Erfahrung und die vieler Gutachter dahin geht, daß bei diesen Brüchen, die oft nur kurze Behandlungen erfordern, nicht selten die MdE, recht unterschiedlich eingestuft wird. Sie müßten in der Dauerrente mit unter 20%, wenn nicht sogar unter 10% eingestuft werden. Termingutachter und andere scheuen sich aber nicht für die Dauerrente nicht nur 20%, sogar noch höher einzustufen.

Begründet wird dies mit festgestellten Bewegungseinschränkungen und den Begriffen Belastungs- und Tragschwäche, es wird auch von Instabilität ausgegangen, von radiculären Reizerscheinungen, Spondylosis traumatica, arthrotischen Veränderungen fernab der Verletzungsstelle als Reaktion auf die unfallbedingte Achsenknickung.

Meine Vermutung ist, daß bei der Überbewertung oft nur ein nebelhaftes Gefühlsurteil, ein Eindruck einer moralischen Willigkeit des Verletzten und eine unbewußt zustande gekommene Gewohnheit des "Abschätzens" zusammen gewirkt haben. Wollen wir also hören, ob meine Vermutung begründet ist.

P. Hinz, Landstuhl

Normen der Tragfähigkeit, Belastungsfähigkeit und Beweglichkeit der Brust- und Lendenwirbelsäule

An der Basis des Rentengutachtens steht die Untersuchung des Probanden und mit steigendem Abstand vom Unfalltermin rückt die körperliche Untersuchung immer mehr in den Vordergrund. Wenn die Wirbelsäule zur Debatte steht, ist vor allem die manuelle Untersuchung des Rückens zuständig. Bedenken Sie bitte: Zwei Jahre nach Unfalltermin sind die Konsolidierungsvorgänge im rein knöchernen Bereich meist schon mehrere Monate zuvor weitgehend

ausgelaufen. Der <u>röntgenologische</u> Spätbefund, der uns ja vorzugs-
weise über den morphologischen Zustand der knöchernen Elemente
informiert, bietet am Ende des zweiten Unfalljahres zumeist
nichts Neues und er kann uns vor allem über die inzwischen
wiedererlangte Leistungsfähigkeit des Achsenorgans nur wenig
Auskunft vermitteln.

Da aber die Frage entscheidend ist, ob jetzt noch, d.h. am Ende
der Heilperiode, ernstere Mängel der <u>Organleistung</u> vorhanden
sind oder nicht, so verlagert sich das Hauptgewicht der Nachuntersuchung zwangsläufig auf die Methode der körperlichen
Untersuchung.

Der Untersuchungsgang lehnt sich am besten an folgende Dreitei-
lung an:

a) Beweglichkeitsprüfung
b) lokale manuelle Information
c) Leistungszustand der Muskulatur.

Von vornherein ist klar, daß wir nicht etwa das gesamte Pensum
der möglichen Einzelleistungen des Achsenorgans prüfen können.
Wir können nicht die Einsatzfähigkeit der Wirbelsäule im speziellen beruflichen Arbeitsbereich des Probanden nachkontrollieren,
nicht die ihm inzwischen wieder möglich gewordene Maximalleistung
beim Tragen von Gewichten oder beim Befördern von Werkstücken
über längere Wegstrecken und dergleichen. Erst recht nicht können
wir die Tragfähigkeit eines einzelnen Wirbels abschätzen, wie dies
beispielsweise auf dem Prüfstand einer Materialprüfungsanstalt
möglich wäre. Diese Dinge liegen jenseits unseres ärztlichen Rah-
mens. Was wir in der Sprechstunde machen können, sind immer nur
Stichproben, also ein "pars pro toto" wenn Sie so wollen.

Zweckmäßigerweise halten wir uns vor allem an die Kontrolle der
<u>Bewegungsleistung</u>, erst in zweiter Linie an diejenige von Kraft-
leistungen. Natürlich hat die Wirbeläule auch noch andere Aufgaben zu erledigen, als nur gerade die Durchführung von Bewegungen. Erfahrungsgemäß gibt aber gerade die Bewegungsprüfung der
Wirbelsäule bei weitem die brauchbarsten Anhaltspunkte für den
inzwischen vorliegenden Leistungsstand. Bei der Testung der einzelnen Bewegungsexkursionen kann man <u>exakte Meßwerte</u> ermitteln.
Bei der fraktionierten Längsmessung der BWS und LWS in verschiedenen Körperhaltungen mit dem Meßband sind es Zentimeterwerte;
bei der Prüfung von Rotationen kommen Winkelwerte heraus. Das
Schema zeigt den Untersuchungsgang. Die einzelnen Dornfortsätze
werden markiert und die Distanzen im aufrechten Stand und bei
Vorbeugung gemessen. Die Differenzbeträge werden ermittelt,
wobei sich die hier gezeigten Normwerte auf einen 1,75 cm großen
Probanden beziehen (Tabelle 1).

Die Vorteile dieser Methode liegen in folgendem:

Die physiologischen Meßwerte, die für exakte Bewegungsausschläge
zuständig sind, verhalten sich bei der Prüfung in verschiedenen
Richtungen sehr unterschiedlich, bald hoch, bald niedrig. Sie
sind aber auch situationsgebunden, insbesondere wechseln sie in
Abhängigkeit von der Ausgangsposition, aus der heraus der Bewegungsausschlag geprüft wird. Bei halber Beugung der Hüft- und

Tabelle 1. Normen der Beweglichkeit

Aufrecht stehend (cm)	nach vorne gebeugt (cm)	Differenzwert (cm)
$C_7 - D_{12} = 33$	35	2
$D_{12} - S_5 = 27$	35	8
$C_7 - S_5 = 60$	70	10

Kniegelenke gelingt die aktive Kyphosierung des Beckens besser,
als wenn die Knie voll durchgedrückt bleiben. Das physiologische
Maß wechselt außerdem beim Übergang von der einen in die andere
Region der Wirbelsäule beträchtlich. Aus den Erfahrungswerten,
die für die verschiedenen Bewegungsexkursionen als Durchschnitts-
werte notiert werden konnten, ergibt sich somit ein gewisser
Kanon, der uns mit steigender Übung geläufig wird und mit dem
wir arbeiten können. Dieser hier gezeigte Meßbogen berücksichtigt
nur die Vorwärtsbeugung von Brust- und Lendenwirbelsäule aus dem
Stand, andere Kombinationen sind natürlich möglich, können hier
aber nicht alle gezeigt werden.

Der Proband ist in der Regel Laie und er hat von einem derartigen
Kanon keine Ahnung. Infolgedessen hat er auch keine Chancen, das
Untersuchungsergebnis durch eigene Zutaten oder bestimmte Lei-
stungsbremsungen willkürlich abzuwandeln, ohne daß er dabei gegen
grundlegende Gesetzmäßigkeiten des Kanons verstößt. Diese und
ähnliche Besonderheiten verleihen der Bewegungsprüfung den Vorteil einer gewissen Objektivität.

Man kann das eigentätige Prüfprogramm dadurch erheblich verbessern, daß man in Parallele hierzu die Prüfung der fremdtä-
tigen Beweglichkeit vornimmt. Passive Bewegungsprüfungen werden
am besten am liegenden Patienten durchgeführt, weil dieser so am
ehesten seine Muskulatur entspannen kann. Grobe Diskrepanzen
zwischen den einzelnen Prüfergebnissen (aktiv und passiv) müssen
sehr sorgfälitg notiert werden, weil sie darüber Auskunft geben,
inwieweit der Proband bereit ist, mitzuarbeiten.

Schließlich kann man die passive Bewegungsprüfung mit der Fahn-
dung nach örtlich umschriebenen Schmerzpunkten kombinieren. Dabei
benützen wir am besten den Daumen der tastenden Hand als Gegen-
druckstempel und können so den Bewegungsausschlag in einem bestimmten Bewegungssegment akzentuieren und entsprechende Schmerzhaftigkeit strenger lokalisieren. Die umschriebene Dislokationsempfindlichkeit in einem bestimmten Bewegungssegment gestattet
den Rückschluß, daß auf dieser Höhe ein pathologischer Befund
eingetreten ist. Das Prüfergebnis kann außerdem durch gezielte
Wiederholungen nachkontrolliert und auf seine Stichhaltigkeit
hin beurteilt werden.

Selbstverständlich prüfen wir nicht nur Vor- und Rückwärtsbeu-
gungen, sondern auch Seitneigungen nach rechts und links, am
besten kombiniert mit Rotation nach der Gegenseite und dergleichen. Je vielfältiger das durchgeführte Bewegungsprogramm, um so
geringer die Aussichten für den Probanden, in dieses ausgeklü-

gelte System eigene Korrekturversuche einzubringen, ohne daß man
dies merkt. Wir achten sorgfältig auf stereotype Abweichungen des
Bewegungsmusters, vor allem auf schmerzbedingte Ausweichmanöver
und dergleichen. Als Summe erhalten wir eine objektive manuelle
Information, die sich folgendermaßen aufgliedert:

a) Dislokationsempfindlichkeit gegen Transversal- oder Sagittal-
   druck,
b) Schmerzhaftigkeit bestimmter Bewegungsstellen gegen gezielte
   Einzelexkursionen,
c) reflektorische Ausweichbewegungen.

Auf diese Weise wird die auf Gesamtregionen abgestellte, groß-
räumige Bewegungsprüfung ergänzt, und zwar durch eine auf örtliche Verhältnisse zielende, etagenweise Prüfung.

Es ist nachzutragen, daß die Kontrolle der Bewegungsleistung
unter Umständen nicht genügt. Wir müssen uns auch um die Prüfung
von Kraftleistungen kümmern. Kraftleistung bedeutet aktive Bewegungsausschläge oder aktive Dauerhaltungen gegen Widerstand
oder auch gegen eigentätige Rückwärtsbeugung aus Bauchlage heraus. Man beginnt mit dem leichteren, dem Rückwärtsaufbäumen aus
der vollen Rumpflage heraus und schließt mit dem schwierigeren,
dem Rückwärtsaufbäumen aus dem Überhang über die Untersuchungs-
bank heraus.

Insgesamt verdichten sich diese verschiedenen Einzelprüfungen
zu einem Gesamtbild der körperlichen Leistungsfähigkeit des
Achsenorgans, das für die Zwecke der Begutachtung ausreicht.
Man kann gerne einräumen, daß dies alles nur Stichproben sind
und daß sich auf diese Weise auch nur ein indirektes Leistungs-
bild erschließen läßt. Insgesamt ist aber dieser hier gezeigte
mittlere Standard an körperlicher Untersuchungstechnik bei weitem
besser als derjenige, was in vielen Rentengutachten heute angeboten wird. Die Überzeugung muß an der Spitze stehen, daß die
zur Energieleistung befähigte Komponente des Achsenorgans durch
die Muskulatur gebildet wird, während das Sekelet in diesem
Rahmen nicht mehr sein kann als ein "passiv tätiges Organ".

K.F. Schlegel, Essen

Nachweis von Aggravation und Simulation bei Folgen von Einzelbrüchen an der Brust- und Lendenwirbelsäule

Der Arzt, der Aggravation und Simulation bei Unfallfolgen festzustellen hat, befindet sich in einer zwiespältigen Situation: ist
es doch seine primäre Aufgabe, sich auf die subjektiven Angaben
seines Patienten zu stützen und bona fide die vom Patienten ver-
bal und durch persönlichen Augenschein. Diese sind dann unter
dem Aspekt der ärztlichen Hilfe und Sorge für den Patienten evtl.
therapeutisch zu verarbeiten.

Mit der Diagnose Aggravation und Simulation jedoch kann er nicht
nur den Patienten schädigen, sondern gibt auch einem evtl. geschädigten Dritten ein Mittel zur strafrechtlichen Verfolgung
seines Patienten in die Hand. Er wird damit als belastender
Hauptzeuge aufgerufen, verliert die Möglichkeit, als Arzt seinem
Patienten zu raten und zu helfen und liefert ihn, was letztlich
unerquicklich ist, Nichtärzten zur Rechenschaft aus. Er kommt in
die schwierige Situation, eine menschlich verständliche einfache
Übertreibung von Aggravation und Simulation scharf trennen zu
müssen, was in so klarer Differenzierung in der Praxis meistens
unmöglich ist.

"Wenn wir wirklich nur dann von Simulation sprechen wollen, wenn
überhaupt nicht die geringsten objektiven Veränderungen vorhanden
sind, so können wir allerdings nur sehr selten eine Simulation
diagnostizieren." Es ist daher, wie NAEGELI schreibt, "die übliche Trennung von Simulation und Aggravation eigentlich ohne
Sinn und im Grunde verkehrt".

Bei Folgen von Einzelbrüchen an der Brust- und Lendenwirbelsäule
ist stets ein objektiver, im Röntgenbild nachweisbarer morphologischer Grund vorhanden, weshalb die Bewertung von Aggravation
und Simulation durch den Arzt immer mehr oder weniger subjektiv
ist. Dieser Subjektivität wird trotz vorausgesetzter sauberer
klinischer und radiologischer Diagnostik stets ein breiter
Spielraum gegeben sein, der nicht zuletzt auch vom Naturell und
vom Erfahrungs- und Informationsstand des Arztes bestimmt wird.
Weitere Imponderabilien liegen in der Person, Konstitution und
Intelligenz des Verletzten. Der Arzt muß sich daher bemühen,
stets vollkommen vorurteilslos an seinen Patienten heranzutreten.

Bei der Simulation von Unfallfolgen spielt der Schmerz eine
wesentliche Rolle. Da objektive Zeichen sehr häufig fehlen, sind
Dysaesthesien, Hypaesthesien und Paraesthesien mehrfach mit verschiedenen Methoden zu überprüfen und besonders bei Ablenkung in
ihrem Ausbreitungsgebiet, vor allem der radiculären Segmente,
auszuloten. Zeitliche Einwirkung und Stärke des Schmerzes, besonders unter alltäglichen Funktionen, werden ungenau und falsch
dosiert geäußert. Der Simulant präzisiert nicht und schildert
unmögliche Arten und Lokalisationen der Schmerzen. Die Schmerz-
zonen ufern weit aus und ein Mißverhältnis zwischen Reizung und
Schmerzäußerung wird stets deutlich.

Besonders der ausstrahlende Schmerz bei Brustwirbelfrakturen im
intercostalen Bereich, bei Lendenwirbelbrüchen im Ischiasgebiet,
kann relativ leicht nachgewiesen werden. Je unintelligenter der
Patient ist, je weniger er durch viele Voruntersuchungen Lern-
prozesse mitgemacht hat, desto leichter ist durch unkonventio-
nelle Untersuchungsmaßnahmen die Diskrepanz aufzuhellen.

Der fehlende umgekehrte Laségue, durch aktives oder passives
Erheben des Oberkörpers bei evtl. unabsichtlich in Streckstellung
fixierten Kniegelenken, erweckt stets den Verdacht auf Täuschung.
Läßt sich beim sitzenden Patienten das gestreckte Bein erheben,
besteht sicherlich keine Ischias. Sie besteht auch dann nicht,
wenn im Stand das gesunde Bein als Spielbein eine rasche Beugung
im Hüftgelenk bei gestrecktem Knie ausführen kann. Nicht sehr

intelligente Patienten wissen ferner nicht, daß Ischiasschmerzen
bei Anwendung der Bauchpresse sich steigern.

Ein weiteres Indiz der verletzten Wirbelsäule ist die mehr oder
weniger begrenzte lokale Einsteifung. Sie ist im Anfang der Verletzung natürlich ausgedehnter, reduziert sich jedoch im Laufe
der Zeit, da ober- und unterhalb des Verletzungsbezirkes physiologische Kompensationsmöglichkeiten eintreten. Bleibt diese vermehrte Beweglichkeit ober- und unterhalb eines versteiften oder
teilversteiften Verletzungsbezirkes aus, ist es wiederum möglich, ein Mosaiksteinchen für das mögliche Puzzle der Simulation
zu erhalten.

Der vollkommen steife Rücken oder das steife Kreuz verhindert
natürlich nicht die Beugebewegung im Hüftgelenk, weshalb bei
der Rumpfbeugung mancher Simulant entlarvt werden kann. Besonders
ders dann, wenn die gleiche Bewegung im Sitzen oder in der Seit-
lage ohne weiteres möglich ist.

Man sollte immer ungewöhnliche Untersuchungsarten wählen, die
der Verletzte noch nie erfahren hat, Untersuchungen in Seitenlage, oder auf der harten Liege, oder aber Untersuchung der
Wirbelsäule in Knie-Ellenbogenlage schaffen bei der vergleichen-
den Betrachtung gegenüber den konventionellen Untersuchungsmetho-
den noch einige weitere Informationen. In gleicher Weise muß man
wissen, daß bei jeder echten Achsenabweichung eines geschädigten
Wirbelsäulenabschnittes ober- und unterhalb eine Gegenfehlstel-
lung zum Ausgleich eintritt. Fehlt diese, rundet sich das Bild
der Siumulation langsam ab.

Das wesentliche Indiz für die Aggravation, oder deren Steigerung,
die Simulation, ist stets das unökonomische Verhalten. Dies gilt
bei der Schilderung von Unfallhergang und Beschwerden ebenso wie
bei der Ausübung irgendeiner Funktion. Während der untendenziöse
Patient stets versucht, möglichst ökonomisch irgendeinen Körper-
defekt zu kompensieren, was als schließlich unbewußte psychoso-
matische Aktion angesehen werden muß, lassen der Aggravant und
der Simulant jegliches "Sparprinzip" vermissen. Mehr oder weniger
bewußt wird gezeigt, daß, und wie stark sie Schmerzen haben, wie
sehr die statische und dynamische Leistung beeinträchtigt ist,
und daß das traumatologische Debakel zum Verlust der bisherigen
Lebensqualität geführt hat.

Eine kritische Anmerkung muß jedoch gemacht werden. Man findet
bei vielen Begutachtern von Unfallfolgen, auch an der Wirbelsäule, noch immer, wenn auch unterschwellig, die Ansicht vertreten, daß eine abgelaufene Wirbeläulenfraktur, gleichgültig
an welcher Stelle, schmerzfrei sein müsse, selbst wenn eine mehr
oder weniger geringe Fehlstellung besteht, und oft sogar vor
Abschluß einer an anderen Knochen gewohnten Bruchheilung. Hier
muß mit aller Entschiedenheit darauf hingewiesen werden, daß
die Gesetze der Bruchentstehung, der Bruchbehandlung und der
Residuen nach ausgeheilten Frakturen an der Wirbelsäule ebenso
anwendbar sind, wie an jedem anderen Skeletabschnitt. Es ist
eben einfach ein Widerspruch, wenn Therapeuten glauben, daß
die Blockierung eines Wirbelbogengelenkes aus irgendwelcher
Ursache heraus Beschwerden machen könne, während die sekundär

eingetretene Verstellung eines Wirbelbogengelenkes bei einer
geringfügigen Deckenplattenimpression mit leichter Gibbusbildung
nun zu keinen gelegentlichen posttraumatischen Beschwerden be-
rechtige. Auch im Bereich der Knochennarbe können endossale
oder periostale Neurome kleinster Nerven bleibende Beschwerden
unterhalten. Auch die postfrakturelle Wetterfühligkeit ist der
Wirbelsäule ebenso zuzubilligen, wie anderen Skeletabschnitten.
Nicht selten kann so der spätere und alle klinischen Möglichkeiten ausschöpfende Nachbegutachter nachweisen, daß die Vor-
gutachter - lassen Sie mich das Zitat kritisch ummünzen -
schnell fertig waren mit dem Wort Aggravation und Simulation,
"das schwer sich handhabt, wie des Messers Schneide".

H. Erdmann, Frankfurt

Welches sind die Kriterien für die Dauerrente (MdE) bei Einzelbrüchen an der Brust- und Lendenwirbelsäule?

Aus der Einleitung von Herrn PERRET wissen Sie bereits, daß das
heutige Thema absichtlich auf einfache Bruchformen beschränkt
bleiben soll. Welche Verletzungseinzelheiten sollen nun mit dem
Ausdruck "einfache Bruchformen" angesprochen werden? Schon aus
dem Gegensatz heraus ergibt sich, was heute nicht behandelt
werden soll: Bruchformen, die von vornherein mit dem Risiko eines
schlechten Ausheilungsbildes belastet sind, gehören nicht in diese Gruppe. Beispielsweise soll die "voll ausgebildete WS-Verletzung" heute nicht dabei sein; denn diese Verletzungsgruppe
ist ja ungünstig und kann daher auch nicht als "einfache Bruchform" angesehen werden.

Logischerweise bleiben unter diesen Umständen nur noch zwei
Läsionen in der Debatte:
a) der isolierte Wirbelbruch
b) der W-Körperbruch mit Bandscheibenbeteiligung.

Die gemeinsame Besprechung dieser beiden Schädigungstypen recht-
fertigt sich tatsächlich aus dem gelinden Schweregrad, der für
beide Geltung hat: In den weitaus meisten Fällen handelt es sich
um harmlose Verletzungsformen, die innerhalb kurzer Zeitfristen
zu einer günstigen Ausheilung gelangen. Wohlgemerkt: Auch für
den 2. der beiden Verletzungstypen (also für Gruppe b) hat LOB
seinerzeit angegeben: Er kann "... im allgemeinen noch zu den
leichten Wirbelkörperverletzungen gerechnet werden."

Rolle der Bandscheibenbeteiligung

LOB hat seine Aussage bewußt eingeschränkt, indem er die Worte
"im allgemeinen" eingefügt hat. Eine solche Einschränkung bedeutet ja doch: Der Charakter der leichten Verletzungsform gilt
nicht immer bzw. nicht unter allen Umständen.

Überlegen wir uns nun, wo denn der Übergang zu den ungünstigeren
Verletzungsformen zu sehen ist, den es in Gruppe b) unter Umständen geben kann, müssen wir den Umstand der Bandscheiben-Beteili-
gung näher ins Auge fassen; denn gerade hier liegen die kritischen Punkte für die Unterscheidung zwischen leichteren und
schwereren Formen der WS-Verletzung. Sehen wir die von LOB ge-
gebene Einteilung der Verletzungsformen auf dieses Kriterium hin
durch, so ergibt sich eine aufsteigende Skala in der nachstehen-
den Form (Tabelle 1):

Tabelle 1

Verletzungsart	Bdsch.-Beteiligung
a) isolierter W-Bruch	keine
b) W-Körperbruch mit Bdsch.-Beteiligung	vorhanden: Lösung I = leicht Lösung II = grob
c) voll ausgebildete WS-Verletzung	*Totale Bdsch.-Sprengung Interposition von Bdsch.- Trümmerstücken zwischen den Fragmenten*

Die betreffende Skala reicht mit dem ungünstigeren Ende in die
Gruppe c) hinein, dies bedeutet also: In diejenige Verletzungsgruppe, von der <u>heute</u> absichtlich <u>nicht</u> die Rede sein soll.

Anhand dieses vereinfachten Schemas wird nun deutlich, warum
LOB seine Aussage hat einschränken müssen: Nicht alle Fälle von
Gruppe b) verlaufen mit dem leichten Typ der Bandscheibenlädie-
rung, wenn man auch rein statistisch sagen kann: Die meisten tun
es! Nur eine kleine Auswahl der Fälle in Gruppe b) ist tatsächlich mit einer schwereren Form von Bandscheibenverletzung kombiniert.

<u>Unterscheidungsmerkmale der begleitenden Bandscheiben-Läsion</u>

Es wird Ihnen einleuchten, daß der Gesichtspunkt der "begleitenden Weichgewebsverletzung" von entscheidender Bedeutung ist;
denn gerade für das Ausheilungsbild spielt ja doch die restver-
bliebene, bewegungsmechanische Brauchbarkeit des betroffenen
Bewegungssegmentes die Hauptrolle. Und für diese Brauchbarkeit
ist wiederum der Zustand der <u>verformbaren</u>, normalerweise immerhin
noch kohärenten Weichgewebe wichtiger als der <u>formbeständige</u>
knöcherne Wirbelkörper; dabei soll keineswegs übersehen werden,
daß dieser Wirbelkörper ggf. durch die vorausgegangene Bruch-
schädigung keilähnlich verformt ist.

Was nun die begleitende Bandscheibenschädigung angeht, gibt es
offenbar zwei Lösungen, eine günstigere, die wir als Lösung I
bezeichnen wollen und eine ungünstigere, die Lösung II.

<u>Lösung I</u>. Sind die wichtigsten Strukturen im dorsalen Teil des
Bewegungssegmentes intakt geblieben, dann resultiert auch keine
pathologische Transversalbeweglichkeit. Scherende Malträtierungen
werden auf diese Weise meist hintangehalten und der Schaden am
Bandscheibengefüge kann stabil ausheilen (Abb.1a).

<u>Lösung II</u>. Ist der mechanische Zusammenhalt im dorsalen Teil des
Bewegungssegmentes zerrissen oder wurde das intervertebrale Ge-
füge während der entscheidenden Wochen der Heilperiode nicht in
genügender Form ruhiggestellt, so kann die angestrebte manschet-
tenförmige äußere Verklammerung ggf. nicht gelingen und es resultiert Instabilität. Der Schweizer Pathologe AUFDERMAUR hat
in dieser Beziehung von der "gelenkigen Umwandlung der Band-
scheibenmasse" gesprochen (Abb.1b).

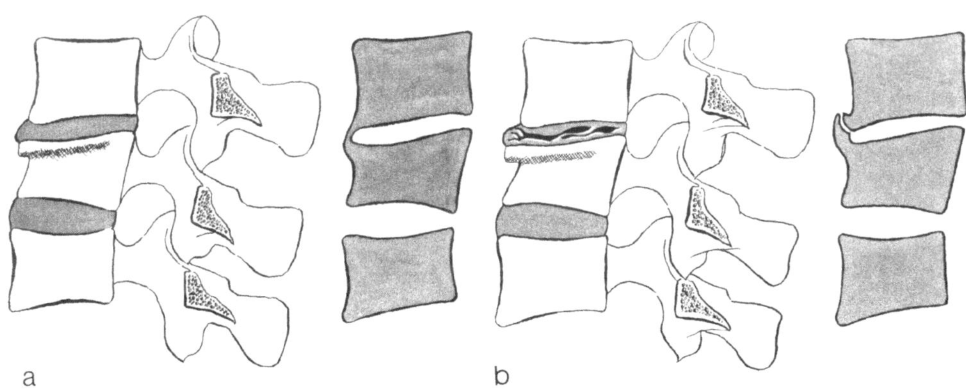

Abb.1a u.b

<u>Kriterien für die MdE-Einschätzung</u>

Aus der eben gegebenen Betrachtung der weichgewebigen Begleitverletzungen ergibt sich nun auch folgerichtig, mit welchen
Bewertungsmerkmalen wir am besten arbeiten.

Wir fragen im Einzelfalle so:

1. Welche Bruchform hat vorgelegen?
   a) der isolierte W-Bruch
   b) der W-Körperbruch mit Bandscheibenbeteiligung

2. Welche Art von Bandscheibenbeteiligung hat stattgefunden?
   a) Lösung I
   b) Lösung II

3. Wie gestaltet sich das Ausheilungsergebnis?
   a) mit einer statisch wirksamen, irreversiblen Achsenknickung
      oder ohne eine solche?
   b) stabil oder instabil?
   c) bis zu welchem Stand hat sich die Wiederertüchtigung der
      WS-Haltemuskulatur entwickelt?

Gerade aus der Formulierung der Einzelfragen, die für die Beurteilung des Ausheilungsergebnisses entscheidend sein sollen,
geht hervor, daß röntgenologische Kriterien am Ende des 2.
Unfalljahres nur in beschränkter Form herangezogen werden können (Tabelle 2). Je nachdem wie die Antworten auf diese 3
Fragen ausfallen, liegt der MdE-Satz am Ende des 2. Unfalljahres
unter 20% oder auch nicht. Bei der Anfertigung der nachfolgenden
Tabelle wurden die eben entwickelten Gesichtspunkte mit eingebaut, die Tabelle ist aber natürlich nur als unverbindliche
Richtschnur gedacht (Tabelle 3).

Tabelle 2. Kriterien für die Einschätzung der MdE

stabil oder instabil?

mit oder ohne statisch wirksamen Achsenknick?

Wiederertüchtigung der Muskulatur erreicht oder nicht?

Tabelle 3

Verletzungsart	Untergruppe	MdE bei Eintritt in das 3.Unfalljahr
a) isolierter W-Bruch		unter 10%
b) W-Körperbruch mit Bdsch.- Beteiligung	Lösung I, stabil	unter 10%
	Lösung I + statisch wirksamer Achsenknick	10 - 20%
	Lösung II, instabil	20%
	Lösung II + statisch wirksamer Achsenknick	20 - 30%
c) voll ausgebildete WS-Verletzung	*Stückbruch mit Bdsch.- interposition stabil*	*10 - 20%*
	Stückbruch mit Bdsch.- interposition instabil	*20 - 30%*

Podiumsgespräch zur Sektion Verkehrsmedizin
(Leitung: W. Perret, München)

Teilnehmer: Beck (Erlangen), Erdmann (Frankfurt), Hinz (Landstuhl)
            Schlegel (Essen), Weller (Tübingen) Wochnik (Hamburg)

BECK, ERDMANN, SCHLEGEL und Kollegen aus dem Auditorium bestätigen, daß bei den zur Diskussion stehenden milden Brüchen an
Brust- und Lendenwirbelsäule (also den Brüchen mit nur geringen
bleibenden Formveränderungen, ohne Bandscheibenbeteiligung) von

Termingutachtern und anderen Stellen ohne belegbare Begründung
für die Dauerrente oft 20 oder 30% MdE unterstellt würden, bei
diesen Unfallfolgen aber die MdE in der Regel sich unter 20%
MdE senken müsse. Einhellig ist man auch der Meinung, daß wenn
erst einmal die Dauerrente mit 20% MdE fixiert ist, später eine
Senkung praktisch nicht mehr möglich sei. WELLER und SCHLEGEL
hoben jedoch hervor, daß es auch bei diesen Unfallfolgen, nicht
in der Regel, nur im Ausnahmefall, reelle bleibende Beschwerden
geben kann, die doch 20% MdE rechtfertigen. Zur erweisbaren
Überbewertung sujektiver Beschwerden meint SCHLEGEL, daß solche
auch im Gutachten aufgezeigt, für evtl. weitere Gutachter auch
überprüfbar, belegt werden müßten (also das Verhalten bei der
Untersuchung, bei den diversen Funktionsprüfungen, beim Aus-
und Ankleiden, beim Hinlegen auf die Untersuchungsliege, Dre-
hungen dort u.a.m.) WELLER betont, daß die früher einmal er-
wogene Meinung, daß eine bleibende Keilbildung von 10 Grad
automatisch 10% MdE bedeute, von 20 Grad 20% MdE etc. nicht
berechtigt sei, für die Beurteilung andere Kriterien von Bedeutung sind. Einig sind sich alle darüber, daß eine unterstellte
Instabilität oder Minderung der Tragfähigkeit, wobei beides auch
oft kurzerhand nur als Gefügestörung qualifiziert wird, stets
durch entsprechende klinische und röntgenologische Befunde belegt werden müsse. Zu den sensiblen Reizerscheinungen meint
WOCHNIK, daß solche nur dann unterstellt werden dürfen, wenn
diese auch objektiv faßbar sind, auch nachprüfbar für spätere
Gutachter; spezielle Untersuchungen wie EMG erforderlich sind.
Nur periodisch auftretende subjektive Beschwerden, oft bei der
Untersuchung gerade nicht vorhanden, können nicht als erwiesene
Unfallfolgen in die Beurteilung der MdE einbezogen werden. Neben
SCHLEGEL betont auch WOCHNIK, daß erlebnisabhängige Beschwerden
im Sinne der Neurose eine nervenärztliche Untersuchung erforder-
lich machen, dies jedenfalls nicht zum eigentlichen Bereich der
Simulation und Aggravation gehöre, obwohl es zwischen beidem
fließende Übergänge gebe.

Insgesamt ergab sich, daß bei den zur Diskussion stehenden milden
Brüchen an Brust- und Lendenwirbelsäule die zu hohe Bewertung des
Dauerschadens mit 20% MdE und höher häufig nichts anderes ist,
als die "mit medizinischen Fremworten manipulierte Übertragung
laienhafter Beschwerden in die gehobene Sprache des Fachmannes,
womit man versucht, eine Vorstellung des vermeintlichen Sach-
verhaltes zu geben - was aber zu einer objektiven Beurteilung
erforderlich sei, das sei Faktum" wie ERDMANN an anderer Stelle
früher einmal betont hatte.

IV. Begutachtung des Knorpelschadens

J. Probst

Vorsitz

Nach dem gestrigen Höhenflug in rasterelektronenmikroskopische
Dimensionen und in die fortschrittsträchtige Klinik der Knorpelverletzungen führt uns die Begutachtung des Knorpelschadens
wieder in die rauhere Alltagswirklichkeit zurück. Begutachtung
ist schon schlechthin kein leicht zu bestellender Acker, erst
recht nicht dort, wo viele Hilfsmittel der Diagnostik und Dokumentation versagen oder uns versagt sind. Daher muß ich bereits
im voraus darum bitten, keine hochgespannten Erwartungen an die
folgenden Vorträge zu knüpfen, insbesondere den Wunschgedanken
fallen zu lassen, nun endlich würden Patentrezepte zur Begutachtung auf einem der schwierigsten Gebiete zur Verfügung gestellt. Begutachtung bedeutet in einem auf besondere Weise sehr
verantwortungsvollen Abschnitt unserer Tätigkeit kein leichtes
Tun, ganz und gar ist sie nicht geeignet zu routinemäßiger Hand-
habung. So wird sich auch an diesen Themen erweisen, daß in
jedem Einzelfall von neuem dem Gutachter mühsame Arbeit in
Aktenstudium, Anamnese, Befunderhebung, Tatsachenwürdigung und
gutachterlicher Beurteilung abverlangt wird. In jedem einzelnen
Falle vollzieht sich der Auftrag zur Erarbeitung von Tatbestand
und Entscheidungsgründen von neuem. Wer gutachtet, muß sich
darüber im klaren sein, daß eine ordentliche Diagnose mit allen
ihren Prämissen nicht das Ziel der Aufgabe ist, sondern erst die
Voraussetzung darstellt für die Erfüllung der gestellten Aufgabe,
eine Rechtsentscheidung aus Gründen herbeiführen zu können. Wenn
Sie dies sich immer wieder in Erinnerung rufen und beherzigen,
können Sie Ihren Gutachten das Gewicht der Überzeugungskraft
verleihen, das der Richter oder Verwaltungsbeamte zu wägen vermag.

G. Könn, V. Schejbal und W.P. Oellig, Bochum
Histologische Abgrenzung zwischen traumatischen und degenerativen Knorpelveränderungen

Nach der feingeweblichen Struktur und den biomechanischen Eigenschaften des Knorpelgewebes ist zwischen Faserknorpel, elasti-
schem Knorpel und hyalinem Knorpel zu unterscheiden. Im Zusammenhang mit der gestellten Frage interessiert hier der hyaline
Knorpel besonders in seiner Funktion als Überzug von Gelenkflächen.

Der Gelenkknorpel gehört zu den sog. bradytrophen Geweben. Er
besitzt keine eigenen Capillaren. Die Moleküle gelangen per
diffusionem aus der Synovialflüssigkeit und den subchondralen
Knochenzonen in den Knorpel. Gelenkbewegungen mit Belastungen
begünstigen den Stoffaustausch, ebenso die Regeneration, wobei
zu betonen ist, daß die Heilungsfähigkeit des Gelenkknorpels
im Vergleich zu anderen Gewebsarten mangelhaft ist. Das bedeutet, daß bei Strukturveränderungen des Gelenkknorpels gleich
welcher Genese, ein Ciruculus vitiosus in Gang gesetzt werden
kann, der in eine Arthrosis deformans mündet.

Wenden wir uns zunächst den traumatischen Knorpelschäden und
danach den degenerativen Veränderungen am Knorpelgewebe zu, um
zum Schluß der Frage nachzugehen, wie weit man mit histologischen
Methoden traumatische und degenerative Veränderungen am Gelenkknorpel abgrenzen kann.

<u>Traumatische Knorpelschäden</u> können durch unterschiedliche Ver-
letzungsmechanismen verursacht werden. Sie können mehr oder
weniger oberflächliche isolierte Knorpelschäden oder tiefgrei-
fende Knorpel-Knochenverletzungen nach sich ziehen. Im Rahmen
des Themas haben wir uns auf die makroskopisch kaum erkennbaren,
mehr oberflächlichen Knorpel- oder Knorpel-Knochenverletzungen
beschränkt und die schwereren und schweren traumatischen Gelenkverletzungen mit Beteiligung des Gelenkknorpels ausgeklammert.

Bei einer 3 Tage zurückliegenden Verletzung des Kniegelenkes
ließ sich am Patellarknorpel histologisch ein klaffender Einriß
mit Fibrinexsudationen und Blutungen nachweisen, noch ohne
celluläre reparative Vorgänge. Nicht weit von diesem Einriß
war es in der Gleitzone des Gelenkknorpels zu cystenähnlich
gestalteten Zerfaserungen gekommen, von Fibrin und Blut bedeckt.
Demaskierungen oder degenerative Veränderungen waren noch nicht
entwickelt.

Etwa <u>8 bis 10 Wochen</u> nach Verletzung von Gelenkflächen hatte sich
ein vom Gelenkknorpel ausgehendes oberflächliches, umschriebenes
zell- und faserreiches Narbengewebe entwickelt. Chondrocyten-
ähnliche Zellen wurden hier nicht beobachtet. In der Umgebung
des geschädigten Gewebes war das Knorpelgewebe durch eine Zellverarmung und eine geringe Anfärbbarkeit gekennzeichnet.

<u>16 Wochen</u> nach einer Kniegelenksverletzung fand sich histologisch
eine oberflächliche umschriebene unspezifische bindegewebige Narbe
ohne erkennbare Chondrocyten. Das umgebende Gewebe war durch
eine Zellverarmung und nestförmiges Auftreten von Knorpelzell-
haufen (sog. Brutkapseln) gekennzeichnet. Dieses Bild gehört
aber bereits in den Kreis morphologischer Dokumente einer Arthrosis deformans.

Während die bisherigen histologischen Veränderungen am Gelenkknorpel als posttraumatisch zu identifizieren sind, ergab die
feingewebliche Knorpeluntersuchung nach einem etwa <u>7 Monate</u>
zurückliegenden Unfall mit Knorpel-Knochenbeteiligung ein anderes Bild: Hier war eine Arthrosis deformans entwickelt, die nur
im Zusammenhang mit der klinischen Mitteilung als posttraumatisch
eingeordnet werden konnte.

300

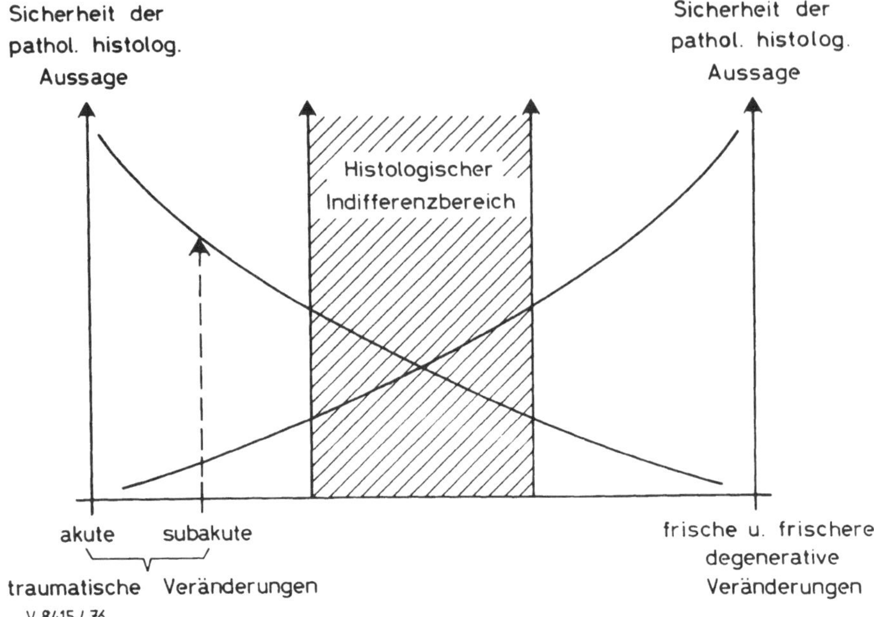

Abb.1. Zur histologischen Abgrenzung traumatischer und degenerativer Veränderungen am Gelenkknorpel

Zusammenfassend ist nach den bisherigen Darlegungen festzuhalten, daß akute und subakute, bis etwa 4 Monate zurückliegende isolierte oberflächliche traumatische Beschädigungen des Gelenkknorpels zu identifizieren sind, zu diesem Zeitpunkt aber bereits degenerative Veränderungen am Knorpelgewebe hinzutreten, die es zunehmend erschweren , allein vom histologischen Bilde aus die Genese der Arthrose zu erkennen.

Die frühen degenerativen Veränderungen am Gelenkknorpel sind histologisch charakterisiert durch eine Zellverarmung infolge Zugrundegehens der Chondrocyten. Bei Verlust der Grundsubstanz kommt es weiterhin zu Demaskierung der Kollagenfibrillen, so daß die Faserlamellen sichtbar werden mit Aufhellungen in der Grundsubstanz. Darüber hinaus entwickeln sich die für den Arthroseknorpel typischen haufenförmigen Ansammlungen von Knorpelzellen, sog. Brutkapseln. Der Gelenkknorpel wird dadurch insgesamt erweicht und an den mechanisch besonders beanspruchten oberflächlichen Anteilen aufgerauht und verschmälert. Histologisch findet man in diesen Bereichen ein von der Grundsubstanz freies Fasersystem mit noch Resten von Knorpelzellen, entweder ohne, gelegentlich aber auch mit reparativen Vorgängen. Der Prozeß kann dann bis zum vollständigen Verlust des Gelenkknorpels mit Freilegung des subkartilaginären Knochens fortschreiten.

Nimmt man die feingeweblich festgestellten traumatischen Schäden am Gelenkknorpel in den Blickpunkt und versucht diese abzugrenzen gegenüber den feingeweblichen degenerativen Knorpelschäden, so ergibt sich (Abb.1).

1. Frische traumatische und degenerative Veränderungen sind feingeweblich eindeutig voneinander abzugrenzen.

2. Bis etwa 4 Monate zurückliegende oberflächliche traumatische Beschädigungen des Gelenkknorpels mit ihren Folgen sind nachträglich feingeweblich durchweg noch zu identifizieren.

3. Die posttraumatische Arthrosis deformans - als der Endzustand einer traumatischen Knorpelbeschädigung - ist nachträglich allein mit histologischen Methoden nicht sicher abzugrenzen und zu diagnostizieren. Der morphologische Befund kann jedoch im Zusammenhang mit klinischen Mitteilungen häufig noch Wichtiges zur Genese der Gelenkerkrankung beitragen.

4. Danach verhält sich der hyaline Gelenkknorpel gegenüber traumatischen Einwirkungen ähnlich wie der Meniscus, der aus Faserknorpel aufgebaut ist.

<u>Literatur</u>

1. LANG, F.J.: Arthritis deformans und Spondylitis deformans. In: Handbuch der speziellen pathologischen Anatomie und Histologie, <u>9</u>, II.Teil: Gelenke und Knochen, 252-376, Berlin: Springer 1934.
2. LANG, F.J., THURNER, J,: Arthropathia deformans coxae (Coxarthrose, malum coxae). Ergeb. Pathol. <u>46</u>, 1-80 (1965).
3. IV. Reisensburger Workshop: Knorpelschaden am Knie (Hrsg. C. BURRI und A. RÜTER), Hefte z. Unfallheilk., 127 (Hrsg. J. REHN und L. SCHWEIBERER) Berlin-Heidelberg-New York: Springer 1976.
4. V. Reisensburger Workshop: Meniscusläsion und posttraumatische Arthrose am Kniegelenk. Hrsg.: C. BURRI und A. RÜTER, Hefte zur Unfallheilkunde, <u>128</u> Hrsg.: J. REHN und L. SCHWEIBERER, 1976.
5. UEHLINGER, E.: Die pathol. Anatomie d. traumatischen Arthrose. Hefte zur Unfallheilkunde, <u>110</u>, 111-123, 1972.

J. Mockwitz, Frankfurt/M.

Voraussetzungen für die Anerkennung eines Knorpelschadens als Unfallfolge

In zunehmendem Maße wird der unfallchirurgische bzw. chirurgische Gutachter mit der Fragestellung konfrontiert, ob ein Knorpelschaden als Unfallfolge anzuerkennen oder abzulehnen ist. Knöcherne Gelenkverletzungen mit zwangsläufig begleitender Knorpelfraktur (Osteochondral-fractures) sollen hier ausgeklammert werden, hier steht der Gutachter nicht vor größeren Problemen. Er hat schließlich etwas in der Hand, nämlich in der Regel den Röntgenbefund vom Unfalltage.

Solche gutachterlichen Überlegungen gehen im allgemeinen davon aus, daß ein Gelenk, am häufigsten das Kniegelenk, direkt von

einer Gewalteinwirkung betroffen und ein später hier nachgewie-
sener Knorpelschaden damit in Zusammenhang gebracht worden ist.

2 Beispiele aus dem Gutachtensfundus bzw. Krankengut der BG-
Unfallklinik Frankfurt/M. mögen die Situation verdeutlichen:

Fall 1: Ein 29jähriger Mann stürzt am 13.11.1974 auf dem Wege
zur Arbeit vom Moped und dabei auf das rechte Kniegelenk und
auf das Gesicht. Transport (RTW) in die nächstliegende Klinik
und damit sofortige Arbeitseinstellung und Vorstellung beim
D-Arzt. Von diesem wird eine Schwellung des Kniegelenkes sowie
eine Schürf-Prellmarke praepatellar beschrieben. Die Kniegelenkspunktion ergibt 40 ml Blut, ohne Fettbeimengung. Die Röntgenaufnahmen des Kniegelenkes lassen eine knöcherne Verletzung ausschließen. Während der 3-wöchigen stationären Klinikbehandlung
wird nochmals - 14 Tage nach dem Unfall - 40 ml Blut intraarticulär abpunktiert. Nach kurzer ambulanter Behandlungsphase
zwischenzeitlich arbeitsfähig, Anfang Januar - also rund 8
Wochen nach dem Unfall - erstmalige Klage über Belastungs-
Bewegungsschmerzen im rechten Kniegelenk, genauer gesagt im
Femoro-Patellar-Gelenk, hauptsächlich beim Treppensteigen,
Bergabwärtsgehen sowie beim Aufrichten aus der Hocke. Nach
beschwerdefreien Intervallen bildet sich nun ein chronischer
Reizzustand des rechten Kniegelenkes aus, eine erneute notwendige Punktion im Mai 1975 ergibt 50 ml - nunmehr bernstein-
farbene, seröse - Flüssigkeit.

Die Handakten der Berufsgenossenschaft sind vorbildlich geführt, es fehlen weder der D-Arztbericht mit ergänzendem Formblatt D 13 b, regelmäßige Nachschauberichte, noch der Auszug
aus der Leistungskartei der Krankenkasse. Insbesondere letztere
ergibt keinen Anhalt für Vorverletzungen am rechten Kniegelenk.
Die Befragung nach sportlicher Betätigung (insbesondere Fußball,
Skisport) ist unergiebig.

Die im August 1975 angefertigten Röntgenaufnahmen zeigen eine
deutliche Eindellung der Konturen der Kniescheibenhinterfläche,
die nur im Zusammenahng mit dem klinischen Befund die bislang
vermutete Diagnose erhärtet: Chondropathia patellae (C.p.).

Die Kniegelenkseröffnung in unserer Klinik bestätigt diese
Diagnose. Korrespondierend zur ehemaligen, im D-Arztbericht
beschriebenen, praepatellaren Prellmarke waren parallel verlaufende Knorpelfissuren mit sternförmigen Verästelungen,
Auffaserungen und stellenweiser Entblößung des subchondralen
Knochens in einer Ausdehnung von ca. Zehnpfennigstückgröße zu
erkennen. Der begleitende Reizzustand der Kapsel ist ersichtlich.
Der infolge der Contusion destruierte Knorpelbezirk wurde im
Gesunden scharf bis zum subchondralen Knochen ausgestanzt und
der freiliegende Knochen mit einem dünnen Bohrer mehrfach perforiert. Zur Entlastung des Patellagleitlagers wurde anschliessend die Ventralisation nach BANDI ausgeführt.

Bei folgenden Voraussetzungen haben wir hier die Chondropathie
- im Gegensatz zu der weit häufigeren C.p.sui generis - als
Unfallfolge angesehen:

1. Direktes Trauma der Kniescheibe ausreichender Schwere, das
   den Tatbestand einer Gelegenheitsbedingung ausschließen läßt.

2. Sofortige Arbeitseinstellung.

3. Aufsuchen des Durchgangsarztes am Unfalltage. Vorliegen des
   D-Arztberichtes und ergänzendes Formblatt D 13 b, Nachschauberichte.

   Genaue Unfallschilderung im Einklang mit gegebenenfalls
   durchgeführten behördlichen Untersuchungen am Arbeitsplatz
   und gegebenenfalls Unfallanzeige vom Betrieb.

   Genaue Schilderung des klinischen Erstbefundes mit äußerlichen
   Verletzungszeichen (Prellmarke, Schürfwunden).

   Ergebnis der Kniegelenkspunktion (blutiger Erguß). Röntgenologischer Ausschluß knöcherner Begleitverletzungen.

4. Auszug aus der Leistungskartei der Krankenkasse mit Fehlen
   eines Vorschadens.

5. Auskunft bzw. Befragung über frühere berufliche und sportliche
   Betätigung des Verletzten, die eine Vorverletzung am Ort der
   jetzigen Gewalteinwirkung nicht wahrscheinlich werden läßt.

6. Beschwerdefreies Intervall von ca. 2-3 Monaten, welches für
   die posttraumatische C.p. als Folge einer Contusion typisch
   zu sein scheint.

7. Intraoperativer Befund muß mit der Unfallschilderung (Ort
   der direkten Gewalteinwirkung oder damit korrespondierenden
   Arealen) und ärztlichem Erstbefund in Einklang zu bringen
   sein.

8. Ergebnis der feingeweblichen Untersuchung.

Die intraoperativ entnommene Gewebsprobe zur feingeweblichen
Untersuchung hat verständlicherweise für die gutachterliche
Aussage eine um so höhere Aussagekraft, je kürzer der Zeitpunkt
zwischen Unfallgeschehen und Operation ist, also möglichst bevor
sekundär verschleiernde Veränderungen ausgeprägt sind.

<u>Fall 2:</u> Ein 46jähriger Patient stürzt am 12.12.1975 beim Aus-
stemmen eines Türsturzes von einem 70 cm hohen Gerüst und mit
dem rechten Knie auf eine Schubkarre. Sofort Schmerzen, Be-
lastungsunfähigkeit, Arbeitseinstellung, Transport zum D-Arzt.
Dort Erstellung des D-Arztberichtes mit ergänzendem Formblatt,
keine Abweichung der Unfallschilderung des Verletzten von den
Angaben im D-Arztbericht und der behördlichen Unfalluntersuchung.

Der ärztliche Erstbefund schildert Druckschmerzhaftigkeit und
Schwellung über dem rechten inneren Kniegelenkbereich, Ergußbildung mit deutlicher Streck- und Beugehemmung. Eine Punktion
wurde jedoch nicht durchgeführt., der Bandapparat wird als intakt
beschrieben. Die Röntgenaufnahmen lassen eine frische knöcherne
Begleitverletzung ausschließen. Hier keine äußerlichen Verletzungszeichen.

Auch 3 Wochen nach Abklingen der akuten Symptomatik weiterhin schmerzhafte Streck- und Beugehemmung, deshalb Einweisung mit Verdacht auf eingeklemmten Innenmeniscus zwecks Operation in die BG-Unfallklinik Frankfurt/M.

Da die vermutete Meniscusschädigung als Folge des geschilderten Unfallereignissses zweifelhaft ist, erfolgt die stationäre Behandlung zunächst zu Lasten der zuständigen Krankenkasse. Die Doppelkontrastarthrographie brachte uns nicht weiter. Die am 26.1.1976 durchgeführte Kniegelenkseröffnung zeigte einen makroskopisch relativ frischen, 1 x O,5 cm großen Knorpeldefekt an der korrespondierenden Stelle zur direkten Gewalteinwirkung an der inneren Oberschenkelrolle. Das dazugehörige Knorpelareal fand sich in der vorderen medialen Kniegelenkskammer am vorderen Kreuzband verlagert und erklärt die Bewegungsbehinderung. Da der Defekt außerhalb der Belastungsareale lag, wurde bei dem 46jährigen Patienten auf eine Retransplantation verzichtet, die Ränder geglättet und der subchondrale Knochen angebohrt.

Die histologische Untersuchung des abgesprengten Knorpelbezirkes ergab eine beginnende Knorpelnekrose mit vernarbenden Granulationen am Rande sowie Residuen vorausgegangener Blutungen, die histologisch in einen zeitlichen Zusammenhang mit dem geschilderten Unfall vom 12.12.1975 gebracht werden konnten.

Bei einer gutachterlichen Nachuntersuchung ein halbes Jahr nach der Operation geringe Beschwerden bei eingeschränkter Beugung und voller Streckung. Die zu diesem Zeitpunkt durchgeführte Arthroskopie zeigte eine bindegewebige, narbige Ausheilung des ehemaligen Defektes mit leichter, welliger Oberflächenstruktur.

Auch in diesem Falle haben wir die durch direktes Trauma entstandene, isolierte Knorpelabsprengung als Unfallfolge angesehen, da folgende Voraussetzungen gegeben waren:

1. Direktes Trauma des Kniegelenkes ausreichender Schwere, das den Tatbestand einer Gelegenheitsbedingung ausschließen läßt.

2. Sofortige Arbeitseinstellung.

3. D-Arztbericht und ergänzendes Formblatt D 13 b. Genaue Unfallschilderung ist in Einklang zu bringen mit gegebenenfalls Unfallanzeige vom Betrieb und gegebenenfalls behördlicher Untersuchung am Arbeitsplatz.

   Genauer schriftlich fixierter ärztlicher Erstbefund (Kniegelenkspunktion ?).

   Röntgenologischer Ausschluß knöcherner Begleitverletzungen.

4. Auszug aus der Leistungskartei der Krankenkasse. "Leere" Anamnese.

5. Auskunft bzw. Befragung über frühere berufliche und sportliche Betätigung des Verletzten, die eine Vorschädigung am Ort der jetzigen Gewalteinwirkung nicht wahrscheinlich werden läßt.

6. _Kein_ beschwerdefreies Intervall.

7. Intraoperativer Befund. Übereinstimmung des ärztlichen Erstbefundes (Ort der direkten Gewalteinwirkung) mit dem intra-
   operativen Befund.

8. Ergebnis der feingeweblichen Untersuchung.

Natürlich kann die Problematik der posttraumatischen Knorpelläsion für den Gutachter innerhalb der kurzen, mir zur Verfügung
stehenden Zeit, nur angerissen werden. Deshalb habe ich diese
2 typischen Beispiele aus unserem Krankengut angeführt.

Die zur gutachterlichen Anerkennung des Unfallzusammenhanges
führenden Voraussetzungen waren bei beiden Verletzten (bei einem
mit Knorpel<u>contusion</u> - bei dem anderen isolierte Knorpel<u>ab-
sprengung</u>) nahezu gleich. Nur ein Unterschied ist festzustellen:
Bei der traumatischen Knorpel<u>contusion</u> besteht in der Regel ein
beschwerdefreies Intervall von 2-3 Monaten, es kann aber auch
fehlen. Ein beschwerdefreier Zeitraum von wesentlich mehr als
3 Monate schließt die Anerkennung als Unfallfolge aus. Die gutachterliche "Brücke" (der Brückensymptomatik, Anm. d.R.) wäre
damit zerfallen, von der zu fordernden strengen zeitlichen
Bindung zwischen Unfall und dem erstmaligen Auftreten von Beschwerden (2-3 Monatsfrist) kann dann keine Rede mehr sein.

Bei der traumatischen Knorpelabsprengung dagegen ist ein symptom-
freies Intervall nicht denkbar, das ausgesprengte Knorpelstück
macht sofort und dauernd Beschwerden. Nicht immer braucht es -
wie im geschilderten Fall - eingeklemmt zu sein und so eine
Meniscussymptomatik vorzutäuschen. Das Auftreten von Beschwerden
wird jedoch in jedem Falle in strenger zeitlicher Bindung direkt
an das Unfallgeschehen gekoppelt sein müssen.

Bei einer isolierten stumpfen Knorpelverletzung kann nur unter
Beachtung der vorgenannten Kriterien gutachterlich zur Frage des
Unfallzusammenhanges Stellung genommen werden. Dabei besitzen der
intraoperative Befund sowie das Ergebnis der feingeweblichen
Untersuchung allerdings nur einen beschränkten Aussagewert, der
mit dem zunehmenden zeitlichen Abstand zum angeschuldigten Ereignis immer geringer wird.

Bei den neueren Erkenntnissen über die Pathophysiologie des
Knorpelschadens sollte bei gegebenem Verdacht einer solchen
Verletzung nicht länger als nötig abgewartet und über Monate
auf die "Spontanheilung" gehofft werden.

Im Interesse des Verletzten wäre es deshalb begrüßenswert, wenn
der D-Arzt - unter Hinweis auf die vorgenannten Kriterien -
jeden Verletzten mit Verdacht auf eine mögliche Knorpelläsion
rechtzeitig (vor Ablauf der 8 Wochenfrist) in eine geeignete
Fachklinik zur Abklärung einweist. Dort können - nach Ausschöp-
fung aller diagnostischer Möglichkeiten einschließlich der
Arthroskopie - rechtzeitig die Kniegelenkseröffnung durchgeführt
und damit geeignete operative Maßnahmen ergriffen werden.

Sicher ist die Chondropathie weitaus häufiger als eigenständiges
Krankheitsbild ohne jeglichen traumatischen Einfluß anzusehen,
deren gutachterliche Abgrenzung gegenüber der posttraumatischen
Form ist deshalb sehr schwierig.

Ich möchte meine Ausführungen dahingehend verstanden wissen:

Die rechtzeitige Indikation zur Arthrotomie sollte nicht in
erster Linie im Hinblick auf die erleichterte gutachterliche
Äußerung zur Zusammenhangsfrage gestellt werden, sondern im
Interesse der beschädigten Gelenkstruktur des Verletzten. Die
Indikation zur Arthrotomie wird immer strengen Kautelen unter-
liegen. Bei begründetem Verdacht auf eine Knorpelläsion bei
Erfüllung aller sonstigen Kriterien sollte diese Indikation
jedoch rechtzeitig im Interesse der wiederherzustellenden ungestörten Biomechanik des betreffenden Gelenkes gestellt werden.

Eine gutachterliche Anerkennung eines Knorpelschadens als
Unfallfolge wird immer von Fall zu Fall nach genauester Abwä-
gung aller notwendiger Voraussetzungen und Kriterien zu treffen
sein.

G. Exner, Marburg

Isolierte Knorpelverletzungen der Kniescheibe

An dem Anfang seien drei Verläufe von isolierten posttraumatischen Knorpelschaden der Kniescheibe gestellt.

1. Ein 28jähriger Mann (U.E., 23.2.1944) prallt am 22.3.1972 mit
hoher Geschwindigkeit von hinten auf einen unerwartet nach links
abbiegenden Lkw. Aufnahmediagnose im Krankenhaus Commotio cere-
bri, Riß- und Quetschwunden im Gesicht, Kniegelenkerguß und
Seitenbandzerrung rechts.

Nach Entfernung einer für 10 Tage angelegten Kniegipshülse
zeigt sich ein röntgenologisch nicht nachweisbarer freier Körper
im oberen Recessus, der wiederholt zu typischen Einklemmungen
führt. Am 17.4.1972 Arthrotomie: Entfernung eines rein knorpeligen freien Körpers von 2 cm Durchmesser und 0,6 cm Dicke, der
wie sich bei der Palpation herausstellt, aus der zentralen Partie
der Patellagelenkfläche stammt. Gelenkseitig zeigt das ausgesprengte Knorpelstück eine scharfkantige Impressionsmarke,
welche wie der untere Rand blutig imbibiert ist. Die dem Knochen
der Patella zugewandte Fläche des Präparates ist weniger auffällig deformiert, zeigt aber am unteren Pol gleichfalls eine blutige Tingierung. Zwei Jahre nach dem Unfall (18.3.1974) erfolgt
wegen erneuter einklemmungsartiger Zustände eine Rearthrotomie.
Der Defekt über der medialen Facette der Kniescheibe ist durch
eine derbweiche bindegewebige Narbe vollkommen geschlossen, der
Übergang zum intakten Knorpel ist fließend. Am Condylus medialis
femoris findet sich ein pfenniggroßer, leicht imprimierter Knorpelbezirk von weicherer Konsistenz. Heute, 4 1/2 Jahre nach dem
Unfall besteht gelegentlich leichtes Schonhinken, Beuge- und
Streckschmerz bei 20-30°, Reibegeräusche und Knacken, Muskelschwund am Oberschenkel von 2 cm und eine leichte Kreuzbandlockerung. Patient hat Bergsteigen und Skilaufen praktisch
aufgeben müssen. Längeres Abwärtsgehen ist schmerzhaft. Nach
Wanderungen treten Beschwerden gewöhnlich am nachfolgenden Tag
auf.

2. Ein 13jähriger Junge (P.K., 5.1.1960) stürzte im April 1973
bei einer Balgerei mit einem Kameraden, wobei das extrem val-
gisierte rechte Knie unter den Körper zu liegen kam. Unmittelbar
heftige Schmerzen und Erguß. Nach einigen Wochen intermittierende
Einklemmungen und wiederholte Reizergüsse, die punktiert wurden.
Ein Jahr später (2.4.1974) wird wegen eines im oberen Recessus
tastbaren freien Körpers bei auffallend mobiler Kniescheibe mit
schmerzhaftem Reiben und Knacken die Arthrotomie durchgeführt:
Markstückgroßer, mit schmaler Restbrücke am medialen Patellarand
haftender freier Körper, wie ausgestanzt wirkender rundlicher
Knorpeldefekt im zentralen-distalen Bereich, Defektränder aufgefasert. Der frei liegende Knochen ist sklerotisch. Ein weiterer
freier Körper im oberen Recessus an einer Synovialbride pendelnd.
Entzündlicher synovialer Pannus.

Der Patient erhält wegen der Ausdehnung des Defektes für die
Dauer von 10 Monaten zur Belastung eine Walklederhülse; dabei
täglich Bewegungsübungen und mehrmals wöchentlich Bewegungs-
bäder. Jetzt, 2 1/2 Jahre nach der Operation, bestehen gelegentlich leichte Beschwerden beim Abwärtsgehen und ein mäßiger Druck-
Verschiebeschmerz. Die Patella ist auffallend mobil und medial
von der Unterlage abhebbar. Man tastet am medialen Unterrand
eine flache Mulde, die mäßig druckempfindlich ist. Die anfangs
fleckige Knochenstruktur der Patella ist wieder homogen geworden. Patient betreibt leichten Sport: Tischtennis, Radfahren,
Schwimmen, Volleyball.

3. Eine 37jährige Frau (G.Z., 10.7.1937) erleidet am 8.1.1975
bei einem Frontalzusammenstoß eine offene Schleimbeutelverletzung
des rechten Knies mit Patellabanddurchtrennung. Die Bursa präpatellaris wird exstirpiert und das Patellarband genäht. Postoperative Ruhigstellung für 4 1/2 Wochen, dann Beginn mit Bewegungsübungen. 4 Monate nach dem Unfall mit dem Knie wegen
Schwäche eingeknickt; danach erneut stärkere Beschwerden. Es
entwickelt sich das Bild einer Chondropathia patellae. Besonders
schmerzhaft ist die Belastung des Beines in leichter Kniebeuge-
stellung.

Arthrotomie 9 Monate nach dem Unfall (30.9.1975): Malacische
Region des Patellaknorpels am medialen Rand, Knorpel teilweise
von der Unterlage abgehoben und aufgefasert. Die zentrale Knorpel-
region der Patella ist in der Ausdehnung eines Markstückes gelb-
lich verfärbt, verquollen und federnd. Die gelösten Knorpelpartien
werden abgetragen, die Ränder geglättet und die subchondrale
Region im Bereich des malacischen Herdes wird mehrfach mit einem
kleinen Drillbohrer aufgebohrt. Histologisch fanden sich degenerative Knorpelveränderungen und eine geringe chronische Synovialitis. Ein Jahr nach der Operation (8.10.1976) besteht ein
deutliches Reibephänomen, Unsicherheit beim Treppengehen, Beuge-
und Hockstellung sind schmerzhaft, der Bandapparat ist fest, die
Gelenkbeweglichkeit uneingeschränkt. Geringer Muskelschwund am
Oberschenkel.

Die geschilderten Verläufe zeigen, daß isolierte posttraumatische
Knorpelschäden der Patella in drei wesentlichen Formen auftreten:
1. als unmittelbare Knorpelaussprengung,
2. als Osteochondrosis dissecans und
3. als umschriebene chondromalacische Herde.

Prädilektionsort sind dabei die mediale und zentrale distale
Region des Gelenkknorpels der Kniescheibe. Unsere Befunde stimmen
mit denen in neuerer Zeit von BANDI und WAGNER gemachten Angaben
weitgehend überein.

Diese Knorpelschäden setzen eine erhebliche Gewalteinwirkung voraus, und zwar entweder als direkte Contusion oder als Abscherungstrauma, wobei die Patella gewaltsam gegen oder über den
lateralen Femurcondylus oder tangential gegen das Patellagleit-
lager gepreßt wird. Am häufigsten kommt es zur malacischen Erweichung mit Dissecatbildung. Sehr selten dagegen ist die unmittelbare Aussprengung eines Knorpelfragmentes aus der Patella.
Wir sehen sie insgesamt nur 4 mal und in der Literatur wird sie
nur beiläufig erwähnt.

Für die gutachtliche Beurteilung isolierter Knorpelverletzungen
der Patella ist der Nachweis des geeigneten Traumas von großer
Wichtigkeit, besonders für die Abgrenzung gegenüber der primär
degenerativen Chondropathia patellae. Ein einfaches Einknicken
mit dem Knie im Valgussinne ist da nicht ausreichend. Es muß
ein Abscherungstrauma mit erheblichem Preßdruck oder eine beträchtliche Contusion stattgefunden haben. Das histologische
Untersuchungsergebnis bei einer späteren Arthrotomie ist nur von
relativem Wert, da das aus der Ernährung gelöste Knorpelstück
schnell der Degeneration verfällt und die begleitende Synovialitis immer unspezifisch ist.

Für die Begutachtung der Folgezustände posttraumatischer Knorpelschäden der Patella sind folgende Kriterien von Bedeutung:

Subjektive Symptome sind: Schmerzen im Bereich der Kniescheibe
beim Steigen und Abwärtsgehen, beim Strecken gegen Widerstand in
einem Beugewinkel von 20-30°, Verschiebeschmerz unter Druck,
Sitzschmerz und Schmerzen am Folgetage nach längerer Belastung.

Objektive Symptome sind: Überwärmung über der Kniescheibe, sub-
patellare Reibegeräusche und Knacken bei Verschiebung unter
Druck, rezidivierende Gelenkergüsse, Palpationsschmerz am medialen Unterrand der Patella. Hier evtl. tastbare Defekte. Röntgenologische Symptome sind: Fleckige oder diffuse Atrophie der
Patella und spätere Randsklerose und Ausmuldung der Gelenkkontur.

Der Röntgenbefund ist für die Beurteilung des Knorpelschadens der
Patella wenig ergiebig. Für die gutachtliche Bewertung stehen die
funktionellen Einschränkungen im Vordergrund. Gestört sind Arbeiten in Hockstellung, Lastentragen über Treppen und in unebenem
Gelände aber auch Arbeiten in anhaltender Sitzposition, z.B.
berufliches Autofahren. Beträchtliche Einschränkungen im Sport
ergeben sich für Skilaufen, Bergsteigen, Radfahren, Rudern.

Die Beurteilung der Prognose des posttraumatischen Knorpelschadens der Patella ist schwierig; der Übergang in eine spätere
Patellararthrose jedoch fast unausweichlich. Dies ist bei der
Beurteilung der Dauerschäden in Haftpflichtfällen und in der
privaten Unfallversicherung zu berücksichtigen. Die Frage,
wann sich eine posttraumatische Knorpelschädigung für einen
längeren Zeitraum stabilisiert hat, ist nicht allgemein zu

beantworten. Das hängt von der Schwere und der Ausdehnung der
Schädigung ab und kann zwischen 6 und 12 Monaten schwanken. Auf-
schlußreich in dieser Hinsicht ist der von uns beobachtete Fall
einer traumatischen Aussprengung eines großen Knorpelstückes,
wo sich anläßlich einer Rearthrotomie zwei Jahre nach dem Unfall
eine komplette Ausfüllung des Defektes mit einem festen Ersatzgewebe gezeigt hat.

Th. Schewior und G. Rompe, Heidelberg

Der Stellenwert des Traumas für die Ätiologie der Chondropathia patellae

Immer wieder werden wir vor die Frage gestellt, ob bzw. unter
welchen Bedingungen ein einmaliges Prelltrauma des Kniegelenkes
eine Chondropathie der Kniescheibe nach sich ziehen kann.

Um der Frage nachzugehen, ob aufgrund einer präzisen Ermitttlung
der Anamnese des Unfallherganges und des späteren Beschwerdever-
laufes, also mit dem klinischen Rüstzeug des Gutachters, überhaupt eine brauchbare Aussage zur Zusammenhangsfrage möglich ist,
haben wir entsprechende Erhebungen an einem streng definierten
Patientenkollektiv der Orthopädischen Universitäts Klinik Heidelberg durchgeführt und mit einem gleich großen Kollektiv gleichaltriger beruflich und sportlich gleichermaßen belasteter beschwerdefreier Patienten verglichen.

An das Probanden-Kollektiv stellten wir folgende Anforderungen:

- einmaliges heftiges Knieprell-Trauma, das 2 bis 4 Jahre
  zurücklag (Armaturenbrett-Verletzung, adäquater Sturz)

- Alter zwischen dem 15. und 40. Lebensjahr

- eindeutiger Ausschluß von Störfaktoren.

Als Störfaktor wurde jede Kniegelenksbehandlung vor dem Unfall-
datum, Hinweise auf Meniscusschäden oder besondere sportliche
Belastung (Fußballspieler) gewertet. Auch wurden keine Personen
in das Kollektiv aufgenommen, bei welchen ein behandlungsbe-
dürftiger Kniegelenkserguß vorhanden war, ebensowenig wie diejenigen Personen, die Ansprüche gegen eine Unfallversicherung
hatten oder geltend machten.

Die Altersbegrenzung haben wir eingeführt, um Wachstums- und
altersbedingte Knorpelveränderungen auszuschalten.

Die Beschwerdeanamnese werteten wir als positiv, wenn dumpfer
Dauerschmerz oder stechender Intervallschmerz mit typischer
retro- oder parapatellarer Lokalisation angegeben wurde.

Die klinische Diagnose stützte sich auf einen typischen Untersuchungsbefund und/oder positiven Röntgenbefund, deren Validität
nachfolgend erörtert werden soll:

310

Ausgehend von 410 Patienten der Orthopädischen Universitäts
Klinik Heidelberg mit der Diagnose "Knieprelltrauma" erfüllten
128 Personen die von uns definierten Kriterien. 48 davon stellten sich zu einer Nachuntersuchung zur Verfügung. 23 davon hatten
einen klinisch positiven Befund.

Setzt man dieses Kollektiv der 29 Patienten mit einem Kollektiv
gleichaltriger und gleichartig belasteter Personen in Beziehung,
ergeben sich folgende Aussagen:

a) 80% der Patienten mit anhaltenden Beschwerden wiesen zum
Nachuntersuchungstermin 2 bis 3 Jahre nach dem Trauma einen für
Chondropathia patellae typischen klinischen und/oder Röntgen-
befund auf.

b) Als typischer klinischer Befund waren nahezu konstant festzustellen:

- Klopfschmerz der Kniescheibe bei gebeugtem Kniegelenk
- retropatellarer Schmerz bei Extensionsbehinderung
- beeinträchtigte Gleitfähigkeit der Kniescheibe mit tastbarem
  Knorpelreiben.

Wiederholt fand sich auch eine sicht- und tastbare Hypertrophie
des Hoffa-Fettkörpers.

Die Provokation des retropatellaren Chondropathie-Schmerzes war
zu erreichen durch

- längere ruhige Beugehaltung des Kniegelenkes (beim Autofahren)
- knieende Haltung
- Treppensteigen
- monotone Dauer-Geh-Belastung.

c) Die in den Lehrbüchern aufgeführten Röntgenzeichen (Haglund'-
sche Delle, Outerbridge-Zeichen, Randexophyten) spielten eine
völlig untergeordnete Rollen. Häufiger fanden wir lediglich eine
subchondrale Sklerosierung der Kniescheibenrückfläche und eine
Demineralisation der Kniescheibe, selbstverständlich unter
Berücksichtigung des Seitenvergleiches. Setzt man anamnestische
und klinische Untersuchungskriterien dieser Studie zueinander
in Beziehung, lassen sich folgende Tendenzen erkennen:

1. Die Latenz-Zeit der Beschwerde-Entstehung zeigt eine deutliche Abhängigkeit zur explorierten Sturzheftigkeit:

- beim heftigen Sturz fanden wir nahezu keine Latenz-Zeit
- bei schwachem Knieprell-Trauma betrug die Latenz-Zeit 1-2
  Jahre.

2. Auch das Ausmaß des Knorpelreibens der Kniescheibe korreliert
   mit der Heftigkeit des Knieprell-Traumas.

3. Im Kollektiv der posttraumatischen Chondropathia patellae
   dominieren Kniescheiben mit mechanisch ungünstiger Kontakt-
   fläche.

4. Besonders häufig wurde die posttraumatische Chondropathie
   in der Altersgruppe zwischen 15 und 20 Jahren diagnositiziert.
   Hier finden sich auch die schweren Stürze mit Moped und
   Motorrad.

5. Eine Abhängigkeit von schwerer beruflicher Belastung konnten
   wir nicht nachweisen.

Zusammenfassung

Erhebliche Knieprell-Traumen führen viel häufiger als bisher
angenommen wird bei uncharakteristischem klinischem und röntgenologischem Frühbefund und bei wenig charakteristischem röntgenologischem Spätbefund vor allem bei mechanisch ungünstiger
Kniescheibenform zur Chondropathia patellae. Die Diagnose "posttraumatische Chondropathie der Kniescheibe" ist wegen des uner-
giebigen Röntgenbefundes auf klinische und anamnestische Daten
zu stützen. Diese Daten sind nach unserer Meinung ausreichend
verläßlich.

W. Albach, Murnau

Die Retropatellararthrose nach Schienbeinkopfbruch in ihrer Bedeutung für die Begutachtung

Die Häufigkeit einer posttraumatischen Arthrosis deformans nach
Schienbeinkopffrakturen wird in der Literatur ziemlich einheitlich mit 40-60% angegeben. Es sind hier nur die verformenden
Veränderungen im femorotibialen Gelenkabschnitt berücksichtigt,
dem von der Fraktur nicht unmittelbar betroffenen Gelenkabschnitt
zwischen Patella und Femur wird hier in der Regel keine Beachtung
geschenkt.

Wie wir aus Autopsiebefunden wissen, sind degenerative Veränderungen im Patellofemoralgelenk außerordentlich häufig. Nach OWRE
und Mitarb. (1) bleibt in den Altersklassen über 40 Jahre niemand
davon verschont. Oft besteht jedoch eine erhebliche Diskrepanz
zwischen der Häufigkeit des Vorhandenseins patholgisch anatomischer Veränderungen im Patellofemoralgelenk und dem Vorliegen
eines eigentlichen Krankheitsbildes.

Bei dem von uns nachuntersuchten Krankengut (Tabelle 1) mit
einem Durchschnittsalter von 59 Jahren bei Frauen und 44 Jahren
bei Männern kann man davon ausgehen, daß ein Trauma, welches zu
einer Tibiakopffraktur führte, in sehr vielen Fällen einen im
patellofemoralen Gelenkabschnitt mehr oder weniger stark vorgeschädigten Gelenkknorpel trifft.

Es hat uns in diesem Zusammenhang interessiert, in welchem Ausmaß
Veränderungen im Patellofemoralgelenk nach Tibiakopffrakturen
röntgenologisch nachweisbar werden und wie häufig dadurch Beschwerden verursacht sind. Für die Begutachtung sind hier vor
allem jene Tibiakopffrakturen von Interesse, welche röntgenologisch in regelrechter Stellung knöchern fest ausgeheilt sind,
jedoch nicht beschwerdefrei werden.

Von den 250 zwischen 1971 und 1975 in der Unfallklinik Murnau
behandelten Tibiakopffrakturen haben wir 150 Patienten ausgewählt,
bei denen anamnestisch und anhand der Röntgenaufnahmen in ap-
und Seitenansicht zur Zeit des Unfalls oder kurz danach kein
Verdacht auf einen patellofemoralen Vorschaden bestand.

In Übereinstimmung mit in jüngerer Zeit erschienenen Publikatio-
nen über Tibiakopffrakturen teilten wir unsere Frakturen in
Spalt-, Depressions-, Impressions- und kombinierte Frakturen ein
(Abb.1).

Die Erstversorgung erfolgte in den meisten Fällen in einem aus-
wärtigen Krankenhaus. 42% der Fälle wurden operativ und 58%
der Fälle konservativ behandelt (Tabelle 2).

Die Durchschnittsdauer der Ruhigstellung im Gipsverband betrug
bei den operativ behandelten 3 Wochen und bei den konservativ
behandelten 10 Wochen (Tabelle 3).

Die im seitlichen Röntgenbild erkennbaren verformenden Veränder-
rungen des Patellofemoralgelenkes teilten wir in 3 Grade ein
(Tabelle 4). Als Grad I bezeichneten wir beginnende Randzacken
am oberen und unteren Patellarpol bei sonst unauffälligen Verhältnissen. Als Grad II eine fleckige Atrophie, strähnige Struktur, ähnlich der röntgenologischen Veränderungen beim Morbus
Sudeck, vermehrte Randzackenbildungen sowie unscharf gezeichnete
Gelenkskonturen. Als III.-gradige Veränderungen des Patellofemoralgelenkes im Seitenbild bezeichneten wir eine subchondrale
Sklerose, Osteophytose, fleckige Atrophie und subchondrale
Cysten.

Tabelle 1

150 ausgewählte Tibiakopffrakturen	
118 Männer	32 Frauen
Durchschnittsalter z. Zeit des Unfalles: Männer 44 J. Frauen 59 J.	
Durchschnittliche Beobachtungszeit: 5 1/2 Jahre	

Tabelle 2. Erstversorgung

14 Patienten	14%	UKM
129 Patienten	86%	auswärts
63 Patienten	42%	operativ
87 Patienten	58%	konservativ

Tabelle 3. Immobilisierung

operierte Patienten	3 Wochen
konservativ behandelte Patienten	10 Wochen

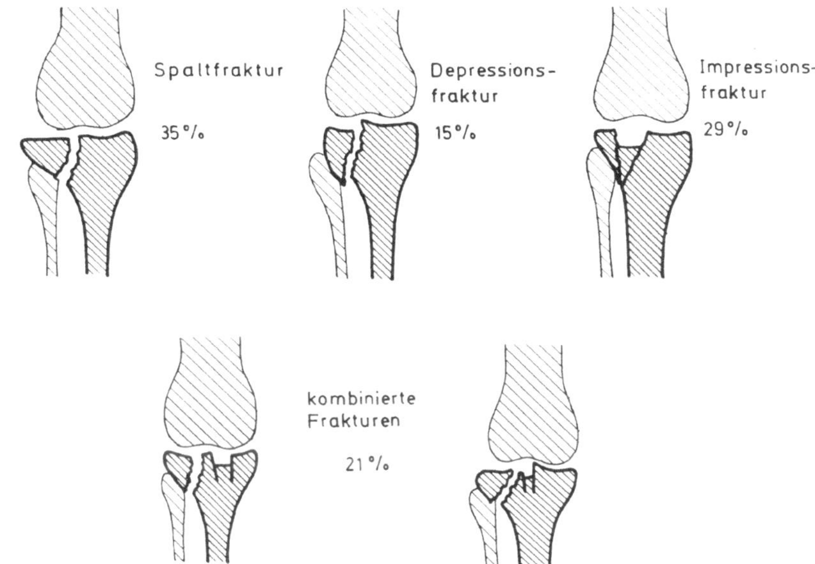

Abb. 1

Beim Vergleich der Tibiakopf-Bruchformen mit dem jeweiligen
Ausmaß der Femoropatellararthrose sowie den posttraumatisch
verformenden Veränderungen im tibiofemoralen Gelenkabschnitt
ergab sich folgendes Bild (Tabelle 5). Von den 20 operativ
behandelten Spaltfrakturen lag in 20% eine posttraumatische
Arthrose im tibiofemoralen Gelenkspalt vor. Im Patellofemoralgelenk fanden sich bei 10 Fällen geringgradige arthrotische
Veränderungen und in 3 Fällen eine Arthrose II. Grades. 7
Fälle zeigten unauffällige Verhältnisse. Bei den konservativ
behandelten Spaltfrakturen fanden sich in 30% der Fälle arthrotische Veränderungen im tibiofemoralen Gelenkabschnitt. Die
Retropatellararthrose war deutlich häufiger nachweisbar im Vergleich zu den operierten Fällen.

Bei den Depressionsfrakturen war die posttraumatische Arthrosis
deformans im tibiofemoralen Gelenkabschnitt erwartungsgemäß mit
49% bei den operierten und mit 68% bei den konservativ behandelten Fällen sehr hoch. Eine Femoropatellararthrose stärkeren Ausmaßes fanden wir hier nur bei 3 der konservativ behandelten Fälle
(Tabelle 6).

Bei den Impressionsfrakturen schnitten die konservativ behandelten
deutlich schlechter ab als die operierten Fälle, was sowohl für
den tibiofemoralen Gelenkspalt als auch für das Patellofemoralgelenk gilt (Tabelle 7).

Von den 16 operativ behandelten kombinierten Frakturtypen konnten
wir in 5 Fällen eine massive Femoropatellararthrose feststellen.
Interessanterweise lag bei allen 5 Fällen eine Achsenabweichung
im Varus- oder Valgussinn von über 10 Grad vor. Die arthrotischen
Veränderungen im tibiofemoralen Gelenkabschnitt fanden sich hier
in 45 bzw. 58% der Fälle (Tabelle 8).

Tabelle 4. Die Femoropatellar-Arthrose im seitlichen Röntgenbild

Grad I	Randzacken am oberen oder unteren Patellarpol
Grad II	Atrophie (ähnlich Sudeck) Randzackenbildung unscharfe Konturen
Grad III	Subchondrale Sklerose, Atrophie, Cysten, Osteophytose

Tabelle 5. 51 Spaltfrakturen

Femoropatellar-Arthrose	20 operativ	31 konservativ
Grad I	10	10
Grad II	3	14
Grad III	0	6
unauffällig	7	1
Femorotibial-Arthrose	20%	30%

Tabelle 6. 23 Depressionsfrakturen

Femoropatellar-Arthrose	11 operativ	12 konservativ
Grad I	6	4
Grad II	2	2
Grad III	0	3
unauffällig	3	3
Femorotibial-Arthrose	49%	68%

Tabelle 7. Impressionsfrakturen tibial

Femoropatellar-Arthrose	16 operativ	28 konservativ
Grad I	9	5
Grad II	2	13
Grad III	1	5
unauffällig	4	5
Femorotibial-Arthrose	54%	63%

Tabelle 8. 32 Kombinierte Tibiakopffrakturen

Femoropatellar-Arthrose	16 operativ	16 konservativ
Grad I	5	5
Grad II	3	4
Grad III	5	7
unauffällig	3	0
Femorotibial-Arthrose	45%	58%

Eine direkte Beziehung zwischen Frakturtyp und Ausmaß der Retropatellararthrose konnte nicht nachgewiesen werden.

Vergleicht man jedoch alle operierten Fälle mit den konservativ behandelten, so kann man bei den letzteren deutlich vermehrt posttraumatisch arthrotische Veränderungen in allen Gelenkabschnitten feststellen. Soweit den Aufzeichnungen in den Krankenblättern zu entnehmen war, bestanden bei 35% der operierten und bei 40% der konservativ behandelten Tibiakopffrakturen Hinweise die für ein Patellarsyndrom sprechen (Tabelle 9 und 10).

Tabelle 9. Femoropatellar-Arthrose operierter Tibiakopffrakturen

Grad I	31,3%
Grad II/III	34,2%
Röntgenbild O.B.	34,5%
Patellarsyndrom	35,0%

Tabelle 10. Femoropatellar-Arthrose konservativ behandelter Tibiakopffrakturen

Grad I	27,3%
Grad II/III	62,4%
Röntgenbild O.B.	10,3%
Patellarsyndrom	40,0%

Zusammenfassung und Schlußfolgerung

Zusammenfassend stellen wir fest, daß die verformenden Veränderungen im Patellofemoralgelenk nach Tibiakopffrakturen außerordentlich häufig nachweisbar sind. Die konservativ behandelten Tibiakopffrakturen, welche im Mittel für die Dauer von 10 Wochen ruhiggestellt wurden, wiesen deutlich häufiger und im vermehrten Ausmaß Retropatellararthrosen auf, was auf einer Knorpelernährungsstörung aufgrund der fehlenden Durchwalkung des Knorpels und dadurch verminderter Diffusion der Nährstoffe aus der Synovialflüssigkeit beruhen dürfte.

Für die Begutachtung jeder Tibiakopffraktur sollten routinemäßig Spezialaufnahmen des Patellofemoralgelenkes angefertigt werden (Abb.2). Es läßt sich hierbei der Gelenkspalt zwischen Patella und Femur besser beurteilen und Vorschäden in diesem Gelenk, beispielsweise durch Formvarianten der Patella oder durch eine Gleitbahn-Hypoplasie, ausschließen.

Bestehen bei röntgenologisch in regelrechter Stellung ausgeheilten Tibiakopffrakturen und unauffälligem Patellofemoralgelenk persistierende Beschwerden, sollte, wenn immer möglich, eine arthroskopische Untersuchung vorgenommen werden. Am Beispiel eines 25jährigen Patienten sahen wir den Zustand nach in anatomisch regelrechter Stellung ausgeheilter Tibiakopffraktur mit einem röntgenologisch unauffälligen Patellofemoralgelenk. Der Patient klagte über zunehmende Beschwerden in seinem Kniegelenk, die er vorwiegend hinter die Kniescheibe lokalisierte. Längeres Sitzen, sowohl Bergauf- und Bergabgehen führten jeweils zu einer Zunahme

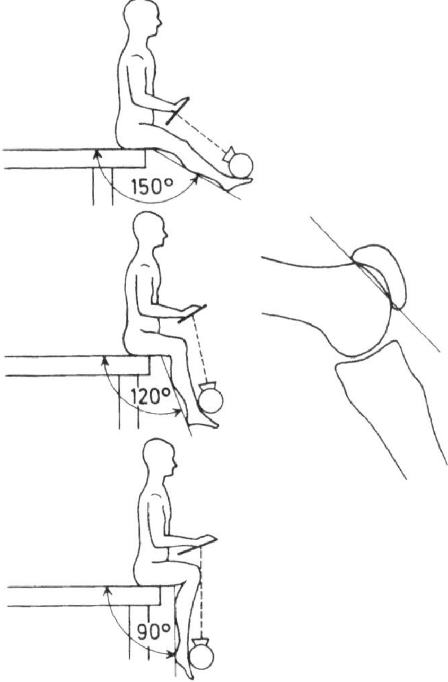

Abb. 2

der Beschwerden. Unter der klinischen Diagnose eines Patellar-
syndroms nach Tibiakopffraktur führten wir zunächst eine arthroskopische Untersuchung durch, welche die Diagnose bestätigte.
Bei der anschließenden Arthrotomie zeigt sich ein fehlender
Knorpelbelag im Bereich des distalen Patellarpols, der übrige
Knorpel war bräunlich verfärbt und wies eine verminderte Elastizität auf.

Die therapeutische Konsequenz war die im Patellofemoralgelenk
druckvermindernde Vorverlagerung der Tuberositas tibiae wie sie
von MAQUET BANDI angegeben wurde.

In einem weiteren und letzten Beispiel eines Patienten soll die
Diskrepanz zwischen röntgenologischen Veränderungen und subjektiven Beschwerden gezeigt werden. Der 30jährige Patient, der vor
einem 3/4 Jahr eine Tibiakopffraktur erlitt mit weitestgehender
Zerstörung des lateralen Tibiaplateaus, konnte ohne Bewegungseinschränkung mit einem Handstock nahezu beschwerdefrei laufen.
Seine Hauptbeschwerden lokalisierte er in dem patellofemoralen
Gelenkabschnitt, was sich wiederum als Patellasyndrom äußerte
und vor allen Dingen nach längerem Sitzen auftrat. Die intraoperativ angefertigten Diapositive zeigten den massiven Knorpelschaden am lateralen Tibiaplateau sowie röntgenologisch nicht
verifizierte pathologische Veränderungen am Gelenkknorpel der
Patella.

Schlußfolgernd für die gutachterliche Untersuchung möchten wir
abschließend feststellen, daß bei Tibiakopffrakturen, die in
Achsen- und Rotationsfehlstellung ausheilen und dadurch eine
Abweichung von der Patellargleitbahn verursachen, die Retropatellararthrose als Unfallfolge klar ersichtlich ist.

Wie gezeigt werden konnte, ist jedoch die Femoropatellararthrose
nach Tibiakopffrakturen viel häufiger als Achsenfehlstellungen.
Die Entstehung der Retropatellararthrose nach Tibiakopffrakturen
führt wohl in den meisten Fällen über eine direkte oder indirekte
Schädigung der funktionellen Struktur des hyalinen Gelenkknorpels.

<u>Literatur</u>

1. OWRE, A.: Chondromalacia patellae Acta chri. scand. Suppl.
   <u>41</u> (1936).
2. MÜGGLER, E., HUBER, D., BURRI, C.: Ergebnisse nach operativer
   Versorgung von 225 Tibiakopffrakturen. Chirurg <u>46</u>, 348-352
   (1975).
3. BANDI, W.: Chondromalacia patellae und femoropatellare Arthrose. Helv. Chir. Acta Suppl. <u>11</u> (1972).
4. BANDI, W.: Zur Frage der traumatischen Auslösung der Chondromalacia patellae. Orthopäde <u>3</u>, 201-207 (1974).
5. MARAR, B.C., ORTH, M.CH., PILLAY, V.K.: J. Bone Jt.Surg. <u>57 A</u>,
   342-345 (1975).
6. DANDY, D.J., JACHSON, R.W.: The impact of arthroscopy on the
   management of disorders of the knee. J. Bone Jt.Surg. <u>57 B</u>,
   346-348 (1975).

G. Mußgnug, Bottrop

Die Zusammenhangsbegutachtung nach Kniegelenkstraumen und Vorschädigungen des Femoropatellargelenkes

Bei den Zusammenhangsbeurteilungen zum gestellten Thema gilt es,
den aus der Therapie und Grundlagenforschung resultierenden
Zugewinn moderner biomechanischer, pathogenetischer, subtiler,
diagnostischer Erkenntnisse und statistischer Daten in die An-
erkennungs- oder Ablehnungsbegründungen einzubringen, da
zweifellos die modernen Gesichtspunkte noch keinen ausreichenden
Eingang in die Gutachterpraxis gefunden haben.

Das zum Teil nach unseren Vorstellungen erarbeitete Zahlenmaterial
stützt sich in Erweiterung einer von GERT MUSSGNUG in den Jahren
1972/73 unter dem Imprimatur von Professor COTTA erstellten
Dissertationsarbeit mit weiterführender kritischer Auswertung
von 1 200 in den letzten 11 Jahren von mir abgegebenen Zusammen-
hangsgutachten (ohne BK 42 Fälle), wobei ich die gezogenen
Schlußfolgerungen heuristisch zur Diskussion stellen möchte.

Es wurden <u>ausschließlich Beschwerden verursachende Kniegelenke</u>
untersucht, eine Feststellung, die für die vorgelegten Prozent-
sätze und Daten von größter Bedeutung ist.

Von den ausgewerteten 1 200 Fällen mußten Unfallzusammenhänge
790 mal, also 65,8% abgelehnt werden, während eine Anerkennung
in 21,4%, eine Teilanerkennung (sprich Verschlimmerung) in 12,8%
erfolgen konnte.

Lediglich bei 610 von 1 200 Fällen waren Aufnahmen in 3 Ebenen
vorhanden, von denen nach unseren Beurteilungskautelen erst in
den letzten Jahren bis zu 30% die Verhältnisse vor allem am
Femoropatellargelenk umfassend geschildert und beurteilt wurden.

Besonders untersucht wurden an den abgelehnten 790 Kniegelenks-
erkrankungen die Wiberg-Baumgartl'schen Formvarianten, Lagever-
änderungen der Patella wie Lateralisation oder Patella alta,
die Veränderungen der Patellahinterfläche mit Sklerosierungen
und Haglund'scher Excavation sowie das Outerbridge-Zeichen, die
bekannte Knochenleiste am Oberrand des inneren Condylus am Beginn
des oberen Kniescheibengleitlagers.

Von den beschriebenen Gleitwegen der Kniescheibe im Femoropatellargelenk erschien uns besonders die bajonettförmigen Verlaufs-
linien im Sinne einer Winkelabweichung oder Weichenstellung durch
eine Outerbridge-Leiste wichtig, die jedoch auch eine schlangen-
förmige Bewegung der Kniescheibe innerhalb des Gleitlagers mit
unphysiologischer Belastung der Kniescheibenhinterfläche erzwingen
kann.

Bei besonderer Verstärkung der entsprechenden Fehlform der Kniescheibe entsteht das nach FICAT bekannte Hypertensions- bzw.
Hyperpressionssyndrom, das zu erheblichen endogenen Veränderungen
in den Femoropatellargelenken und zur Fehldeutung bei der Begutachtung führen kann.

Nach den Feststellungen von BAUMGARTL sind innerhalb der Varian-
tenreihe der Kniescheiben die Typen II/III, III, IV und der sogenannte Jägerhut als pathogenetisch zu betrachten, insbesondere
wenn sie mit einer gleichzeitigen Patella alta verbunden sind.

Durch eingehende vergleichende Auswertung der häufiger als zunächst vermuteten Kombinationen von Fehlentwicklungen innerhalb
der Femoropatellargelenke erwies sich die Kniescheibenvariante
II/III als für unphysiologische Dauerbelastungen gerade noch
erträglich, während die übrigen Veränderungen zu einer Chondropathia patellae, Chondromalacia patellae und zu einer Haglund-
Läwen'schen Excavation führen können.

Als Zwischenform gelungener Adaptationsvorgänge bei der Patella
alta kommen Nierenformen der Kniescheiben zur Beobachtung, die
somit nicht als Spielvariante der Natur aufgefaßt werden können.

Eine vorhandene Sklerosierung der Kniescheibenhinterfläche ist
besonders bis zum 35. Lebensjahr als Zeichen einer unphysiologi-
schen Druckbelastung zu werten, die in unseren Fällen im Stadium
II/III in 47%, beim Typ III in 44,6%, Typ IV schon 60 und beim
Jägerhut in 55,4% festzustellen war.

Eine Haglund'sche Excavation bei gleichzeitiger Patella alta
fand sich sogar in 73%, während sich Veränderungen beim normalen
Horizontalstand, angefangen vom Typ II/III bis Jägerhut in 31,2%
ergaben.

Lateralisationen wurden innerhalb der Reihe II/III bis Jägerhut
in 61,1% und Outerbridge-Leisten insgesamt in 11,3% gefunden.

Diese Verhältnisse gehen zusammenfassend aus der Tabelle 1 hervor.

Tabelle 1

1. Patellasklerosierung Typ II/III		= 47%
Typ III		= 44,6%
Typ IV		= 60%
Jägerhut		= 55,4%
2. Haglund-Excavation und Patella alta		= 73%
3. Normaler Horizontalstand und Typ II/III Jägerhut		= 31,2%
4. Lateralisation und Typ II/III-Jägerhut		= 61,1%
5. Outerbridge Zeichen insgesamt		= 11,3%

H. Greinemann, Bochum

Knorpelschäden bei Berufskrankheiten (retropatellare Chondromalazie und Retropatellararthrose bei kniebelastenden Berufen Berufskrankheit per definitionem?)

Die Berufskrankheit 11/7. BKVO, CO-Vergiftung, ist eine Krankheit
sui generis, die ursächlich regelhaft und ausschließlich durch
die exogene Noxe der CO-Exposition ausgelöst wird. Die Morbidi-
tätsrate beträgt 100%.

Ganz anders die beiden großen chirurgischen Berufskrankheiten
"Meniscusschaden und Preßluftschaden", die nur bei einem ver-
schwindend kleinen Prozentsatz der Exponierten auftreten.

Nicht die exogene Noxe unphysiologischer Berufsbelastung ist bei
diesen Berufskrankheiten der ursächlich auslösende Faktor, sondern
eine körpereigene Gewebefehlanlage - eine praearthrotische Deformität könnte man im erweiterten Sinne HACKENBROSCH's sagen -
die durch die Arbeitsbelastung richtunggebend und bleibend verschlimmert wird.

LAARMANN formulierte 1976: "Lediglich der Umstand, daß Preßluft-
tätigkeit und Untertagearbeit diese Anlagefehler verschlimmern,
stellt bei dieser angeborenen - also unversicherten - Entstehungsursache die Verbindung zur Gesetzlichen Unfallversicherung her."

"Meniscusschaden und Preßluftschaden" sind per definitionem
Berufskrankheiten im Sinne richtunggebender und bleibender Verschlimmerung körpereigener Gewebeminderbelastbarkeit durch berufliche Belastung.

Wenn Verschlimmerungen körpereigener Fehlanlagen durch Berufsbelastung Berufskrankheiten sind, dann dürfen wir uns bei der
Funktionseinheit Kniegelenk nicht auf die alleinige Anerkennung
vorzeitiger Degeneration der Menisken beschränken. Durch Überbe-
lastung können noch weitere typische Knieschäden vorzeitig ausgebildet, also richtunggebend und bleibend verschlimmert werden.
Ist die verschlimmernde Belastung berufsbedingt, dann handelt es
sich aus medizinischer Sicht um Berufskrankheiten per definitionem.

In den letzten Jahren hat sich die Aufmerksamkeit der Unfallchirurgie - wie auch die Thematik des heutigen Vormittags zeigt
- angeregt insbesondere durch die Arbeiten BANDI's vermehrt dem
Femoro-Patellargelenk zugewandt.

Beim Bergmann treten retropatellare Störungen nach meinen Beobachtungen weniger durch Arbeiten im Hocken als durch Befahren
langer Grubenbaue in geneigter Lagerung mit geringer Mächtigkeit
auf. Im "Bergmannsheil" haben wir bisher der Bergbau-Berufsgenossenschaft 11 Fälle retropatellarer Chondromalacie bzw. Arthrose
zur Entschädigung als Berufskrankheit gemeldet und zwar bei 5
Hauern und 6 Aufsichtspersonen.

Das Verhältnis von Arbeitern zu Aufsichtspersonen untertage
beträgt 9-10:1. Die Ursache für das 10-12 mal häufigere Erkranken
von Aufsichtspersonen sehe ich in der Tatsache, daß sich der Mann
am Betriebspunkt auch bei geologisch ungünstigen Verhältnissen im
Laufe der Arbeitsschicht vorübergehend immer wieder aus der
Zwangshaltung befreien und seine Gelenke durchbewegen kann.

Der Steiger aber befährt in ständiger Kniebeuge seinen gesamten
Betrieb, gegebenenfalls mehrfach während einer Schicht.

Die Kniebelastungen beim Befahren von Grubenbauen sehen Sie z.Zt.
im Zeitlupenfilm. Bei steigendem Einfallswinkel nimmt die Beuge-
belastung der Kniegelenke zu.

Der Bergmann befährt seine Baue meist in fallender Richtung.
Abwärts verlagert sich der Körperschwerpunkt nach hinten, die
Hebelarme im Kräfteparallelogramm des retropatellaren Ausdrucks
werden länger, der Preßdruck damit höher.

Nimmt die zur Verfügung stehende Höhe ab, wird die Flözmächtigkeit
geringer, gerät das Knie zunehmend in eine Beugezwangshaltung.

Heutige Streblängen betragen im Durchschnitt 220 Meter. Mehrfaches
Befahren eines 220 Meter langen Betriebes mit dem im Film zuletzt
gezeigten Einfallen von 30 Grad bei einer Mächtigkeit von 125 cm
überschreitet die Belastbarkeit des Kniescheibengelenkes und
läßt retropatellare Knorpelschäden erwarten.

Bekannt und in ihrem Zusammenhang unbestritten sind die Arthrosen
bei Leistungssportlern. Ich darf hier an die Untersuchungen von

ARENS erinnern. SCHNEIDER fand bei 22 von 25 Vertragsspielern einer Fußballoberligamannschaft eine retropatellare Chondromalacie.

Bei vermindert belastbarem Knie (Abb.1) genügen im Leistungssport bereits kurzfristige Höchstbelastungen, um einen retropatellaren Reizzustand auszulösen. Ich zeige Ihnen hier die Röntgenaufnahmen einer 16jährigen Hochspringerin - Patellahochstand, WIBERG/BAUMGARTL II/III - die nach einwöchigem Intensivtraining mit einem funktionsuntüchtigen rechten Knie infolge schmerzhaften retropatellaren Reizzustandes in unsere Poliklinik kam.

Anhand von 2 Erkrankungsfällen möchte ich zeigen, was wir im "Bergmannsheil" aus medizinischer Sicht als BK per definitionem ansehen.

Dies sind die Kniegelenke (Abb.2) eines 50jährigen Steigers. 1962 Entfernung des rechten Innenmeniscus. 1966 Entfernung des rechten Außenmeniscus. 2 anerkannte Berufskrankheiten. Dieser Mann beaufsichtigte Ende 1974 das Aufhauen eines neu einzurichtenden Strebes. Mittlere Mächtigkeit 140 cm, mittleres Einfallen 20 Grad. Er mußte sein Aufhauen täglich mehrfach befahren. Als der Betrieb eine Länge von 140 Metern erreicht hatte, wurde seine bergmän-

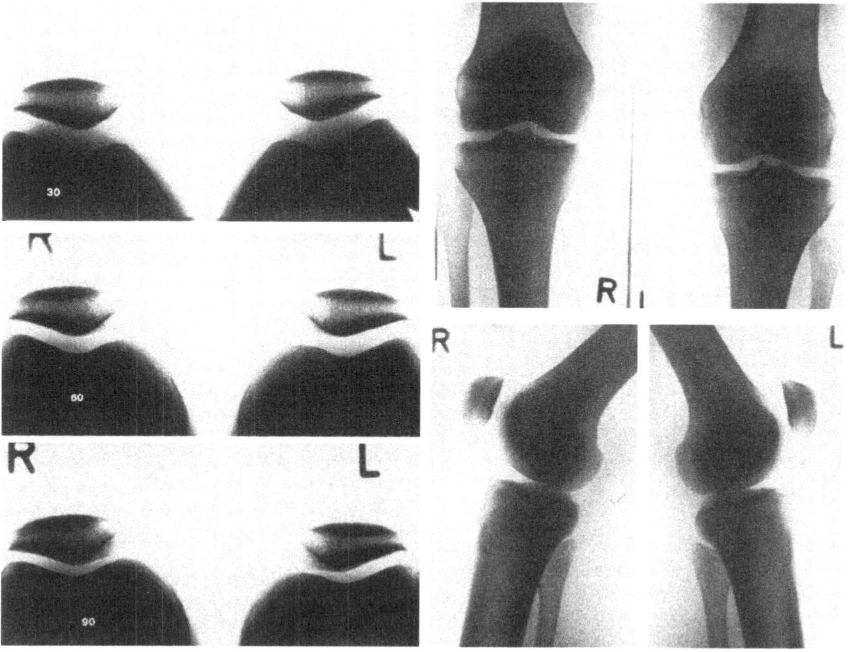

Abb.1. Retropatellare Chondromalacie rechts bei einer 180 cm großen 16jährigen Hochspringerin. Patellahochstand, Quotient nach INSALL/ SALVATI 1,4. Haglud'sche Delle beiderseits. Rechts zeichnet sich bei 60 und 90 Grad Beugung eine Einengung des lateralen Femoro-Patellar-Gelenkspaltes ab. Nach 1-wöchigem Intensivtraining während der Schulherbstferien 1975 trat ein schmerzhafter retropatellarer Reizzustand auf, der für 2 Wochen Gehunfähigkeit verursachte

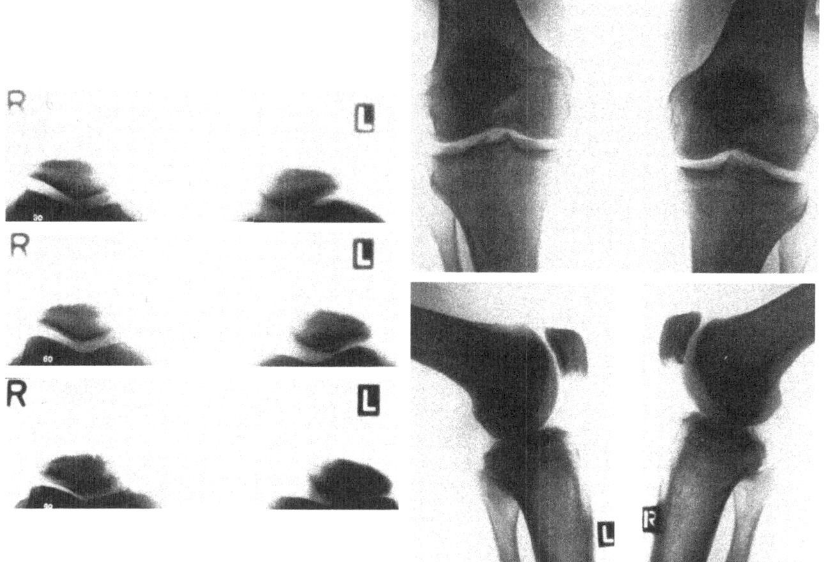

Abb.2. Sekundärarthrose im rechten Kniehauptgelenk und beider-
seitige rechts überwiegende Retropatellararthrose bei einem
50jährigen Steiger. 1962 Entfernung des rechten Innenmeniscus.
1966 Entfernung des rechten Außenmeniscus. 2 anerkannte BK BK
mit 2 Aktenzeichen der Bergbau-Berufsgenossenschaft. Ende 1974
beaufsichtigte der Steiger das Aufhauen eines neu einzurichtenden
Strebes. Mittlere Strebmächtigkeit 140 cm, mittleres Einfallen
20 Grad. Er mußte das Aufhauen mehrfach täglich befahren. Als
der Betrieb eine Länge von 140 m erreicht hatte, wurde seine
bergmännische Laufbahn durch einen retropatellaren arthrotischen
Reizzustand rechts beendet, der auch durch Vorverlagerung der
Tuberositas tibiae nach BANDI nicht mehr beherrscht werden
konnte. Der Patient ist seither grubenuntauglich

nische Laufbahn durch einen retropatellaren schmerzhaften
arthrotischen Reizzustand beendet. Eine druckentlastende Ventralisierung der Tuberositas tibiae nach BANDI konnte keine
nachhaltige Besserung mehr bringen. Der Patient ist seither
grubenuntauglich.

Der Bergbau-Berufsgenossenschaft hatten wir die Erkrankung im
Gutachten bewußt _nicht_ als Wiedererkrankung bei 2 anerkannten
Berufskrankheiten, sondern als richtunggebende Verschlimmerung
einer Retropatellararthrose durch vermehrte Kniebeanspruchung
bei Befahrungen gemeldet.

Nach dem, was in den letzten Jahren an Erkenntnissen über retropatellare Belastungen und ihre Folgen in das allgemeinmedizinische
Bewußtsein eingedrungen ist, glauben wir, daß der § 551, Abs. 2,
RVO angewandt werden muß, der die Berufsgenossenschaften auf-
fordert, auch eine in der Liste nicht aufgeführte Gesundheits-
störung als Berufskrankheit anzuerkennen, wenn neue wissenschaftliche Gesichtspunkte eine Berufskrankheit wahrscheinlich machen.

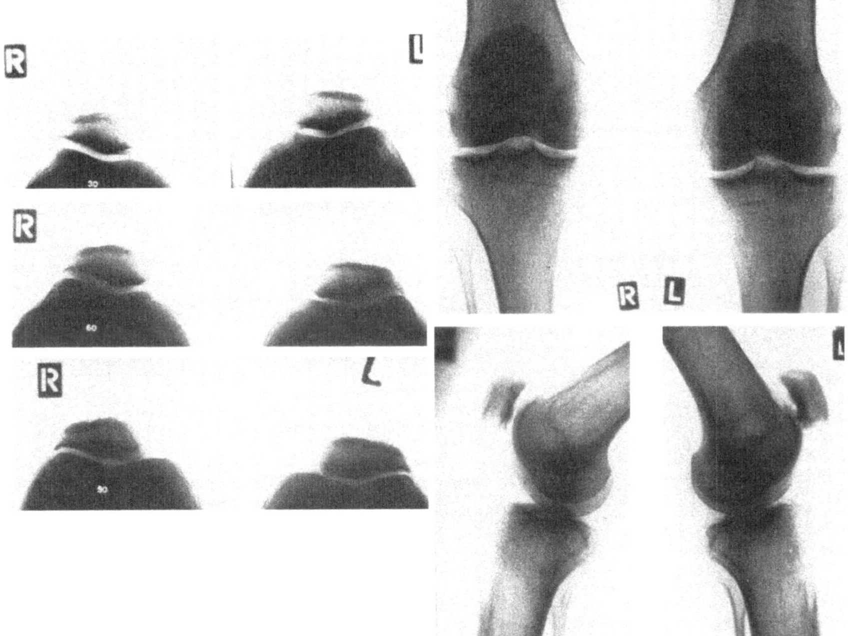

*Abb.3. Retropatellararthrosen bei einem 52jährigen Betriebs-
direktor. Beiderseitige Kniescheibendysplasie. Patellahochstand.
Quotient nach INSALL/SALVATI 1,55. Muß als Direktor nur noch
gelegentliche Grubenfahrten durchführen. Im Sommer 1976 bei
einer Urlaubsvertretung täglich Grubenfahrten. Wegen verstärkten
retropatellaren Reizzustandes rechts Vorverlagerung der Tuberositas tibiae nach BANDI. 7 Wochen nach Operation Wiederaufnahme
der Arbeit am Schreibtisch*

Abschließend (Abb.3) der Fall eines 52jährigen Betriebsdirektors,
der von Hauerarbeit über Steiger und Fahrsteiger alle Stationen
beruflichen Aufstieges im Bergbau durchlaufen hat.

Würde endlich die von BÜRKLE DE LA CAMP bereits in den 30er Jahren
geforderte Röntgeneinstellungsuntersuchung für Bergleute Pflicht,
dann müßte man bei einem derartigen Kniescheibenhochstand und
einer solchen Patelladysplasie von primärer Grubenuntauglichkeit
ausgehen.

Der Direktor muß nicht mehr täglich nach unter Tage, jedoch seine
Betriebe mit gewisser Regelmäßigkeit befahren. Als er im Sommer
1976 bei einer Urlaubsvertretung täglich Grubenfahrten zu unter-
nehmen hatte, trat im rechten Knie ein retropatellarer arthrotischer Reizzustand auf. 7 Wochen nach BANDI'scher Operation hat
er seine Arbeit am Schreibtisch wieder aufgenommen. Wir haben
die Erkrankung der Berufsgenossenschaft als Sonderform der
Berufskrankheit 42 gemeldet.

Als Ärzte haben wir in erster Linie unseren Patienten zu helfen.
Rücksichten und Schwierigkeiten, die bei den Verwaltungen aus
unseren Gutachten entstehen könnten, dürfen wir nicht nehmen.

Wenn nach unserer Überzeugung eine körpereigene Gewebeminderbelastbarkeit durch berufliche Belastung richtunggebend und bleibend verschlimmert und damit zur Berufskrankheit per definitionem geworden ist, müssen wir uns auch mit allen Mitteln für die Anerkennung als Berufskrankheit und für ihre Entschädigung einsetzen, wenn notwendig auch für die Änderung des Gesetzes.

Literatur

1. ARENS, W.: Das gehäufte Mikrotrauma als Ursache einer Arthrose. Hefte z. Unfallheilk. 110, 149, (1971).
2. BANDI, W.: Chondromalacia patellae und femoropatellare Arthrose. Helv. chir. acta. supp. 11 (1972).
3. BURRI, C., RÜTER, A.: Knorpelschäden am Knie. Hefte z. Unfallheilk. 127 (1976).
4. LAARMANN, A.: Gewebsregression als Berufskrankheit. Arch. Orthop. Unfall-Chir. 84, 261-268 (1976).
5. SCHNEIDER, G.: Die Früharthrose im Femoropatellargelenk des Leistungssportlers. Ein Beitrag zur Pathogenese degenerativer Gelenkerkrankungen. Arch. Orthop. Unfall-Chir. 54, 401 (1962).

H. Schilling, Lünen

Gibt es eine Kausalität zwischen dem „Bergmannsmeniscus" (BK 42) und der Chondropathie der Kniescheibe?

Als ich diese Fragestellung einem meiner Vorredner vorlegte, antwortete er schlicht mit "nein".

Hier stellt sich die Frage, ist es wirklich so einfach, zumal man zwei Gesichtspunkte zu beachten hat, einmal den rechtlichen im Sinne der 7. Berufskrankheitenverordnung vom 20.6.1968 und zum anderen den medizinischen Gesichtspunkt.

Die BK 42 wird definiiert als "Meniscusschäden nach mindestens 3jähriger regelmäßiger Tätigkeit unter Tage", d.h., bei ungewöhnlicher Beanspruchung durch täglich viele Stunden dauernde Arbeit, insbesondere in knieender oder hockender Stellung oder bei immer wiederkehrenden Kniebeugen.

Im Merkblatt des Bundesministeriums für Arbeit und Soziales läßt sich entnehmen, daß als Folge der Meniscusschäden chronisch deformierende Gelenkveränderungen und Zerstörungen des Knorpels an der Gelenkoberfläche des Oberschenkels und des Schienbeinkopfes entstehen können, und es heißt weiterhin, daß differentialdiagnostisch u.a. die Chondropathie der Kniescheibe abzugrenzen ist. Diese Aussage ist eindeutig.

Gutachtlich war es immer üblich, örtliche, somit umschriebene sekundär bedingte Verschleißerscheinungen des Gelenkknorpels, insbesondere bei langer Vorgeschichte und bei entwickeltem

"reizempfindlichen Kniegelenk" primär, d.h. sofort bei der
Erstbegutachtung und sekundär, d.h. als Nachfolgeerscheinung
nach einer Meniscusoperation anzuerkennen.

Das gleiche gilt auch bei nachfolgenden Band- oder Kapselschäden,
insbesondere bei wiederkehrenden Kniegelenksergüssen und nachfolgenden, ggf. mehrfachen operativen Eingriffen, die ursächlich
auf den Ersteingriff zurückzuführen sind.

Es stellt sich die Frage, welche Beziehung die Chondropathie der
Kniescheibe zur bergmännischen Tätigkeit hat.

Knorpelschäden nach unmittelbarem Trauma, z.B. bei Knieanprall-
verletzungen seien ausgeklammert.

Nach Untersuchungen von BAUMGARTL, HEINE und eigenen klinischen
Beobachtungen kann man feststellen, daß bereits im 3. Lebens-
jahrzehnt degenerative Veränderungen im femoro-patellaren Gleitlager nachzuweisen sind, die bis zu 45% nach PAUL und FRANKE
beobachtet werden können.

Diese Veränderungen laufen häufig ohne subjektive und meist auch
ohne klinische Symptome ab. Sie haben letztlich ihre Ursache im
Sinne der praearthrotischen Deformität nach HACKENBROCH oder der
qualitativen Dysplasie nach IDELBERGER.

Es ist auch hinreichend bekannt, daß 1/3 aller Kniegelenke eine
Formvariante aufweist, sei es in der Achse, durch Abweichungen
der Muskel- und Bandansätze, der Formgebung der Oberschenkelrolle
und des Schienbeinkopfes und insbesondere der Kniescheibe. Ich
erinnere nur an die Arbeiten von WIBERG und BAUMGARTL.

Eben dann ist die kinetische Kette gestört, der Funktionsablauf
ein anderer und durch diese existenten Schadensmöglichkeiten
laufen Unfallschäden und Belastungen, auch die des täglichen
Lebens eben anders ab. Der Kliniker kennt solche therapieresi-
stenten Abläufe und er tut gut daran, diese bereits vorgegebenen
Schäden zu erkennen.

BANDI ist in seinen Arbeiten ausführlich auf die funktonsab-
hängige Druckbelastung im femoro-patellaren Gleitlager eingegangen und entwickelte eben aus diesen Überlegungen heraus die
Ventralkippung der Schienbeinrauhigkeit.

Diese Schadensmomente bei entsprechenden anatomischen Bedingungen
sind statistisch so signifikant, d.h. sie sind nicht zu vergleichen mit der Schadensanfälligkeit des "Bergmannsmeniscus" der
nur bei 2% der betroffenen Bergleute zu beobachten ist und auch
erst nach 12 bis 14jähriger entsprechender Tätigkeit unter Tage.

Man kann weder rechtlich, ich habe es bereits ausgeführt, und
auch nicht klinisch eben solche, auch beim Bergmann zu beobachtenden Veränderungen auf seine Tätigkeit zurückführen.

Es ist auch hinreichend bekannt, daß nicht nur mechanische, sondern auch biochemische Abläufe verantwortlich sind für das Gelenk-
verhalten. Es kommt bei Knorpeldegenerationen zur Abschilferung

von Knorpelzellen, sie treten in die Gelenkflüssigkeit ein. Nach
OTTE wird dadurch eine Antigen-Antikörperreaktion ausgelöst, die
sich verselbständigt und den weiteren Fortgang des Verschleißes,
somit den Kreislauf unterhält. Diese zunehmende Arthrose, mit
einbezogen ist dann sekundär das bereits praearthrotische Gleitlager, ist nun kein Zufallsgeschehen mehr, sondern das Resultat
eines Defektes, der durchaus als Zustand nach einer Meniscusoperation beobachtet werden kann. Der Gleichgewichtszustand,
eben noch kompensiert, dekompensierte sich durch dieses Mißverhältnis zwischen Funktion und Struktur.

Wenn nun nach einer Meniscusoperation ein solches funktionelles
und biochemisches Mißverhältnis, auch bei vorhandener Praearthrose,
aufgetreten ist, dann kann man, und das läßt das Gesetz zu, einen
solchen Knorpelschaden im Gleitlager als mittelbare BK-Folge
anerkennen. Notwendig sind jedoch hierbei nicht nur klinische
Symptome, sondern vielmehr objektive röntgenologische Nachweise,
eine entsprechende Klinik und bei etwaiger Arthrotomie oder Rearthrotomie makroskopisch und feingeweblich dokumentierte Befunde.

Diese Fälle sollten jedoch bei richtiger Anzeigestellung und
Operationstechnik die Ausnahme bleiben.

Die Kausalkette muß somit durch subjektive und objektive
Brückensymptome gewährleistet sein. Das heißt, eine Chondropathie kann durchaus innerhalb des Beziehungsgefüges zur BK 42
stehen. Es müssen hierbei jedoch die oben aufgeführten verpflich-
tenden Faktoren der gesetzlichen Bestimmung einerseits und der
objektivierbaren Klinik andererseits harmonisieren.

Das Kniegelenk bietet nun einmal keine genügende strukturelle
Plastizität. Es ist nicht formbar. Es hat keine Kompensations-
potenzen und ist dadurch vermehrt störanfällig. Aus diesen
Überlegungen heraus sollten Arthrotomien nur nach entsprechender
Kenntnis der Arbeitsvorgeschichte unter Berücksichtigung der
Klinik und etwaiger Folgen durchgeführt werden.

Die BK 42 ist keine Einbahnstraße, die nur den Meniscus kennt.
Sie berücksichtigt vielmehr das Kniegelenk in seiner Gesamtheit,
auch unter der Voraussetzung, daß die Meniscen ursächlich verantwortlich sind für eben diesen Problemkreis.

Es wäre jedoch verfehlt, in die BK 42 einen Pluralismus der
Begriffe und der Erkrankungen hineinzuinterpretieren. Wir kämen
dann unweigerlich in einen Zwiespalt und eine Sackgasse, in eine
Polarität der gesetzlichen Auslegung und der Klinik, gleichsam
in eine kausale Konkurrenz.

Eine Aufweichung des der Sozialversicherung zugrunde liegenden
Ordnungsprinzipes wäre sonst die Folge mit zu erwartenden unab-
sehbaren Konsequenzen.

Das heißt, es besteht nur dann eine Haftung im Sinne der BK 42
entsprechend der Bestimmungen des § 551, Abs. 1 und 2 RVO, wenn
die Ursache des persönlichen Gesundheitsschadens, versicherungsrechtlich wesentlich und mitentscheidend, ob bei Unfall oder
Krankheit in der beruflichen Tätigkeit liegt.

Es wäre m. E. eine klinische uns soziale Selbsttäuschung, wenn
durch eine Fehlinterpretation des Gesetzes die bisher geübte
und angestrebte Symmetrie zwischen Gesetz, Patient und Klinik
getrübt würde.

Oder anders formuliert, der Gutachter muß die durch Gesetz und
Klinik zu integrierende Beurteilung in das richtige, vorgegebene
Koordinatennetz unterbringen.

Wenn ich den Inhalt meiner Ausführungen zusammenfasse, so komme
ich als Kliniker zu dem Schluß, daß in der BK Nr. 42 der Meniscus
gleichsam die Hierarchie der Risikofaktoren im Kniegelenk an-
führt und nur bei bestehender Kausalkette sich die Notwendigkeit
ergibt, eben diese Berufserkrankung erweitert im Rahmen des
Gesetzes auszulegen.

Die vorgegebene BK 42, in ihrer Aussage einfach und geschlossen,
ist nun einmal die Leitschiene unserer Beurteilung. Sie ist
absolut und fordert eben deshalb immer wieder den Gutachter
heraus, und eben die sachgerechte Anwendung dieser Berufskrankheitenverordnung setzt Reife, Erfahrung, ein stetiges
Bemühen und nicht zuletzt Kenntnis der bergmännischen Tätigkeit
voraus.

<u>Literatur</u>

1. BANDI, W.: Chondromalacia patellae und Femoro-patellare
   Arthrose. Helvetica Chirurgica Acta. Suppl. 11 (1972).
2. BAUMGARTL, F., SELING, K.: Die Arthrosehäufigkeit nach Total-
   extirpation von Meniscen bei Berücksichtigung der Femoropatellargelenke. Mschr. Unfallheilk. $\underline{75}$, 357 (1972).
3. SCHILLING, H.: Die Funktionseinheit des Kniegelenkes, dargestellt an der Meniscusverletzung und dem Meniscusschaden.
   Zeitschr. für Therapie $\underline{8}$, 201 (1970).
4. SCHILLING, H.: Das Kniegelenk und "seine" Meniscen. Ärztl.
   Praxis $\underline{26}$, 3420 (1974).
5. WAGNER, H.: Neue Berufskrankheiten-Verordnung in Vorbereitung.
   Die Berufsgenossenschaft 4, Januar (1976).

H.J. Müller, Murnau

Die Begutachtung des knorpelgeschädigten Gelenkes

In der Regel ist das Röntgenbild für die Beurteilung von Unfallfolgen im Extremitätenbereich von großer Bedeutung. Insbesondere
bei frischen Knorpelschäden zeigt aber diese Untersuchung keine
sicheren Ergebnisse und erst Arthroskopie oder Arthrotimie lassen
uns das wahre Ausmaß des Knorpelschadens erkennen. Dies gilt
nicht nur für das Kniegelenk, auf das ich mich in meinen Ausführungen beschränken will, sondern auch für alle anderen Körperge-
lenke.

Zum Beispiel zeigten die Röntgenbilder eines 44jährigen Land-
wirtes am linken Kniegelenk im Bereich des medialen Oberschenkel-
knorrens keine wesentlichen Veränderungen, wenn man von einer
geringen arthrotischen Randzeichnung absieht. Wegen ständig vor-
gebrachter Beschwerden und Verdacht auf einen Meniscusschaden
nach Distorsion erfolgte die Arthrotomie, wobei im mittleren
Anteil der genannten Condylengelenkfläche ein 5pfenniggroßer
osteomalacischer Herd entdeckt wurde.

Erst größere Verformungen, die zugleich den knöchernen Bereich
mit einbeziehen, wie ein Ausriß von Knorpel-Knochenmasse im
Insertionsbereich des vorderen Kreuzbandes, sind röntgenologisch
darstellbar.

Bei sehr sorgfältiger Betrachtung mit der Lupe kann man weitere,
anfangs kleine Reaktionen auf den Knorpelschaden erkennen, wie
kleine, vom Knochenrand aufsteigende Fähnchen. Diese Erstzeichen
sind meistens sehr viel besser auf den Aufnahmen in der Technik
nach SCHOEN zu erkennen.

Der Gutachter muß daher bei der Beurteilung eines Knorpelschadens,
welches Gelenk es auch immer zu beurteilen gibt, primär alle anderen Kriterien, wie Allgemein- und Unfallanamnese, Intensität,
Richtung und Auftreffpunkt oder Hebelwirkung der schädigenden
Gewalt, Stellung des Kniegelenkes im Augenblick des Unfalles und
Reaktionen des Gelenkes und des Verletzten unmittelbar nach dem
Unfall nutzen und zusammen mit dem klinischen Untersuchungsergebnis unter besonderer Berücksichtigung der Stabilitätsverhält-
nisse des Gelenkes über die Wahrscheinlichkeit eines Knorpelschadens entscheiden.

Am besten lehren uns die Spätschäden nach Meniscusverletzungen
die zwar zeitlich variierende, doch gesetzesmäßig eintretende
Knochenverformung als Folge eines primär nicht erkennbaren Knorpelschadens. Verformte, oft in das Gelenk hinein umgeschlagene
Meniscusteile stören die Gelenkdynamik, führen zu Knorpelarro-
sionen und sekundär zu einer Reizsynovitis mit nachfolgend
trophischen Veränderungen des unmittelbar anliegenden Knochengewebes.

Ähnliche Auswirkungen haben in den Gelenken freie Knorpel- oder
Knochenkörper, besonders dann, wenn sie keine ausreichende
Ausweichmöglichkeit haben, wie im Bereich des oberen Kapsel-
recessus.

Gelenkspaltverschmälerung sehen wir anfangs durch den Meniscus-
verlust allein und später durch zunehmende Abnahme der Knorpeldicke, wobei sich zuerst trophische Aufhellungen der Knochen-
randbegrenzungen und nachgehend kleine Randwülste, entweder mehr
im tibialen, oder selten im oberschenkelwärtigen Gelenkanteil
zeigen.

Diese Zeichen signalisieren dem Gutachter einen Knorpelschaden
im fortgeschrittenen Stadium. Eröffnen wir ein solches Gelenk,
können wir am Knorpel lokalen Glanzverlust,Gelbverfärbungen bis
zu feinen Aufrauhungen und viel deutlicher den Beginn eines
Reparationsversuches sehen, wobei aggressives Synovialgewebe

von der Seite auf den chondromalacischen Herd zuwächst, allerdings auf diesem Wege mehr Knorpel zerstört, als funktionelles
Ersatzgewebe schafft.

Wie schnell Gelenkbinnenschäden gerade am Kniegelenk zur arthrotischen Deformität führen können, beweisen Röntgenbildserien, die
im Verlaufe von Jahren nach medialer Meniscotomie angefertigt
wurden.

Natürlich muß man in all diesen Fällen auch berücksichtigen,
daß mit Eintritt der Kapsel-Bänderschädigung oft auch der Knorpel
mitverletzt wird, was die beschleunigte Deformierung eines Gelenkes hinreichend erklären dürfte.

Dem Gutachter bieten sich Endzustände mit schweren arthrotischen
Reaktionen und fast völligem Knorpelschwund. In diesen Phasen
ist die Beurteilung eines Unfallzusammenhanges sicher schwierig,
wenn die Unfall- oder Krankenerstaufzeichnungen lückenhaft und
Röntgenverlaufsbefunde, insbesondere Erstaufnahmen und Aufnahmen
im ersten Unfalljahr, nicht zur Verfügung stehen.

Das wahre Ausmaß deformierender Prozesse am Kniegelenk ist auf
den Aufnahmen in der Technik nach SCHOEN besser erkennbar, da
ein größerer Umfang der Concylenrandzone zur Darstellung kommt.

Die Einschätzung einer Minderung der Erwerbsfähigkeit oder Gebrauchsminderung einer Gliedmaße wird natürlich nicht allein vom
Ausmaß der röntgenologisch dargestellten Gelenkdeformierungen,
sondern vordergründig von der Funktion, von klinisch faßbaren
Reaktionen des Gelenkes und benachbarter Weichteilgewebe bestimmt.
Auf die Problematik der Beurteilung des Beschwerdeausmaßes möchte
ich hier nicht eingehen.

In der Begutachtung eines Knorpelschadens, der Veränderungen
im Sinne einer dissecierenden Osteochondrose zeigt, kann das
Röntgenbild wertvolle Hinweise geben, wenn das Kniegelenk in
verschiedenen Funktionsstellungen und wechselndem Zentralstrahl
geröntgt wird. Für die Beurteilung des Unfallzusammenhanges ist
hier entscheidend, ob schon zum Zeitpunkt des Unfalles oder Tage
und Wochen danach Knochenimpressionen und sklerotische Randbegrenzungen sichtbar waren, denn dann ist ein Zusammenhang sehr
unwahrscheinlich. Eine Verschlimmerung der nicht unfallbedingten
Osteochondrose kann nur dann bejaht werden, wenn das Trauma
geeignet war, einen chronischen Reizzustand akut werden zu lassen oder einen Knorpel-Knochenanteil aus dem Osteochondroseherd
ausgesprengt hat. Eine vorübergehende Verschlimmerung ist spä-
testens mit Entfernung des freien Gelenkkörpers oder mit dem Abklingen der akuten Reizung beendet.

Schwere Prellungen und Quetschungen führen vereinzelt zu lokalen
Gefäßschäden mit Gefäßverschlüssen, wo meist im Bereich der
Oberschenkelcondylen begrenzte Knochenareale nekrotisch werden.
Wochen oder Monate nach dem Unfall erkennt man erst auf den
Röntgenaufnahmen strukturarme verdichtete und durch einen Auf-
hellungssaum abgegrenzte Zonen, die sich dann im Operationsbe-
fund wesentlich größer darstellen. An der Oberfläche scheint
der Knorpel noch leidlich intakt, während die subchondrale und

angrenzende knöcherne Region nekrotisch ist. In diesen Fällen
muß für den Unfallzusammenhang ein symptomarmes Latenzstadium,
etwa 3-6 Monate, gefordert werden. Treten diese Befunde erst
nach einem Jahr oder länger in Erscheinung, verringert sich die
Wahrscheinlichkeit eines Unfallzusammenhanges.

Bei der Beurteilung des Knorpelschadens an der Kniescheibe möchte
ich mich auf das Problem der Patella bipartita und unfallbedingte
Kniescheibenläsion beschränken. Die Patella bipartita zeigt glatte
Abgrenzungen der abgeteilten Knochenkörper ohne Stufenbildung und
damit ungestörter Kongruenz zu den Oberschenkelknorren. Arthrotische Randreaktionen werden kaum sichtbar. So verursachen diese
Kniescheiben, wenn überhaupt, nur bei außergewöhnlichen Bela-
stungsanforderungen mäßiggradige Beschwerden. Bei der unfallbe-
dingt formgestörten Kniescheibe dagegen sehen wir sehr unregelmäßige Begrenzungsverhältnisse, Umbaureaktionen im Bruchspalt-
bereich und oft Stufenbildungen. Nach unseren Erfahrungen ist
es ein wesentliches Unterscheidungszeichen, daß nach Knieschei-
benfrakturen später auch die gegenüberliegenden Oberschenkelge-
lenkrollen sekundär arthrotische Reaktionen erkennen lassen.
Dies gilt auch für eine in Falschgelenkbildung ausgeheilte
Patellafraktur.

Ist einmal ein wesentlicher Knorpelschaden einer frakturierten
Kniescheibe eingetreten, schreitet im Gelenk gesetzesmäßig der
weitere Knorpelabbau voran, wie die Vergleiche mit dem nicht
verletzten Gelenk deutlich erkennen lassen. Nach Entfernung
einer so deformierten Kniescheibe kann wohl für begrenzte Zeit
die Beweglichkeit verbessert und das Beschwerdeausmaß verringert
werden, aber bezüglich der zukünftigen Dauerbelastbarkeit wird
der Gutachter keine gute Prognose stellen können. Dafür ist meist
die verformte Kniescheibe zu lange am Ort belassen worden und
die condylären einzig regenerationsträchtigen oberflächlichen
Knorpelzellen sind längst zerstört.

Bei Verletzungen des Ober- oder Unterschenkels muß der Gutachter
auch dem Kniegelenk besondere Beachtung schenken, da die zerstö-
rende Gewalt anteilig auch am Knie wirksam wird und durch Extension und Immobilisation weitere Schäden gesetzt werden können.
Dabei entwickeln sich Knochen- und Weichteilatrophien und entsprechende Funktionsstörungen. Die Röntgenbilder der interfrak-
turbenachbarten Kniegelenke lassen oft allzu deutlich den Knorpelschaden ahnen.

In unmittelbarer Nähe des Gelenkes oder an den Gelenkkörpern
selbst in reicher Zahl installierte Osteosynthesematerialien
sind dann kein Garant für die Wiedergewinnung der Funktion,
wenn erst durch die erhebliche Zerstörung von Knorpel und Knochen und zusätzlich durch Fremdkörper die Gewebsernährung gestört ist. Dann wird eine Alloplastik oder eine Arthrodese des
Gelenkes erforderlich.

Mit zunehmenden Schwierigkeiten bei der Therapie der Knorpel-
Knochenschäden hat es der Gutachter leichter bei der Beurteilung
des Unfallfolgezustandes. Sind gar beide Kniegelenke weitgehend
zerstört und ist die Belastung nur durch den Gebrauch orthopä-
discher Hilfsmittel möglich, ist mit 60-70% die höchste Schätzung
der Minderung der Erwerbsfähigkeit bei Knorpel-Knochenschädigung
am Kniegelenk erreicht.

Bei der Beurteilung des Knorpelschadens am Kniegelenk ist dem
Gutachter gegenüber dem Verletzten und wegen der volkswirtschaft-
lichen Trächtigkeit der Unfallfolgen auch gegenüber der Allgemein-
heit, eine hohe Verantwortung aufgebürdet, der er nur durch vollen
Einsatz seiner Facherfahrung und gezielten Einsatz aller diagnostischer Möglichkeiten gerecht werden kann.

<u>Literatur</u>

1. COTTA, H., PUHL, W.: Pathophysiologie des Knorpelschadens.
   Hefte z. Unfallheilk. <u>127</u>, 1 (1976).
2. GANZ, R.: Isolierte traumatische Knorpelläsionen am Kniegelenk. Hefte z. Unfallheilk. <u>10</u>, 147 (1972).
3. KUNITSCH, G, MUHR, G., OESTERN, H.J.: Röntgenuntersuchung des
   Knorpelschadens am Kniegelenk. Hefte z. Unfallheilk. <u>127</u>, 71
   (1976).
4. MORSCHER, E., PFEIFFER, K.M.: Spätschäden nach Knochen- und
   Knorpelläsionen am Kniegelenk. Zeitschr. für Unfallmed. u.
   Berufskrankh. <u>1</u>, 47 (1970).
5. MUHR, G.: Der frische Knorpelschaden. Hefte z. Unfallheilk.
   <u>127</u>, 59 (1976).
6. OESTERN, H.J., MUHR, G., Hannover, KUNITSCH, G.: Aussagewert
   der röntgenologischen Untersuchungen bei posttraumatischen
   Knorpelschäden des Kniegelenkes. Hefte z. Unfallheilk. <u>126</u>,
   407 (1976).

Podiumsgespräch zum IV. Hauptthema:
Begutachtung des Knorpelschadens*
(Leitung: W. Arens, Ludwigshafen/Rh.)

Teilnehmer: H. GREINEMANN (Bochum), G. KÖNN (Bochum), J. MOCKWITZ
            (Frankfurt/M.), H.J. MÜLLER (Murnau), J. PROBST
            (Murnau), V. GÖYMANN (Essen)

ARENS: Wir haben Herrn KÖNN als Traumapathologen in unserer Runde.
Was er uns mit der Viermonatsfrist gesagt hat, ist besonders
wichtig. Meine Frage an Herrn KÖNN lautet: Ist das nun wirklich
Allgemeingut aller Pathologen, was Sie uns vorgetragen haben,
oder gibt es leider nur wenige Pathologen, die davon eine Ahnung
haben?

KÖNN: Ich kann sie nicht beantworten, ich kann sie nur von mir aus
aufgrund der Erfahrungen beantworten. Ich muß mich bei vielen
Kollegen bedanken, insbesondere auch bei meinem Kollegen REHN
und meinem Kollegen PROBST, die mir gelegentlich die Möglichkeit
geben, auf eine solche präzise Frage, die Sie mir stellen, auch

---

*Die Wiedergabe des Podiumsgesprächs erfolgt wegen der besonderen
gutachtlichen Bedeutung in den wesentlichen Teilen wörtlich;
überleitende Bemerkungen sind fortgelassen. Die Red.

einigermaßen präzise antworten zu können; das heißt, ich bekomme
Untersuchungsgut mit ganz präzisen klinischen Daten. Wenn ich
Ihnen das gesagt habe und sagen konnte, verdanke ich das eigentlich diesen Kollegen. Wenn meine übrigen Kollegen es nicht so gut
können, liegt es vielleicht daran, daß die Kliniker meinen Kollegen nicht immer die notwendigen exakten Daten liefern. Ich glaube,
dann fände man mehr Pathologen, welche die Frage mit gleicher
Klarheit beantworten können.

ARENS: Es ist außerordentlich wichtig für uns Kliniker, daß wir
den Pathologen exakte Angaben über die Vorgeschichte und auch
über den Operationsbefund geben.

Herr KÖNN, gilt für die Meniscen, die uns ja noch viel mehr
beschäftigen als das, was wir hier besprochen haben, die gleiche
Frist von vier Monaten?

KÖNN: Ganz genau. Ich habe zum Schluß meines Vortrages gesagt,
daß am Gelenkknorpel und am Meniscus, der aus Faserknorpel besteht, im Prinzip grundsätzlich die gleichen Reaktionen zu erwarten sind. Das heißt, man kann versicherungsrechtlich etwa
drei, vier Monate präzis identifizieren: das ist in den traumatischen Bereich einzuordnen. Liegt der Unfall fünf, sechs Monate
zurück, kann ein enges Gespräch, ein Dialog zwischen dem Kliniker,
dem Chirurgen, dem Pathologen, kann der morphologische Befund
noch Hinweise für die Interpretierungen und Zuordnungen liefern.
Liegt der Unfall noch länger zurück, würde ich dem morphologischen
Substrat bei der Zusammenhangsfrage nur noch eine geringe Bedeutung beimessen können.

ARENS: Ich habe den Eindruck, daß im Vortrag von Herrn MOCKWITZ
ein gewisser Widerspruch ist. Auf der einen Seite setzt er unter
Punkt 2 zur Anerkennung die sofortige Arbeitseinstellung voraus,
und unter Punkt 6 sagt er "beschwerdefreies Intervall bei Knorpel-
contusionen". Ich habe immer etwas dagegen, wenn ich in Gutachten
sehe "und dann hat der Mann ja weitergearbeitet, folglich kann es
kein schwerer Unfall gewesen sein, sofortige Arbeitseinstellung
muß gefordert werden!" Denken wir doch einmal an uns selbst. Wenn
wir mehr oder weniger schwere Contusionen und Distorsionen hatten,
haben wir denn die Arbeit sofort eingestellt? Herr PROBST, was
meinen Sie dazu?

PROBST: Das ist ein ganz heißes Eisen, weil es ja insbesondere
nachher von den Herren Sozialrichtern angefaßt wird. Ich glaube,
man kann diesen Satz "sofortige Arbeitsniederlegung oder nicht"
nur in ganz bestimmten Fällen anwenden. Beim abgerissenen Meniscus ist es klar, daß ein Schmerz sofort auftreten muß. Vielleicht
muß man die Konjunktion Schmerz/Arbeitsbehinderung, Arbeitsniederlegung etwas stärker beleuchten und nicht nur auf den einen Punkt
der Arbeitsniederlegung allein abstellen.

GREINEMANN: Ich bin immer der Auffassung gewesen, daß die Forderung nach der sofortigen functio laesa in den Bereich der
Propaedeutik gehört, das aber beim Erfahrenen auf keinen Fall
ein Kriterium sein kann. Wir kennen so viele Erkrankungen posttraumatisch, die mit einem so langen freien Intervall einher-
gehen, daß die Forderung der sofortigen functio laesa auf keinen
Fall erhoben werden sollte.

GOYMANN: Mir fiel zumindest bei dem Vortrag von Herrn MOCKWITZ auf, daß er die Viermontsgrenze gesetzt hat. Das halte ich für etwas problematisch, insbesondere wenn es darum geht, an die reine Chondropathie zu denken, nicht an den Ausriß etwa einer Osteochondrosis dissecans; da sind die Dinge natürlich klar. Ich glaube, daß als posttraumatisch zu bezeichnende Beschwerden im Sinne einer Chondropathie durchaus noch später auftreten können. Der Pathologe ist in der glücklichen Lage sagen zu können: In vier Monaten ist die Sache so weit abgeschlossen, daß ich nicht mehr differenzieren kann. Dann geht diese Frage wieder zurück an den Kliniker bzw. an den Gutachter. Da setzt das Problem ein. Ich bin der Meinung, daß der Schaden im Sinne der Chondropathie als vorausgegangener Contusionsschaden durchaus später eintreten kann.

CONTZEN: Nein, so ist das gar nicht. Wir wissen alle genau, wie schwierig die Unterscheidung der Chondropathie vom posttraumatischen Schaden sein wird. Wenn Sie jetzt natürlich konzedieren, daß auch noch nach sechs oder zehn Monaten Beschwerdefreiheit noch eine Anerkennung möglich wäre, ist die Sache heikel; denn wir sind uns völlig im klaren, daß wir mit dieser Achtwochengrenze medizinisch gesehen irgendwie an Grenzen stoßen. Ob das richtig ist, wissen wir vielleicht erst in zehn, fünfzehn Jahren. Wir müssen ja irgendwie einmal ein Kriterium schaffen, irgendetwas müssen wir doch den Kollegen an die Hand geben, damit über haupt eine Aussage ermöglicht ist.

REHN: Man muß zunächst einmal feststellen, ob es ein echter Unfall war. Ich glaube, darum dreht sich jetzt im Moment die Diskussion. Die Chondropathie oder alles, was es sein sollte, kann als Mikrotrauma auftreten. Wir müssen erst einmal feststellen: Ist es ein echter Unfall?

CONTZEN: Wenn ich nicht davon ausgehen kann, daß ein Trauma vorgelegen hat, dann diskutiere ich überhaupt nicht über Zusammenhangsfragen. Das ist das A und O. Wenn ich sage "Es war kein Trauma", dann sind alle weiteren Erörterungen zur Beurteilung von Wesentlichkeit usw., was hier jetzt die Rolle spielt, völlig unergiebig.

REHN: Man muß die Gutachten lesen und dann die Patienten fragen. Dann stellt sich heraus: Es war kein Unfall, der steht nur auf dem Papier.

MOCKWITZ: Ich habe in meinem Vortrag nicht so verstanden sein wollen, daß, wenn nur ein Punkt erfüllt ist, die Anerkennung erfolgen kann. Nein, man muß alle diese Punkte, die ich aufgeführt habe, zusammen sehen und zusammen berücksichtigen. Nur dann kann man von Fall zu Fall gutachtlich zu dem Unfallzusammenhang Stellung nehmen. Wichtig sind meines Erachtens der interoperative Befund und die Histologie. Aber es wäre vermessen, prinzipiell zu fordern, daß jeder Verdacht auf Knorpelschäden rechtzeitig in eine geeignete Fachbehandlung kommt. Das ist Wunschdenken.

ARENS: Wir haben viel von der Arthroskopie gehört; sicher eine gute Sache. Ist die Arthroskopie etwas Duldungspflichtiges in der Unfallversicherung?

PROBST: Duldungspflichtiges gibt es überhaupt nicht. Ich muß den Patienten aufklären, ihm sagen, worum es geht. Dann kann ich ihm das empfehlen, und dann hat er die Wahl, ob er diesen Eingriff über sich ergehen lassen will. Ich warne davor, überhaupt von einer Duldungspflicht zu sprechen. Es ist in erster Linie ein Problem der Aufklärung und dann des Einverständisses.

PERRET: Bei den Erörterungen zur Arthroskopie ist zweimal von den Referenten das Wort "risikoloser Eingriff" gefallen. Meine Frage geht dahin, ob es sich wirklich um einen risikolosen Eingriff handelt, ob die Referenten nie irgendetwas gesehen haben, was einen komischen Geschmack hinterlassen hat bzw. was den Eingriff zu etwas gemacht hat, was längere oder kürzere Arbeitsunfähigkeit und weitere Folgen gehabt hat. Meine nicht sehr reiche Erfahrung mit der Arthroskopie anderer geht dahin, daß Reizerscheinungen bis zu septischen Affektionen Dinge sind, die nicht nur ein einziges Mal vorgekommen sind.

ZOLLINGER: Es ist einerseits zu sagen, daß die Arthroskopie durch einen erfahrenen Untersucher durchgeführt werden muß, da Fragen der Asepsis ein wesentliches Problem dieser Untersuchungstechnik darstellen. Wenn dieser Forderung nachgekommen wird, wenn der Erfahrene diese Untersuchung durchführt, dann ist der Eingriff - ich möchte mich da korrigieren - nicht risikolos, aber doch risikoarm. Unter den 120 Fällen, die ich selber arthroskopiert habe, habe ich keine Infektion, jedoch drei Fälle, bei denen sich ein Reizzustand über maximal drei Wochen feststellen ließ.

ARENS: Wir kommen jetzt zu den Vorträgen GREINEMANN und Nachfolger bzw. Vorgänger. Ich glaube, daß Herr GREINEMANN Thesen aufgebracht hat, über die unbedingt gesprochen werden muß. Herr GREINEMANN ordnet die Chondropathie patellae in die BK 42 über § 551 Abs. 1 a usw. ein.

PROBST: Mich stört in erster Linie die Gleichsetzung von Chondropathie patellae mit Arthrosis deformans oder Knorpelläsion schlechthin. Chondropathia patellae ist ein klassisches Krankheitsbild, aber erst in den letzten acht oder zehn Jahren taucht sie als Diagnose für Knorpelläsionsschäden auf. Ich hätte ganz gern zunächst einmal hier meine Antwort unterbrochen, damit wir einen Konsens herstellen können: Welche ist nun die richtige Nomenklatur? Vielleicht sagt uns auch der Pathologe etwas dazu.

KÖNN: Es sind Variationen zum gleichen Thema, Entwicklungsphasen desselben, die in die Arthrosis deformans münden, morphologisch-histologisch.

GOYMANN: Es gibt fließende Übergänge. Es beginnt mit der Chondropathie und geht über die Malacie zur femoropatellaren Arthrose. Der Ausdruck "Chondropathia patellae" sagt nichts anderes, als daß der Knorpel krank ist. Mehr sagt das nicht aus.

RÖSSNER: Ich beobachte das Geschehen hier zum chondrodramatischen Aspekt natürlich nur als Zaungast; Sie werden mir, als Jurist, das nachsehen. Ich habe auch versucht, ein bißchen in der Literatur nachzuspüren. Ich meine unter dem Eindruck der heutigen Tagung,

daß alles noch viel verworrener wird. Es wird mehr an Kasuistik
gebracht. Ich möchte mich auch dazu nicht äußern. Ich möchte hier
viel lieber der Schuster sein, der bei seinen Leisten bleibt und
innerhalb seines Handwerks eine Anmerkung macht. Hier gibt es in
der Tat etwas zu dem zu sagen, was Herr GREINEMANN sagte. Zunächst
ist anzumerken, daß die richtunggebende Verschlimmerung, die mehrfach hervorgehoben wurde, grundsätzlich noch gar nichts über
Kausalitätsbeziehungen sagt. Aber zu dem, was hier speziell den
Bergbau betrifft, glaube ich doch eine Anmerkung machen zu sollen.
Wir stehen sicherlich alle unter dem Eindruck der Television, die
Herr GREINEMANN hier vor uns ausgebreitet hat, insbesondere vor
dem Hauer, der sich da im Streb verirrte. Aber ich glaube, daß
dieses nicht der entscheidende Aspekt ist. Entscheidend ist, daß
es heute doch Baue mit einer Flözdurchschnittsmächtigkeit von
1,25 m kaum noch gibt. Wir haben eine Durchschnittsmächtigkeit
von 1,70 m. Auch schrägabfallende Lagen gibt es heute noch unter
10%. Natürlich: Es gibt sie noch. Aber auch das scheint mir immer
noch nicht das Entscheidende zu sein. Entscheidend scheint mir
der Aspekt der Verhältnisse - Herr GREINEMANN hat es hervorgehoben - von neun bis zehn Hauern zu einer Aufsichtsperson zu
sein. Das stimmt nicht mehr. Das war noch vor zwanzig, vielleicht
noch vor fünfzehn Jahren so. Heute müßte man das Verhältnis von
Aufsichtspersonen zu Hauern etwa 1:4, 1:5 messen. Darauf scheint
es mir gar nicht so entscheidend anzukommen, selbst nach Ihrem
eigenen Aspekt. Sie unterscheiden völlig zutreffend zwischen dem
stationären Bergmann, wenn ich das so sagen darf, einerseits
und dem ambulanten andererseits. Stationär/ambulant ist aber
heute unter Einbeziehung der hier mit angesprochenen Handwerker,
also aller derjenigen, die fahren, ein Verhältnis 1:1. Jetzt tut
sich in der Tat ein ganz neuer Aspekt auf: Kommt jetzt nicht
unsere alte Meniscopathie ins Wanken, wenn ich jetzt Ihren Ge-
danken weiterdenke und mich etwas vom Film entferne?

Sie sprachen § 551 an, offenbar in der Erkenntnis, daß man dem
Geschehen mit der BK 42 nicht näherkommen kann, weil die gesetzlichen Voraussetzungen fehlen. Aber ich glaube, über § 551 Abs.2
geraten wir ebenso in eine Sackgasse. Es muß nämlich 1. für die
Anerkennung nach § 551 Abs. 2 ein berufstypisches Geschehen vorliegen, und 2. muß es sich um neue Erkenntnisse handeln, die nach
ständiger Rechtsprechung des Bundessozialgerichts hinreichend
gesichert, "wenn nicht sogar unbestritten" den Erkenntnissen der
Wissenschaft entsprechen. Ich habe nicht den Eindruck, daß alles
unbestritten ist, was Sie hier vorgetragen haben.

Schließlich haben Sie noch die Funktion des Gutachters angesprochen. Sie haben ausgeführt, der Arzt habe in erster Linie
dem Patienten zu helfen. Dem ist ganz sicherlich beizupflichten.
Wenn Sie aber weiter ausgeführt haben, Rücksichten gegenüber der
Verwaltung dürften nicht genommen werden, so wird damit eigentlich
die Stellung des Arztes etwas überdehnt. Soweit er als Gutachter
berufen ist, kann er allenfalls der Gehilfe der Verwaltung, natürlich auch Gehilfe der Sozialgerichte, sein. Er kann aber keine
Vorstellungen entwickeln, sich mit seiner Entscheidung über die
Möglichkeiten des Sozialversicherungsrechts oder gar des Gesetz-
gebers hinaus fortzubewegen.* (Fußnote s.Seite 336)

MEINECKE: Herr GREINEMANN, in einem möchte ich Ihnen zustimmen,
daß Sie das Kniegelenk als Einheit ansehen. Das ist in der Diskussion, und da sind unterschiedliche Ansichten; auch, wie ich
glaube, zu Herrn SCHILLING. Wir müssen bei der gesamten BK 42
berücksichtigen, daß Tendenzen da sind, sie über den Bergbau
hinaus auszudehnen. Wir müssen also sehr strenge Kriterien haben.

ARENS: Mir ist die Ansicht von Herrn SCHILLING viel angenehmer.
Ich kenne keinen mit einer BK 42, die vor fünf Jahren anerkannt
worden ist, der nicht eine Arthrosis deformans am Kniegelenk
hätte. Da ist es ja ganz, ganz einfach, diese Arthrosis deformans sowohl an Schienbeinkopfkonsolen als auch an der Kniechei-
bengelenkfläche als sekundäre Folge der BK anzuerkennen, ohne
daß wir irgendwelche Hilfen über § 551 benötigen.

KÖNN: Ich darf Herrn GREINEMANN danken. Er hat mich angeregt,
systematisch das Kniegelenk in hundert Fällen von Bergleuten
und mit einer Vergleichsgruppe auf diese Frage hin zu überprüfen.

SCHILLING: Es wäre sicher falsch, die BK 42 zu verwässern. Die
sozialen Dimensionen kämen absolut ins Wanken. Die Konsequenzen
wären dann sicher, neben dem Pfennig, den wir auf die Kohle aufschlagen müßten, den Kniepfennig aufzuschlagen, um diese Millio-
nen von Kosten mit abzudecken. Das sollte vielleicht auch mit
berücksichtigt werden, bevor man in dieses Gespräch einsteigt.

REHN: Es entsteht der Eindruck, daß sich hier Juristen gegen
Mediziner ins Werk setzen. Es sollte so sein, daß sich neue
Erkenntnisse in der Klinik niederschlagen in der Beurteilung und
auch in Begutachtungsfragen. Wir werden daran gehen, jetzt exakte
Untersuchungen zu machen. Wir werden dann das Ganze vorlegen.
Dann ist es eine Sache, die Sinn und Zweck hat.

HEIMEL: Es gibt zwar heute keine derartig niedrigen Strebe mehr,
es gab sie aber noch vor zehn, fünfzehn Jahren. Das sind Fälle,
die heute zur Nachuntersuchung kommen und relevant werden. Wir
haben eine eigene Kasuistik von etwa 2 500 Bergmannsmeniscen in
Vorbereitung. Da zeigt sich ganz deutlich, daß die Hauer in
niedriger und steiler Lage - im Extremfall bis zu 75 cm -. die
täglich mehrere Stunden - und das über Jahre hinaus, knien und
mit dem Abbruchhammer die Kohle ausbrechen, zusätzlich zum
Meniscusschaden auch eine isolierte Retropatellararthrose zeigen.

GREINEMANN: Ich hatte gesagt, beim Sportler ist es unbestritten,
daß vermehrte Belastung zur verfrühten Retropatellararthrose
führt. Ich hatte hier ein sechzehnjähriges Mädchen gezeigt, wo
man bereits deutlich eine Einengung des retropatellaren Gelenk-
spalts rechts sah. Herr RÖSENER stellt darauf ab, daß die geolo-
gischen Bedingungen heutzutage nicht mehr so sind, wie sie waren

---

*Anmerkung der Red.: Nach der Jahresstatistik vom Februar 1976
des Steinkohlenbergbauvereins Essen sind von 325 Abbaubetrieben
in der Bundesrepublik Deutschland 136=41,85% kniebelastend. Das
Landesoberbergamt Nordrheinwestfalen bezifferte am 25.1.1977
das Verhältnis von Arbeitern zu Aufsichtspersonen unter Tage für
den Steinkohlenbergbau in Nordrheinwestfalen auf 10:1.

und wie ich sie hier dargestellt habe. Mein Steiger, der 1975 seine berufliche Laufbahn beenden mußte, war in einem Betrieb von 1,40 m Mächtigkeit. Da sind 25 cm abzuzählen, die für den Ausbau notwendig sind. In Wirklichkeit hat der einen Fahrraum von knapp einem Meter. Der schreitende Ausbau, wie er heutzutage bei Betrieben von 1,70 m notwendig ist, verlangt aber Abzüge von 50 cm.

H. Frommhold, Th. Franken und H.L. Klammer, Bonn
Kniegelenkverletzungen und Verletzungsfolgen im Xeroradiogramm

Die immer häufiger genutzte Möglichkeit der Chirurgen, nicht mehr
frische und alte Kapsel- und Bandverletzungen an den Gelenken der
unteren Extremität operativ zu versorgen, die anatomischen Verhältnisse wiederherzustellen und eine günstige Voraussetzung für
eine folgenlose Ausheilung der Verletzung zu schaffen, hat radio-
logischerseits zu Überlegungen geführt, die präoperative Diagnostik der Kniebinnenverletzungen durch Anwendung geeigneter radio-
graphischer Techniken zu verbessern.

In diesem Zusammenhang schien es uns lohnenswert festzustellen,
in welchem Umfang gerade Verletzungen des Kapsel- und Bandapparates und auch der übrigen Abschnitte des Kniebinnenraumes durch
Verwendung des xeroradiographischen Verfahrens bei Anwendung
tomographischer und zonographischer Methoden erfaßt werden können, wenn gleichzeitig die Arthrographie durchgeführt wird.

Die Xeroradiographie bietet im Vergleich zu den konventionellen
Röntgenverfahren aus technischen-physikalischen Gründen gerade
bei Anwendung von Schichtverfahren folgende Vorteile (PUPPE):

Vorteile	Nachteile
geringer Verwischungseffekt	höhere Strahlenbelastung
bessere Detailschärfe	größerer Aufwand
besserer Kontrast	höhere Kosten
größere Objektbreite	
größerer Belichtungsspielraum	

Unsere Untersuchungen am Amputationsknie konnten die Brauchbarkeit der Methode und ihre erwartete Überlegenheit über die konventionelle Röntgentechniken mit Film und Folie erweisen (FROMM-
HOLD, FRANKEN, KLAMMER); (FRANKEN, FROMMHOLD, KLAMMER).

Zur Methodik: Nach Funktion des Kniegelenkes an typischer Stelle
und Abpunktion von Gelenkflüssigkeit erfolgt im Anschluß an
Luftinsufflation von 60-80 ccm zunächst eine Übersichtsaufnahme
des Kniegelenkes in 2 Ebenen danach die Tomographie mit einem
Verwischungswinkel von 8 Grad in verschiedenen Schnittiefen an
einem üblichen Schichtgerät. Nach unseren Erfahrungen wurde die
beste Bildqualität durch eine Exposition mit 90 KV bei einem
Feststrom von 150 mA und einer gegebenen Ablaufgeschwindigkeit
von 0,8 sek. bei der Tomographie erreicht. Für die Zonographie
liegen die Werte bei 60 KV, 75 mA und einer Ablaufgeschwindigkeit von 2,5 sek.

Wir verwendeten die stärkste Plattenaufladung und eine mittlere
Entwicklungsdichte am Xeroradiographiegerät. Außerdem bevorzugten
wir nur das negative Entwicklungsverfahren. Denn unter diesen Bedingungen wurde der sogenannte Randkanteneffekt am besten genutzt
und die höchste Detailerkennbarkeit erreicht (FROMMHOLD, FRANKEN,
KLAMMER).

Die schrittweise Schichtuntersuchung des Kniegelenkes von ventral
nach dorsal läßt in den einzelnen Schichttiefen sowohl Verlaufsrichtung als auch mediale und laterale Begrenzung des anterioren
Kreuzbandes deutlich erkennen. Dabei kann in den unterschiedlichen
Schichttiefen der gesamte Verlauf des Kreuzbandes beurteilt werden. In der gleichen Untersuchung sind auch Verlaufsrichtung sowie
mediale und laterale Begrenzung des hinteren Kreuzbandes darstellbar. Auch die Beurteilung der Kollateralbänder und der Gelenkkapsel bereitet xerotomographisch keine Schwierigkeiten. Es
besteht immer eine scharfe Abgrenzung dieser gewebsdichteren
Strukturen gegen den Gelenkinnenraum einerseits und die umgebenden Weichteile andererseits.

Im seitlichen Schichtbild lassen sich die vordere Kontur des
vorderen Kreuzbandes und auch die hintere Kontur des hinteren
Kreuzbandes sicher abgrenzen. Auch lassen sich hier die femoralen
Bandanteile und ihre Insertionsstellen im intercondylären Raum
beurteilen.

Neben der normalen Anatomie sind auch artefiziell gesetzte Verletzungen am Amputationsknie durch Schichtaufnahmen in verschiedenen Tiefen und Projektionen einwandfrei zu erkennen.

Die Abb. zeigen artefiziell gesetzte Kreuzbandläsionen im distalen Anteil des vorderen Kreuzbandes sowie Verletzungen des medialen Kollateralbandes in Meniscusnähe (Abb.1).

Unsere bisherigen Untersuchungen an 17 Patienten mit klinischem
Hinweis auf eine alte Verletzung des Kapsel- und Bandapparates
am Kniegelenk haben gezeigt, daß die am Präparat gewonnenen
xeroradiographischen Ergebnisse mit Einschränkungen übertragbar
sind.

Die seitliche Tomographie ist hier dem Schichtverfahren im a.-p.
Strahlengang in Bezug auf die Kreuzbänder überlegen. Hier kommen
Kreuzbandläsionen plastisch zur Darstellung, so daß sichere Aussagen über die Lokalisation und Ausdehnung der Verletzung möglich
sind. Andererseits kann durch seitliche Schichtbilder der Verdacht
auf eine Kreuzbandläsion ausgeschlossen werden (Abb.2).

Verletzungen der Seitenbänder und der Gelenkkapsel lassen sich
ebenfalls gut darstellen, da gerade im Xeroradiogramm die Grenzen
zwischen Weichteilen und Luft eindeutig abzugrenzen sind.

Bei Kombinationsverletzungen am Kapselbandapparat wie im Falle
einer unhappy triad lassen sich durch xerotomographische Untersuchungen die einzelnen Anteile der Verletzung am Kreuz- und
Seitenband differenzieren. Dabei bietet die Schichtuntersuchung
gegenüber der Übersichtsaufnahme den Vorteil einer genauen Lokalisation und Beurteilung der Ausdehnung der stattgefunden Verletzung, z.B. in den hinteren Anteilen der Weichteile des Kniegelenkes.

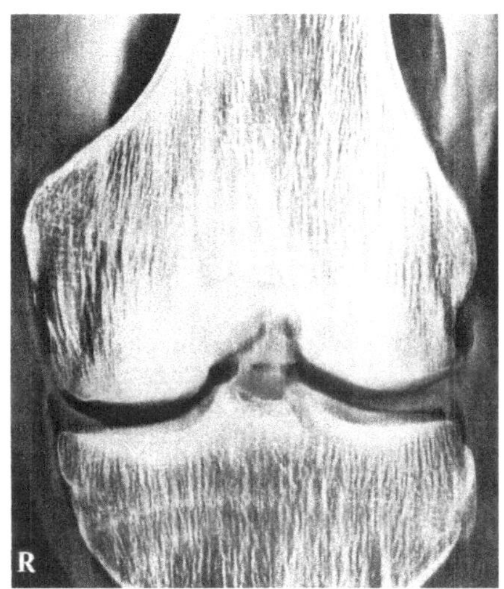

Abb. 1

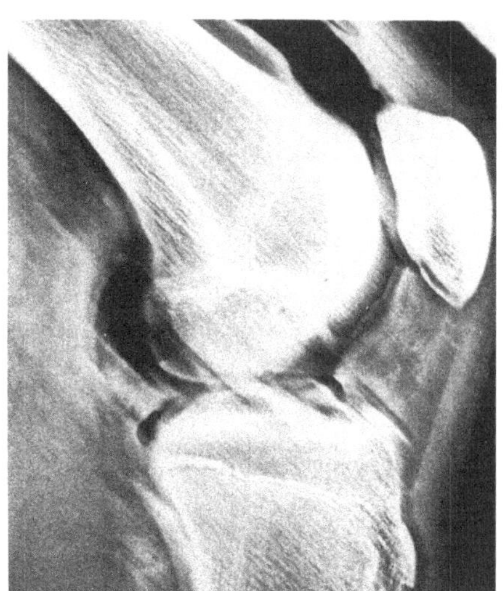

Abb. 2

Im Gegensatz zu unseren Untersuchungen am Amputationspräparat
lassen sich Verletzungen am Meniscus im Vorder- oder Hinterhorn
am Patienten noch schlecht erkennen. Jedoch ist eine Beurteilung
im mittleren Kompertiment möglich. Durch gehaltene Aufnahmen in
Kombination mit Schichtuntersuchungen ist eine Verbesserung der
Diagnostik der Meniscen noch zu erwarten, wahrscheinlich auch
der Kollateralbänder.

Zusammenfassung und Schlußfolgerung

Der Chirurg will für Planung und Taktik der Operation von den
Radiologen gerade im Falle der Kniegelenksverletzung eine weiter-
führende Diagnostik erhalten,als bisherige konventionelle Röntgenaufnahmen und die Arthrographie erbringen können. Das von uns
angewandte Untersuchungsverfahren in Verbindung mit der Xeroradiographie ermöglicht durch die Darstellung der Bandstrukturen,
die bisher noch nicht gut erfaßt werden konnten, diese Informationen in ausgewählten Fällen präoperativ und auch gutachterlich.

Das Risiko der Untersuchung entspricht dem der Arthrographie,
allerdings ist die Strahlenbelastung vermutlich doppelt oder
dreimal so hoch und der technische Aufwand größer.

Literatur

1. FROMMHOLD, H., FRANKEN, TH., KLAMMER, H.L.: Xeroradiographische
   Untersuchungen am Kapsel- und Bandapparat des Kniegelenkes.
   Teil I. Fortschr. Röntgenstr. 125, (1976), 140.
2. FRANKEN, TH., FROMMHOLD, H., KLAMMER, H.L.: Xeroradiographische
   Untersuchungen am Kapsel- und Bandapparat des Kniegelenkes.
   Teil II. Fortschr. Röntgenstr. im Druck.
3. PUPPE, D.: Xeroradiographie. Grundlagen und Anwendungsmöglich-
   keiten. In: R. Glauner, A. Rüttimann, P. Thurn, M. Viamonte
   (Hrsg.): Ergebnisse der medizinischen Radiologie. Bd. III.
   S. 79. Stuttgart: Thieme 1971.

A. Reichelt, Würzburg

Langzeitergebnisse nach Kreuzbandplastiken nach Niederecker

Wer die Diskussion über die von NIEDERECKER angegebene Operationsmethode auf dem Kongreß der Deutschen Orthopädischen Gesellschaft 1954 in Salzburg liest, muß den Eindruck gewinnen, daß
damals bereits das Urteil über dieses Verfahren gefällt wurde.
Es muß daher fast provozierend erscheinen, wenn zu diesem Thema
nochmals Stellung genommen wird. Die Nachuntersuchungen brachten
aber - um das gleich vorweg zu nehmen - auch zu unserem eigenen
Erstaunen, zumindest subjektiv überraschende Ergebnisse. Zugleich
erscheint es interessant, bisher so seltene Spätbefunde nach
Kreuzbandplastiken des Kniegelenkes kennenzulernen.

Da in den letzten beiden Jahrzehnten nur noch dreimal an Hand
kleiner Zahlen über diese Operation berichtet wurde, sei eine
kurze operationstechnische Bemerkung vorausgeschickt. NIEDERECKER
löste den meist schon partiell abgerissenen, aber makroskopisch
unauffälligen Meniscus bis zum Hinterhorn ab, schlug ihn hoch
in die Fossa intercondylica, vernähte ihn dort unter Spannung
mit dem Kreuzbandrest und dem erhaltenen hinteren Kreuzband und
fixierte ihn dann in einem Kanal des Tibiakopfes. Es schloß sich
eine Ruhigstellung im Oberschenkelgipsverband bis zu 8 Wochen an.

Für die vorliegende Untersuchung konnten 34 Bandplastiken erfaßt
werden, die zwischen 1947 und 1961 durchgeführt worden waren.
Allein 26 wurden bis 1955 operiert. Die 34 Verletzten teilten
sich in 24 Männer zwischen 20 und 50 Jahren (im Mittel 30,5
Jahre) und 10 Frauen zwischen 14 und 60 Jahren (im Mittel 31
Jahre) auf.

Von diesen 34 Patienten waren 3 verstorben, das weitere Schicksal
von 12 blieb unbekannt, 3 wurden durch Fragebogen erfaßt und 14
persönlich nachuntersucht.

Die Nachuntersuchungszeit betrug maximal 29 Jahre, minimal 15
und im Durchschnitt 23 1/2 Jahre. Es handelt sich also um echte
Spätergebnisse.

Die subjektive Einschätzung des Operationsergebnisses durch 17
Patienten ergab 13 mal eine positive Beurteilung, obwohl 12 über
Schmerzen, 5 über Schwellungen des Kniegelenkes und 8 über Instabilität klagten. Trotzdem übten 12 teilweise viele Jahre noch
ihren Sport, wie Fußballspielen, Skifahren, Schwimmen oder Reiten
aus. (Abb.1a-e). Die Fragen: ist das operierte Kniegelenk so gut
wie das andere? verneinten 11 von 13 und: stört Sie das operierte
Kniegelenk? bejahten 4 von 14 Patienten. Die Unzufriedenheit von
3 Patienten hing möglicherweise mit der ausgedehnten Entfernung
von degenerativ verändertem und erweichtem Knorpel besonders an
der Patellarückfläche, aber auch an den Femurcondylen zusammen.
Sie hatten alle 18 bis 29 Jahre nach der Operation eine ausgeprägte Retropatellar- oder sogar Pangonarthrose entwickelt (Abb.
2a-c).

Die klinischen Befunde bei 14 Nachuntersuchten ergaben sich aus
der Tabelle 1.

Tabelle 1

Schonungshinken	0
Genu varum	4
Genu valgum	1
Erguß	1
Kapselschwellung	2
Gelenkreiben	5
Umfangsdifferenz (Oberschenkel)	
bis 2 cm	13
2 bis 4 cm	0
über 4 cm	1
Schublade	11
Aufklappbarkeit	0
Kniegelenksbeweglichkeit	
bis 90°	3
bis 110°	4
bis 130°	3
bis 140°	4
dolenter medialer Gelenkspalt	4

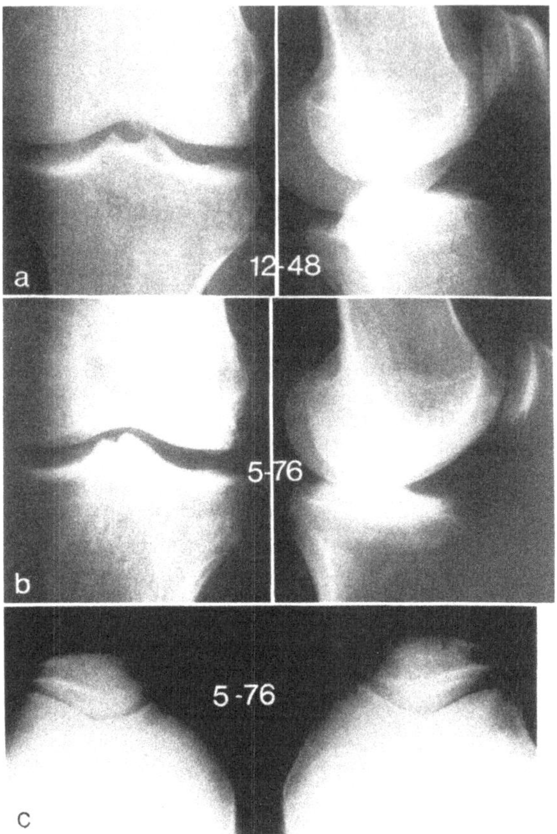

Abb. 1a–c. 50jähriger Mann. September 1948 fiel ein Dachbalken auf die Außenseite des linken Kniegelenkes. Dezember 1948 Plastik: vorderes Kreuzband zerrissen, medialer Meniscus locker und ebenso wie Außenmeniscus eingerissen. Gestielte Plastik mit Innenmeniscus. Patellaknorpel erweicht, nicht abgetragen; (a) linkes Kniegelenk präoperativ; (b) 27 5/12 Jahre postoperativ: mäßig ausgeprägte arthrotische Veränderungen, ebenso retropatellar; (c) Hat 21 Jahre Fußball gespielt, mit Operationsergebnis zufrieden, lediglich bei Wetterwechsel leichte Beschwerden

Dabei fällt die geringe Zahl von objektiv nachweisbaren Instabilitäten auf, denn die 11 mal auslösbar gewesene vordere Schublade betrug in den meisten Fällen nicht mehr als 1 cm und war sicher mitbedingt durch die regelmäßig vorhandene Minderung der Oberschenkelmuskulatur. Eine Rotationsinstabilität oder eine seitliche Aufklappbarkeit in Streckstellung oder 30° Flexion war in keinem Fall nachweisbar.

Die Kreuzbandplastik nach NIEDERECKER mit dem gestielten oder auch gelegentlich freien Innenmeniscus ist in den 50er Jahren auf heftige Kritik gestoßen. So hatte u.a. MAX LANGE diese

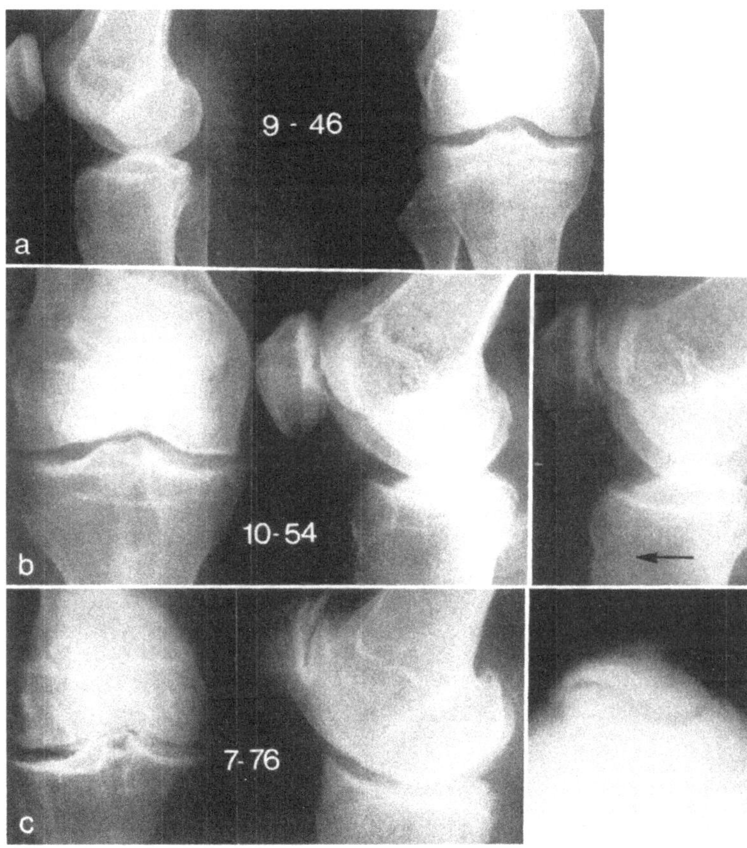

Abb. 2a-c. 46jährige Frau. Mit 15 Jahren Sturz auf rechtes Kniegelenk: 6 Wochen Gipsimmobilisation. Danach Instabilität mit
Einklemmungen und Ergüssen. Juli 1947 Plastik: vorderes Kreuzband zerrissen, hinteres "zerklüftet". Einriß des medialen
Meniscus im Vorderhornbereich. Wegen einer Chondropathia patellae
flächenhaftes Abtragen des Knorpels; (a) rechtes Kniegelenk 21
Monate nach dem ersten Trauma; (b) 7 3/12 Jahre nach Plastik:
bereits degenerative Veränderungen vorhanden. Deutliche vordere
Schublade; (c) 29 Jahre postoperativ fortgeschrittene Gonarthrose
vorallem retropatellar mit schwerer Deformierung der Kniescheibe.
Patientin ist unzufrieden, klagt über Schwellung und Schmerzen,
dagegen nicht über Instabilität. Beruf: Pferdezüchterin

Operation abgelehnt, da der gesunde Meniscus zu schade sei, um
für eine Plastik verwendet zu werden, und der degenerierte zu
minderwertig, um die hohe funktionelle Belastung aushalten zu
können. Immerhin hat aber MONTAG aus der Lange'schen Klinik
1958 über 12 Plastiken mit Menisci berichtet, wobei von den 6
frischen Verletzungen erstaunlicherweise 4 sehr gute und gute
Erfolge brachten. Wohl unter der oben erwähnten Kritik hat diese
Operationsmethode aber keine weitere Verbreitung gefunden, so daß

an größeren Serien offenbar nur das Würzburger Patientengut zur
Verfügung steht. Dieses erscheint uns aber jetzt nach durchschnittlich 23 Jahren als besonders wertvoll, zumal wir damit
den Wunsch von LORENZ BÖHLER aus dem Jahre 1954 erfüllen können,
NIEDERECKER möge die so operierten Kniegelenke später demonstrieren.

Für die mäßigen bis schlechten klinischen und röntgenologischen
Resultate sind sicher mehrere Faktoren maßgebend: einmal die
Resektion des Innen-, mehrfach auch noch die des Außenmeniscus,
zum anderen die Abtragung von malacischen Knorpelpartien, besonders an der Patellarückfläche, die regelmäßig zu schwersten
Arthrosen führte und schließlich sicher auch die von mehreren
Patienten bis zu 21 Jahren post operationem zum Teil wettkampf-
mäßig ausgeübte sportliche Betätigung. Hinzu kommt, daß mehrfach
bei einem längeren Intervall zwischen Trauma und operativer Revision bereits degenerative Veränderungen des Knorpels und Knochens
sowie sekundär-synovitische Reizzustände vorlagen.

Ganz im Gegensatz dazu steht die subjektive Beurteilung durch
die Patienten, durch die diese Operationsmethode in einem erstaunlich positiven Licht erscheint. Ein endgültiger Vergleich
und Wertung werden aber erst erfolgen können, wenn auch von den
anderen operativen Verfahren Langzeitergebnisse vorliegen.

<u>Literatur</u>

1. BÖHLER, L.: Diskussionsbemerkung. Z. Orthop. <u>42.</u> K., 281-282,
   1955.
2. MONTAG, W.D.: Nachuntersuchungen von operativ behandelten
   Kniebandschäden bei 212 Patienten. Z. Orthop. <u>89</u>, 245-266,
   1958.
3. NIEDERECKER , K.: Behandlung der Kreuzbandverletzungen und
   des Schlotterknies. Z. Orthop. <u>42.</u> K., 227-234, 1955.

H. Schoberth, Damp

Erfahrungen mit der Kreuzbandplastik nach Jones

Kreuzbandverletzungen treten in zwei Varianten in Erscheinung.
Die eine Spielart ist der akute Riß. Hier wird im Anschluß an
ein direktes Trauma die Instabilität des Gelenkes gefunden. Typisch ist die seitliche Aufklappbarkeit, vor allem des medialen
Gelenkspaltes. Dabei findet man immer ausgedehnte Zerreißungen
der Gelenkkapsel, häufig Ausrisse des vorderen Kreuzbandes am
Femuransatz, während das Innenband oft unversehrt bleibt.

Bei der zweiten Kategorie fehlt in der Vorgeschichte die massive
exogene Schädigung. Diese Fälle spielen in unserem Patientengut
die dominierende Rolle. Von 20 Patienten unter 30 nachuntersuchten wurde anamnestisch nur ein uncharakteristisches Trauma ange-

geben. Meistens handelte es sich dabei um eine Verdrehung des
Gelenkes. Aufgrund des klinischen Befundes wird häufig an eine
Meniscusläsion gedacht. Möglicherweise tritt hier die Ruptur
mehrzeitig auf, zumal es sich bei unseren Patienten vorwiegend
um Fußballspieler handelt.

Diagnose

Unser Krankengut besteht mit Ausnahme eines aktiven Fußballers,
der 2 Wochen nach dem Trauma in Behandlung kam, aus veralteten
Fällen. Bei 17 Patienten betrug das zeitliche Intervall zwischen
dem angeschuldigten Ereignis und der Operation bis 60 Wochen,
bei 12 zwischen 14 Monaten und 3 Jahren.

In der Vorgeschichte imponiert die Instabilität, vor allem bei
unkontrollierbarer Belastung, z.B. beim Abgleiten von einer
Bordsteinkante, beim Verdrehen des Gelenkes und beim Aufkommen
nach einem Sprung. Gemeinsam ist in diesen Situationen das Versagen der muskulären Führung des Gelenkes. Durch die Anspannung
innerhalb der Muskelschlinge kann eine allfällige Instabilität
kompensiert werden. Dies ist zu beachten bei der Prüfung des
Schubladenzeichens. Man fixiert dazu den Oberschenkel, indem
sich der Untersucher auf den Fuß des Patienten setzt. Verschiebungen der Tibia gegen das Femur von mehr als 1 cm sprechen
unter diesen Umständen für eine Kreuzbandruptur. Häufig treten
klinisch Belastungsschmerzen, Ergüsse und Bewegungseinbußen
in Erscheinung.

Indikation

Die Indikation zur Operation ist gegeben, wenn nach einem intensiven Muskeltraining die Belastungsinsuffizienz bestehen bleibt.
Rezidivierende Ergüsse, Einklemmungen und Instabilität sind
wichtiger als das nicht immer positive Schubladenzeichen.

Operationstechnik

Von einem PAYR-Hautschnitt aus bilden wir einen distal gestielten
Sehnenknochen-Fascienzügel aus der Quadricepssehne der Patella-
vorderfläche und dem Ligamentum patellae. Der Hoffa'sche Fett-
körper wird im Bereich des Fensters im Kniescheibenband reseziert
und auf diese Weise ein guter Einblick in die Gelenkhöhle geschaffen. So kann unter Sichtkontrolle ein Bohrloch durch den
Tibiakopf von medial zur Eminentia intercondylica hin und vom
lateralen Femurcondylus zur Fossa intercondylica angelegt werden.
Durch den gebildeten Tunnel wird das Transplantat in einem Ar-
beitsgang mittels einer Drahtschlinge, an der der Sehnenzügel
befestigt ist, geführt. Dabei ist das Gelenk um 45° gebeugt.
Nach Streckung des Gelenkes bis auf 10° Flexion fixieren wir
das Transplantat durch eine Knopflochlücke im Tractus iliotibialis. Nach Einbringung von Redonsaugdrainagen Ruhigstellung im

Oberschenkel-Liegegips für 2 Wochen, anschließend geben wir
einen Oberschenkel-Gehgips für nochmals 4 Wochen.

Reaktivierungsprogramm

Ausgehend von den Untersuchungen von HETTINGER beginnen wir das
Trainingsprogramm nach dem Ziehen der Saugdrainage am 3. postoperativen Tag. Die isometrischen Anspannübungen werden alsbald
ergänzt durch die dynamische Bewegung im Gips. Wir lassen den
Patienten vom 6. Tag an mit Stockstützen aufstehen und fordern
ihn auf, das operierte Bein aktiv zu heben. Nach Gipsabnahme,
6 Wochen nach der Operation, setzt die intensive krankengymnastische Behandlung ein. Ziel ist die Wiederherstellung des Muskelmantels. Manchmal gelingt die Innervationsschulung erst nach
einer Schwellstrombehandlung. Die Bewegungsübungen erstreben
zunächst, die volle Streckung zu erreichen. Die Beugung darf
nicht passiv erfolgen, sondern muß aktiv geführt werden. Ist
das Muskelgefühl wiederhergestellt, so daß das Gelenk durch Anspannung stabilisiert werden kann, ergänzen wir das Übungsprogramm
durch ein intensives Krafttraining. Hier wird die konzentrische,
aber auch die exzentrische Arbeit gegen Widerstand gefördert.

Belastung

Mit der Erreichung einer Beugefähigkeit von 90° und der Kräftigung des Muskelmantels zur Führung des Gelenkes, kann die normale
Belastung im Stehen und Gehen freigegeben werden. Laufen und
zunehmende sportliche Belastung ist, dem Einzelfall angepaßt,
4-5 Monate nach der Operation möglich.

Ergebnisse

Wir haben 30 Patienten nachuntersucht, die 1972 in der Frankfurter
Orthopädischen Klinik operiert wurden. Es handelt sich um 3 weibliche und 27 männliche Sportler im Alter zwischen 18 und 43 Jahren. 22 Patienten waren unter 26 und 8 über 26 Jahre alt. Die
Resultate zeigt die Graphik (Abb.1).

  2 Patienten haben auch bei der alltäglichen Belastung noch
    Restbeschwerden,
28 sind völlig beschwerdefrei,
22 können ihren Sport wieder ausüben,
10 davon sind im Leistungssport, z.B. in Fußballverbandsrunden
    voll einsetzbar.

Die Ergebnisse sind abhängig vom Lebensalter und vom Zeitpunkt
der operativen Versorgung nach dem Trauma. Die besten Resultate
haben wir bei Verletzten, die nicht älter als 26 Jahre alt waren
und innerhalb von 12 Monaten nach dem Riß zur Operation kamen,
gesehen. Klinisch war bei allen Patienten die volle Streckfähig-
keit erreicht, die Beugung betrug nach einem Jahr mindestens
130°.

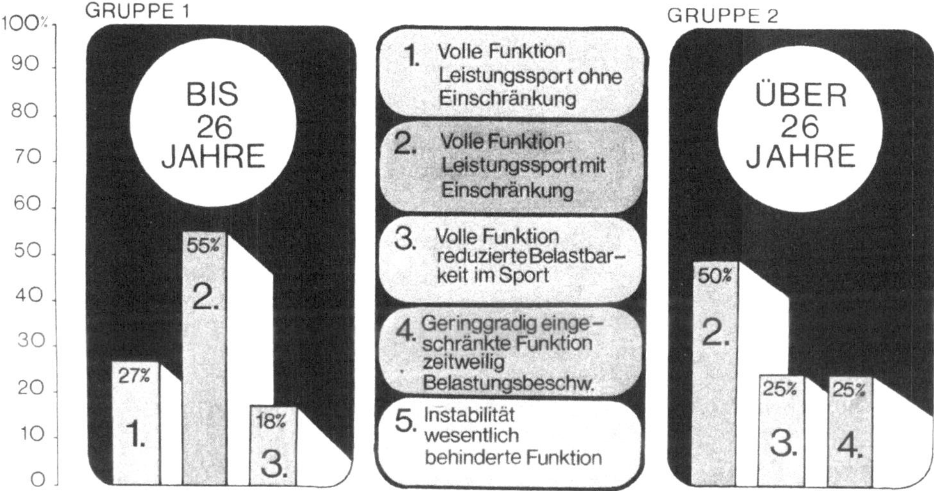

Abb.1. Belastbarkeit nach Kreuzbandplastik in Abhängigkeit vom Lebensalter (30 Patienten 12 Monate nach OP)

Schlußfolgerungen

Voraussetzung für den Erfolg ist die intensive Mitarbeit des Patienten, denn das persönliche Engagement entscheidet neben der operativen Technik wesentlich über den Erfolg. Aufgrund unserer Erfahrungen möchten wir die Operation nach BRÜCKNER-JONES zur Behandlung der Kreuzbandruptur empfehlen.

Literatur

1. BRÜCKNER, H.: Eine Methode der Kreuzbandplastik. Der Chirurg 37, 413-414 (1966).
2. FOHLER, N., SCHOBERTH, H.: Ätiologie und Symptomatik der Kreuzbandruptur im Leistungssport. Medizinische Klinik 68, 1739-1743 (1973).
3. JONES, K.G.: Reconstruction of the Anterior Cruciate Ligament. The Journal of Bone and Joint Surgery 45, 925-931 (1963).
4. SLOCUM, B., LARSON, R.L.: Rotatory Instability of the Knee. The Journal of Bone and Joint Surgery 50, 211-225 (1968).
5. SMILLIE, I.S.: Injuries of the Knee Joint. Livingstone 1970.

W. Griebel, Bochum

Indikation zur Arthrodese beim Schlotterknie

Wenn wir vom Schlotterknie sprechen, meinen wir die schwere,
behandlungsbedürftige, völlige Instabilität des Kniegelenkes.

Stellen wir die Indikation zur Arthrodese, sollten zwei wesentliche Aussagen über das Gelenk gemacht werden können:
Starker Dauerschmerz bei arthrotischem Reizzustand und Instabilität.

Beide Punkte können unabhängig voneinander oder nebeneinander
vorhanden sein. Wesentlicher Unterschied ist hierbei, daß Punkt
1 in seiner Wertigkeit vom Patienten selbst bestimmt wird, Punkt
2 klinisch voll zu objektivieren sein muß.

Die klassische, aber seltenere Form des instabilen Kniegelenkes
entsteht aufgrund reiner Bandverletzungen: völlige Instabilität
ohne wesentliche Arthrose, entstanden dadurch, daß das Kniegelenk auch nach Bandversorgungen nicht mehr belastbar wurde.

Bandverletzungen sollten entsprechend primär versorgt werden.
Bei unbefriedigendem Ergebnis ist ein plastischer Ersatz durchzuführen.

Bei Mißlingen kommt es in Einzelfällen zur Ausbildung eines
Schlotterknies, wie wir es auf dem rechten Bild sehen. Bei der
gehaltenen Aufnahme sieht man die Insuffizienz des medialen
Seitenbandapparates, die mit einer Kreuzbandlockerung kombiniert
ist.

Die deutliche Kalksalzminderung weist auf eine alte Verletzung
hin. Das Trauma fand vor 2 Jahren statt, 4 x wurde operiert. Es
besteht eine hochgradige Muskelatrophie. Hier war der Patient
nicht mehr bereit, sich einer weiteren wiederherstellenden
Operation zu unterziehen.

Die Römer-Schiene ist keine endgültige Regelung. Zur Arthrodese
erscheint der Patient meist von selbst. Eine Totalprothese kommt
unseres Erachtens wegen des jugendlichen Alters und der Einsei-
tigkeit nicht in Betracht.

Häufiger ist die kombinierte Knochen- und Bandverletzung oder die
sekundär instabile Arthrose nach Fehlstellung. Wie Sie an der
linken Aufstellung sehen, ist hier der Weg bis zur Arthrodese
deutlich länger.

Instabilität und Arthrose sind ein Circulus vitiosus. Stabilität
ist erreichbar durch eine korrekte Umstellung. Das Bild zeigt
einen lateralen Schienbeinkopfbruch mit Bandlockerung des medialen
Seitenbandapparates und der Kreuzbänder.

Die Arthrodese ist wegen arthrotischen Reizzustandes bei schwerer
Arthrose und Instabilität indiziert.

Weiterhin ist die sehr häufige Entstehung des instabilen Kniegelenkes ohne vorausgegangene Verletzung anzuführen. Sie ist
besonders bei unserem Patientengut nach Meniscektomie beim
Bergmann im Rahmen der Berufserkrankung häufig. Hier besteht
zusätzlich eine ganz besondere Problematik durch ihr gehäuft
doppelseitiges Auftreten. Es sind zahlreiche Operationen und
konservative Maßnahmen der Arthrodese vorausgegangen.

Unser Bild zeigt eine solche beiderseitige Arthrose mit starker
Instabilität nach Meniscusentfernung, es wurde auf der rechten
Seite eine Totalprothese eingebaut.

Dieser Befund, der Röntgenbefund entspricht hier dem klinischen
Befund, läßt noch keine Indikation zur Arthrodese zu, aber auch
eine Totalprothese scheint uns hier nicht indiziert. Hier ist
zunächst die Umstellung, die Bandplastik oder Synovectomie vor-
zuschalten.

Lassen Sie mich anhand zweier Tabellen zeigen, wie sich die
Befunde vor der Versteifung im Hinblick auf die Instabilität
verteilen. Ich lege die gemeinsam mit der Tübinger Unfallklinik
erfaßten Zahlen zugrunde.

Es bestätigt sich, daß der Anteil der reinen Bandverletzungen,
die zur Arthrodese kommen, relativ klein ist. Die Instabilität
als subjektives Leitsymptom ist mit 5 sehr gering, steigt aber
objektiviert bei Addierung der 3 jeweils wichtigsten Symptome
deutlich auf 36 an. Besteht die Indikation zur Arthrodese, so
wird sie im Bergmannsheil Bochum mit dem Fixateur externe durchgeführt. Der Hautschnitt wird nach PAYR als medialer Längsschnitt
angelegt und die Kniescheibe, wenn möglich, als Spongiosablock
in den Arthrodesespalt eingeschraubt.

Zusammenfassend ist zu sagen, daß die Instabilität in wenigen
Fällen ohne Arthrose anzutreffen ist.

Zumeist entwickelt sie sich gleichzeitig mit den degenerativen
Prozessen, die als Folge von Verletzungen oder einer Disposition
auftreten.

Die Arthrodese hat am Ende aller therapeutischen Maßnahmen zu
stehen, die eine Gelenkbeweglichkeit zu erhalten in der Lage sind.
Sie ist einer Totalprothese, besonders bei einseitigem Befund und
jugendlichem Alter aber in jedem Falle vorzuziehen.

W. Puhl, M. Weber, K. Kleesiek und H. Greiling, Heidelberg, Aachen

Biochemische und morphologische Befunde der Synovialflüssigkeit und ihre Beziehung zu Veränderungen an Gelenkknorpel und Gelenkkapsel

Während in der Gelenkdiagnostik die klinische und röntgenologische Untersuchung, unter strenger Indikation auch die Arthrographie und Arthroskopie, eingesetzt wird, ist die Synoviaanalyse bisher nur selten für die Differentialdiagnostik herangezogen worden. Bei chronischen Gelenkerkrankungen kommt es zu typischen Veränderungen klinisch-chemischer Parameter der Synovialflüssigkeit, die wertvolle differentialdiagnostische Hinweise geben können. Die Synovialflüssigkeit ist ein Dialysat des Blutplasmas, das zusätzlich spezifische Sekretionsprodukte der Synoviazellen, insbesondere das Hyaluronat enthält. So sind in der normalen Synovialflüssigkeit ähnliche Elektrolyt- und auch Glucosekonzentrationen nachweisbar wie im Blutserum. Bei degenerativen Gelenkerkrankungen finden wir in der Synovialflüssigkeit keine Unterschiede der Glucose und Lactatkonzentration gegenüber dem Blutserum. Dagegen kommt es bei der rheumatoiden Arthritis zur Erniedrigung der Glucosekonzentration und zur Erhöhung der Lactatkonzentration.

Der Proteingehalt der Synovialflüssigkeit liegt normalerweise zwischen 2-3g/100 ml. Diese Abweichung vom Gesamteiweißgehalt des Blutserums kann am besten durch die Theorie der Gel-Filtration erklärt werden. Die Funktion des Gels wird nach dieser Theorie vom Hyaluronat-Protein der Synovialzellen wahrgenommen. Bei der Gel-Filtration des Blutplasmas durch die Synovialschranke werden die niedermolekularen Bestandteile des Blutserums von den höhermolekularen abgetrennt. Deshalb findet man in der Synovialflüssigkeit Proteine mit einem Molekulargewicht über 200 000, wie z.B. alpha-2-M, ß-1-Lipoprotein und Fibrinogen, in einer wesentlich geringeren Konzentration als im Blutserum. Bei entzündlichen Gelenkprozessen kommt es nicht nur zu morphologischen Veränderungen im Sinne einer Permeabilitätssteigerung der Synoviazellen, sondern auch zu chemischen Veränderungen des Hyaluronates. Sowohl die Hyaluronatkonzentration als auch die Viskosität ist erniedrigt. Die Gesamtkonzentration an niederpolymerer Hyaluronsäure ist erhöht. Die Folge der morphologischen und chemischen Veränderungen der Synovialschranke ist eine Erhöhung der Proteinkonzentration in der Synovialflüssigkeit, auch bedingt durch das vermehrte Auftreten hochmolekularer Proteine. Die Höhe der Proteinkonzentration ist deshalb ein Parameter für die Entzündungsaktivität in der Synovialflüssigkeit.

Auch das Enzymverteilungsmuster in der Synovialflüssigkeit zeigt charakteristische Unterschiede zwischen den entzündlichen und den degenerativen Gelenkerkrankungen. Während im Blutserum bei der rheumatoiden Arthritis keine signifikante Veränderung der Enzymmuster bekannt ist, können charakteristische Unterschiede in der Synovialflüssigkeit von Patienten mit entzündlichen Gelenkerkrankungen in verschiedenen Entzündungsstadien festgestellt werden. Bei allen entzündlichen Gelenkerkrankungen ist eine Aktivitätssteigerung der Enzyme der Glycolyse und des Zitronensäurecyklus zu beobachten, wobei die Enzyme sowohl aus den Granulocyten, aus der Synovialmembran und dem pannösen Granulationsgewebe stammen können. Auch die lysosomalen Enzyme sind bei ent-

zündlichen Gelenkerkrankungen je nach Entzündungsgrad stark
erhöht. Sie entstammen zum überwiegenden Teil der Lysosomen-
fraktion der Synovialeukocyten. Bei den degenerativen Gelenkerkrankungen und unspezifischen Synovitiden sind Konzentrations-
unterschiede der Enzyme der Glycolyse und des Zitratcyklus sowie
der lysosomalen Enzyme nicht nachweisbar. Bei posttraumatischen
Gelenkschäden werden je nach Reizzustand des Synoviagewebes leicht
erhöhte Enzymaktivitäten gefunden. Ein Befund, der etwa in das
klinische Bild der aktivierten Arthrose einzuordnen sein könnte.
Morphologische Untersuchungen des Gelenkknorpels arthrotischer
Gelenke zeigen eine Proliferation von Chondrocyten, die sich in
Form von Zellhaufen, sog. Clustern, anordnen. Histologische Befunde sprechen für eine gleichzeitige Verminderung des Proteo-
glykangehaltes im arthrotischen Gelenkknorpel. In Übereinstimmung
damit findet sich der Nachweis einer erhöhten Aktivität lysoso-
maler Enzyme und geringer Mengen von Chondroitinsulfat in der
Gelenkflüssigkeit.

Die Synoviaanalyse liefert diagnostische Beweise für das Vorliegen
einer Arthritis urica. Dabei spricht ein Wert über 8mg/100 ml für
eine Arthritis urica. Es konnten in einigen Fällen klinisch nach-
gewiesener Gicht keine phagozytierten Mononatriumurat-Kristalle
in den Synovialeukozyten nachgewiesen werden, obwohl die Harn-
säurekonzentration in der Synovialflüssigkeit erhöht war. Dagegen
waren bei den morphologischen Untersuchungen der Gelenkkapsel und
der Gelenkoberfläche Mononatriumurat-Auflagerungen festzustellen.
Ein erhöhter Glucosegehalt in der Gelenkflüssigkeit weist auf eine
diabetische Stoffwechsellage hin. Dabei kann eine diabetische
Arthropathie frühzeitig erkannt werden.

Weiterhin kann die cytologische Untersuchung der Synoviazellen
nach Abzentrifugieren zusätzliche differentialdiagnostische Hinweise geben. Während bei den nicht entzündlichen Gelenkerkrankungen die Lymphocyten überwiegen, wird bei den entzündlichen
Gelenkerkrankungen je nach Entzündungsgrad der Anteil der poly-
morphkernigen Leukocyten größer, jedoch ist eine eindeutige
Zuordnung zu einer spezifischen entzündlichen Gelenkerkrankung
nicht möglich.

Die Synoviaanalyse ermöglicht eine Kontrolle des Therapiever-
laufs nach intraarticulärer Injektion mit Hilfe biochemischer
und morphologischer Parameter, so daß eine Objektivierung klinischer Befunde erreicht wird.

Literatur

1. PUHL, W., DUSTMANN, H.O.: Die intraarticuläre medikamentöse
   Therapie der posttraumatischen Arthrose. Hefte z. Unfallheilk.
   128, 118, Berlin-Heidelberg-New York: Springer 1976.
2. STUHLSATZ, H.W., EBERHARD, A., KRISTIN, H., VOJTISEK, O.,
   GREILING, H.: Die Glykosaminoglykane in der Synovialflüssigkeit bei chronischen Gelenkerkrankungen. Verh. Dtsch. Ges.
   Rheumatol. 4, 444 (1976).
3. MOMBURG, M., STUHLSATZ, H., VÖGELI, H., VOJTISEK, O., EYLAU,O.,
   GREILING, H.: Klinisch-Chemische Veränderungen in der Synovialflüssigkeit nach intraartikulärer Injektion eines Glykosamino-
   glykanpolysulfats. Verh.Dtsch.Ges.Rheumatol. 4, 383 (1976).

W. Hesse, I. Hesse und M. Wannske, Hannover

Die Ultrastruktur der Knorpeltransplantation in Experiment und Klinik

Einleitung

Das Prinzip der Knorpeltransplantation besteht darin, Gelenkflächendefekte in Belastungszonen mit hyalinem Gelenkknorpel zu
verschließen. Ziel ist die langfristige Wiederherstellung und
Erhaltung der Gelenkfunktion. Kritisch müssen wir uns jedoch
die Frage stellen, ob der nicht verschlossene Defekt prognostisch
die gleichen Ergebnisse erwarten läßt wie der mit einem Transplantat gedeckte Defekt. Immerhin ist zu bedenken, daß die Transplantation den größeren Aufwand darstellt.

Methode

Im Experiment führten wir an 185 Tieren Knochen-Knorpel-Trans-
plantationen durch. Die Versuchsgruppen setzten sich wie folgt
zusammen: Autogene Transplantation - 35 Kaninchen, allogene
Transplantation nach Konservierung in physiologischer Kochsalzlösung - 35 Kaninchen, allogene Transplantation nach Konservierung
in Cialitlösung - 35 Kaninchen, autogene Reimplantation - 15
Schafe, frische allogene Transplantation 30 Schafe.

Bei weiteren 40 Tieren wurden sowohl reine Knorpeldefekte als
auch tiefe Knochen-Knorpel-Defekte belassen, d.h. nicht mit einem
Transplantat gedeckt.

In der Belastungszone des medialen Femurcondylus wurden Defekte
gesetzt und mit Knochen-Knorpel-Transplantaten gedeckt. Der
Durchmesser der Transplantate betrug bei den Schafen mindestens
10 mm.

In analoger Weise wurden in unserer Klinik 21 Knorpeltransplanta-
tionen durchgeführt. Zur Beurteilung der Einheilung der Transplantate wurden neben herkömmlichen Methoden transmissions- und
rasterelektronenmikroskopische Untersuchungen angewandt. Der Untersuchungszeitraum betrug im Experiment bis zu 2 Jahren.

Ergebnisse

Makroskopisch erscheinen die autogenen und frischen allogenen
Transplantate mit postoperativer Entlastung glatt, glänzend und
sind vom umgebenden Knorpel nicht zu unterscheiden. Lediglich der
ehemalige Spaltbereich weist eine Art Narbengewebe auf.

Ebenso zeigen die in der Klinik eingesetzten autologen Knorpeltransplantate nach 6 Monaten gute Einheilungsergebnisse. Dagegen
ist der ungedeckte Knochen-Knorpel-Defekt im Experiment nach einem
Jahr nur unvollständig mit einem Ersatzgewebe ausgefüllt. Lichtmikroskopisch sind bei den autogenen und frischen allogenen Transplantaten keine Hinweise für Zellnekrosen zu finden. Die Oberfläche
ist eben bei normaler Dreischichtung.

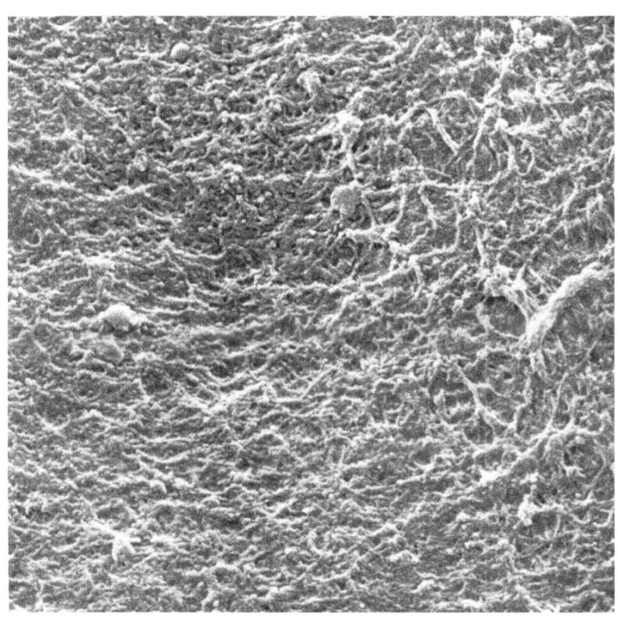

Abb.1. Oberfläche eines frischen allogenen Transplantates mit postoperativer Entlastung nach 40 Wochen. Der primäre Matrixverlust ist kompensiert. Vergr. 3000 x

Der belassene Defekt jedoch läßt eine unebene Oberfläche mit fahnenartigen Ausziehungen erkennen. Es hat sich kein normaler Gelenkknorpel gebildet.

Rasterelektronenmikrsokopisch sind bei den frischen Transplantaten in der frühen Phase Matrixverluste zu sehen. Die porenartigen Mikroräume sind gegenüber dem normalen Knorpel vergrößert. Es kommen lineare Niveauunterschiede vor, während der normale Gelenkknorpel eine ebene, nicht glatte Oberfläche besitzt.

Transmissionselektronenmikroskopisch finden wir einen Verlust an Fibrillen und Proteoglykanen. Der Knorpelzellhof erscheint optisch leer im Vergleich zur normalen Knorpelzelle, die von einem dichten Saum aus kollagenen Fibrillen und Proteoglykanen umgeben ist. Der Golgikomplex nimmt große Bezirke der äußerst aktiven Transplantatzellen ein. Ist der Matrixverlust grundsätzlich reversibel oder immer irreversibel?

18-40 Wochen nach Transplantation ist der oberflächliche Matrixverlust in weiten Bezirken nicht mehr zu erkennen (Abb.1). Die meisten Transplantatzellen sind wieder von einem Hof aus feinen Fibrillen und Proteoglykanen umgeben (Abb.2). Folglich ist die Reversibilität von Matrixverlust grundsätzlich möglich. In der Klinik finden wir dieses Phänomen nach einer Ruhigstellung im Gipsverband.

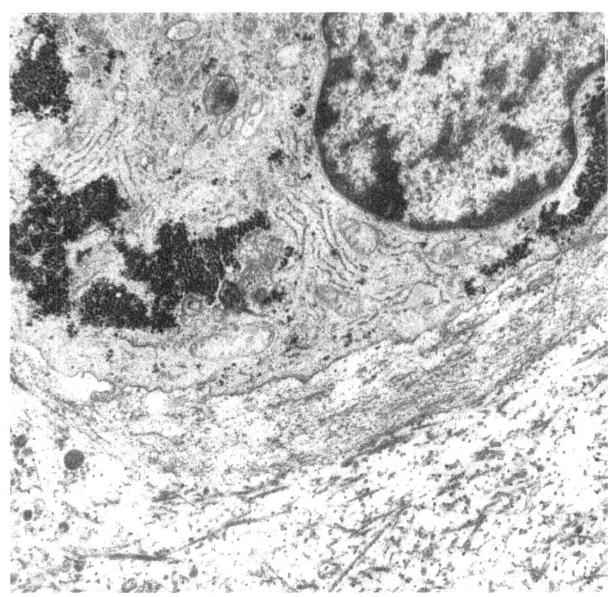

Abb.2. Knorpelzelle eines frischen allogenen Transplantates mit postoperativer Entlastung nach 40 Wochen. Um die Knorpelzelle befindet sich wieder ein Hof aus feinen kollagenen Fibrillen mit dazwischenliegenden Proteoglykanen. Vergr. 16 000 x

Wie sieht nun die Oberfläche belassener Knochen-Knorpel-Defekte aus? In der Frühphase sind im Zentrum der ehemaligen Defekte rasterelektronenmikroskopisch zahlreiche Fibrocyten zu erkennen, die in die Gelenkhöhle ragen. Bei stärkerer Vergrößerung wird dies besonders deutlich. Die Oberfläche ist inhomogen.

In einer späteren Phase werden vermehrt kollagene Fibrillen gebildet. Die Oberfläche bleibt trotzdem ungleichmäßig. Transmissionselektronenmikroskopisch bestätigt sich dieser Befund. Dieses Ersatzgewebe besteht aus Fibrocyten, die von dicken kollagenen Fibrillen umgeben sind. Vom Rand dieser Defekte fließen die Knorpelmassen förmlich als plastische Umverteilung in den Defekt hinein. Dies führt nur selten zur Defektheilung, bei größeren Defekten zur Destruktion des Knorpels in Form fahnen- und blattartiger Abschilferungen. Wird die Transplantation nicht unter optimalen Bedingungen durchgeführt, sind die Ergebnisse wesentlich schlechter. In der Gruppe mit postoperativer Vollbelastung sind die Transplantate eingesunken. Randeinbrüche und Unregelmäßigkeiten der Oberfläche werden bereits makroskopisch registriert. Die rasterelektronenmikroskopische Abb. zeigt das freigelegte fibrilläre Maschenwerk mit Höhlenbildungen, die vorwiegend an den Randzonen lokalisiert sind.

Welchen Einfluß hat die Konservierung auf das Ergebnis der Transplantation?

Die in Cialit- und Kochsalzlösung konservierten Transplantate
zeigen eine nekrotische Knorpelschicht. Rasterelektronenmikroskopisch erscheinen die Transplantate völlig destruiert. Nach
Konservierung in flüssigem Stickstoff ist zwar ebenfalls keine
normale Zellschichtung erreicht, doch läßt die rasterelektronenmikroskopische Struktur 2 Jahre nach Transplantation auf eine
ausreichende Funktion schließen. Statistisch gesehen sind in der
Frühphase dieser Transplantate bei 8 von 20 Tieren vereinzelt
vitale Knorpelzellen zu sehen, von denen wir nicht sicher sagen
können, woher sie kommen. In der Spätphase beträgt die Schicht-
dicke des Ersatzgewebes bis auf eine Ausnahme mehr als ein Viertel
der normalen Knorpelschicht.

Zusammenfassung

Zusammenfassend läßt sich sagen, daß autogene und frische allogene
Knochen-Knorpel-Transplatate unter optimalen Bedingungen als hyaliner Gelenkknorpel vital einheilen. Immunologische Reaktionen
konnten wir nicht beobachten. Für die klinische Anwendung empfehlen wir die frischen allogenen Transplantate. Ihre Ausheilungs-
ergebnisse sind stets besser als die ungedeckter größerer Knochen-
Knorpel-Defekte.

Konservierte Transplantate, wie z.B. nach Konservierung in flüssigem Stickstoff, erfüllen eine Art Platzhalterfunktion.

Literatur

1. HESSE, W., HESSE, I.: Experimentelle Grundlagen der Knorpeltransplantation. Hefte z. Unfallheilk. 127, 103-117 (1975).
2. WAGNER, H.: Die Klinik der Knorpeltransplantation bei der
   Osteochondrosis dissecans. Hefte z. Unfallheilk. 127, 118-125
   (1975).

U. Mommsen, K.H. Jungbluth und G. Delling, Hamburg
Der Knorpeldefekt im Experiment

Sowohl bei der Chondromalacie als auch bei traumatischen Knorpelläsionen zählt die Anbohrung des Knorpeldefektes bis in den spongiösen Knochen hinein zu den heute gebräuchlichen Behandlungsmethoden. Im Tierexperiment suchten wir näheren Aufschluß über den
biologischen Wirkungsmechanismus dieser Methode.

Wir haben 3 Gruppen aus jeweils 6 Kaninchen gebildet. Es handelt
sich dabei um ausgewachsene Tiere mit einem durchschnittlichen
Lebendgewicht von ca. 5 kg.

In der ersten Gruppe setzten wir im Bereich der Gelenkfläche des
medialen Femurcondyls einen im Durchmesser 3,5 mm großen isolierten
Knorpeldefekt.

In der zweiten Gruppe wurde zusätzlich zum oben beschriebenen
Defekt der subchondral gelegene Knochen oberflächlich mitverletzt.

In der dritten Gruppe wurde der Knorpeldefekt durch ein bis in
den spongiösen Knochen hineinreichendes Bohrloch erweitert.

In allen Fällen wurden beide Kniegelenke operiert. Hierdurch
wurden die Tiere gezwungen, beide Gliedmaßen gleichmäßig zu
gebrauchen. Damit konnte der schädliche Einfluß der Funktions-
einschränkung auf den Heilungsprozeß ausgeschaltet werden und
eine eindeutige Aussage über den biologischen Wirkungsmechanismus
der Knorpel- bzw. Knorpel/Knochendefekte gemacht werden. Alle
Tiere erhielten in 14-tägigen Abständen Tetracyclin zur Markie-
rung des Knochenwachstums. Eine gleiche Anzahl von Tieren aus
jeder Gruppe wurde in einem Abstand von 8 und 16 Wochen nach
der Operation getötet. Die Kniegelenke wurden dann makroskopisch
und die gesetzten Defekte histologisch am unentkalkten Knochen
untersucht.

Bei der makroskopischen Untersuchung der ersten Gruppe finden
sich auch nach 16 Wochen noch keinerlei Heilungsvorgänge. Der
Defekt ist lediglich mit Fibrin gefüllt. Es entsteht der Eindruck,
als sei dieser einige Tage zuvor gesetzt worden.

Die histologische Untersuchung zeigt, daß hyalin-differenzierte
Areale erhalten blieben. Das Niveau des gesetzten Defektes liegt
auch noch nach 16 Wochen unterhalb der eigentlichen Gelenkfläche.
Am Übergang zwischen noch regelrechtem Gelenkknorpel und dem
gesetzten Defekt sieht man pseudopolypöse Knorpelwucherungen.
Der verbliebene hyaline Knorpel weist Spaltbildungen und eine
unterschiedliche Anordnung der Chondrocyten auf (Abb.1).

In der zweiten Gruppe ist bei der makroskopischen Betrachtung
der Defekt nach 16 Wochen durch ein gelblich-weißes, durchschei-
nendes Gewebe ausgefüllt.

Im histologischen Bild sieht man eine lebhafte Bindegewebsproli-
feration mit z.T. hyaliner Differenzierung in die beschädigten
Gelenkknorpelareale hinein bzw. darüber hinweg.

In der dritten Gruppe ist der Knorpel/Knochendefekt im Gegensatz
zum reinen Knorpeldefekt schon in den ersten Tagen von einem fest
aufsitzenden Blutgerinnsel ausgefüllt.

Dieses hat sich nach 16 Wochen in ein wie in der Gruppe II darge-
stelltes Gewebe umgewandelt. Niemals erfolgte die Heilung derart,
daß sich vom Knorpelrand her eine Neubildung über den Defekt hin-
schiebt.

Im histologischen Bild sieht man nach 8 Wochen einen fibrocarti-
laginären Gewebeersatz. Der neugebildete Knorpel reicht dabei bis
in den subchondralen Knochen hinein. Die Chondrocyten wie die
collagenen Fasern sind unregelmäßig angeordnet. In der Tiefe sieht
man noch einen lebhaften Knochenumbau (Abb.2). In einem späteren
Stadium, d.h. 16 Wochen nach der Operation, wird der Knochendefekt
wieder ausgeglichen. Lediglich die Oberfläche des neugebildeten
Knorpels liegt unter dem Niveau der eigentlichen Gelenkfläche.

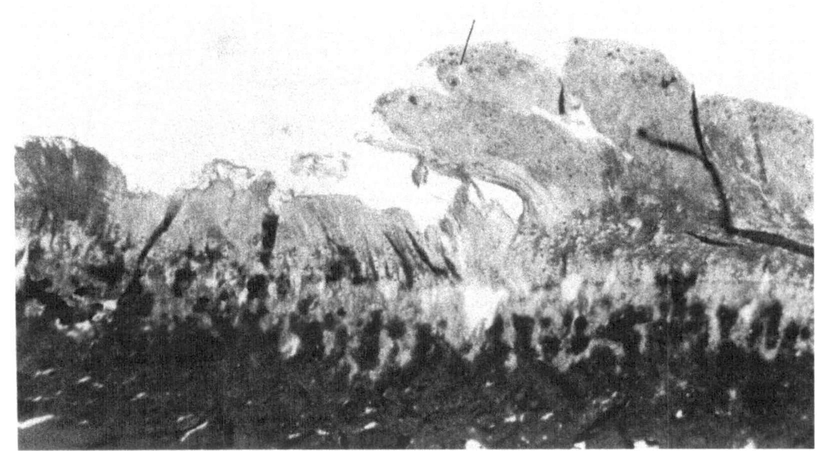

Abb.1

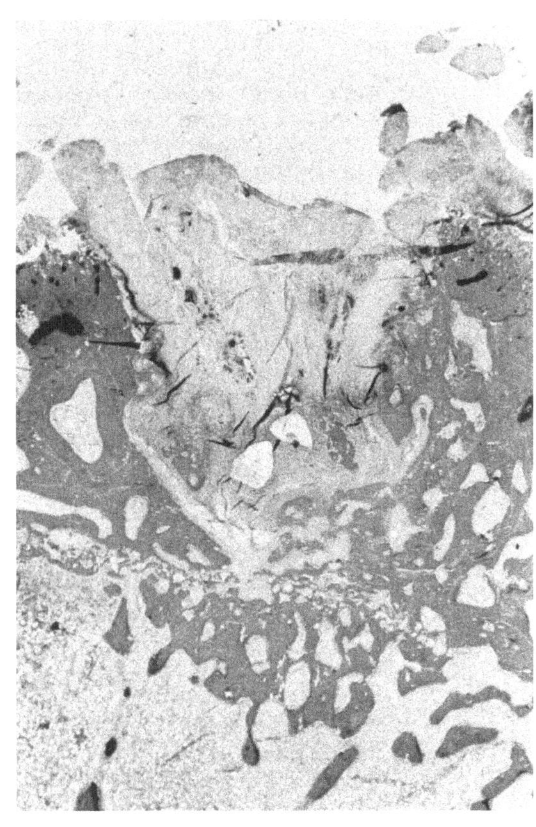

Abb.2

Seit HÄBLER (2), BENNET (1), BAUER (1) u.a. ist bekannt, daß der
reine Knorpeldefekt beim Erwachsenen praktisch keine Heilungstendenz aufweist. Diese Befunde finden ihre Erklärung vor allem in
der Tatsache, daß die teilungsaktiven Zellen in der Deckschicht
des Gelenkknorpels liegen, wie dies aus Untersuchungen von OTTE
(3) hervorgeht. Die daraus resultierende basalwärts, d.h. gegen
die Schicht der hypertrophischen Knorpelzellen gerichtete Wachs-
tumsgenetik und die basalwärts abnehmende Teilungspotenz der
Chondrocyten erklärt die fehlende Fähigkeit, Gelenkknorpel zu
regenerieren. Eine Defektheilung ist also nur dann möglich, wenn
der subchondrale Knochen eröffnet ist. Aus dem vom subchondralen
Knochen vordringenden Fibringerüst bildet sich ein Granulationsgewebe, das sich bindegewebig und schließlich fibrocartilaginös
umwandelt. Wie polarisationsmikroskopische Untersuchungen gezeigt
haben, fehlt diesem Ersatzknorpel der belastungsfähige und geord-
nete Verlauf der collagenen Fasern. Auf die Dauer gesehen muß
daher mit sekundärem Verschleiß und Auffaserung des Narbengewebes
und daraus resultierender Arthrose des betroffenen Gelenkes gerechnet werden.

Zusammenfassung

Die Anbohrung des Knorpeldefektes bis in den spongiösen Knochen
hinein führt nur zu einer zeitlich begrenzten uneingeschränkten
Funktion des betroffenen Gelenkes. Wir wenden daher dieses Verfahren nur dann an, wenn die autologe Knorpel/Knochentransplan-
tation, mit der wir bisher gute Erfahrungen gesammelt haben,
aufgrund eines zu großen Defektes nicht möglich ist.

Literatur

1. BENNETT, G.A., BAUER, J.: J. Bone J.Surg. (1935).
2. HÄBLER, C.: Bruns Beitr. Klin. Chir. 134, 6O2 (1925).
3. OTTE, P.: Über das Wachstum der Gelenkknorpel. Heidelberg:
   Dr. Hüth 1965.

J. Renné, Gießen

Experimenteller Beitrag zur Einheilungstendenz kurzzeitig intraartikulär konservierter Knorpel-Knochen-Transplantate

Die Knorpeltransplantation wirft unverändert große Probleme auf:
Der autologen Transplantation sind wegen der begrenzten Menge an
Material Grenzen gesetzt. Die homologe hat mit immunologischen
Schwierigkeiten, mit ungelösten Fragen der Konservierung und ohne
Zweifel auch operativ-technischen Fehlern zu kämpfen.

Unsere tierexperimentelle Arbeit soll einen kleinen Beitrag zur
Frage leisten, unter welchen Bedingungen ein Knochen-Knorpel-
transplantat über einen begrenzten Zeitraum einheilungsfähig
erhalten werden kann.

Ausgehend von Beobachtungen zahlreicher Autoren wie SCHULITZ u.a., nach denen es unter Kältekonservierung von Knorpelgewebe schon nach einer Woche und in der Folgezeit stetig zunehmend zu degenerativen Veränderungen, besonders der oberen Zellschichten, kommt, haben wir den Versuch unternommen, Knorpel-Knochentransplantate intraarticulär zu erhalten.

Versuche,autologe oder auch homologe Transplantate in Synovialflüssigkeit aufzubewahren, sind nicht neu, doch dürften relativ rasch einsetzende Millieuänderungen und Denaturierungsvorgänge auch keine optimalen Ergebnisse gebracht haben. Es lag daher auf der Hand, nach Durchmesser und Tiefe genau definierte Knochen-Knorpelstücke im zugehörigen oder aber fremden Gelenk aufzubewahren.

Material und Methodik

Als Versuchstiere verwendeten wir 14 knapp zweijährige Kaninchen, die in zwei Gruppen von zunächst 6 dann 8 Tieren operiert wurden.

Unter möglichst sterilen Bedingungen wurde in Nembutal-Anästhesie aus dem rechten äußeren Femurcondylus mit einer feinen Hohlfräse ein Knochen-Knorpelzylinder mit den Abmessungen 3,4 x 4 mm entnommen. Die verbleibenden Defekte hatten analog einen Durchmesser von etwas mehr als 3,5 mm und eine Tiefe von ca. 4,2 mm. Die so gewonnenen Gewebsstücke wurden für einige Minuten in Ringerlösung eingelegt und bei der ersten Versuchsgruppe in das linke Kniegelenk des gleichen Tieres, bei der zweiten Gruppe in das linksseitige Gelenk eines fremden Tieres verlagert. Der Zugang zu den Gelenken erfolgte stereotyp über einen feinen Payrschnitt, wobei nach erfolgtem Eingriff besonderes Augenmerk auf die exakte Naht des Reservestreckapparates gelegt wurde.

Am 14. Tag nach der Erstoperation wurden zunächst die Transplantate wiedergewonnen. Wie zu erwarten, zeigten die homolog aufbewahrten stärkere Verklebungen und Verlötungen mit der Gelenkinnenmembran und zum Teil ausgesprochene synovitische Erscheinungen. Ihre Präparation und Befreiung von bindegewebigen Reaktionen gestaltete sich gelegentlich außerordentlich schwierig. Der zweite Schritt der Reimplantation gestaltete sich ebenfalls sehr oft problematisch: Die Defekte wiesen keine scharfen Konturen mehr auf, der Boden war mit ziemlich festen Granulationen ausgefüllt. Erst nach erneutem Kürettieren mit einem feinen scharfen Löffel und erneutem Einführen der Stanze, die zur Entnahme des Knorpel-Knochenzylinders benutzt worden war, konnte ein ausreichendes Lager für die Aufnahme des in Gruppe 1 autologen und in Gruppe 2 homologen Transplantates hergestellt werden. In den meisten Fällen ließen sich die Gewebsstücke ausreichend fest einfügen, in Einzelfällen war eine optimale Schlüssigkeit nicht mehr zu erzielen.

3 Monate nach Reimplantation (Gruppe 1) und Transplantation (Gruppe 2) wurden alle Tiere mittels intrapleuraler Nembutal-Injektion getötet. Die Femurcondylen wurden vorsichtig von ihren Weichteilen befreit und dann geröntgt, fotografiert und lichtmikroskopisch untersucht.

Die Herstellung der Schnitte für die lichtmikroskopische Unter-
suchung folgte üblichen Richtlinien. Nach der Entkalkung folgten
Einbetten in Paraffin, Färben mit Hämatoxylin-Eosin bzw. Alcian-
Blau-PAS und Schneiden mit dem Serienschnittmikrotom.

Resultate

Röntgenologisch waren, jedenfalls nach drei Monaten, keine Be-
sonderheiten zu erwarten. Fast alle dargestellten kniegelenknahen
Femuranteile zeigen am äußeren Condylus eine kleine subchondrale
Rauhigkeit, meist nur eine geringfügige Knochennarbe, die dem
knöchernen Transplantatbett entsprechen dürfte. Arthrotische
Veränderungen fehlten.

Makroskopisch zeigen die Bezirke um das Transplantat herum einen
weitgehend intakten Knorpelbelag. Einzelne Usuren und Ulcerationen
sind in den seltenen Fällen zu beobachten, wo das Transplantat
aus seinem Bett disloziert als relativ großer Fremdkörper über
Monate im Gelenk gelegen hatte. Der Knorpelüberzug des Transplantates selbst ist in 8 von 14 Fällen glatt und mattglänzend, wobei
sich wesentliche Unterschiede zwischen homolog und autolog nicht
erkennen lassen. Die restlichen 6 Implantate weisen eine mehr
oder weniger zerklüftete Oberfläche,zum Teil mit kleinen freiliegenden subchondralen Defekten,auf. Der Spaltraum zwischen Bett
und Implantat ist mit einem derben Granulationsgewebe ausgefüllt.
Die Ränder sind wulstartig aufgeworfen und sehen wie angenagt
aus (Abb.1).

An allen Präparaten war der Übergang vom Wirtsknorpel zum Spenderknorpel deutlich abzugrenzen und imponierte in fast allen Fällen als ziemlich breiter bindegewebiger Spalt. In einigen wenigen
Fällen lag auch das Transplantatniveau unter dem der Umgebung. In
der Mehrzahl der Fälle waren wesentliche Differenzen der Gelenk-
konturen nicht festzustellen.

Lichtmikroskopisch lassen sich die bei der äußeren Inspektion
gemachten Beobachtungen zum Teil bestätigen: Das Knorpeltrans-
plantat mit schmaler knöcherner Basis ist in den meisten Fällen
angeheilt, im Schnitt imponiert der oft recht ausgedehnte Spalt
zwischen den beiden Knorpelblöcken, der aus faserreichem Bindegewebe zu bestehen scheint. Sichere Hinweise dafür, daß eine
Umorientierung dieses Gewebes zu hyalinem Knorpel hin erfolgt,
sind auf den vorhandenen Schnitten nicht zu gewinnen.

Am ehesten ist das Gewebe noch als Faserknorpel zu identifizieren.
Eine eindeutige Differenzierung des Gewebes im Zwischenbereich
nach homolog und autolog war nicht möglich. Das entspricht den
Angaben zahlreicher Autoren, die auch nach eingehenden elektro-
nenmikroskopischen Untersuchungen keine faßbaren Kriterien sammeln
konnten.

In den spaltnahen Bezirken lassen sich, das entspricht ebenfalls
allgemeinen Vorstellungen, vermehrt sogenannte Cluster oder
atypische Chondrome nachweisen. Ob es sich bei diesen Zellnestern
um regressive oder aber besonders aktive Zellformationen handelt,
ist unverändert strittig.

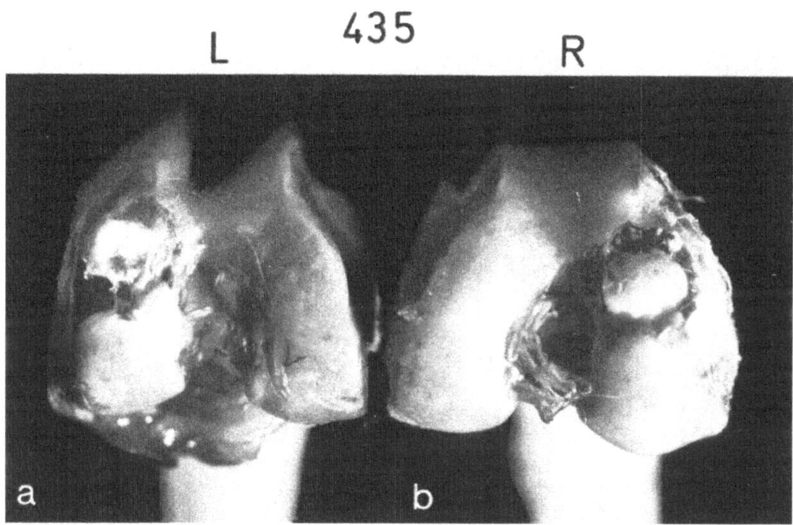

Abb.1a u. b. Unterschiedlicher Zustand zweier eingeheilter,
homologer Knorpel-Knochentransplantate. (a) Auf der linken
Seite ist der Knorpel des Transplantates weitgehend zerstört,
subchondrale Bezirke liegen frei, einzelne Faserknorpelbezirke
lassen sich erkennen; (b) Rechts eingeheiltes Transplantat mit
makroskopisch gut erhaltener Knorpeloberfläche. Randpartien
zerklüftet, teilweise aufgeworfen. Fehlender glatter Übergang
vom Wirts- zum Spenderknorpel

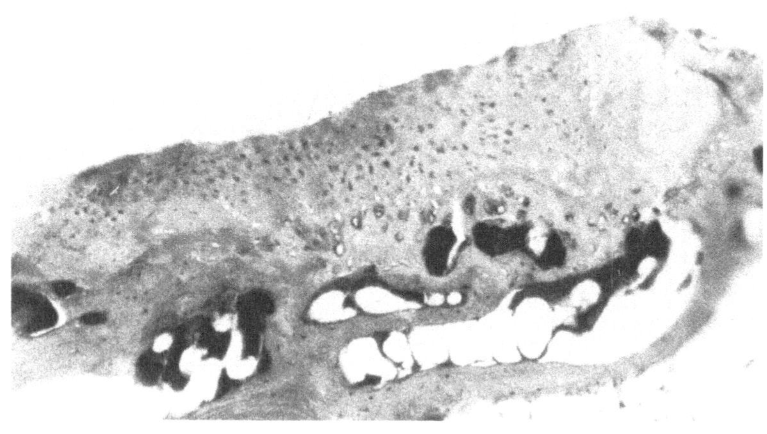

Abb.2. Eingeheiltes Knorpel-Knochentransplantat. Knorpelzellen
besonders zentral gut erhalten, peripher teilweise devita-
lisiert. Subchondral feste Einheilung, randständig keine
wesentliche Bindegewebsnarbe. HE, 20 x

Im Transplantat selbst imponierten sowohl nach homologer als auch
autologer Verpflanzung - jedenfalls im Lichtmikroskop - vorwiegend
unauffällige Knorpelzellen, die auch gelegentlich noch in der
charakteristischen Dreischichtung formiert waren. Einschränkend
muß erwähnt werden, daß nach Feststellungen zahlreicher Autoren
beginnende und in Gang befindliche Zelluntergänge nur im Elektro-
nenmikroskop nachweisbar sind und daß die Rate an "verdämmernden"
sowie bereits avitalen Zellen nach 3 bis 4 Monaten erheblich ist
(Abb.2).

Diskussion

Die Konservierung von hyalinem Knorpel stellt nach wie vor ein
ungelöstes Problem dar. Ob die intraarticuläre Aufbewahrung von
Knorpel die Situation verbessert, war aufgrund lichtmikroskopi-
scher Untersuchungen nicht zu erweisen. Die geweblichen Reaktionen der Zwischenschicht laufen wahrscheinlich im Sinne reparativer Umorientierung zum Faserknorpel hin ab. Das Transplantat
selbst scheint nach unseren Untersuchungen in seiner Wertigkeit
über einem einfachen "Füllgewebe" (HESSE u.a.) zu stehen. Ob
jedoch leistungsfähiger hyaliner Knorpel entstehen oder erhalten
werden kann, bleibt fraglich.

Literatur

1. HESSE, W., HESSE, I., ZECH, G.: Regressive und reparative
   Vorgänge nach experimenteller Transplantation von homologem
   Gelenkknorpel. Arch. orthop. Unfallchir. 81, 89-103 (1975).
2. OTTE, P.: Die Verpflanzung von Gelenkknorpeln. Die Biologie
   des Gelenkknropels im Hinblick auf die Transplantation.
   Zschr. Orthop. 110, 677-685 (1972).
3. PUHL, W., DUSTMANN, H.O.: Die Reaktionen des Gelenkknorpels
   auf Verletzungen (Tierexperimentelle Untersuchungen). Zschr.
   Orthop. 111, 494-497 (1973).
4. STÖRIG, E.: Knorpeltransplantation im Tierexperiment und
   Erfahrungen über ihre klinische Anwendung. Zschr. Orthop.
   110, 685-690 (1972).
5. SCHULITZ, K.P.: Lebensfähigkeit von Knorpelgewebe unter verschiedenen Bedingungen. Zschr. Orthop. 110, 699-704 (1972).
6. WALCHER, K., STÜRZ, H.: Weitere Beobachtungen zur Frage der
   Regenerationsfähigkeit hyalinen Knorpels. Langenbecks Arch.
   Chir. 331, 1-14 (1972).

M. Wannske, W. Hesse, D. Rogge und I. Hesse, Hannover

Experimentelle Untersuchungen zur Frage des Zeitpunktes der Replantation osteochondraler Fragmente

Beschwerdebild und Verletzungsmuster bei Patienten mit frischen Knorpel-Knochen-Fragmenten sind vielgestaltig, häufig stehen andere zusätzliche Verletzungen im Vordergrund. Der Knorpelschaden wird leicht übersehen und erst die Spätschäden lassen auf das Ausmaß der primären Schädigung schließen.

In eigenen tierexperimentellen Untersuchungen sollte ein Beitrag zur Frage geleistet werden, welchen Einfluß das therapiefreie Intervall bis zu 10 Tagen auf die Reparationsmöglichkeit oder die Progredienz des zu erwartenden Schadens nach der Entstehung osteochondraler Fragmente hat.

Material und Methode

Wir führten die Versuche an 15 einjährigen Schafen durch. In Barbiturat-Narkose eröffneten wir das Kniegelenk medial und osteotomierten vom medialen Condylus femoris ein Segment mit einem größten Durchmesser von 2,5 cm. Dieses Segment wurde nun bei 3 verschiedenen Gruppen nach unterschiedlichen Zeiten refixiert. Bei der ersten Gruppe sofort, bei der zweiten 3 Tage und bei der dritten 10 Tage nach der primären Operation. Die Fragmente wurden durch 2 Kirschner-Drähte verspickt.

Zur erzwungenen Entlastung der Extremität führten wir mit einer Ausnahme eine Tenotomie der Achillessehne durch. In vorherigen Versuchen hatte sich gezeigt, daß dieses Verfahren eine Entlastung für etwa 3 Wochen garantiert und danach eine zunehmende Belastung durch die narbige Regeneration der Sehne wieder möglich ist.

Die Tiere wurden 5 oder 15 bis 16 Wochen beobachtet und anschliessend geopfert. Weitere Untersuchungen zeigten die folgenden Ergebnisse.

Ergebnisse

Makroskopisch war der Osteotomiespalt erkennbar, deutlich eingezogen. Die Oberfläche des Knorpels war sowohl bei den kurzen als auch bei den längeren Überlebenszeiten glatt, spiegelnd und nur in manchen Regionen zerstört. 5 Wochen nach der Reoperation zeigten die Übersichten der histologischen Präparate eine regelrecht hohe Knorpelschicht. Im knöchernen Bereich war die Osteotomie verheilt, die Spongiosadichte hatte hier erheblich zugenommen. In der Knorpeloberfläche war der Spalt bei allen Präparaten deutlich erkennbar.

Bei stärkerer Vergrößerung ergaben sich geringe Unterschiede in den 3 Gruppen.

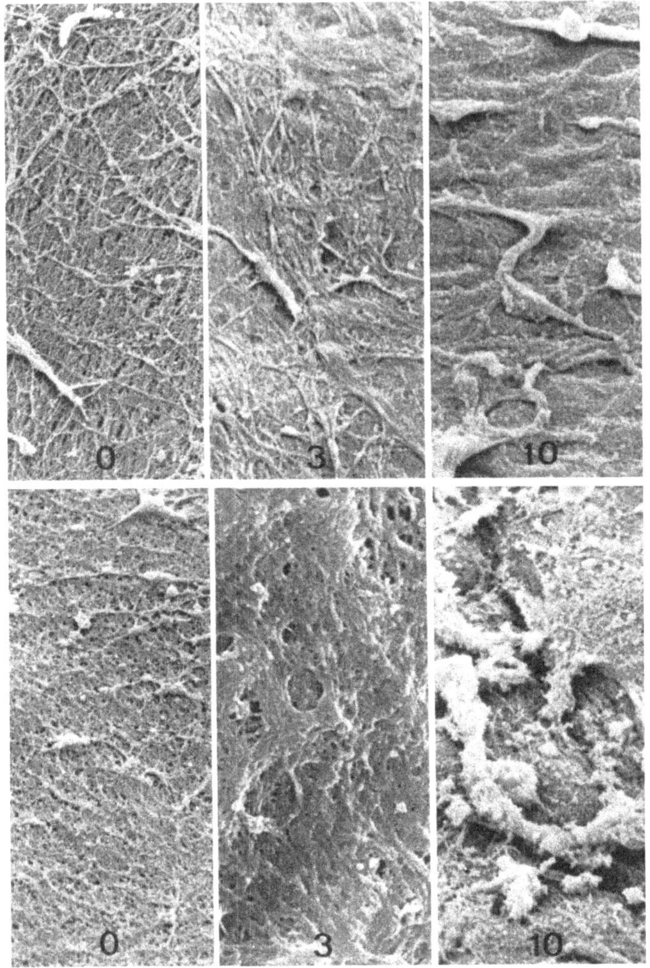

Abb.1. Rasterelektronenoptische Übersicht der Knorpeloberflächen;
oben: 5 Wochen nach der Replantation; unten: 15 Wochen nach der
Replantation, je bei primärer Fixation des Fragmentes oder nach
einem freien Intervall von 3 oder 10 Tagen. (1:2000 und Nachver-
größerung)

Die Dreischichtung des Knorpels war überall gut erkennbar, 15
Wochen nach der Reoperation fanden sich Unregelmäßigkeiten der
Oberfläche bei den Tieren mit dem längeren Intervall von 10
Tagen.

Polarisationsoptisch war bei allen Tieren mit Entlastung der
Knorpel exakt von der subchondralen Spongiosa abzugrenzen. Die
Kollagenstruktur des Knorpels zeigte keine krankhaften Verände-
rungen. Dagegen strahlten osteotomienahe ausgeprägte Kollagen-
faserbündel aus der subchondralen Schicht in den Knorpel ein.
Die Abgrenzung der Schichten war nur noch angedeutet erkennbar.

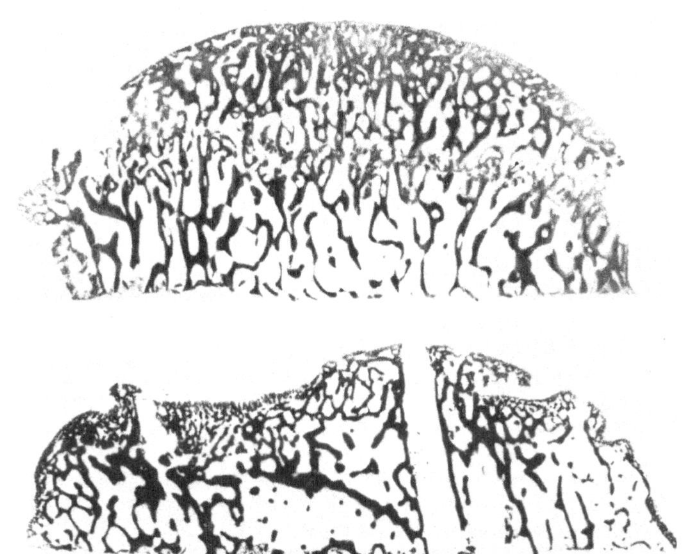

Abb.2. Mikroradiogramme der Transplantate; oben: 15 Wochen nach Replantation und bei Entlastung der Extremität über 3 Wochen; unten: 15 Wochen nach der Replantation ohne Entlastung (1:1 und Nachvergrößerung)

Besonders deutlich wurden die Unterschiede in den 3 Gruppen im rasterelektronenoptischen Bild (Abb.1).

Bei Überlebenszeit von 5 Wochen zeigte die Knorpeloberfläche der primär replantierten Knorpel-Knochen-Fragmente eine völlig normale Struktur. Zunehmend bei freiem Intervall von 3 und 10 Tagen veränderte sich die Oberfläche erheblich, bei den 10-Tages-Tieren fand sich ein scholliger Zerfall.

Bei den Tieren mit 15 wöchiger Überlebenszeit verstärkte sich dieser Eindruck. Hier blieb bei 2000facher Vergrößerung der Eindruck der normalen Oberfläche bei primärer Replantation, während die Destruktion bei längerem Intervall enorm fortgeschritten war.

Aber auch diese Bilder müssen gezeigt werden: Läßt man direkt nach der Replantation die Extremität belasten, so kommt es zum Einbruch der Spongiosa, nach 15 Wochen finden wir nur noch Reste des Gelenkknorpels mit ausgeprägten Destruktionen. In der subchondralen Schicht zeigt sich eine völlig unregelmäßige Struktur mit Verdichtungen und aufgelockerten Zonen (Abb.2).

Schlußfolgerung

Die Ergebnisse zeigen einen wesentlichen Vorteil einer frühzeitigen Replantation. Mit jedem Tag, an dem die osteochondralen Frag-

mente unreponiert und unfixiert im Gelenk liegen, vermindert sich
die Möglichkeit zur Reparation. Von entscheidender Bedeutung ist
aber zusätzlich die Nachbehandlung. Vor allem die zu frühzeitige
Belastung führt zum Fortschreiten der Destruktionen und dadurch
bedingt zu schweren Gelenkschäden.

D. Havemann, Kiel

Osteosynthese und Replantation von Knorpel-Knochenfragmenten

Die Indikation zur operativen Behandlung von Frakturen gelenkbil-
dender Knochenabschnitte wird im wesentlichen von biomechanischen
und pathophysiologischen Erkenntnissen bestimmt.

Ziel aller operativen Behandlungsmaßnahmen ist neben der Rekonstruktion der anatomisch korrekten Form als Voraussetzung für
eine biomechanisch ungestörte Funktion die annähernde Schaffung
eines für die Heilung des posttraumatischen Knorpel- und Knochen-
schadens optimalen Gelenkmilieus. Als Störfaktoren bei der Wiederherstellung physiologischer Gelenkverhältnisse sind vor allem
Ergußbildungen, Immobilisation, Infektion, Gelenkflächeninkongru-
enz und Zirkulationsstörungen anzusehen.

Diese Faktoren, allein oder gemeinsam auftretend, unterbrechen oder
behindern die intracapsuläre Diffusionsstrecke und damit den
Stoffaustausch zwischen intravasalem Raum, Gelenk und Knorpel.
Nach Untersuchungen von COTTA und PUHL ist der bei Immobilisation
fehlenden Durchbewegung der Gelenkflüssigkeit bei gleichzeitiger
völliger Entlastung für die Trophik des Knorpels eine besondere
Bedeutung zuzumessen. Zum Ausdruck kommt das Einwirken der genannten Störfaktoren im Ausmaß und in der Schnelligkeit des Ent-
stehens irreparabler Gelenkschäden. Therapeutische Bemühungen
müssen daher darauf hinwirken, frühzeitig mechanische und stoff-
wechselbehindernde posttraumatische Umstände weitgehend zu beseitigen, damit die Trophik des cartilaginären Systems normali-
siert wird.

Die frühzeitige Osteosynthese von Knorpel-Knochenfragmenten ist
eine der Voraussetzungen, unter denen das Entstehen von regressiven Veränderungen möglichst klein gehalten werden kann. Das
isolierte Gelenkfragment stellt stets ein von der vasculären
Versorgung getrenntes autologes Knorpel-Knochenreplantat dar.
Seine Wiedereinpflanzung und formschlüssige Fixation sollte
übungsstabil erfolgen, damit die für die Ernährung des osteochondralen Fragmentes bedeutungsvolle Frühmobilisation störungs-
frei durchgeführt werden kann. Die postoperativ zu erzielende
Gelenkfunktion ist jedoch in gleichem Maße abhängig von der
mechanisch suffizienten Wiederherstellung des Kapselbandapparates.

<u>Kasuistik</u>

Am Beispiel von vier Frühosteosynthesen osteochondraler Frakturen
soll aufgezeigt werden, daß für die Osteosynthese derartiger
Frakturen verschiedenartige Mittel verwendet werden können.

1. <u>Die laterale Taluskantenabsprengung</u> des 17jährigen Segelsport-
   lers wurde durch eine laterale Arthrotomie des oberen Sprunggelenkes dargestellt. Die Replantation des osteochondralen
   Fragmentes erfolgte mittels krampenartig gebogener Kirschner-
   Drähte. Beginn der aktiven dorsoplantaren Bewegungsübungen
   am dritten postoperativen Tag. Entlassung in ambulante Behandlung mit entlastendem Schienenhülsenapparat mit einem
   Bewegungsumfang des Sprunggelenkes von 20° über 12 Wochen.
   Freie Beweglichkeit und sehr gutes morphologisches Ergebnis
   1 1/2 Jahre nach operativer Versorgung und Materialentfernung
   (Abb.1a-c).

2. Der mediale osteochondrale <u>Patellagelenkfacetten-Abbruch</u> bei
   dem 36jährigen Mann wurde von einem medialen Payr-Schnitt
   dargestellt und das schalenförmige Fragment durch auszieh-
   fähige monofile Drahtnähte adaptiert. 8 Monate postoperativ
   erfolgte die Materialentfernung, schmerzfreie Beweglichkeit
   mit einem Bewegungsumfang von O - O - 130°, röntgenmorpholo-
   gisch stufenloser Wiedereinbau des Fragmentes.

3. <u>Dorsocaudale Hüftkopffraktur</u> nach Anpralltrauma des 18jährigen
   Zweiradfahrers gegen einen Kraftwagen. Röntgenologisch fand
   sich ein schalenförmiger Abbruch eines unteren, hinteren Hüft-
   kopfsegmentes. Anatomisch genaue Reposition, Osteosynthese mit
   AO-Zugschrauben. Aktive Bewegungstherapie am 4. postoperativen
   Tag beginnend, 8 Wochen nach Unfall im Bewegungsbad, für 16
   Wochen hüftentlastender Schienenhülsenapparat. 1 Jahr nach
   Versorgung Entfernung des Osteosynthesematerials. Kein Anhalt
   für partielle Hüftkopfnekrose, freie Hüftgelenksbeweglichkeit.

4. <u>Hüftkopffraktur</u> eines durch Absturz verletzten 35jährigen mit
   gleichzeitiger schwerer Bandverletzung des Kniegelenkes und
   Luxation des Resthüftkopfes. Die Reposition gelang schonend
   erst nach Abmeißelung des Trochanter major. Temporäre Fixation
   mit Kirschner-Drähten und Osteosynthese mit AO-Spongiosa-
   schrauben. Zuggurtungsosteosynthese zur Reinsertion des
   Trochanter major. Die Mitverletzung des Kniegelenkes beschränkte die aktive entlastet mobilisierende Behandlung, die
   über 12 Wochen durchgeführt wurde. Für weitere 12 Wochen wurde
   ein entlastender Schienenhülsenapparat getragen. 1 Jahr nach
   Unfall Materialentfernung. Endgradige Beuge- und Rotationsein-
   schränkung des Hüftgelenkes, kein Anhalt für partielle Hüftkopfnekrose.

Die <u>Nachuntersuchung</u> von weiteren 12 nach gleichartigen Prinzipien versorgten Gelenkfrakturen hat gezeigt, daß in 12 Fällen
ein funktionell wie morphologisch voll befriedigendes Ergebnis
bei einem Beobachtungszeitraum von durchschnittlich 3 Jahren
vorlag. In dem Krankengut waren in 8 Fällen das Kniegelenk, dreimal
das obere Sprunggelenk, dreimal das Hüftgelenk und zweimal das
Ellenbogengelenk beteiligt. Während die Femurcondylenabbrüche

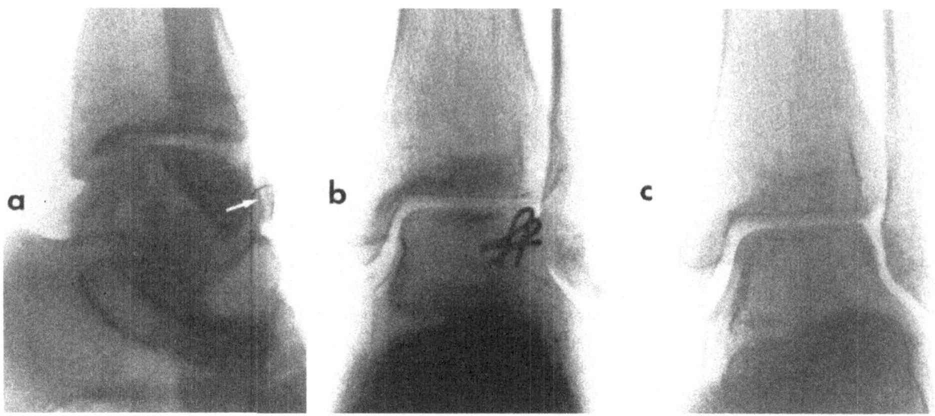

*Abb.1a-c. Laterale Taluskantenabsprengung; (a) Innenrotierte
Unfallaufnahme; (b) Intraartikuläre Osteosynthese mit "Kirschner-
Draht-Krampen"; (c)Resultat 1 1/2 Jahre nach Versorgung und
Materialentfernung*

durchweg erfreuliche Behandlungsergebnisse brachten, konnte der
Zustand nach Rekonstruktion von 3 Impressionsfrakturen des Tibiaplateaus nicht immer zufriedenstellend beurteilt werden.

Bedingungen für die intraarticuläre Osteosynthese

Für die Osteosynthese ungeeignet sind kleine, nicht fixierbare
Fragmente. Die Osteosynthesemittel - wie Kirschner-Drähte, Zugschrauben oder Drahtschlingennähte - müssen mechanische Stabilität
für die Frühmobilisation unter dosierter Teilbelastung zulassen,
dürfen aber selbst nicht als funktionsbehindernde oder irritie-
rende mechanische Fremdkörper im Gelenk auftreten. Das Operationstrauma ist durch atraumatische Technik und geeignete Wahl des
Gelenkzuganges klein zu halten. Kontrollierte und kontinuierliche
Nachbehandlung muß gesichert sein.

Zusammenfassung und Schlußfolgerungen

Unter Berücksichtigung der gelenkspezifischen Trophik ist die
frühzeitige Osteosynthese von osteochondralen Frakturen mit
anschließender kontrollierter frühfunktioneller Behandlung unter
Entlastung des verletzten Gelenkes eine erfolgversprechende
Behandlungsmethodik.

Literatur

1. COTTA, H., PUHL, W.: Pathophysiologie des Knorpelschadens. Hefte
   z. Unfallheilk. 127, 1 (1976).
2. MUHR, G.: Der frische Knorpelschaden. Hefte z. Unfallheilk. 127,
   59 (1976).

3. OTTE, P.: Über das Wachstum der Gelenkknorpel. Heidelberg: Hüthig 1965.
4. RAHMENZADEH, R.: Die Problematik des osteocartilaginären Gewebsersatzes. Mschr. Unfallheilk. _75_, 248 (1976).
5. WAGNER, H.: Traumatische Knorpelschäden des Kniegelenkes. Orthopädie _3_, 208 (1974).

R. Rahmenzadeh und F. Enes-Gaiao, Berlin

Indikation und Ergebnisse der autologen Knorpeltransplantation am Kniegelenk

Zu den zahlreichen Ursachen, die zur Kniegelenksarthrose führen können, gehört auch die Osteochondrosis dissecans und die Chondromalacie der Patella.

Bei rechtzeitiger Erkennung und sachgemäßer Behandlung lassen sich diese lokalen Veränderungen in den Femurcondylen und der Patella beseitigen und damit kann eine Panarthrose des Kniegelenkes verzögert oder gar verhindert werden.

Die Behandlungsmöglichkeiten der Chondromalacie der Patella können wie folgt zusammengefaßt werden:

Die konservative Behandlung. Da besonders Jugendliche von der Chondromalacie befallen werden, ist ein konservatives Vorgehen wünschenswert, vor allem dann, wenn nur subjektive Beschwerden im Vordergrund stehen und der Untersuchungsbefund ganz geringfügig ist.

Hier ist zu empfehlen: Längere Schonung im Beruf und Sport sowie lokale Anwendung feuchter Wärme. Von der intraarticulären Applikation von Steroid-Präparaten sollte wegen der Gefahr der Knorpelschädigung und der Kristallniederschläge im Gelenk Abstand genommen werden.

Da die Chondromalacie der Patella eine Vorstufe der femoropatellaren Arthrose ist, sollte die konservative Therapie nur unter laufender klinischer und radiologischer Kontrolle durchgeführt werden. Sobald die Symptome einer gestörten Gelenksfunktion auftreten, ist die Indikation zur Operation gegeben.

Bei dem operativen Vorgehen unterscheiden wir zwischen palliativen Eingriffen (wie Kürettage des veränderten Knorpels, Glättung osteophytärer Wucherungen, Resektion eines hyperthrophischen Corpus adiposum, Synovektomie, Entfernung freier Gelenkkörper sowie des lädierten Meniscus und Patellektomie) und kausalen Eingriffen (wie die Normalisierung der Patellagleitbahn durch Kapsel- und Sehnenplastik, autologe Knietransplantation bei Osteochondrosis dissecans und Kombination dieser Operation mit Vorverlagerung der Tuberositas tibiae zur Reduktion des femoro-patellaren Druckes nach BANDI).

Der Osteochondrosis dissecans des Condylus femoris - die im weiteren Verlauf eine ausgeprägte sekundäre Schädigung im Sinne der Panarthrose des Kniegelenkes zur Folge haben kann - geht die subchondrale Knochennekrose voraus.

Bei der Behandlung dieser lokalen Veränderungen des Gelenkes stehen folgende Möglichkeiten zur Verfügung:

<u>Die konservative Behandlung</u>. Unter günstigen Bedingungen kann die Revitalisierung des nekrotischen, subchondralen Herdes zu einer Restititio ad integrum führen.

Als Beispiel: Ein 14jähriges Mädchen, bei dem mit sieben Jahren aufgrund unklarer Beschwerden im Bereich des rechten Kniegelenkes der Außenmeniscus entfernt wurde. Eine Beschwerdefreiheit trat nie ein. Es entwickelte sich eine Osteochondrosis dissecans im rechten Condylus femoris lateralis. Nach konservativer Behandlung der übergewichtigen Patientin durch Verbot jeglichen Leistungssportes außer Schwimmen und Reduktion des Gewichtes konnte klinisch und röntgenologisch ein deutlicher Rückgang des Herdes festgestellt werden.

Liegt ein Herd außerhalb der Hauptbelastung, so führen die Entfernung des Dissecates und eine Kürettage des nekrotischen, subchondralen Gewebes zu Beschwerdefreiheit.

Bei einem 13jährigen Mädchen bestanden seit einigen Monaten unklare Beschwerden im Bereich des rechten Kniegelenkes. Eine Osteochondrosis dissecans an der Innenseite des Außencondylus konnte röntgenologisch leicht diagnostiziert werden. Bei der Operation fanden sich in einem Synovialsack, ganz entsprechend dem Röntgenbild, mehrere kleine Dissecate, die entfernt wurden mit anschließender Kürettage. Nach diesem Eingriff war das Kind beschwerdefrei. Das Röntgenbild zeigt bereits zwei Monate danach fast normale Verhältnisse des Gelenkes.

Bei noch intaktem Gelenkknorpel führt eine subchondrale Spongiosaplastik nach WAGNER zu einem guten Ergebnis.

Ein freier Gelenkkörper verursacht durch Reibung zusätzliche Knorpelschädigung. Er muß deshalb entfernt werden. Wenn der Knorpeldeckel über einem subchondralen Nekroseherd auf mehr als die Hälfte seines Umfanges gelöst ist, ohne größere Zertrümmerungen, so kann die Reimplantation des Dissecates nach WAGNER oder HOPF und ROMPE durchgeführt werden.

Im Gegensatz zum Knochen ist die Transplantation von Knorpelgewebe ungleich schwieriger. Die bisher durchgeführten eigenen tierexperimentellen Versuche zeigen, daß die Transplantation homologer Gelenke für die klinische Anwendung keine große Bedeutung haben kann. Aber auch der autoplastischen Knorpeltransplantation sind bei der klinischen Anwendung Grenzen gesetzt.

Soll ein großer Defekt autoplastisch gedeckt werden, so muß die Transplantationsentnahme aus einem gesunden Gelenk erfolgen. Darüber hinaus ist es unmöglich, ein autoplastisches Transplantat größeren Ausmaßes mit gleichem Krümmungsradius und gleicher Knorpeldicke zu gewinnen, das den gefährdeten Bezirk fugenlos zu schließen vermag.

Wenn auch die homologe Transplantation kleiner Gelenkanteile nur
relativ geringe immunologische Reaktionen hervorruft, so ist
trotzdem die Verpflanzung autologen osteocartilaginären Gewebes
der homologen Transplantation eindeutig überlegen.

Die Transplantate werden vom hinteren Abschnitt eines Femurcondylus außerhalb der Hauptbelastungszone entnommen. Um eine gute
mechanische Verankerung und einen schnellen Einbau des Transplantates zu erzielen, muß die subchondrale Spongiosa mindestens
eine Dicke von 5 bis 10 mm haben. Das von WAGNER erarbeitete
Instrumentarium erleichtert den Operationsverlauf erheblich.
Es besteht aus Knochenfräse, Mandrin, Ausziehgerät, Knochen- und
Knorpelzange, Handgriff mit Bajonett-Kuppelung für die Knochenfräse sowie verschiedenen Knorpelstanzen, die paarweise jeweils
mit einem nach außen oder innen gerichteten Schliff versehen
sind.

Es seien nun anhand des eigenen Krankengutes einige Fälle demonstriert:

In diesem Fall handelt es sich um einen, damals 35jährigen Mann,
der seit 5 Jahren über Kniegelenksbeschwerden mit intermittie-
render Ergußbildung klagte. Ursache war eine Osteochondrosis
retropatellaris, die durch Arthrographie besser dargestellt werden konnte. Der geschädigte Knorpel wurde, einschließlich einer
5 mm dicken, subchondralen, weitgehend zerstörten Spongoisa-
Schicht entfernt, der Defekt mit einem autoplastischen Knorpel-
Knochen-Transplantat gedeckt. Es erfolgte die Fixierung des
Transplantates durch einen Kirschner-Draht. Bei der Durchführung
dieser Operation vor neun Jahren in der Mainzer Unfallchirurgischen Universitätsklinik stand das Wagner'sche Instrumentarium
ja noch nicht zur Verfügung. Es wurde deshalb der pathologisch
veränderte Knorpelanteil in rechteckiger Form mit Meißeln heraus-
geschält.

Fall: Die unmittelbar postoperativ angefertigten Röntgenbilder
und die letzte Kontrolluntersuchung mit einer unverändert guten
retropatellaren Gelenkfläche. Der Patient ist auch nach neun
Jahren völlig beschwerdefrei.

Der nächste Fall: Hier handelt es sich um eine 28jährige Patientin, die ebenfalls an einer Osteochondrosis retropatellaris
leidet. Wie auf dem Dia zu erkennen ist, findet sich ein
Knorpelfragment in der Fascia articularis mit einer Fläche von
2,5 x 2 cm, das vom subchondralen Gewebe völlig abgelöst ist
und leicht abgehoben werden kann. Es wurde ebenefalls eine
Kürettage des Knorpelbettes bis auf gesunde Spongiosa durchgeführt. Die Lücke konnte durch ein entsprechend großes Transplantat geschlossen werden. Die Operation liegt fünf Jahre
zurück; die Patientin ist beschwerdefrei.

Im Unterschied zur Osteochondrosis dissecans, beginnend bei der
Chondromalacie, finden sich die ersten erkennbaren Läsionen am
Knorpel und erst sekundär kommt es am Knochen zu reaktiven Ver-
änderungen wie Osteophytenbildung, Sklerosierung, cystische
Degenerationen und Deformation. Bestehen zwischen Femurcondylen
und Patella große Druckkräfte, so führt eine alleinige Knorpel-

transplantation nicht zum Erfolg. Es muß die Ursache der mechanischen Schädigung, d.h. der unphysiologische Druck, beseitigt werden. Es müssen deshalb alle bereits genannten Eingriffe, wie
Normalisierung der Patellagleitbahn durch Kapsel- oder Sehnenplastik mit habitueller Patellaluxation und Dysplasie der Patella,
oder Reduktion des femoro-patellaren Druckes nach BANDI mit
autologer Knorpeltransplantation kombiniert durchgeführt werden.

Eine 20jährige Patientin klagte seit einigen Jahren über unklare
Beschwerden im vorderen Anteil des Kniegelenkes sowohl bei Beugung wie auch in Ruhe. Bei der Arthrotomie zeigte sich eine
völlige Erweichung des Knorpels der Patellagelenkfläche im
unteren Pol-Bereich, wo diese Knorpelerkrankung im allgemeinen
beginnt. Es wurde, wie zuvor angegeben, der geschädigte Bezirk
entfernt und der Defekt durch ein autologes osteocartilaginäres
Transplantat geschlossen. Dann erfolgte die Vorverlagerung der
Patella durch Unterfütterung der Tuberositas tibiae mit einem
autologen corticospongiösen Span. Es bestand hier, wie auf dem
Röntgenbild ersichtlich, eine Patella bi-partita. Auf der
unmittelbar danach angefertigten Röntgenaufnahme ist das Transplantat noch gut zu erkennen. Die Röntgenkontrolle nach einem
Jahr zeigt dann einen vollständigen Einbau des Transplantates.
Die Patientin ist beschwerdefrei.

Bei dem letzten Fall handelt es sich um eine Osteochondrosis
dissecans des Innencondylus des rechten Knies. Der geschädigte
Knorpel war vom subchondralen Gewebe abgelöst und konnte leicht
abgehoben werden. Auf die bereits besprochene Weise wurde das
vorbereitete Lager durch osteocartilaginäres Gewebe gedeckt.
Postoperativ war auch dieser Patient beschwerdefrei. Zwei Jahre
später, anläßlich einer posttraumatischen Kreuzbandläsion, wurde
das Kniegelenk wieder eröffnet. Dabei fand sich eine völlige
Einheilung des Transplantates, wie auf der Ablichtung zu erkennen
ist.

Die Ergebnisse nach autologer osteocartilaginärer Transplantation
- ggf. kombiniert mit Kapsel-Sehnenplastik oder Bandi'scher
Osteotomie - sind sehr ermutigend. Voraussetzung dafür sind allerdings, die richtige Indikationsstellung und ganz besonders
schonendes Operieren.

H. Kolbow und H.-J. Oestern, Hannover

Kniescheibenbruch und retropatellarer Knorpelschaden

Von 1972 bis 1975 wurden an der Unfallchirurgischen Klinik der
Medizinischen Hochschule Hannover insgesamt 54 Patellabrüche
behandelt. 45 davon konnten durchschnittlich 2 3/4 Jahre nach
Unfall bezüglich des erreichten Behandlungsergebnisses nachuntersucht werden.

In unserem Krankengut handelte es sich dabei 15 mal um Brüche
des oberen oder unteren Kniescheibenpoles ohne wesentliche Beteiligung der Gelenkfläche. Bei 24 Patienten lagen dagegen Quer-,
Stück- und Trümmerbrüche vor, d.h., in diesen Fällen waren insbesondere die druckaufnehmenden Gelenkflächenanteile der Kniescheibe in Mitleidenschaft gezogen.

Eine konservative Behandlung führten wir in 10 Fällen durch, wobei
es sich immer um relativ unbedeutende Randabbrüche handelte. Alle
anderen Frakturformen wurden operativ versorgt, wobei vor allem
die Zuggurtung in Anwendung kam.

2 mal wurde eine primäre Patellektomie durchgeführt. Eine ideale
anatomische Reposition der Fragmente ließ sich nur in 16 Fällen
erzielen. Bei der Nachuntersuchung waren nur 13 Patienten beschwerdefrei. Belastungsschmerzen, insbesondere beim Treppensteigen, standen im Vordergrund. Zeichen einer posttraumatischen
Chondropathie ließen sich bei 2/3 der operierten Patienten nachweisen.

Das Giving Way-Syndrom (18 mal) infolge reflektorischer Atonie
der Streckmuskulatur und Artophie des M. Quadriceps (14 2 cm)
unterstreichen diese Befunde. Die Funktion des Beines - Beweglichkeit, Gangsicherheit und Gehleistung - waren allerdings nur
zu 1/3 eingeschränkt.

Tabelle 1. Krankengut und Ergebnisse

Frakturtyp	Durchgeführte Operationen	
5 Obere Polabrisse (4)	Zuggurtung	24
10 Untere Polabrisse (4) kons.Th.	Schraubenosteosynthese	6
6 Seitl. Längsbrüche (2)	Teilresektion	7
	Prim. Patellektomie	2
12 Quer- und Stückbrüche		
12 Trümmerbrüche		
(8 offen 1° + 2°)		

Jetzige Beschwerden	kons.	op.	Subjektives Ergebnis	kons.	op.
keine	4	9	zufrieden	9	28
Witterungs- u.Kälteschm.	6	26	nicht zufrieden	1	7
Belastungsschmerzen	4	17			
Ruhe- u.Nachtschmerz	∅	4			
Anlaufschmerz	4	12			
Schmerzen b. Treppenst.	6	20			

Objektives Ergebnis	kons.	op.	Bewertung	gut	befr.	mäßig	schlecht
gut	6	19	Beschwerden	∅	(+)	+	++
befried.	4	11	Funktion	frei	(−)	−	−−
mäßig	∅	3	Quadr.Atrophie	(+)	+	++	+++
schlecht	∅	2	Bel.Schmerz	∅	+	++	+++
			Ruhe/Nachtschm.	∅	∅	∅	+
			Arthrosezeichen	(+)	+	++	+++

Hervorheben möchte ich, daß in 29 Fällen zumindest röntgenologisch Zeichen einer beginnenden Arthrose feststellbar waren.

Ein weiterer Befund, den hervorzuheben es lohnt, ist die Einschränkung der Patellamotilität bei 19 der operierten Patienten. Der parapatellare Streckapparat zeigte sich dabei auffällig straffer als auf der Gegenseite, narbig induriert, die Kniescheibe war in ihrer Beweglichkeit im Vergleich zur gesunden Gegenseite deutlich eingeschränkt. Es erscheint einleuchtend, daß diese Veränderung im Sinne femoropatellarer Druckerhöhung spezifisch chondropathiefördernd wirkt.

Ein sicherer Nachweis, daß im Zusammenhang mit zu straffer Zuggurtungsosteosynthese und dadurch bedingter Verkürzung des Streckapparates chondromalacische Veränderungen provoziert wurden, ließ sich nicht finden.

Daß trotz der Vielzahl und Ausdehnung der Sekundärveränderungen nahezu 3/4 Patienten mit dem erreichten Ergebnis zufrieden waren, mag mit ihrer Einsicht in die Problematik dieser Gelenkfrakturen begründet werden. Objektiv ließen sich im operierten Kollektiv unter Berücksichtigung von Schmerzfreiheit, Funktion und Leistungsfähigkeit 19 gute, 11 befriedigende, 3 mäßige und 2 schlechte Ergebnisse feststellen.

Aus den vorliegenden Untersuchungen läßt sich schließen, daß sicherlich auf der einen Seite die Frakturform - nämlich ob druckaufnehmende Gelenkanteile betroffen waren oder nicht - ferner die Art der Versorgung und die Güte der wiederhergestellten Gelenkkongruenz entscheidend für das spätere Schicksal des femoropatellaren Gelenkes sind. Die Gesamtheit der Problematik dieser Gelenkbrüche offenbart sich aber erst aus der Tatsache, daß selbst die anatomische Wiederherstellung der Gelenkfläche nicht genügt, ein gutes Spätergebnis zu erzielen.

<u>Demonstration</u>: 59jähriger Patient mit unterem Patellastückbruch. Trotz anatomischer Reposition ließ sich schon 1/2 Jahr nach Unfall und operativer Versorgung dieser erhebliche zentrale Defekt in der Patellagleitfläche darstellen, mit ausgedehnten sekundärarthrotischen Veränderungen zum Zeitpunkt der Nachuntersuchung (Abb.1).

Die Ausdehnung und Schwere des Knorpelschadens zum Unfallzeitpunkt läßt sich also makroskopisch gar nicht ohne weiteres abmessen. Sie sind offenbar erheblicher als gemeinhin angenommen.

<u>Demonstration</u>: 17jähriger Patient mit einem eigentlich "gutartigen" lateralen Randbruch. 1 1/2 Jahre nach Unfall und Operation stellt sich dieser zentrale Defekt dar, als Ausdruck der damals stattgefundenen erheblichen, makroskopisch nicht zu erkennenden Knorpelcontusion. Natürlich sollten als erschwerende Faktoren bei der Entwicklung dieser Veränderungen einmal die spezifische Knorpeldicke der Patella berücksichtigt werden. Zum anderen kann dem immer vorhandenen Haemarthros nach DUSTMANN und Mitarb. eine gewisse Starterfunktion des enzymatischen Knorpelabbaues nicht abgesprochen werden.

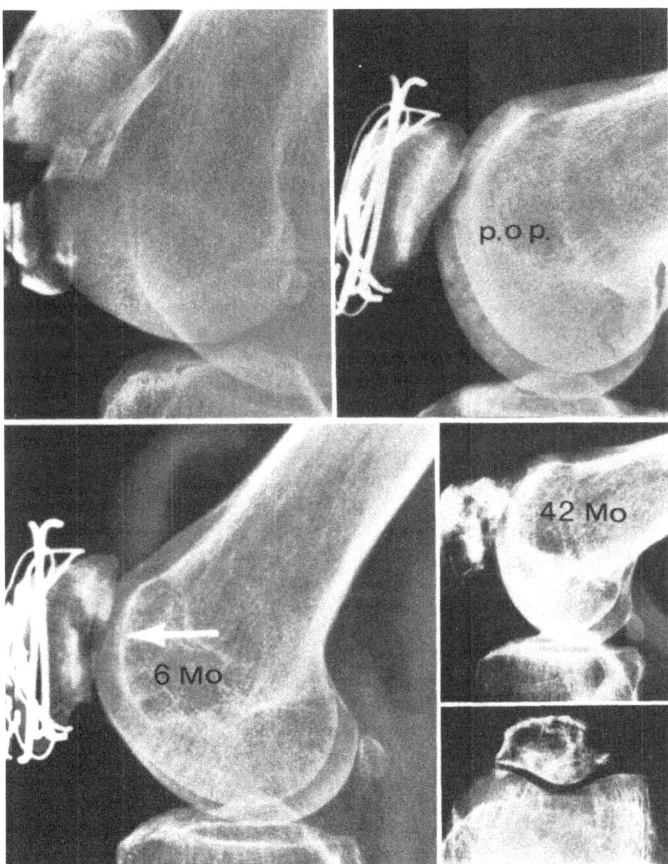

Abb.1. 59jähriger Patient. Arthroseentwicklung nach unterem Patellastückbruch und Operation

Die Bedeutung des Kniescheibenbruches liegt also weniger in der Durchtrennung des Knie-Streckapparates, als vielmehr in der traumatischen Schädigung der Gelenkfläche. Ihre Ausdehnung und ihr mögliches Zusammentreffen mit schon vorbestehenden chondromalacischen Veränderungen ist für das spätere Schicksal des Kniegelenkes entscheidend. Unter dem Eindruck der zwangsläufig hohen Arthroserate dieses Krankengutes und 8 notwendig gewordener Sekundäroperationen sollte zumindest bei makroskopisch erheblichen Patellaschäden die primäre Patellektomie erwogen werden.

<u>Demonstration</u>: 22jähriger Patient. 3 Jahre nach Unfall und primärer Patellektomie wegen Trümmerfraktur vollkommene Beschwerdefreiheit und Leistungsfähigkeit mit einwandfreier Kniefunktion.

Literatur

1. BOSTRÖM, A.: Fracture of the patella. Acta orthop. Scand.
   Suppl. 143 (1972).
2. DICK, W., HENCKE, H.R., MORSCHER, E.: Der Knorpelschaden nach
   Patellafraktur. Arch. Orthop. Unfallchir. 81, 65 (1975).
3. DUSTMANN, H.O., PUHL, W., SCHULITZ, K.P.: Knorpelveränderungen
   bei Hämarthros unter besonderer Berücksichtigung der Ruhigstellung. Arch. Orthop. Unfallchir. 71, 148 (1971).
4. FREULER, F., BRUNNER, CH., RÜTER, A.: Spätresultate bei
   operierten Patellafrakturen. Hefte z. Unfallheilk. 120, 68
   (1975).
5. SELIGO, W.: Fractures of the patella. Reconstr. Surg. Traumat.
   12, 84 (1971).

M. Dexel und H. Stuflesser, Zürich

Ergebnisse der Patellektomie bei schwerem posttraumatischem Knorpelschaden im Femoropatellargelenk

Von 1966 bis 1976 wurden an der Orthopädischen Universitätsklinik Balgrist 42 Patellektomien nach schwerem posttraumati-
schem Knorpelschaden durchgeführt. 30 Patienten, 18 Männer und
12 Frauen wurden nachuntersucht. 7 Patienten bis 1 Jahr, 16
Patienten 1-5 Jahre und 7 Patienten 5-11 Jahre nach der Patellektomie.

13 Patienten (43%) hatten sich eine schwere Contusion der Patella,
17 Patienten (57%) eine Patellafraktur zugezogen.

Alle Patienten wurden primär behandelt, die Hälfte der Patellafrakturen wurde osteosynthetisiert. Die Verletzungen ereigneten
sich im Verkehr (47%), bei der Arbeit (33%) und beim Sport (20%).

Das Intervall Trauma - Patellektomie läßt sich bei unseren
Patienten in zwei Gruppen einteilen. In der ersten Gruppe sind
Patienten, die nach dem Unfall nie beschwerdefrei wurden und
innerhalb von 24 Monaten nach dem Unfall patellektomiert wurden
(60%). Bei den Patienten der zweiten Gruppe kam es im Zeitraum
von 2-10 Jahren zu einem langsamen Fortschreiten des retropa-
tellären Knorpelschadens (40%) (Abb.1).

Die Indikation zur Operation war bei fast allen Patienten der
retropatelläre Schmerz (90%), bedingt durch den schweren Knorpelschaden. Häufig waren zusätzlich die Gehleistung, die Arbeitsfähigkeit und die Beweglichkeit des Kniegelenkes eingeschränkt.

Eine Teilpatellektomie wurde nur 4mal durchgeführt.

Die Hälfte unserer Patienten (53%) hatte keine Schmerzen oder
nur gelegentlich Schmerzen nach starker Belastung des Knies.
8 Patienten (27%) klagten nach Belastung über Schmerzen und

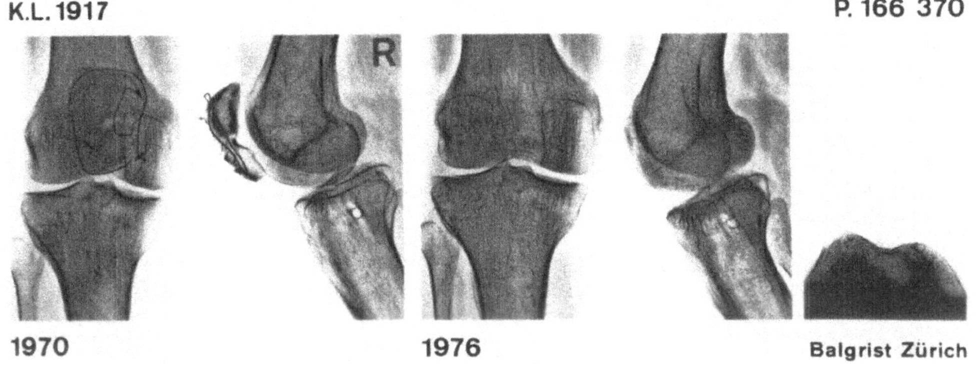

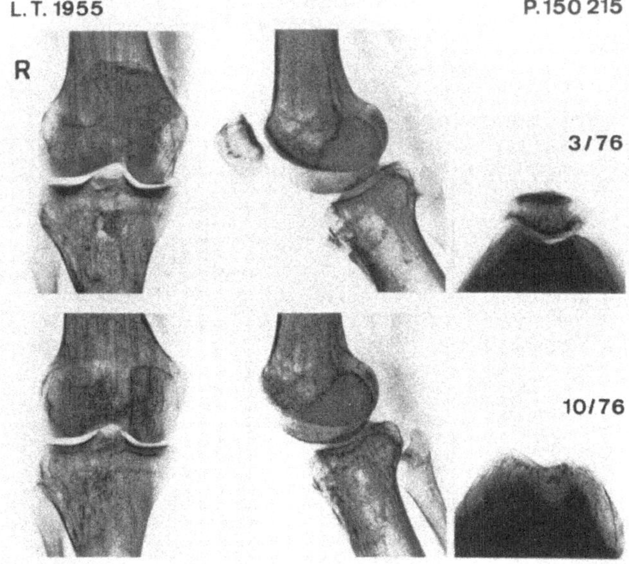

*Abb.1. K.L. Status nach osteosynthetisierter Patellatrümmerfraktur
mit ausgeprägter Inkongruenz 6 Jahre nach Patellektomie, keine
wesentliche Zunahme der Gonarthrose. L.T. Status nach schwerer
Kniecontusion mit retropatellarer Arthrose, Patellektomie*

waren an den Zustand gut adaptiert, 6 Patienten (20%) klagten
über ständige Beschwerden im Kniegelenk.

Ein aktives Streckdefizit bestand bei 9 Patienten (30%), die
Flexion war mit Ausnahme von 2 Patienten immer bis Rechtwinkel-
stellung möglich.

Eine mehr oder weniger große Quadricepsatrophie konnten wir bei
fast allen Patienten finden. Über die Hälfte der Patienten wies

jedoch eine kräftige und gut trainierte Streckmuskulatur auf.
Die Gehleistung war bei 14 Patienten (47%) behindert.

Auffallend war die relativ hohe Anzahl der Patienten (34%),
die eine Instabilität im Kniegelenk angaben. Bei der Nachuntersuchung konnte bei 70% der Patienten eine anteromediale Rotationsinstabilität festgestellt werden. In 40% war zur Rotationsinstabilität eine ventrale Schublade vorhanden, so daß eine mäßige
anteromediale Rotationsschublade als Folge des primären Traumas
und der Patellektomie resultierte.

2 Allerdings polytraumatisierte Patienten wurden nach der Patellektomie nicht mehr arbeitsfähig. Die Hälfte der Nachuntersuchten
hatte eine Teilarbeitsfähigkeit von 50 bis 100%. 43% waren voll
arbeitsfähig.

Bei der radiologischen Nachuntersuchung fällt in Übereinstimmung
mit anderen Autoren auf, daß die Arthrose im femorotibialen Gelenk
nach der Patellektomie nicht oder nur geringgradig zugenommen
hat. Die bei fast allen Patienten gefundenen Verkalkungen des
Streckapparates sind nicht im Zusammenhang mit der Arthrose zu
sehen. Diese treten meist umso früher und stärker auf, je jünger
der Patient ist. Man sollte diese Verkalkungen aber im Sinne
einer metaplastischen Transformation und eines Regenerats sehen.
Sie bedeuten eine gute Anpassung an die neu entstandenen biomechanischen Verhältnisse.

Anhand der Beurteilungskriterien nach MISHRA (s. Tabelle 1)
lassen sich 16 Patienten in die Gruppe sehr gut und gut (=53%),
9 Patienten in die Gruppe befriedigend (=30%) und 5 Patienten
in die Gruppe schlecht (=17%) einstufen. Die 4 Patienten mit
Teilpatellektomie sind in der Gruppe sehr gut und gut enthalten.

<u>Ich fasse zusammen</u>: Der schwere posttraumatische Knorpelschaden,
teilweise mit ausgedehnter Gelenkinkongruenz, zwingt häufig zur
Patellektomie. Sind die konservativen und operativen Behandlungsmaßnahmen ohne wesentliche Besserung des retropatellaren Schmerzes erschöpft, sollte die Patellektomie nicht länger hinausge-
schoben werden. Bei schweren Trümmerfrakturen, bei denen die
Rekonstruktion aussichtslos erscheint, oder bei offenen mehr-
fragmentären Verletzungen, wo ein erhebliches Infektionsrisiko
besteht, ist eine primäre Patellektomie indiziert.

Die Nachuntersuchung bis 11 Jahre nach der Patellektomie hat gezeigt, daß über die Hälfte der Patienten ein sehr gutes und
gutes Gesamtresultat aufweisen.

Tabelle 1. Beurteilungskriterien nach MISHRA

sehr gut	keine Beschwerden, normale Kniefunktion
gut	nur nach starker Belastung Beschwerden, mit dem Resultat zufrieden
befriedigend	Beschwerden und Instabilität, an den Zustand adaptiert
schlecht	viel Beschwerden, Flexion unter 90°, starke Instabilität

Die meisten Patienten mit Beschwerden geben diese im Bereich des
medialen Femurcondylus an. Eine Erklärung dürfte das Schnappen
der Quadricepssehne über den medialen Femurcondylus nach lateral
sein. Dadurch kommt es zu einem ständigen synovitischen Reiz.
Wir empfehlen zur Patellektomie die vollständige Durchtrennung
der medialen und lateralen Retinacula.

Um zusätzlich den Druck der Quadricepssehne im femoralen Gleitlager zu verringern, hat sich neben der Retinaculadurchtrennung
die Rezentrierung des Streckapparates in Form einer Medialisierung
und Ventralisierung der Tuberositas tibiae nach MAQUET-ROUX bewährt.

Die häufig festgestellte anteromediale Rotationsinstabilität des
patellektomierten Knies, die von den Patienten ebenfalls als
störend empfunden wird, kann durch einen Pes anserinus-Transfer
nach SLOCUM behoben oder deutlich verbessert werden.

Bei kritischer Indikation lassen sich durch die totale Patellektomie gute Ergebnisse erzielen.

<u>Literatur</u>

1. BENTLEY, G.: Chondromalacia patellae. J. Bone Jt. Surg. <u>52 A</u>,
   221 (1970).
2. ELMSLIE: Les luxations de la rotule en dehors des luxations
   traumatiques récentes. Société francaise d'orthop. et de
   traumatolog., 25. Réunion annuelle, Paris 1950.
3. GECKELER, E.O, QUARANA, A.V.: Patellectomy for degenerative
   arthritis of the knee. J. Bone Jt. Surg. <u>44 A</u> 6, 1109 (1962).
4. MAQUET, P.: Biomécanique des membres inférieurs. Acta arthop.
   Belg. <u>32</u>, 705 (1966).
5. MISHRA, U.S.: Late results of patellectomy in fractured
   patella. Acta Orthop. Scand. <u>43</u>,256 (1972).
6. ROUX: Luxation habituelle de la rotule. Rev. de Chir. <u>8</u>,
   682 (1888).
7. SLOCUM, D.B., LARSEN, R.L.: J. Bone Jt. Surg. A <u>50</u>, 226 (1968).
8. SLOCUM, D.B.: J. Bone Jt. Surg. A <u>50</u>, 211 (1968).

J. Pallesen, Bochum

Grundsätzliches zur Indikationsstellung bei Trümmerfrakturen langer Röhrenknochen

Die Versorgung von Trümmerbrüchen, insbesondere wenn sie operativ
erfolgen soll, kann nicht alleine am Knochenmodell erlernt werden.
Die bestechende Art der technischen Versorgung, wie sie aus
Schemazeichnungen hervorgeht, muß die besonderen Schwierigkeiten,
die gerade beim Trümmerbruch bestehen, aus didaktischen Gründen
außer acht lassen.

Trümmerbrüche sind grundsätzlich Folge schwererer, häufig auch
direkter Traumen, hierfür spricht auch der hohe Anteil von Mehrfachverletzten unter den Trümmerbrüchen, wie in diesem Beispiel.

Bei der Schwere der einwirkenden Gewalt kann man davon ausgehen,
daß es neben den Verletzungen des Knochens auch zur Schädigung
der umgrenzenden Weichteile kommt, die sich in Quetschungen der
Muskulatur, Abriß von Blutgefäßen und Ausriß von Knochenbruch-
stücken aus den Weichteilen auswirkt. Die anzunehmende Weichteilschädigung und lokale Durchblutungsstörung, auch des Knochens,
geht aus den folgenden Röntgenaufnahmen wohl deutlich hervor.
Jede operative Behandlung, selbst bei korrektem und schonendem
Vorgehen bedeutet eine weitere Schädigung der Weichteile und
damit natürlich auch der Durchblutung des Knochens. Zur Fixation
und Neutralisation der Bruchzonen ist daneben immer eine größere
Menge von Osteosynthesematerial erforderlich.

Diese Gesichtspunkte erfordern bei der Versorgung der Trümmerbrüche, ein gegenüber der Behandlung von einfachen Brüchen,
differenziertes Vorgehen. Wir müssen also neben der Stabilisierung des Knochens eine besonders subtile Operationstechnik
anwenden, um die noch vorhandene Durchblutung nicht noch soweit
zu schädigen, so daß sie schließlich dekompensiert, d.h. wir
dürfen nicht versuchen kleine und kleinste Bruchstücke ohne
spezielle Rücksichtnahme auf die anhängenden Weichteile einzeln
freizulegen, einzupassen und zu fixieren. Dies in extenso zu
versuchen, hieße eine Anzahl autoplastischer Transplantate zum
Wiederaufbau des Schaftes aneinander zu reihen. Die Gefahren
liegen dabei auf der Hand. Die lokale Durchblutungsstörung,
verbunden mit dem eingebrachten Fremdkörpermaterial und den nur
verzögert einheilenden Transplantaten, begünstigt die Infektion
des Knochens mit nachfolgendem Verlust von Knochensubstanz und
Instabilität.

Bei der Behandlung sind wir daher insofern zu einem Kompromiß
gezwungen, daß wir bei minimaler Denudierung den Knochen in Bezug
auf Länge und Achse wieder herstellen und uns im übrigen auf eine
Adaptation der übrigen Bruchstücke beschränken, devitale Bruchstücke entfernen und alle Lücken und Zwischenräume mit autoplastischen Spongiosaspänen auffüllen.

Wenn der Allgemeinzustand und die übrigen Verletzungen es erlauben, sollte unter Extension abgewartet werden, bis durch die
posttraumatische reaktive Hyperaemie die lokalen Durchblutungs-
verhältnissse soweit wieder gebessert sind, daß das vorher genannte Verfahren zur Anwendung kommen kann. In einer Zeit von
2 bis 6 Wochen kann es teilweise zur Revaskularisierung der
Einzelfragmente kommen.

Bei diesem Patienten bestand gleichzeitig ein pertrochanterer
Oberschenkelbruch, der durch Osteosynthese versorgt wurde, es
wurde hier ebenfalls reichlich Spongiosa angelagert (Dia).

Bemühen wir uns die Besonderheiten des Trümmerbruches in Genese,
Lokalbefund und Möglichkeiten der Behandlung zu berücksichtigen,
so sollte das Ziel jeder gelungenen Osteosynthese erreicht werden:
Bei Stabilität und guter Durchblutung eine frühe funktionelle
Behandlung zu ermöglichen.

J. Wessely, Bochum

Grundsätzliche Indikationen zur Osteosynthese bei kindlichen Schaftfrakturen

Die Frage, ob kindliche Schaftfrakturen operativ behandelt werden sollen, wird bis heute kontrovers beantwortet. Einerseits wird ein operatives Vorgehen ab dem Schulkindalter bejaht und sogar die Nagelung solcher Frakturen generell empfohlen, andererseits wird ein ausschließlich konservatives Verfahren als richtig angesehen. U.E. liegt eine sinnvolle Indikationsstellung zur Operation in der Mitte zwischen den aufgezeigten Extremen.

Eine Osteosynthese ist grundsätzlich nur indiziert, wenn die konservative Behandlung mit oder ohne blutige Reposition nicht zu einem befriedigenden Ergebnis führt. Als grundsätzliche Indikation können angesehen werden:

1. intolerante Bruchfehlstellungen,
2. zweit- und drittgradige offene Frakturen,
3. Frakturen bei polytraumatisierten Kindern und
4. Bruchfehlstellungen an der unteren Extremität im Adoleszentenalter.

Intolerable Bruchfehlstellungen werden sich immer erst nach einem konservativen Behandlungsversuch zeigen.

Am häufigsten treten sie auf:

1. am Oberschenkel subtrochantär und
2. am Unterarm bei kompletten Brüchen mit Zerreißung des Periostschlauches.

Bei den subtrochantären Brüchen sollte dem operativen Vorgehen ein konservativer Behandlungsversuch auf dem Weber-Bock vorangestellt werden. Innerhalb von 6 Tagen wird sich beurteilen lassen, ob auf diesem Wege eine befriedigende Reposition erreicht werden kann - was bei Kindern in einer großen Anzahl von Fällen erwartet werden darf - oder eine operative Reposition und Fixation erforderlich wird. Zur Fixation ist die Verplattung am ehesten geeignet.

Bei kompletten Unterarmbrüchen müssen die Frakturenden achsengerecht aufeinandergestellt werden, um spätere Bewegungseinschränkungen, insbesondere der Unterarmdrehfähigkeit, zu verhindern. Nach einem längeren Aushängen der Fraktur erfolgt in Narkose ein konservativer Repositionsversuch. Läßt sich dabei eine befriedigende Stellung nicht erreichen, wird in der gleichen Narkose eine offene Reposition vorgenommen und das Ergebnis mit intramedullären percutan eingebrachten Kirschner-Drähten gehalten. Der verletzte Arm wird anschließend in einem langen gespaltenen Gipsverband ruhiggestellt.

Bei den zweit- und drittgradig offenen Frakturen gelten die gleichen Überlegungen wie beim Erwachsenen.

Zur Infektionsprophylaxe und Pseudarthrosenvermeidung ist hier
eine absolute Ruhigstellung der Fraktur erforderlich, die entweder mit einer Druckplatte oder mit Steinmannägeln und äußeren
Spannern erfolgen kann.

Polytraumatisierte Kinder, insbesondere Kinder mit Schädelhirn-
verletzungen, stellen ein pflegerisches Problem dar, wenn gleichzeitig vorhandene Brüche an den Extremitäten konservativ behandelt werden sollen. Zum einen bewirken regelmäßig vorgenommene
Umlagerungen zur Vermeidung von Druckgeschwüren Mikrobewegungen
im Bruchbereich und damit eine verzögerte Heilung des Bruches,
zum anderen treten vermehrt Schmerzreize auf, die eine negative
Beeinflussung des Schädelhirntraumas darstellen. Hier ist es
sicher angezeigt, wenn es die Vitalfunktionen erlauben, eine
operative Behandlung von Schaftfrakturen vorzunehmen.

Stellt sich im Adoleszentenalter bei konservativer Behandlung
heraus, daß eine Fraktur an der unteren Extremität nicht in einer
achsengerechten Stellung gehalten werden kann, so wird eine
operative Fixation erforderlich, da Achsenverbiegungen zu diesem
Zeitpunkt des Wachstums kaum noch ausgeglichen werden können.
In diesem Alter können annähernd die Indikationen zur Osteosynthese wie beim Erwachsenen gestellt werden. Adaptations-
osteosynthesen, wie sie beim Kind häufig zur Anwendung kommen,
sind hier kaum noch indiziert.

Zum operativen Vorgehen selbst ist zu sagen, daß dabei möglichst
die Wachstumsfugen nicht verletzt werden sollten. Lediglich
Kirschner-Drähte dürfen sie kreuzen.

Sie werden, wenn sie nicht länger als 3-4 Wochen liegen bleiben,
keinen Schaden anrichten. Nagelungen sind wegen der Gefahr,
breitflächige Fugenschäden zu setzen, nie indiziert. An der
unteren Extremität ist nach Nagelung eine Coxa valga oder ein
Genu recurvatum die Folge solcher großflächigen Fugendefekte.
Wenn eine stabile Osteosynthese angezeigt ist - und das ist in
der Regel nur subtrochantär am Oberschenkel und beim Adoleszenten
der Fall - sollte eine Verplattung vorgenommen werden.

Zusammenfassung

Osteosynthesen bei kindlichen Schaftfrakturen sind grundsätzlich
nur indiziert, wenn die konservative Behandlung nicht zu einem
befriedigenden Ergebnis führt. Vier mögliche Indikationsstellungen
werden genannt und auf die Spätkomplikationen nach Nagelung solcher Frakturen auf Grund von Fugenverletzungen wird hingewiesen.

H.P. Jensen und W. Arens, Ludwigshafen/Rh.

Indikationen für atypische Anwendung des Küntschernagels

Für die Schaftfrakturen des mittleren Oberschenkel- und Unter-
schenkel-Drittels ist bis heute die Marknagelung das operative
Behandlungsverfahren der Wahl geblieben.

Während viele dazu das Aufbohren des Markraumes für grundsätzlich
erforderlich halten, führen wir an der Berufsgenossenschaftlichen
Unfallklinik Ludwigshafen die Küntscher-Nagelung geschlossen und
in der Regel ohne Aufbohrung durch. Darüber hinaus wenden wir
dieses von der Konzeption her einfachste, schnellste und gewebe-
schonendste Operationsverfahren auch häufig bei ausgesprochen
gelenknahen Frakturen an, bei Brüchen also, für die eine Behandlung durch Marknagelung weithin als nicht geeignet angesehen wird.

Aufgrund der trichterförmigen Erweiterung des Markraumes in den
epiphysennahen Schaftabschnitten ist bei Frakturen in diesem
Bereich ohne Aufbohrung die von KÜNTSCHER geforderte "elastische
Verklemmung" des Nagels in beiden Fragmenten nicht möglich. Die
Nagelung kann deshalb in diesen Fällen keine unmittelbare postoperative Übungsstabilität erbringen. Im Übergangsbereich vom 1.
zum 2. und vom 4. zum 5. Fünftel von Femur und Tibia wird in der
Regel der Markraum schließlich so weit, daß auch nach Aufbohrung
mit der Nagelung keine sofortige Übungsstabilität mehr zu erreichen ist.

Trotzdem sind nach unserer Erfahrung auch bei derartigen Frakturlokalisationen mit der Marknagelung, die hier wegen der fehlenden
elastischen Verklemmung als "atypisch" bezeichnet werden kann,
sehr gute Behandlungsergebnisse zu erzielen. Natürlich ist dann
eine postoperative Fixation der Extremität im Gips-U-Schienen-
verband für 3-4 Wochen erforderlich. In dieser Zeit findet aber
bereits ein ausgiebiges isometrisches Muskeltraining statt.

Die atypische Anwendung des Küntscher-Nagels bei Frakturen im
Übergangsbereich vom 1. zum 2. und insbesondere vom 4. zum 5.
Femur- und Tibia-Fünftel erscheint uns trotz der in diesem Bereich
sonst zu recht dominierenden AO-Verfahren besonders in folgenden
Situationen indiziert:

1. Bei polytraumatisierten Personen oder allen Verletzten, die
   mit einem möglichst kurzdauernden und schonenden Operationsverfahren behandelt werden müssen.

2. Bei schweren Quetschungen oder sonstigen Schädigungen des
   Haut-Weichteilmantels im Frakturbereich, wenn aber aus all-
   gemein-pflegerischen Gründen eine sofortige operative Frakturbehandlung notwendig erscheint.

3. Bei Stück- oder Mehrfachbrüchen, die bis in unmittelbare
   Gelenknähe reichen und zu deren Osteosynthese nach AO-Prin-
   zipien die operative Freilegung großer Extremitätenabschnitte
   und die Verwendung sehr großer Metallimplantate erforderlich
   wäre.

4. Eine ganz spezielle Indikation zur atypischen Anwendung des
   Küntscher-Nagels sind für uns die ausgesprochen gelenknahen

Pseudarthrosen des Oberschenkels und Unterschenkels, hier
natürlich nach vorheriger ausgiebiger Aufbohrung des Markraumes und der Pseudarthrose. Obwohl auch hier eine elastische
Verklemmung im Sinne KÜNTSCHERS fehlte, kommt es in kurzer
Zeit zur knöchernen Durchbauung der Pseudarthrose.

Auf die Operationstechnik soll hier nicht näher eingegangen werden,
es sei jedoch darauf hingewiesen, daß das technische Prinzip der
Nagelung gelenknaher Frakturen zwar sehr einfach ist, die erfolgreiche Durchführung aber neben dem genauen Ausmessen der Röntgenbilder ein sehr hohes Maß an Erfahrung und Geschick bei der Be-
wältigung der manchmal unvermittelt dabei auftretenden Schwierigkeiten voraussetzt.

Zwischen 1969 und 1975 behandelten wir 160 Oberschenkelfrakturen
bei Patienten über 15 Jahren, von denen 118 genagelt wurden. In
etwa der Hälfte der Fälle handelte es sich um atypische Nagelungen im subtrochantären oder supracondylären Oberschenkelab-
schnitt. Von diesen heilten 82% achsengerecht aus, bei 15%
verbleiben Achsenabweichungen von 5 bis 10°. Zweimal mußte wegen
verzögerter Frakturheilung nachträglich aufgebohrt und erneut
genagelt werden (Abb.1).

181 von insgesamt 379 Unterschenkelfrakturen wurden durch Nagelung behandelt. Davon waren 82 atypische Nagelungen, überwiegend
bei Frakturlokalisationen im Übergangsbereich vom 4. zum 5.
Unterschenkel-Fünftel. 88% der so behandelten Frakturen heilten
achsengerecht aus, bei 10% kam es zur Ausheilung mit einer
Achsenabweichung zwischen 5° und 10°, bei zwei Fällen mußte
wegen verzögerter Frakturheilung nach Aufbohrung nochmals eine
Nagelung durchgeführt werden. Bezogen auf die Gesamt-Zahl aller
geschlossenen Frakturen, betrug die Osteomyelitis-Häufigkeit
in dem genannten Zeitraum bei Oberschenkelnagelungen 1,0% und
bei Unterschenkelnagelungen 1,8% (Abb.2).

Von 60 zwischen 1969 und 1975 durch Aufbohrung und Nagelung
behandelten Oberschenkel-Pseudarthrosen waren 31 wegen der
Gelenknähe der Pseudarthrose atypische Nagelungen. Genauso viele
waren es am Unterschenkel bei insgesamt 58 nach Aufbohrung genagelten Unterschenkelpseudarthrosen. In jedem Fall konnte so
eine knöcherne Ausheilung der Falsch-Gelenkbildung erreicht
werden (Abb.3).

Zusammenfassung und Schlußfolgerungen

Zusammenfassend ist festzustellen, daß die atypische Anwendung
der Küntscher-Nagelung bei gelenknahen Frakturen und Pseudarthrosen des Oberschenkels und Unterschenkels eine gute und dabei
risikoarme Behandlungsform darstellt. Bei bestimmten Indikationen, - polytraumatisierter Patient, Weichteilschädigung im
Frakturgebiet, ausgedehnte Stück- und Mehrfachbrüche - ist sie
wegen des weichteilschonenden Operationsprinzips und der geringen
Infektionsgefährdung eine sinnvolle Alternative zu den sonst
erforderlichen Osteosynthesen mit Schrauben und Platten. Die
nur kurzzeitig bis zur Erreichung einer Übungsstabilität erforderliche Fixation im Gips-U-Schienen-Verband ist nicht

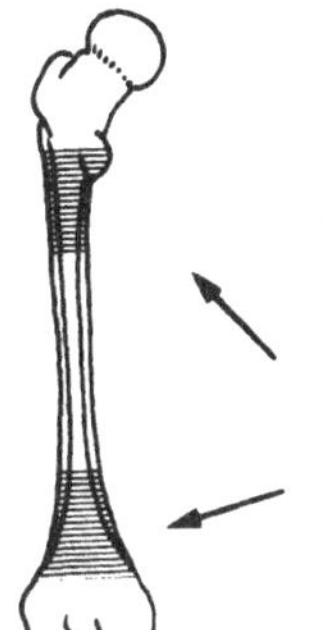

Behandlung durch Nagelung: 118

Davon atypische Nagelungen: 61

Anzahl	Achsengerecht verheilt	Achsenfehl- stell. 5-10%	Verzögerte Heilung
29	28	1	
32	22	8	2
61	50	9	2
	=82%	=15%	=3%

Abb.1. *Oberschenkelfrakturen (1969-1975): 160. (BG-Unfallklinik Ludwigshafen/Rh.)*

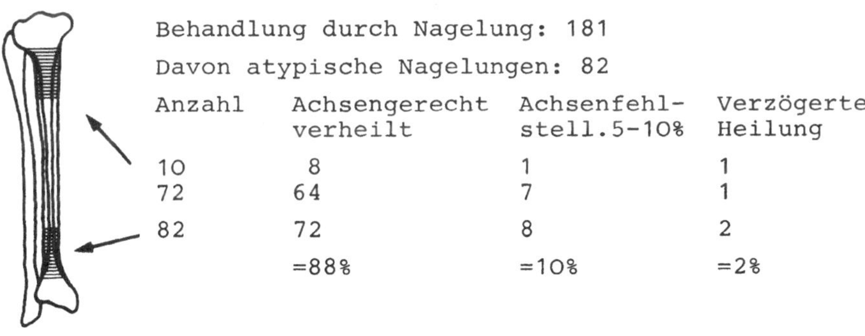

Behandlung durch Nagelung: 181

Davon atypische Nagelungen: 82

Anzahl	Achsengerecht verheilt	Achsenfehl- stell.5-10%	Verzögerte Heilung
10	8	1	1
72	64	7	1
82	72	8	2
	=88%	=10%	=2%

Abb.2. *Unterschenkelfrakturen (1969-1975): 379. (BG-Unfallklinik Ludwigshafen/Rh.)*

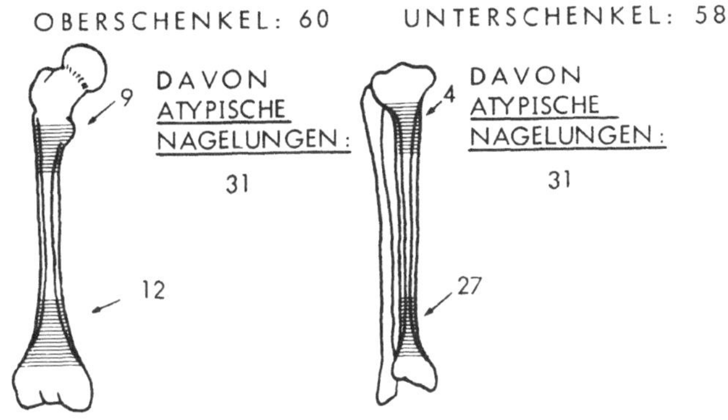

Abb.3. *Durch Aufbohrung und Marknagelung behandelte Pseudarthrosen (1969-1975). (BG-Unfallklinik Ludwigshafen/Rh.)*

wesentlich nachteilig, - durch sofort einsetzendes isometrisches
Muskeltraining lassen sich Immobilisierungsschäden weitestgehend
vermeiden.

Zur Behandlung gelenknaher Pseudarthrosen halten wir die atypische
Küntscher-Nagelung nach vorheriger Markraumaufbohrung für ein
ausgesprochen gutes Behandlungsverfahren, das für manchen unserer
Patienten den positiven Abschluß eines langen und an Voroperationen reichen Heilverfahrens bedeutete.

R. Jäger, W. Blauth und E. Schuchardt, Kiel

Besondere Indikationen der Zuggurtungsosteosynthese

Die Zuggurtung gehört zu den anerkannten und gebräuchlichen
Osteosyntheseverfahren; sie nimmt einen festen Platz als vorrangige Stabilisierungsmethode bei typischen Frakturen und Osteotomien ein, wie z.B. am Olecranon, an der Patella, am Trochanter
major oder am Innen- und Außenknöchel. Im deutschen Schrifttum
hat vor allem B.G. WEBER ihre Grundlagen beschrieben und ihre
technische Anwendung ausgebaut.

Wir möchten in unserem Beitrag auf einige weniger geläufige
Indikationen hinweisen, die die Leistungsfähigkeit des Verfahrens
auch unter Ausnahmebedingungen erneut unter Beweis stellen sollen.
Voraussetzung für den Erfolg ist allein die Übereinstimmung mit
dem biomechanischen Grundprinzip. Es erscheint uns nützlich,
diese Voraussetzungen noch einmal kurz zusammenzufassen:

PAUWELS hat die Kräfte definiert, die nach Größe und Richtung
auf den Knochen einwirken; er kam zu dem Schluß, daß <u>Druckkräfte</u>
einen günstigen Einfluß auf die Frakturheilung haben, <u>Zug-, Scher-
und Drehspannungen</u> dagegen die Pseudarthrosenentstehung fördern.
Bei einer exzentrisch zur Knochenschaftachse einwirkenden Druckbelastung werden die Biegekräfte in Druck- und Zugspannungen
zerlegt. PAUWELS spricht von einer "inneren Zuggurtung", die
durch den Verbundbau des normalen Knochens aus druckfestem
Calziumpatit und zugfesten Collagenfasern zustande kommt. Als
"äußere Zuggurtung" wirken Muskeln, Sehnen und Bänder.

Bei einer Kontinuitätstrennung des Knochens übernimmt die Zuggurtungsosteosynthese vorübergehend die biomechanischen Aufgaben
des Knochens. Sie kann aber nur Zugspannungen aufnehmen, also nur
dort angewandt werden, wo die sog. "mediale Abstützung" durch den
Knochen selbst den Druckspannungen auf der der Zuggurtung gegenüberliegenden Seite standhält. Scherkräfte können bis zu einem
gewissen Maße durch stabilisierende Bohrdrähte abgefangen werden.
- Das Abweichverhalten der Knochenfragmente nach Kontinuitätsunterbrechung spielt eine maßgebliche Rolle bei der Bestimmung
der auf einen Knochen einwirkenden Kräfte.

Die Methode der Zuggurtungsosteosynthese erfüllt unter den genannten Voraussetzungen die Ansprüche an ein gutes Osteosyntheseverfahren in nahezu idealer Weise. Es sind dies:

1. die geringe Menge an Implantatmaterial und das einfache
   Instrumentarium

2. die Aufnahme schädlicher Zugspannung und die dynamische
   Kompression durch Wechselbelastung der Knochenwunde

3. die Verankerungsmöglichkeit in Sehnen und Bändern ohne
   wesentliche Schädigung des Periosts oder des Markraumes

4. die fehlende Sperrwirkung.

Demgegenüber stehen folgende Nachteile:

1. Keine Aufnahme von Druck-, Dreh- und Scherspannungen

2. Keine Stabilisierung des Knochens bei Trümmerzonen im
   Abstützbereich.

Wir wollen nun anhand einiger Beispiele auf die Anwendung der
Drahtzuggurtung bei weniger üblichen und nicht so bekannten Indikationen zu sprechen kommen:

Bei Instabilität eines Bewegungssegmentes nach Flexionsverletzung
der HWS empfiehlt WEBER die Reposition und fixierende hintere
Spondylodese mit Zuggurtungsdraht an den Dornfortsätzen. Damit
werden die zerrissenen Ligamenta interspinalia ersetzt und eine
neuerliche Flexion wird verhindert. Bei Kompression oder osteolytischen Herden der Wirbelkörper stabilisieren wir zusätzlich
durch Knochenzementeinlagerung die dem betroffenen Wirbel benachbarten Bewegungssegmente (Abb.1).

In allen 3 Etagen der Wirbelsäule können so Bewegungssegmente
ruhiggestellt werden. Es ist dabei wichtig, daß die Zuggurtung
im Bereich der Wirbelbögen- und -gelenke und der hinteren Wirbelkörper noch einen druckfesten Partner hat.

Im Exremitätenbereich hat sich uns das Zuggurtungsprinzip bei
der Arthrodese des Schultergelenkes bewährt (Abb.2). Zieht man
andere Arthrodesemethoden zum Vergleich heran, so ist augenfällig,
wie die Ausnutzung der biomechanischen Gegebenheiten hilft, mit
wenig Fremdmaterial auszukommen.

Die Fragmentstabilisierung im Bereich der Hand erlaubt ebenfalls
nur in geringem Umfang den Einsatz von Metallimplantaten. Eine
streckseitig angelegte Achterdrahtzuggurtung setzt mit Erfolg
am gebrochenen Mittelhandknochen die im Sinne der volaren Ab-
knickung einwirkenden Biegekräfte in fragmentstabilisierende
Druckkräfte um. Der kleine Draht stört die empfindlichen Sehnen-
und Weichteilstrukturen bei der frühfunktionellen Nachbehandlung
kaum.

Das Überwiegen der Kraft der Fingerbeuger gegenüber den Finger-
streckern nutzt die dorsale Zuggurtung bei der Arthrodese der
kleinen Fingergelenke, um interfragmentären Druck bei der Übungsbehandlung auf die Knochenenden einwirken zu lassen (Abb.3).
Die stabilisierenden Kirschner-Drähte müssen entsprechend parallel
zueinander dicht an der volarseitigen Corticalis vorbei durch den
Fragmentspalt gelegt werden. Nur dann können die für die knöcherne
Ausheilung wichtigen Druckkräfte ungehindert komprimieren.

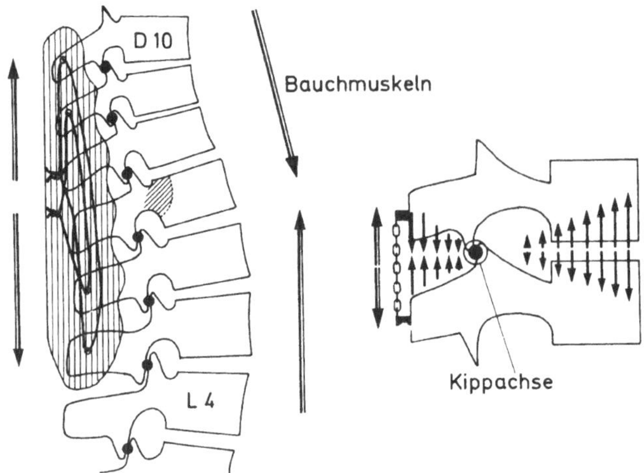

Abb.1

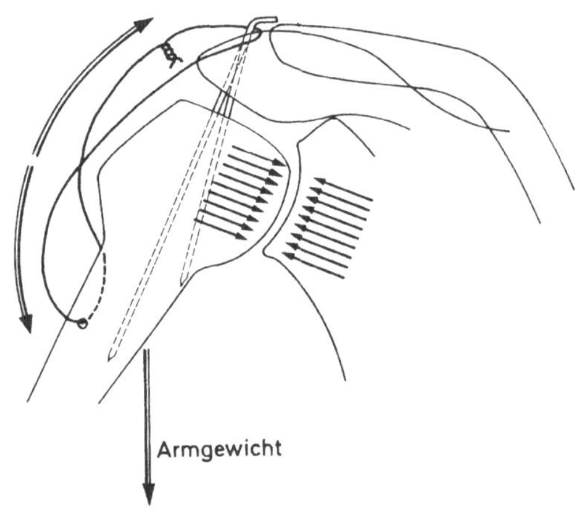

Abb.2

Am Fußskelet sind die einwirkenden Kräfte bei Belastung schwieriger einzuschätzen. Die typische basisnahe Fraktur des 5. Mittelfußknochens mit der Tendenz zur Achsabweichung nach lateral-caudal bietet sich für eine Zuggurtungsosteosynthese an (Abb.4). Das Prinzip des sparsamen Fremdmaterialeinsatzes gilt für den Bereich des Fußes ebenso wie für den Bereich der Hand.

An einem Beispiel läßt sich sogar die Einsatzmöglichkeit des Zuggurtungsprinzips im metaphysären Anteil langer Röhrenknochen aufzeigen. Es handelt sich hierbei nicht um die Empfehlung einer Standardmethode, sondern es gilt, die Wirksamkeit des biomechanischen Grundprinzips hierdurch zu unterstreichen.

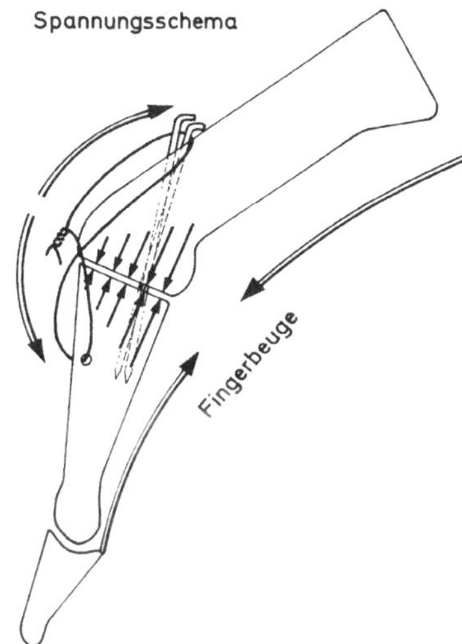

Abb. 3

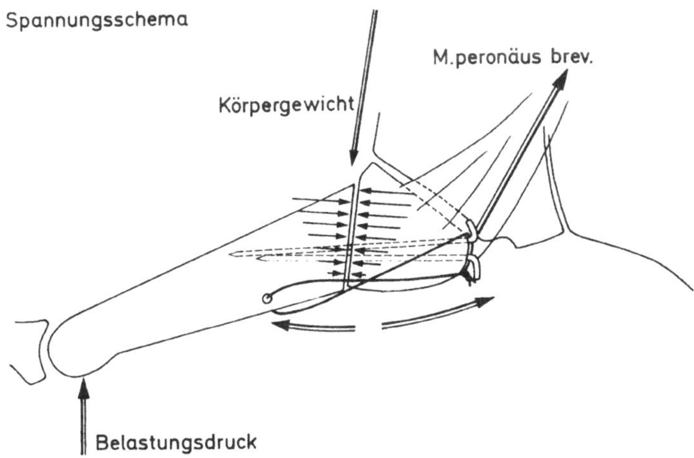

Abb. 4

Nach einer Verlängerungsosteotomie der Tibia mit dem Distraktor
und Spongiosainterposition war es in dem noch minderwertigen neugebildeten Knochen zu einer Fraktur gekommen (Abb.5). Unter konservativer Behandlung mit Gipsverband konnte keine Ausheilung
erreicht werden, es bildete sich eine Pseudarthrose. Der Knochen
reagierte in typischer Weise auf die Biegebeanspruchung. Erst die
auf der Zugspannungsseite angelegte Drahtzuggurtung konnte durch
die dynamische Kompression des Pseudarthrosenspaltes auf der
Gegenseite die schädlichen Biegekräfte ausschalten, die Pseudarthrose heilte innerhalb kurzer Zeit fest aus.

Diese Beispiele sollten noch einmal als Anregung gedacht sein,
bei der Anwendung der Zuggurtungsosteosynthese die biomechanischen
Gegebenheiten zu berücksichtigen. Dadurch werden Leistungsfähigkeit und Erfolg dieser Methode bestimmt.

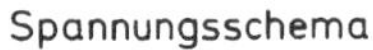

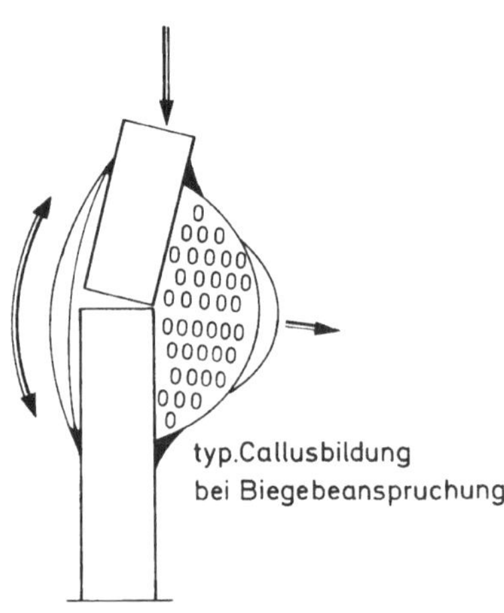

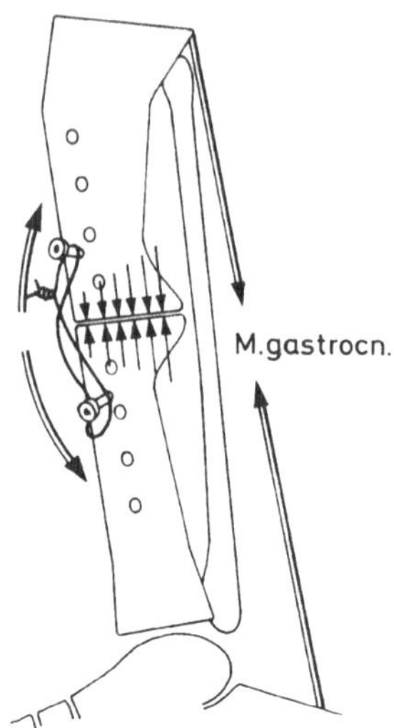

Abb. 5

W. Groher, Berlin

Primäre und sekundäre Osteosynthesen an der Clavicula

Claviculafrakturen stellen nach CARSTENSEN und nach eigenen
Erhebungen mit 5% bis 8% aller Frakturen eine relativ häufige
knöcherne Verletzung dar. - Der Entstehungsmechanismus ist dabei
häufiger in indirekten als in direkten Traumen zu suchen.

Die Therapie der Claviculafrakturen ist und bleibt trotz moderner
Osteosyntheseverfahren eine Domäne der konservativen Therapie,
obwohl keine der ca. 40 verschiedenen Verbandsanordnungen eine
exakte Ruhigstellung und gute Adaptation der Fragmente gewährleistet.

Der Entschluß zur Osteosynthese einer Calviculafraktur setzt
somit eine besonders strenge Indikation voraus, da die konservative Therapie im allgemeinen ausreichend ist.

Dies gilt in ganz besonderem Maße für Kinder und Jugendliche.

Folgende Indikationen zur primären Osteosynthese einer Claviculafraktur besitzen allgemeine Gültigkeit:

a) Plexusirritation
b) Stückbrüche mit deutlicher Distraktion
c) Laterale Frakturen

Sekundäre Osteosynthesen sind unter folgenden Kriterien indiziert:

a) Verspätete Plexusirritationen
b) Pseudarthrosen mit Beschwerden
c) Insuffiziente primäre Osteosynthese mit Pseudarthrosenbildung

Dabei sind verspätete Plexusirritationen durch Verschiebung der Fragmente oder auch durch überschießende Callusbildung nicht zu verhindern, während Pseudarthrosen häufig Folgen insuffizienter Primärversorgungen sind.

Falschgelenkbildungen nach konservativer Versorgung entstehen entweder nach zu früher Abnahme des Verbandes oder nach Fehlen des immer erforderlichen Nachziehens des Rucksackverbandes.

Pseudarthrosen nach operativer Primärversorgung sind häufig im Zusammenhang mit instabilen Osteosynthesen oder sehr weiter Freilegung und damit nachfolgender Störung der Versorgung des Knochens zu suchen.

Von Interesse ist, daß nach allgemeinen Literaturangaben (WEBER, KOCH, BAKO u.a.) die Pseudarthroserate nach primärer Osteosynthese weit höher liegt als nach primär konservativer Therapie. Die prozentualen Angaben schwanken hierbei zwischen 7% und 40%.

Die Wahl des geeigneten Osteosyntheseverfahrens zur primären und sekundären Stabilisierung der Claviculafraktur entspricht den allgemeinen Kriterien zur Osteosynthese. Primärforderung ist dabei immer Erzielung einer Stabilität, eine Forderung, die bei den typischen Frakturen und Pseudarthrosen in Schaftmitte nur mit der Plattenosteosynthese zu erreichen ist.

Laterale Frakturen sind am günstigsten nach dem Zuggurtungsprinzip zu stabilisieren. - Die Schwierigkeit der Stabilisierung mit innerem Kraftträger liegt in der Form des Röhrenknochens, die eine wirklich stabile Osteosynthese durch ein derartiges Verfahren nicht gewährleistet.

Unser eigenes Krankengut umfaßte während der letzten 6 Jahre 17 primäre Osteosynthesen.

In 10 Fällen handelte es sich um laterale Frakturen, 4 mal wurde die Indikation wegen begleitender Plexusirritation und 3 mal wegen eines Stückbruches gestellt. Hierzu kommen 11 Osteosynthesen während der ersten 4 Wochen, wo die Indikation wegen primär unzureichender konservativer Therapie mit Dehiszenz der Fragmente gestellt werden mußte. Sekundäre Osteosynthesen nach den angegebenen Kriterien führten wir in 19 Fällen durch.

Es handelte sich dabei um 16 Pseudarthrosen, drei davon bei Kindern und um drei sekundäre Plexusirritationen.

In 8 Fällen waren die Pseudarthrosen nach primärer operativer Versorgung mit Cerclagen, Rush-Pins und zu kurzen Platten entstanden, wobei die postoperative Ruhigstellung bei relativer Instabilität der primären Osteosynthese ebenfalls nicht konsequent durchgeführt worden war.

Zusammenfassend muß betont werden, daß auch weiterhin die Indikation zur Osteosynthese bei Claviculafrakturen sehr streng gestellt werden muß, da die konservative Therapie mit Ausnahme oben angegebener Fälle bessere und im allgemeinen kosmetisch günstigere Ergebnisse bringt, eine Tatsache, die insbesondere für das weibliche Geschlecht sicher immer zu bedenken ist.

Zum Abschluß eine seltene Verletzung mit entsprechender Versorgung, es handelt sich hierbei um eine laterale Clavicualfraktur in Kombination mit einer sternoclavicularen Luxation, entstanden durch Sturz auf die Schulter beim Reiten.

D. Terbrüggen, H. Al Haddad und H. Willenegger, Freiburg/Br.

Die Indikationen bei der Humerusschaft-Fraktur als umfassendes Problem

Fehlergebnisse nach operativer Behandlung von Humerusschaftfrakturen veranlaßten vor 12 Jahren LORENZ BÖHLER zur Veröffentlichung seiner Arbeit gegen die operative Behandlung von frischen Oberarmschaftbrüchen. Auch heute noch ist die Oberarmschaftfraktur diejenige Fraktur, die sich mit einfachen Mitteln und mit guten Resultaten konservativ behandeln läßt. "Trotz risikoloser, erfolgversprechender, konservativer Möglichkeiten wird gelegentlich aus falscher Indikationsstellung operativ vorgegangen" (MUHR und TSCHERNE). Eine überdurchschnittlich hohe Komplikationsrate im Sinne der iatrogenen Radialisparese, der Pseudarthrosenentstehung bei fehlerhafter Osteosynthese und der Gefahr der Infektion lassen die Indikation zur operativen Behandlung des diaphysären Humerusbruches nur vorsichtig stellen. Im Laufe der Jahre haben sich aber Indikationen zum operativen Vorgehen herauskristallisiert, die wir ebenfalls wie MUHR und TSCHERNE in absolute, in empfehlenswerte und in relative Indikationen einteilen möchten (Tabelle 1).

Tabelle 1. Absolute Indikationsindikation

1. Offene Frakturen aller Schweregrade
2. Frakturen mit primärer oder sekundärer Radialisparese
3. Frakturen mit Verletzung der Arteria brachialis
4. Stark dislozierte, irreponible Frakturen
5. Schaftfrakturen mit Gelenkbeteiligung
6. Pseudarthrosen und pathologische Frakturen
7. Bei Polytrauma (Thoraxtrauma, Polyfrakturierte)

Als absolute Indikation zur Osteosynthese des Humerusschaftes betrachten wir die offenen Frakturen aller Schweregrade. Die Operationsinidkation wird zudem in 3/4 dieser Fälle zwingend aufgrund von Begleitverletzungen des Nervus radialis als auch der Arteria brachialis. Wie BANDI und viele andere sind wir davon überzeugt, daß die sofortige und vollständige Ruhigstellung des Bruches die beste Infektionsprophylaxe darstellt.

Die primäre, komplette Radialisparese bedarf der sofortigen
operativen Revision mit Befreiung des Nerven aus der Fraktur
und nachfolgender Plattenosteosynthese des Humerus. Bei Frakturen im Bereich der unteren Drittelgrenze wird die Verlagerung
des Nervus radialis durch die Fraktur auf die Beugeseite dann
möglich sein, wenn die Tricepsäste sehr distal abzweigen. Die
Häufigkeit der nahezu immer reversiblen postoperativen Radialis-
irritation wird zwischen 4,8 und 7,9% angegeben. Die begleitende
Verletzung der Arteria brachialis ist eine indiskutable Diskussion
zur Stabilisierung des Knochens und somit zum Schutz der Gefäß-
rekonstruktion. Irreponible, stark dislocierte Schaftfrakturen als
auch sekundär, über 15 Grad hinaus abgewichene Schaftfrakturen,
stellen ebenso eine zwingende Indikation zur Osteosynthese dar,
wie diejenige Schaftfraktur mit einer gleichzeitigen Gelenkfraktur
oder aber die Schafttorsionsfraktur die bis in eines der Gelenke
hineinläuft. Auf die Indikation zur operativen Behandlung der
Oberarmpseudarthrose und der pathologischen Oberarmfraktur soll
nochmals hingewiesen werden. Das Polytrauma mit seinen großen
respiratorischen Problemen stellt eine weitere, sehr empfehlenswerte, wenn nicht gar absolute Operationsindikation dar. Eine
Intensivtherapie und die Beherrschung der respiratorischen Probleme verbietet eine Fixierung des Armes an den Thorax oder eine
Schwebezugaufhängung des Armes (Tabelle 2).

Tabelle 2. Empfehlenswerte OP-Indikationen

1. Serienfrakturen der oberen Extremität

2. Beidseitige Humerusfrakturen

3. Proximale Schaftfrakturen

4. Verzögerte Frakturheilung

Beidseitige Humerusschaftfrakturen sowie die Serienfraktur der
gleichseitigen oberen Extremität sind wegen der schwierigen
Einrichtung der Fraktur als auch der ebenso schwierigen Retention der Reposition empfehlenswerte Operationsindikationen. Nach
RUEDI und auch eigenen Erfahrungen empfiehlt sich die Osteosynthese bei der proximalen Schaftfraktur, da in den meisten Fällen
das proximale Fragment durch den Musculus pectoralis nach ventral
und medial dislociert und so eine intolerable, funktionell deutlich in Betracht fallende Valgusabknickung resultiert (Tabelle 3).

Tabelle 3. Relative Operationsindikationen

1. Querfrakturen

2. Distale Schaftfrakturen

Die Humerusschaftquerfraktur ist mit einer hohen Rate der verzögerten Frakturheilung und Pseudarthrosenbildung behaftet, so
daß man hier ein operatives Vorgehen empfehlen kann. Die HACKE-
THAL'sche Bündelnagelung bei der Querfraktur im mittleren Schaftdrittel ist ein sehr gutes und komplikationsarmes Verfahren, das
die frühfunktionelle Behandlung der benachbarten Gelenke erlaubt.

Die distale Schaftfraktur, insbesondere die sehr gelenknahe
gelegene, stellt im Rahmen der konservativen Behandlung im
Hinblick auf die Funktion des Ellbogengelenkes Probleme, in
dem die Längsachse als auch die Rotation nur schwierig in
tolerablen Grenzen gehalten werden kann. Zum anderen sei darauf
hingewiesen, daß die häufigsten sekundären Radialisparesen sich
bei dieser Fraktur vorfinden durch Ummauerung des Nervus radialis
durch den Knochencallus.

Zusammenfassend haben wir einige Indikationen zur operativen Behandlung unter dem Aspekt der absoluten, der empfehlenswerten
als auch der relativen Operationsindikation herausgestellt. Die
absoluten und empfehlenswerten Indikationen resultieren vorwiegend aus Begleitverletzungen oder nicht tolerablen Sekundärdis-
lokationen. Die relativen Indikationen sind gute Indikationen
in der Hand eines erfahrenen Operateurs, wobei an die risikoarme und leicht durchzuführende Bündelnagelung nach HACKTHAL der
Humerusschaftquerfraktur erinnert wird.

F. Koudsi, P. Kirschner und G. Herrmann, Mainz

Indikation und Ergebnisse der Plattenosteosynthese bei Oberarmschaftbrüchen

Die Fraktur des Oberarmschaftes macht nach Angaben in der Literatur etwa 1% aller Frakturlokalisationen aus; sie entsteht in der
überwiegenden Mehrzahl der Fälle durch direkte Gewalteinwirkung.

Nach unserer Auffassung ist die konservative Behandlung der Oberarmschaftbrüche auch heute noch als Verfahren der Wahl anzusehen,
vorausgesetzt, es läßt sich ein gutes Repositions- und Retentions-
ergebnis erzielen. Heilt eine geschlossene Oberarmschaftfraktur
mit Verkürzung oder Deformierung aus, so findet sich meist denn-
noch in funktioneller und auch kosmetischer Hinsicht keine Einschränkung.

Die Indikation zur operativen Behandlung dieses Frakurtypes stellen wir sehr streng und sehen die Indikation nur gegeben, bei
offenen Frakturen, Oberarmschaftbrüchen mit Gefäß- oder Nerven-
verletzung, Oberarmpseudarthrosen sowie bei verzögerter Frakturheilung, instabiler Osteosynthese und Polytrauma. Außerdem ist
das operative Vorgehen bei Patienten, die wegen Herz- und Kreis-
lauferkrankungen, Lungenemphysem oder Adipositas keinen Thorax-
Abduktionsgips über mehrere Wochen tolerieren würden, angezeigt
(Tabelle 1 und 1a).

Im allgemeinen führen wir die Osteosynthese mit einer breiten,
wenigstens 6-Loch- langen DCP durch. Beim Vorliegen einer Radia-
lisquetschung führen wir nach der Revision die Ventralverlagerung
des Nervs durch. Bei Kontinuitätsunterbrechung wird in einer
zweiten Sitzung eine autologe Nerventransplantation zugeführt.

Tabelle 1. Oberarmschaftfrakturen

Absolute Indikation zur Osteosynthese
1. Offene Oberarmschaftfraktur
2. Oberarmschaftfraktur mit Gefäßverletzung
3. Oberamrschaftfraktur mit Nervenverletzung
4. Oberarmpseudarthrose
5. Verzögerte Frakturheilung nach Oberarmschaftfraktur
6. Instabile Osteosynthese bei Oberarmschaftfraktur
7. Polytrauma

Unfallchirurgische Univ.-Klinik Mainz.

Tabelle 1a. Oberarmschaftfrakturen

Relative Indikation zur Osteosynthese

Patienten mit Herz- und Kreislaufstörung	
Patienten mit Lungenemphysem	Thoraxabduktionsgips kontraindiziert
Adipöse Patienten	

Tabelle 2. Oberarmschaftfrakturen von 1965 - 1975

Oberarmschaftfrakturen insgesamt	325
konservative Behandlung	236
operative Behandlung	89
AO-Platten Osteosynthese	71

Unfallchirurgische Univ.-Klinik Mainz.

Tabelle 2a. Oberarmschaftfrakturen (N 71)

Unfallursache	
1. Verkehrsunfälle	41
PKW	29
Fußgänger	8
Zweirad	4
2. Arbeitsunfälle	20
3. Häusliche Unfälle	14
4. Sportunfälle	4

Unfallchirurgische Univ.-Klinik Mainz.

Im Zeitraum von 1965-1975 wurden an der Unfallchirurgischen Universitätsklinik Mainz 325 Oberarmschaftfrakturen behandelt, 236 konservativ und 89 operativ. 71 Frakturen des Oberarmschaftes wurden mit einer AO-Platte stabilisiert, häufigste Verletzungsursache waren Verkehrsunfälle (Tabelle 2 und 2a).

In unserem Krankengut überwiegen die Querfrakturen vor Schrägbrüchen mit und ohne Biegungskeil, Trümmerbrüche gefolgt von Spiralbrüchen und Stückbrüchen (Tabelle 3).

Die Frakturen waren in unserem operativ versorgten Krankengut 35 mal im mittleren Drittel, 22 mal im distalen und 14 mal im proximalen Diaphysendrittel lokalisiert (Tabelle 3a).

16 Osteosynthesen erfolgten primär, 55 sekundär. Die Gründe zu der verspäteten Plattenosteosynthese waren starke Dislokation der Fragmente, ungenügende Reposition, Radialisparese, pathologische Frakturen, Refrakturen nach konservativer Behandlung, Polytrauma (Tabelle 4).

Postoperativ kam es zu folgenden Komplikationen:

Passagere Radialisparesen, die alle bis auf zwei Fälle durch konservative Behandlung zurückgingen, Pseudarthrose, Metallbruch mit Refraktur, Refraktur nach Metallentfernung und Ostitis (Tabelle 4a).

Tabelle 3. Oberarmschaftfrakturen (N 71)

Frakturform	
Querfrakturen	28%
Schrägbrüche	26%
Trümmerbrüche	19%
Spiralbrüche	16%
Stückbrüche	11%

Tabelle 3a. Oberarmschaftfrakturen (N 71)

Frakturlokalisation	
Mittleres Drittel	35
Distales Drittel	22
Proximales Drittel	14

Tabelle 4. Oberarmschaftfrakturen (N 71)

Indikation zur Osteosynthese	
1. Primäre Osteosynthese	16
a) offene Fraktur	8
b) OASF mit Gefäßverletzung	1
c) posttraumatische Radialisparese	7
2. Primär konservativ dann operativ	43
a) starke Dislokation	10
b) ungenügende Reposition	9
c) patholog. Frakturen	12
3. Oberarmpseudarthrose	12
a) nach konservativer Behandlung	7
b) nach Nagelung	3
c) nach Rush Pin	1
d) nach Verplattung	1

Tabelle 4a. Oberarmschaftfrakturen (N 71)

Postoperative Komplikationen (N 16)

1. Postoperative passagere Radialisparese	7
2. Irreversible Radialisparese	2
3. Pseudarthrose	3
4. Ostitis	2
5. Metallbruch	1
6. Refraktur nach Metallentfernung	1

Tabelle 5. Ergebnisse der nachuntersuchten Oberarmschaftfrakturen (N 58)

1. Beweglichkeit im Schulter- und Ellenbogengelenk

a) keine Einschränkung	44
b) endgradige Einschränkung	9
c) starke Einschränkung	4
d) Lähmung	1

2. Röntgenbefund

a) knöcherner Durchbau	57
b) Pseudarthrose	1

Tabelle 5a.

2. MdE

a) weniger als 10%	11
b) zwischen 10% und 20%	3
c) zwischen 20% und 30%	4

4. Funktionsergebnisse

a) sehr gut	32	55%
b) gut	19	32%
c) mäßig	5	9%
d) schlecht	2	1%

Von den 71 Patienten, die mit einer AO-Platte versorgt wurden, konnten jetzt 58 nachuntersucht werden.

Bei 44 Patienten war die Beweglichkeit im Schulter- und Ellenbogengelenk frei, 9 wiesen endgradige Bewegungseinschränkungen im Schultergelenk auf, 4 zeigten starke Bewegungseinschränkungen, bei einem Patienten ein totaler Abriß der Cervicalwurzel (Tabelle 5 und 5a).

Bei 18 Patienten trat durch die Verplattung 1 bis 2 cm Armverkürzung und bei 33 eine 0,5 - 2,0 cm Muskelverschmächtigung auf, was bei allen Fällen keinerlei Einfluß auf die Funktion der Gelenke hatte. Bei 14 Patienten fanden wir eine Verminderung der groben Kraft gegenüber der gesunden Seite. 57 nachgeröntgte Oberarmschaftfrakturen zeigten vollkommene knöcherne Konsolidierung, einmal ließ sich eine Pseudarthrose nachweisen, 3 mal Achsenknickung und 1 mal ein Rotationsfehler von 20 Grad.

Die MdE bei 20 Arbeitsunfällen betrug in 11 Fällen weniger als
10%, in 3 Fällen 20%, in 4 Fällen 30% und in 2 Fällen war die
MdE zum Zeitpunkt der Nachuntersuchung noch nicht festgelegt.
Das Funktionsergebnis aus subjektiver und objektiver Angabe
ergab:

sehr gut	32	55%
gut	19	32%
mäßig	5	9%
schlecht	2	1%

Zusammenfassung

Es muß betont werden, daß die konservative Therapie der Oberarmschaftfraktur auch heute noch wegen der geringeren Komplikationen und der guten Spätergebnisse die Methode der Wahl ist.
Bei bestimmten Komplikationen oder Frakturtypen ist jedoch eine
Plattenosteosynthese angezeigt. Die Ergebnissse der Nachuntersuchungen an der Unfallchirurgischen Universitätsklinik Mainz
haben gezeigt, daß bei guter Operationstechnik, exakter Reposition und Fixation durch breite DCP-Platte nur wenige Komplikationen auftreten. Nervale Ausfallserscheinungen im Anschluß
an die Operation wurden in einigen Fällen beobachtet, jedoch
gingen diese durch konservative Maßnahmen zurück. In der überwiegenden Zahl waren die funktionelllen Spätergebnisse sehr gut
bis gut.

W. Müller und H.-D. Strube, Mainz

Indikation zur Behandlung pathologischer Oberarmschaft-Frakturen bei Tumoren und tumorähnlichen Befunden

Pathologische Oberarmschaftfrakturen bei Tumoren und tumorähn-
lichen Befunden kommen ausgesprochen selten vor. Rechnet man die
Einzelfälle von Ermüdungsbrüchen am wachsenden Skelet bei der
chronischen Osteomyelitis und der Osteogenesis imperfecta ab,
so bleiben von unseren 14 Fällen mit pathologischer Oberarmschaftfraktur aus den Jahren 1965-1976 nur 2 juvenile Knochencysten und eine aneurysmatische Knochencyste im Kindes- und
Jugendalter. Von den verbleibenden 11 Erwachsenenfällen ist ein
38jähriger Mann von persistierenden Solitärcysten und ein 68jäh-
riger Mann von einem Chondromyxoid betroffen. Die weitaus größte
Fallzahl, nämlich 9 von 14 stellen die älteren Malignompatienten
mit metastatischen Knochenzerstörungen. Abnehmender Häufigkeit
nach handelt es sich um Mammacarcinome, Prostatacarcinome,
Hypernephrome und je 1 Bronchialcarcinom sowie eine Struma
maligna. Vielfach hat das bösartige Grundleiden auch noch in
anderen Skeletanteilen Metastasen gesetzt und mehr zufällig
durch ein Gelegenheitstrauma zur Fraktur im Oberarmschaftbereich
geführt.

Daraus ergibt sich zur Behandlung, daß nur die juvenile Knochencyste zunächst keiner Behandlung bedarf. Droht jedoch die Fraktu-
rierung, oder ist sie bereits eingetreten, so sind Cystenausräu-
mung und Spongiosaauffüllung bei sonst bleibend konservativer
Behandlung angezeigt. In allen anderen Fällen stellen pathologische Oberarmschaftfrakturen eine absolute Operationsindikation
dar. Dies gilt sowohl für die primären Knochengeschwülste als
auch für alle metastatischen Prozesse zur Diagnosesicherung und
funktionsfähigen Stabilisierung. Die ungleich besseren Voraussetzungen bieten die drohenden Brüche wegen meist strengerer
Herdlokalisierung und noch erhaltener Knochenkontinuität.
Allerdings handelt es sich dabei oft um Zufallsbefunde, wenn
etwa vom Patienten unklare Schulter-Armbeschwerden geklagt und
entsprechende Röntgenaufnahmen angefertigt werden.

Zur Frakturstabilisierung kommen grundsätzlich mehrere Verfahren
in Betracht:

1. Die Verkürzungsosteotomie, die im Gegensatz zur unteren
Extremität ohne Nachteile bis zu 6 cm betragen darf. Allerdings
ist diese nur bei streng lokalisierter Metastase oder Tumor
möglich, oder dann, wenn eine primäre en bloc Resektion wegen
noch zu differenzierendem Tumor einer Verkürzung gleich kommt.

2. Handelt es sich um einen sicher gutartigen Tumor wie etwa
die juvenile Knochencyste, die sich bei entsprechender Ausdehnung nicht spontan konsolidiert, vielmehr zu einer Fraktur geführt hat, so ist die alleinige Spongiosaauffüllung mit anschlies-
sender Gipsverbandsbehandlung angezeigt. Ebenfalls spongiosa-
unterfüttert und gleichzeitig metallisch stabilisiert wird jede
nicht zur Verkürzungsosteotomie führende en bloc Resektion,
sofern die Gutartigkeit des Tumors nachgewiesen wird. Evtl.
primär auch eingebrachte Zementplombe ist also nach Sicherung
der Beningnität gegen einen Spongiosablock auszutauschen.

3. Die Verbundosteosynthese stellt entsprechend der überwiegenden Zahl von Metastasenfrakturen die weitaus häufigste
operative Maßnahme dar. Dabei geht es am Oberarm in erster Linie
um die stabile Fixierung einer Metallplatte an den Knochen, und
das Zementzwischenlager dient nicht wie an der unteren Extremität
der Übertragung von Druckkräften bei gleichzeitiger Übernahme von
Biegungskräften und Schienungsfunktion durch das Metall. Vielmehr
ist eine Markraumfüllung des Humerusschaftes mit Zement nur selten
notwendig, womit aufgrund des erhaltenen Fragmentkontaktes und
der besseren Ernährungsverhältnisse im Frakturbereich die knöcherne Konsolidierung entscheidend weniger gestört wird. Es ist
also eher die gleichzeitige Verkürzungsosteotomie zur Verbundosteosynthese anzustreben, wobei Platte und Schrauben im vorher
ausgehärteten Zement quasi als breitflächiger Zementmutter festen
Halt finden.

4. Handelt es sich um eine Knochenzerstörung größeren Ausmaßes in
Humerusmitte, so kommt eine isoelastische Schaftprothese in Betracht, wobei die bds. gestielten Enden proximal und distal in
den verbleibenen Humerusmarkraum eingebolzt werden. Liegen die
ausgedehnteren metastatischen Defekte mehr im metaphysären und
gelenknahen Bereich, so hat sich trotz Funktionsbehinderung und
Luxationstendenz die ebenfalls isoelatische Kopf-Schaftprothese

bewährt. Schließlich sei noch darauf hingewiesen, daß in Einzelfällen auch die Kombination der vorgenannten Einzelverfahren
notwendig werden kann.

Zusammenfassend fanden sich in der Mainzer Unfallchirurgie unter
den 97 operativ versorgten Oberarmschaftfrakturen aus den Jahren
1965-1976 (Oktober 76) 14 pathologische Frakturen, die abgesehen
von 2 juvenilen Knochencysten und 3 anderen primären Knochentumoren ausschließlich metatstatischen Ursprungs waren. Dementsprechend bestand die Behandlung bei den 9 Metastasenfällen in der
Verbundosteosynthese, und zwar seit 1974 modifiziert nach RITTER
als Zementmutter zur Metallverankerung. Von diesen 9 Patienten
leben nur noch 2. Bei keinem ist es jedoch bis zum Ableben bzw.
bisher, und das immerhin bis 3 Jahre nach der Operation, zu
irgendeiner Komplikation wie Implantatlockerung oder Bruch gekommen. Die Patienten waren vielmehr von dieser Seite schmerzfrei
und funktionsfähig.

<u>Literatur</u>

1. GREIF, E.: Die Verbundosteosynthese bei pathologischen Frakturen. AO-Tagung, Hannover am 25.11.73.
2. GRÜNERT, A., RITTER, G., WALDE, H.J.: Spezielle Verbundosteosynthese für den Oberarm: Experimentelle Untersuchungen und
   klinische Erfahrungen. Hefte zur Unfallheilkunde <u>126</u>, 360
   (1975).
3. RITTER, G., GRÜNERT, A., SCHWEIKERT, C.H., MÜLLER, W.:
   Probleme der Verbundosteosynthese. Experimentelle Untersuchungen zu den physikalischen Eigenschaften der Knochen-
   zemente und zur Stabilität verschiedener Osteosyntesen.
   Act. traumatologie <u>4</u>, 243-248 (1974).
4. RITTER, G., GRÜNERT, A.: Biomechanische Untersuchungen zur
   Stabilität von Schenkelhalsfrakturen mit Verbundosteosynthesen. Arch. orthop. Unfall-Chir. <u>79</u>, 153 (1974).
5. SCHWEIKERT, D.H., RITTER, G., MÜLLER, W., GRÜNERT, A.:
   Mechanische und biomechanische Gesichtspunkte bei Verbundosteosynthesen (klinische und experimentelle Untersuchungen).
   AO-Tagung Hannover 25.11.73.
6. SCHWEIKERT, D.H., MÜLLER, W.: Pathologische Frakturen und
   ihre Behandlung. Mschr. Unfallheilk. <u>78</u>, 232-241 (1975).

W. Hupfauer, Essen

Ungewöhnliche Indikationen
für derzeit übliche Osteosyntheseverfahren

Die Anwendung der sog. Kompressionsplattenosteosynthese stellt
uns kaum vor Probleme. Durch eine interfragmentäre Kompression
mittels Neutralisations- oder Zuggurtungsplatte lassen sich die
auf das Frakturgebiet einwirkenden Biege- und Torsionskräfte
weitgehend ausschalten.

Die zumindest anfangs ungewöhnliche Indikationsstellung der
Anwendung einer Neutralisationsplastik ohne Kompression zur
<u>Fragmentstabilisierung nach Verlängerungsosteotomien</u> bereitete
uns hingegen eine Reihe zwar vorhersehbarer, aber zunächst nicht
abstellbarer Schwierigkeiten. Vorhersehbar war, daß bei fehlendem
Kontakt der Osteotomieflächen (respektive der Bruchstellen) die
verformende Beanspruchung des Tractus iliotibialis und der Adduk-
torengruppe allein von der für diese Belastung nicht konzipierten
breiten AO-Platte aufgenommen werden mußte. Es fehlte die übli-
cherweise auf Druck beanspruchbare Verbindungsstelle zwischen den
Fragmenten. Nicht abstellbar hingegen war das Fehlen eines geeigneten Osteosynthesematerials, das in der Lage war, die auftretenden Biegebeanspruchungen wirksam auszuschalten und als
reiner Kraftüberträger vom proximalen zum distalen Fragment zu
wirken. Dementsprechend waren Verbiegungen und Brüche der Implantate trotz Entlastung der verlängerten Extremität nicht zu vermeiden.

Nach Einführung einer neuen Verlängerungsplatte mit Aussparung
der Bohrlöcher im Distraktionsbereich scheint das beschriebene
Problem zunächst gelöst zu sein. Nach Anwendung dieser Platte
haben wir bislang keine neuen Verbiegungen oder Brüche erlebt.
Wir möchten diese Platte auch für bestimmte Osteosynthesen empfehlen, bei denen z.B. wegen Zertrümmerung oder Devitalisierung
von Knochenfragmenten ein schneller Verlust der interfragmentären
Kompression und eine längere Konsolidierungszeit zu befürchten
ist.

Ein Nachteil der Neutralisationsplatte zeigt sich bei Verlänge-
rungsosteotomien besonders deutlich: Die Platte entbindet den
Knochen zumindest teilweise von der funktionellen Belastung. Der
unter "Stress protection" liegende Knochen spongisiert. Nach
Plattenentfernung besteht die Gefahr einer Fraktur im Distraktionsbereich.

An den oberen Extremitäten sind wegen der weit geringeren mechanischen Beanspruchung kaum Probleme nach ungewöhnlichen Indikationsstellungen zur Osteosynthese zu befürchten. Bei <u>Überbrückung</u>
<u>ausgedehnter Röhrenknochendefekte nach Tumorresektion</u> mittels
autologer Fibulatransposition ist die anschließende Plattenosteosynthese zur Neutralisation der sich ungünstig auf die neu
geschaffene Verbindungsstelle zwischen Transplantat und Knochen
einwirkenden Kräfte eine Conditio sine qua non (Beispiel: Resektion eines Riesenzelltumors im Bereiche des distalen Radius,
Resektion eines juxtacorticalen Osteosarkoms im Schaftbereich
des Oberarmes).

Eine reine Kompressionsosteosynthese weder im Sinne einer Neutralisation noch einer Zuggurtung stellt die <u>Verplattung der</u>
<u>Panarthrodese eines sog. Schlotterfußes</u> nach schlaffen Lähmungen
(z.B. Polio) dar. Die Osteosynthese sichert die wegen der gleichzeitigen Beinverkürzung meist erwünschte und zuvor berechnete
Spitzfußstellung und erlaubt bei Übungsstabilität eine gipsfreie
Nachbehandlung.

Eine reine Abstützfunktion erfüllt diese <u>Plattenosteosynthese an</u>
<u>der Halswirbelsäule</u> nach Resektion eines gutartigen, jedoch mark-
raumstenosierenden Knochentumors. Die nur im spongiösen Bereich

zur Verwendung kommende Abstützplatte stabilisiert das defekt-
überbrückende autologe Spantransplantat aus der Tibia bis zum
knöchernen Einbau nach 8 Monaten.

Zurück zur Traumatologie: Die operative Behandlung nicht frischer
<u>Schaftfrakturen an den unteren Extremitäten</u> kann bei lokalen,
sekundär infizierten Hautabschürfungen lange Zeit kontraindiziert
sein. Wenn zudem wegen auswärts nicht durchgeführter Extensionsbehandlung - wie im vorliegenden Fall - bereits eine starke Verkürzung und Fehlstellung bei schon kräftiger Callusbildung eingetreten ist, haben wir sicherlich gewisse Probleme, Eine Möglichkeit zur Lösung besteht in der transcutanen <u>Extension und Stel-
lunskorrektur mittels des Wagner-Distraktors</u>. Durch allmähliche
Distraktion lassen sich Verkürzung und Achsknickung beseitigen.
Durch anschließende Umkehr des WAGNER'schen Verfahrens, d.h. durch
Zurückdrehen der Distraktionsschraube wird ein Kompressionseffekt
auf die Bruchenden ausgeübt, der sicherlich die knöcherne Ausheilung beschleunigt. Zudem hat dieses Verfahren den Vorteil,
daß bei bewegungsstabiler Versorgung der Fraktur mit dem Distraktor eine äußere Schienung überflüssig ist und eine krankengymnastische Behandlung ermöglicht wird.

Ein erweitertes Indikationsgebiet für <u>modifizierte Zuggurtungs-
osteosynthesen</u> mit Drahtschlingen ist die <u>palliativ-operative
Versorgung instabiler Spontanfrakturen der WS</u>. Das Prinzip der
sog. dorsalen extrakorporalen. Fusion sei kurz dargestellt:
Nach Freilegung von Dornfortsätzen, Resektion der Lig. interspinalia und Setzen von Bohrdrähten durch die Basis der Dornfortsätze wird eine dorsale Zuggurtung mittels einer ein- oder mehrfach achterförmig gelegten Drahtschlinge durchgeführt. Die abschließende Fixation erfolgt durch Zementummantelung von Dornfortsätzen, Bohrdrähten und Drahtschlinge.

Meine sehr verehrten Damen und Herren, bei der Anwendung derzeit
üblicher Osteosyntheseverfahren sollte eine gewisse Flexibilität
beibehalten und gelegentlich auch der Mut zu ungewöhnlichen
Indikationsstellungen aufgebracht werden, wobei zugegebenermaßen
die strengen Regeln der AO bisweilen durchbrochen werden. Die
gezeigten Operationsverfahren sollten hierfür Beispiele sein.

R. Plaue, K. v. Ackern und N. Franke, Mannheim

Vitale Indikation und vitales Risiko der operativen Versorgung pertrochanterer Frakturen

Frakturen alter Menschen und ihre besondere Problematik sind erst
vor zwei Jahren hier als Kongreßthema abgehandelt worden. Die
damit zusammenhängenden Fragen sind weiter aktuell geblieben,
denn der Anteil alter Menschen unter den Unfallverletzten nimmt
zu. Eine Schlüsselrolle spielen im Senium die Frakturen des
coxalen Femurendes - nicht nur wegen ihrer Häufigkeit, sondern
mehr noch wegen ihrer relativ hohen Mortalität. Unbestritten und

inzwischen durch zahlreiche Erfahrungsberichte belegt ist die
Tatsache, daß die operative Behandlung dieser Frakturen die
besseren Überlebenschancen sichert. Das operative Vorgehen,
obwohl vital indiziert, stellt aber natürlich gleichzeitig auch
ein vitales Risiko dar. Es ist vor allem durch eine erhöhte Frühmortalität gekennzeichnet.

Von 77 Patienten, die 1975/76 wegen pertrochanterer Frakturen in
unserer Klinik operiert wurden, verstarben 22 (=28,5%) innerhalb
der ersten 8 Wochen, 10 davon (=13%) in den ersten 14 Tagen. Obwohl in allen Fällen von Anfang an volle Belastungsfähigkeit gewährleistet war, erhöhte sich die Mortalität vom Ende der 2. bis
zum Schluß der 8. Woche noch von 13 auf 28%.

Diese Zahlen machen deutlich, wie wichtig der Zeitfaktor für eine
vergleichende Analyse von Behandlungsergebnissen ist. Besonders
wenn die durchschnittliche Liegezeit kurz ist, gibt die bei Abschluß der stationären Behandlung ermittelte Sterberate ein
täuschendes Bild. Nachuntersuchungen in den folgenden Wochen
würden zu einer drastischen Korrektur der Ergebnisse führen.

Die Frühmortalität steht im direkten Zusammenhang mit dem Trauma
und der anschließenden Operation. Um die hämodynamischen Veränderungen während der Operation zu erfassen, in denen ein wesentlicher Risikofaktor zu vermuten war, haben wir entsprechende
Messungen durchgeführt.

Die Untersuchungen wurden an 14 Patienten vorgenommen, die wegen
pertrochanterer Frakturen operiert wurden. Das Durchschnittsalter
betrug 74,5 Jahre. Bei 7 Patienten erfolgte eine Winkelplatten-
Osteosynthese - und bei den anderen 7 Verletzten eine hemieendo-
prothetische Versorgung. Alle 14 Patienten wurden in Spinalanaesthesie operiert (Tabelle 1).

Tabelle 1. Hämodynamische Untersuchungen

Zahl der Probanden	14
1. Reihe, Winkelplatten	7
2. Reihe, Endoprothesen	7
Durchschnittsalter	74,5 Jahre

Gemessene Parameter:
Arterieller Druck (P_{art})
Arterial-pulmonalis-Druck (P_{pul})
Pulmonary wedge pressure
Herzzeitvolumen (HZV)
Zentralvenöse und peripher-arterielle O_2-Werte
Zentralvenöse und peripher-arterielle CO_2-Werte

Zur Messung der Druckverhältnisse in der Lungenstrombahn wurde
ein Pulmonalarterienkatheter in die Art. pulmonalis eingeschwemmt.
Seine Lage wurde durch Röntgenbildverstärker und Druckkurve kontrolliert. Die hämodynamischen Werte wurden durch einen elektro-
mechanischen Druckwandler aufgenommen und als mittlerer Druck
aufgezeichnet. Das Herzzeitvolumen wurde nach der Thermodiluta-

tionsmethode bestimmt. Gemessen wurde vor Anaesthesiebeginn und
in festgelegten Zeitabständen während des Eingriffs. Für die
zweite Versuchsreihe wurden im Anschluß an die Einbringung des
Knochenzementes kürzere Meßintervalle gewählt.

Der mittlere arterielle Druck und das Herzzeitvolumen veränderten
sich in keiner der beiden Untersuchungsreihen signifikant. In der
2. Reihe kam es nach Zementimplantation lediglich zu einem Druck-
abfall (P_{art}) von 5 mmHg.

Der mittlere Arteria-pulmonalis-Druck variierte in der ersten
Reihe nur gering, in der zweiten Reihe trat unmittelbar nach
Palacoseinbringung ein Druckanstieg um 11% auf.

Der errechnete totale pulmonale Widerstand stieg in der 1. Reihe
nur wenig an, in der 2. Reihe nahm er dagegen um 20% zu (Abb.1).

Der signifikante Anstieg des Pulmonalarteriendrucks und der pulmonalen Widerstands nach der Zementimplantation ist Folge einer
Verengung der pulmonalen Gefäßbahn durch Thrombocytenaggregate
und thromboplastinhaltiges Material (SLANG u. Mitarb. - 1975).
Als Ausdruck von Ventilations-Perfusionsstörungen durch die
Verstopfung der Lungencapillaren fällt gleichzeitig der arterielle
PO_2, bei unseren 7 Probanden durchschnittlich um 10%.

Unter normovolämischen Bedingungen sind die beobachteten Vorgänge
in der Lungenstrombahn nicht lebensbedrohend. Normovolämie ist
allerdings unerläßliche Voraussetzung. Alte Menschen mit pertrochanteren Frakturen kommen in aller Regel mit einem akuten
Volumenmangel in die Klinik. Im Rahmen der Operationsvorbereitung erhielten unsere Patienten deshalb durchschnittlich 600 ml
5%ige Humanalbuminlösung und 1000 ml Elektrolytlösung. Hb- und
Hämatokritkontrollen vor und nach dem Flüssigkeitsausgleich
entschieden über evtl. Blutersatz: Lag der Hb-Wert nach der
Infusion unter 10 g% wurde Erythrocytenkonzentrat gegeben.
Katastrophale Druckstürze während der Operation haben wir bei
sorgfältiger Volumensubstitution nicht mehr gesehen.

Trotzdem ist die Mortalität, selbst an der im Alter reduzierten
Lebenserwartung gemessen, erschreckend hoch. Akute hämodynamische
Störungen sind aber - darin stimmen unsere Meßergebnisse mit den
klinischen Erfahrungen überein - nur in seltenen Einzelfällen
hierfür verantwortlich. Die Ursachen müssen woanders gesucht
werden.

In erster Linie sind es vorbestehende Begleiterkrankungen, die
nach dem Unfall nicht mehr kompensiert werden und zum Tode führen. Man darf wohl unterstellen, daß Patienten mit pertrochanteren Frakturen in dieser Hinsicht bereits eine negative Auslese
ihrer Altersgruppe darstellen. Interne Begleitleiden sind in
diesem Krankengut so verbreitet, daß ihre rein qualitative Feststellung keine prognostischen Schlüsse erlaubt. Dennoch ist eine
internistische Routinediagnostik natürlich obligatorisch und in
der gezielten präoperativen Therapie der vorhandenen Altersleiden
liegt sicher eine wesentliche Möglichkeit, die Überlebenschancen
zu verbessern. Unter den wirklich neu hinzutretenden Komplikationen spielen thrombembolische Ereignisse und Pneumonien die
größte Rolle. Auf diesem Gebiet liegt also ein Schwerpunkt der
prophylaktischen Maßnahmen.

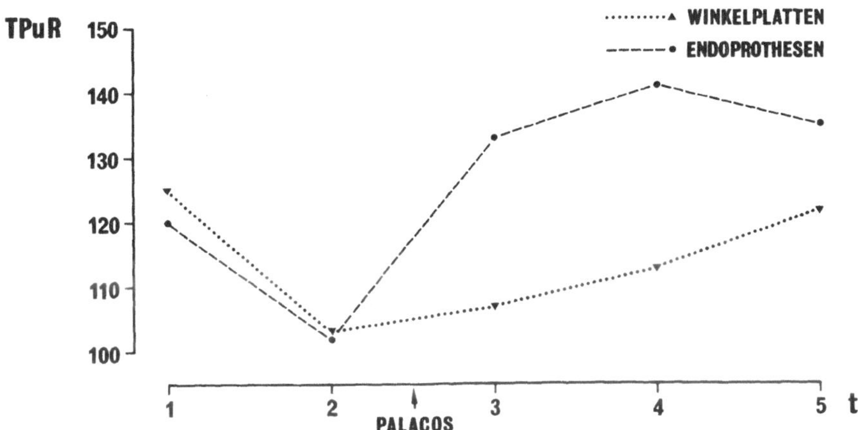

Abb.1. *Totaler pulmonaler Widerstand während operativer Versorgungen pertrochanterer Frakturen. Vergleich zwischen Winkelplattenosteosynthesen und Hemiendoprothesen*

Zusammenfassend ist festzustellen, daß akute hämodynamische Krisen als vitales Gefahrenmoment bei der operativen Versorgung pertrochanterer Frakturen eine untergeordnete Rolle spielen. Sie sollten bei sorgfältiger Vorbereitung grundsätzlich vermeidbar sein.

S. Behrens, H. Tscherne und O. Trentz, Hannover

Indikation und Ergebnisse der Versorgung subtrochanterer Femurfrakturen

Nach WATSON und JUNGE sprechen wir nur dann von einer subtrochanteren Fraktur, wenn das Trochanter major Massiv erhalten ist und das proximale Drittel des Oberschenkelschaftes von der Fraktur nicht überschritten wird. Bei dieser engen Definition sind solche Brüche selten. Sie erfordern massive Gewalteinwirkungen auf physiologische Knochenstrukturen, wie sie beispeilsweise bei Verkehrsunfällen auftreten.

Nach Fraktureintritt wird das proximale Trochantermassiv durch Zusammenwirken von Iliopsoas ung gluteus medius gebeugt und nach außen gedreht, das distale Fragment durch die Adduktoren verkürzt und nach medial verschoben.

Die konservative Behandlung war neben den Nachteilen einer langen Extensionsdauer mit zahlreichen Fehlstellungen und Beinverkürzungen belastet (<u>2</u>).

Seit der Einführung der Condylenplatte durch MÜLLER im Jahre
1963 muß die Versorgung von subtrochanteren Brüchen nach der
AO-Standardtechnik als Mittel der Wahl angesehen werden. Sie
erfüllt alle Forderungen, die an ein ideales Osteosyntheseverfahren in dieser Region gestellt werden kann: Schaffung eines
mechanisch stabilen Blockes mit der Möglichkeit zur frühfunktionellen Übungsbehandlung (3), keine Gefahr sekundärer Dislokation
bei exakter Technik, sichere Konsolidierung der Fraktur in kurzer
Zeit und Wegfall jeglicher intraoperativer Röntgenaufnahmen.

Die Frakturformen lassen sich schematisch in 3 Gruppen einordnen:

1. Torsionsbrüche mit oder ohne Drehkeil (max. 3 Fragmente)
2. Mehrfragmentbrüche
3. Trümmerbrüche

Hierzu einige Beispiele:

Langer, einfacher Torsionsbruch nach Verkehrsunfall bei einem
50jährigen Patienten. Fixation mit 12-Loch-Condylenplatte und
einer Zugschraube. Gutes funktionelles Ergebnis bereits 7 Wochen
postoperativ.

Mehrfragmentbruch nach Sturz aus 3 m Höhe. Wegen des mäßigen Allgemeinzustandes bei gleichzeitig bestehender arterieller Ver-
schlußkrankheit wurde die fehlende mediale Abstützung durch
homologe Spongiosa erreicht (Abb.1).

Ausgedehnter Trümmerbruch bei 22jährigem polytraumatisiertem
PKW-Fahrer. Die Trümmerzone wurde unberührt gelassen. Überbrük-
kungsosteosynthese mit ausgiebiger autologer Spongiosaplastik.
In solcher Situation ist eine leichte Valgisierung des Schenkelhalses von Vorteil, da häufig sekundäre Varusabweichungen beobachtet werden.

An unserer Klinik wurden in 4 1/2 Jahren 26 frische, traumatische
subtrochantere Brüche behandelt. Unter Ausklammerung der Brüche
des Schenkelhalses und des Trochantermassives waren dies nur 10%
der Verletzungen des übrigen Oberschenkels (Tabelle 1).

19 Patienten wurden bei Verkehrsunfällen verletzt, 3 weitere
erlitten ihre Frakturen durch Sturz aus großer Höhe. Handelte es
sich um eine isolierte Verletzung, standen unsere Patienten zwischen dem 6. und 10. postoperativen Tag auf und wurden unter
krankengymnastischer Anleitung einer frühfunktionellen Bewegungstherapie zugeführt. Die stationäre Behandlungsdauer konnte so auf
18,5 Tage verkürzt werden. Im Vergleich hierzu die übrigen 18
polytraumatisierten Patienten mit 38 weiteren Knochenbrüchen
und 11 Organverletzungen. Die stationäre Behandlungsdauer war
entsprechend der Schwere der Verletzungen etwa doppelt so lang
(33,5 Tage).

2 Patienten verstarben an ihrer Herzinsuffizienz bzw. im Leber-
koma.

Der Frakturform nach handelte es sich um 4 Torsions-, 12 Mehr-
fragment- und 10 Trümmerbrüche. Alle Frakturen wurden operativ
behandelt. 9 Patienten konnten primär operiert werden, der Rest
nach durchschnittlich 7 Tagen nach Besserung des Allgemeinzustandes.

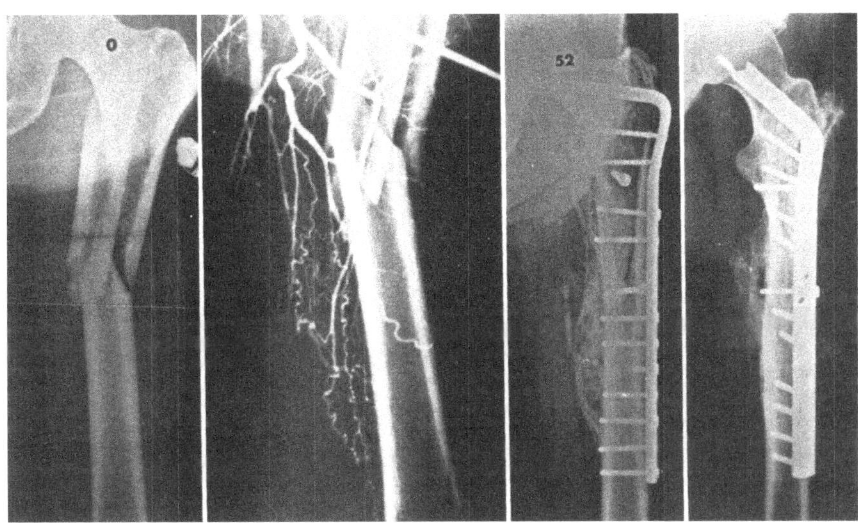

Abb.1

Tabelle 1. Unfallchirurgische Klinik MHH (1.1.1972 - 30.6.1976)

Oberschenkelschaftbrüche:	187
Supracondyläre Brüche:	47
Subtrochantere Brüche:	26

Als Implantat kamen 25 mal Condylenplatten, einmal eine gerade
Platte zur Anwendung. 8 mal wurde primär homologe oder autologe
Spongiosa angelagert.

Das Behandlungsergebnis konnte an 23 Patienten 4-48 Monate nach
dem Unfall bei einer Nachuntersuchung kontrolliert werden. Subjektiv waren alle Patienten beschwerdefrei, die Frakturen knöchern
konsolidiert. In 2 Fällen bei präexistenter Coxarthrose konnte
das Hüftgelenk weniger als 90° gebeugt werden. Darüber hinaus
bestanden nur in Einzelfällen geringe endgradige Einschränkungen
der Rotation und Abduktion.

2 Patienten hatten nach Trümmerbrüchen Beinverkürzungen von 2 cm,
ein weiterer von 1 cm. Als Komplikation beobachteten wir einmal
eine verzögerte Heilung und einen Knocheninfekt. Die verzögert
heilende Fraktur konnte durch Dekortikation, Reosteosynthese und
Spongiosaplastik in weiteren 3 Monaten zur knöchernen Konsolidierung gebracht werden.

Die infizierte Fraktur benötigte mehrere operative Interventionen,
11 Monate nach dem Unfall war aber auch hier eine knöcherne Heilung eingetreten. Dabei mußte 20° Antekurvation, 10° Außenro-
tationsfehlstellung und eine leichte Coxa vara in Kauf genommen
werden. Trotz dieser Einschränkungen ist das funktionelle Ergebnis
befriedigend, der Patient selbst zum jetzigen Zeitpunkt beschwerdefrei.

Literatur

1. SCHEUBA, G.: Die Osteosynthese subtrochanterer Oberschenkelfrakturen. Mschr. Unfallheilk. 69, 563 (1966).
2. TROJAN, E.: Zur Behandlung der subtrochanteren Oberschenkel-
   brüche. Langenbecks Arch. klin. Chir. 282, 242 (1955).
3. TSCHERNE, H.: Die AO-Winkelplatten bei subtrochanteren Frakturen. Hefte z. Unfallheilk. 106, 82 (1970).
4. WATSON, H.K., CAMPBELL jr., R.D., WADE, P.A.: Classification,
   treatment and complications of the adult subtrochanteric
   fractures. J. Trauma 4, 457 (1964).

P. Kirschner, Mainz

Die Indikation zur Marknagelung bei pathologischen Frakturen an der unteren Extremität

Pathologische Frakturen langer Röhrenknochen treten an der unteren
Extremität bevorzugt am Femur auf und führen zu Immobilität und
schwer beherrschbaren Schmerzen. Bei den uns heute zur Verfügung
stehenden Osteosyntheseverfahren in Form von intramedullären
Kraftträgern, Platten und Verbundosteosynthesen mit metallischen
Implantaten und Knochenzement, sind wir in der Lage primär stabile Verhältnisse im Frakturbereich zu schaffen, die es dem
Patienten in kürzester Zeit erlauben, die Extremität wieder zu
gebrauchen.

Ursachen pathologischer Frakturen im diaphysären Bereich von
Femur und Tibia sind neben systemischen Knochenerkrankungen und
primären Knochentumoren vor allem Metastasen des Mamma-, Schild-
drüsen-, Prostata- und Bronchialcarzinoms und des Hypernephrons,
sowie Osteoradionekrosen nach Strahlenbehandlung maligner Knochen-
prozesse und knochennaher Weichteiltumoren (Tabelle 1).

Tabelle 1. Pathologische Frakturen

Ursachen
Knochensystemerkrankungen
Primäre Knochentumoren
Knochenmetastasen
Osteoradionekrosen
Osteomyelitis

Unter Berücksichtigung des Grundleidens, des Allgemeinzustandes
sowie der Prognose bezüglich der Lebenserwartung kommt der Marknagelung diaphysärer pathologischer Frakturen eine Bedeutung zu
bei Patienten mit Knochensystemerkrankungen wenn mit einer Ausheilung der Fraktur nach Stabilisierung zu rechnen ist. Also etwa
bei M. PAGET oder beim eosinophilen Granulom, auch wenn die Digni-
tät nicht eindeutig festzulegen ist (Tabelle 2).

Tabelle 2. Pathologische Frakturen

Indikation zur Marknagelung
Quer- und kurzer Schrägbruch im mittleren Diaphysendrittel
Patholgische Frakturen benigner Genese
Pflegestabilität bei Metastasen Lebenserwartung maximal 1 Jahr
Drohende Fraktur bei Osteoradionekrose

Bei Osteoradionekrosen an Femur und Tibia ist die gedeckte
Marknagelung bei drohender Fraktur oder Spontanfraktur indiziert,
da die Weichteilverhältnisse im Bereich der Bestrahlungsfelder
einen direkten Zugang zum Knochen wegen der postoperativen Wundheilungsstörungen nicht zulassen. In solchen Fällen sollte bei
der Wahl der Nagellänge ein belastungsbedingtes Zusammensintern
der geschädigten Knochenzone mit berücksichtigt werden, was zu
Nagelwanderungen sowohl nach proximal wie distal führen kann.

Bei Carzinommetastasen in den Röhrenknochen der unteren Extremität
sollte die Solitärmetastase nach Möglichkeit entfernt werden. Allgemeinzustand und Lebenserwartung des Patienten ergeben jedoch
die Indikation zur Marknagelung als dem relativ kleineren Eingriff, wenn multiple Tumoraussaat stattgefunden hat, eine Pflegeerleichterung geschaffen werden muß oder der Zeitraum der Belastung der operativ versorgten Extremität etwa ein Jahr nicht
überschreiten wird. Neben den genannten Kriterien sollte natürlich
nur bei pathologischen Frakturen in Schaftmitte die Indikation
zur Marknagelung gestellt werden, die Technik einschließlich der
Aufbohrung der Markhöhle, um eine optimale elastische Verklemmung
des Nagels zu erreichen, unterscheidet sich nicht von der sonst
geübten.

An der Unfallchirurgischen Klinik des Universitätsklinikum Mainz
wurden bei 774 Marknagelungen an der unteren Extremität von
1965 bis 1975 zwölf pathologische Frakturen nach diesem Prinzip
versorgt. Weitere 31 pathologische Frakturen wurden mittels Verbundosteosynthesen stabilisiert (Tabelle 3 u. 4).

Tabelle 3. Marknagelungen an der unteren Extremität
Unfallchirurgische Klinik Universitätsklinikum Mainz 1965-1975

N = 774	
Frische Frakturen	674
Pseudarthrosen	74
Achsenfehlstellungen	14
Pathologische Frakturen	12

Häufigste Indikation waren pathologische diaphysäre Femurfrakturen
durch Metastasen, überwiegend bei Frauen mit Mammacarzinom, wobei
alle Patienten deutlich über 60 Jahre alt waren. In einem Fall
beobachteten wir sogar eine doppelseitige Femurspontanfraktur bei
exulcerierendem Mammacarzinom. Die restlichen Spontanfrakturen

verteilen sich auf Metastasen eines Schilddrüsen- und eines
Bronchialcarzinoms sowie ein Melanosarkom (Tabelle 5).

Tabelle 4. Pathologische Frakturen an der unteren Exremität
Unfallchirurgische Klinik Universitätsklinikum Mainz 1965-1975

Operationsmethode	N = 43
Femurdiaphyse	40
Marknagelung	11
Verbundoseosynthese	29
Tibiadiaphyse	3
Marknagelung	1
Verbundosteosynthese	2

Tabelle 5. Pathologische Frakturen der unteren Extremität
Unfallchirurgische Klinik Universitätsklinikum Mainz 1965-1975

Indikation zur Marknagelung	N = 12
Knochenmetastasen	8
Osteoradionekrosen	2
Knochensystemerkrankungen	2

Tabelle 6. Pathologische Frakturen der unteren Extremität
Unfallchirurgische Klinik Universitätsklinikum Mainz 1965-1975

Komplikationen nach Marknagelung	
Nagelwanderung	2
Nagelbruch	1

Zwei Spontanfrakturen traten als Folge einer Osteoradionekrose
auf nach Bestrahlung eines Ewingsarkoms sowie eines Leiomyosar-
koms am Oberschenkel.

Außerdem wurden eine pathologische Fraktur bei eosinophilem
Granulom am Femur sowie eine Tibiafraktur bei M. PAGET mit Marknagel stabilisiert.

In allen Fällen ließ sich eine übungsstabile Osteosynthese erzielen, zwei Drittel der Patienten konnten bei Entlassung aus
der Klinik belasten.

Die Indikation zur Osteosynthese pathologischer Frakturen im
diaphysären Bereich der unteren Extremität ergibt sich somit
nicht nur aus Gründen der Pflegeerleichterung.

Neben Spontanfrakturen benigner Genese ist bei malignombedingten
Frakturen zu berücksichtigen, daß die mittlere Überlebenszeit
dieser Patienten durchaus ein Jahr überschreiten kann.

Bei länger dauernder Belastung einer genagelten pathologischen
Fraktur treten Komplikationen wie Nagelwanderung oder Nagelbrüche
auf (Tabelle 6).

Die operative Versorgung solcher Frakturen mit dem Marknagel
setzt also neben günstiger Frakturlokalisation voraus, daß entweder mit einer Heilung im üblichen Sinne zu rechnen ist, oder
aber bei Malignomen lediglich Pflegestabilität bzw. zeitlich
begrenzte Belastungsstabilität erwartet wird (Abb.1u.2).

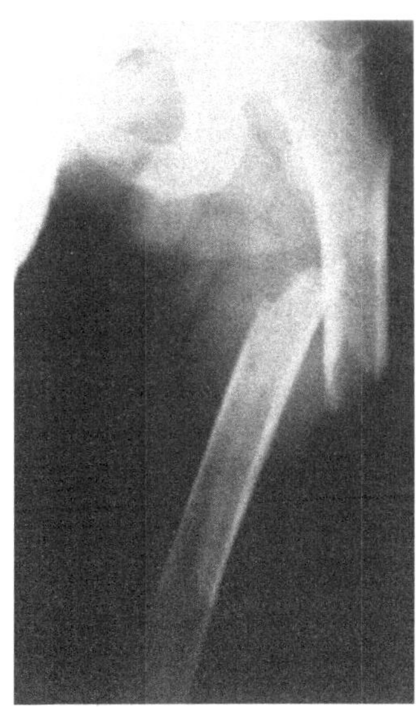

Abb. 1

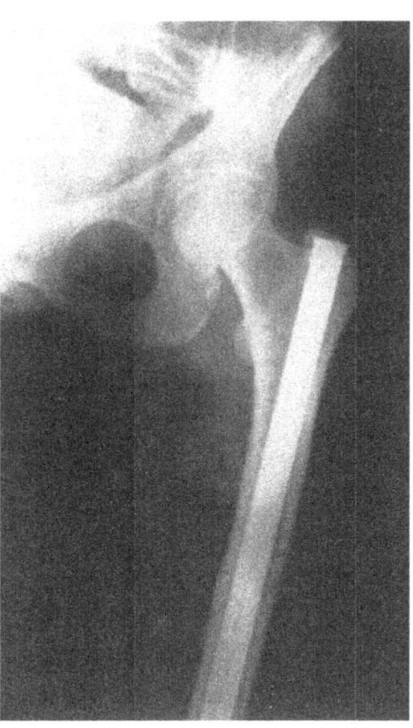

Abb. 2

In diesen Fällen ist bei geübter Technik die Marknagelung für den
Patienten der schonendere Eingriff, der auch bei osteolytischen
Prozessen ohne Heilungstendenz den hohen Stabilitätsanforderungen
gerecht wird.

Literatur

1. SCHEUBA, G.: Die Osteosynthese mit Autopolymerisaten bei
   Knochenmetastasen des Femur. Arch. orthop. Unfall-Chir. 65,
   333 (1969).
2. SCHWEIKERT, C.H., MÜLLER, W.: Pathologische Frakturen und
   ihre Behandlung. Mschr. Unfallheilk. 78, 232 (1975).

F. Hahn und M. Faensen, Berlin

Relative Indikation für die Marknagelung am Oberschenkel kombiniert mit Cerclagen und Schrauben

Die allgemein anerkannten Vorteile der Marknagelung nach KÜNTSCHER
modifiziert durch die AO zur Behandlung der diaphysären Frakturen
an der unteren Extremität setzen die abgestufte Indikationsstellung in der praktischen Anwendung voraus: So unterscheidet man:

Beste Indikationen (Schaftpseudarthrosen, verzögerte Frakturheilung)

Gute Indikationen (Frakturen im mittleren Schaftdrittel, quer
und kurzschräg)

Relative Indikationen und

Ausnahmeindikationen.

Bei einigen Patienten unserer Klinik mit Femurschaftfrakturen
war die Ausnahmeindikation zur Marknagelung aus der besonderen
Fallkonstellation zu stellen; meist handelte es sich um Polytraumatisierte.

Die Gründe, eine Marknagelung anzustreben, waren:

Hohes Alter (rasche Remobilisierung notwendig, Unfähigkeit teil-
zubelasten)

Übergewichtigkeit und Großwuchs (die Platte würde nicht "tragen")

Gleichzeitige Frakturen am anderen Bein im Spongiosabereich
(späte Belastbarkeit der anderen Seite)

Gleichzeitige Frakturen an oberer Extremität und Schultergürtel
(die den Gebrauch von Gehstützen einschränken).

Das Problem bei der Wahl des Osteosyntheseverfahrens ergab sich
aus den besonderen Frakturformen:

Proximale oder distale Schaftfraktur (Gefahr der Drehinstabilität)

<u>Lange Schrägfraktur</u> (Gefahr des Übereinanderschiebens der Fragmente mit Verkürzung und Seitenverschiebung)

<u>Dislocierter Biegungskeil</u> und <u>Stück-</u> bzw. <u>Etagenfraktur</u>.

Eine offene Reposition war also sowieso notwendig. Die Stabilität, um den ebengenannten Gefahren zu entgehen, wurde durch zusätzlich zum offen eingeschlagenen Marknagel eingebrachtes Osteosynthesematerial erreicht: durch tangentiale <u>Zugschrauben</u> (meist reichte eine Schraube aus) und <u>Drahtcerclagen</u> (für letztere eine der wenigen heute noch üblichen Anwendungsarten).

Die Fallbeispiele im einzelnen:

U.E., 65jährige Fußgängerin wurde von einem PKW voll erfaßt. <u>Mehrfachstückfraktur</u> re. Femur, ebenfalls re. Unterschenkelschaftfraktur, dazu Frakturen am Becken und li. Bein mit Kniebinnenverletzungen. Nach 7 Tagen, zugleich mit Op.-Versorgung aller Frakturen offene Femurmarknagelung re. mit einer Zugschraube zur Drehstabilisierung des distalen Fragmentes. Aufstehen nach 6 Wochen; Entlassung nach 10 Wochen.

G.J., 31jähriger; bislang konservativ behandelte <u>Femurschaftpseudarthrose</u> 8 Monate nach <u>Schußbruch</u>. Offene Femurmarknagelung, Adaptation der Trümmerfragmente durch 3 Drahtcerclagen. Aufstehen nach 2 Wochen mit Teilbelastung, Entlassung nach 3 1/2 Wochen.

D.H., 43jähriger PKW-Fahrer verursachte betrunken einen Frontalzusammenstoß; Körpergewicht 110 kg! <u>Femurstückfraktur</u> in <u>Schaftmitte</u>; dazu Schädelfraktur und vorbestehende Alkoholkrankheit. 4 Tage nach Unfall offene Marknagelung und 5 Drahtcerclagen. 10 Tage postoperativ stand der Patient nachts randalierend auf, die Osteosynthese hielt stand. Entlassung nach 4 Wochen.

K.P., 59jähriger Patient, von einer Leiter gestürzt. Schräge <u>Femurstückfraktur</u> li.; distale Unterschenkeltrümmerfraktur auf der anderen Seite. Offene Marknagelung mit Cerclagen, Enfernung der Cerclagedrähte wie üblich nach 7 Wochen; aus sozialen Gründen war Patient 9 Wochen in stationärer Behandlung verblieben.

S.E., einer 82jährigen von einem PKW angefahrenen Fußgängerin zeigt, daß das gleiche Vorgehen (offene Marknagelung mit einer Zugschraube zur Stabilisierung des Biegungskeils) auch bei einer <u>Unterschenkelschaftfraktur</u> praktikabel ist.

<u>Zusammenfassung</u>

Bei bestimmten Schaftfrakturformen an der unteren Extremität ist die offene Marknagelung kombiniert mit Zugschrauben oder Drahtcerclagen vornehmlich bei alten, übergewichtigen und polytraumatisierten Patienten zum raschen Erlangen von Mobilität und Belastbarkeit eine günstige Versorgungsmethode.

Literatur

1. KLAPP, F. et al.: Revascularisation devitalisierter Corti-
   calissegmente unter stabilisierenden Cerclagen. Chir. Forum
   76 f. exp. u. klin. Forsch. Hrsg.: H. Junghanns, S. 303-306.
   Berlin-Heidelberg-New York: Springer 1976.
2. KÜNTSCHER, G.: Die Marknagelung. Berlin-Göttingen-Heidelberg:
   Springer 1962.
3. KÜNTSCHER, G.: Praxis der Marknagelung. Stuttgart: Schattauer 1962.
4. TSCHERNE, H.: Frakturen langer Röhrenknochen. Indikation zur
   Operation, S. 388-397. Hrsg. G. Heberer und G. Hegemann.
   Berlin-Heidelberg-New York: Springer 1974.

M. Weigert und J. Thoma, Berlin

Wahl des Osteosyntheseverfahrens in Relation zu Frakturtyp und -lokalisation beim Unterschenkelschaftbruch

Konservative Verfahren kommen bei uns in folgenden Fällen zur
Anwendung:

a) Frakturen bei Kindern
b) nicht dislocierte Fragmente, besonders bei Risikopatienten
c) ausgedehnte Zertrümmerung
d) absolute operative Kontraindikation

In allen anderen Fällen führen wir die Osteosynthese durch.

Die Skala unserer Methoden umfaßt AO-Schrauben und Platten,
Küntscher- und Herzog-Nägel sowie den Fixateur externe.

Der Eingriff erfolgt innerhalb der ersten 48 Std. nach dem
Unfall, bei offenen Frakturen notfallmäßig.

Die Art der Osteosynthese hängt ab von Lokalisation, Form der
Fraktur, vom Zustand der Weichteile sowie davon, ob sich die
Fragmente geschlossen reponieren lassen.

Fragmente im proximalen Drittel werden mit Schrauben und Platten
stabilisiert, die - wenn möglich - an der fibularen Seite des
Tibiaschaftes verankert werden.

Das Beispiel zeigt eine verzögerte Osteosynthese. Die Lücke,
die durch ein ausgebrochenes Fragment medial entstand, wurde
durch Tibiakopfspongiosa aufgefüllt.

Bei Quer- und kurzen Schrägbrüchen im mittleren Drittel, auch
mit kleiner Fragmentaussprengung, nageln wir geschlossen nach
KÜNTSCHER.

Liegt die Fraktur im distalen Drittel, fixieren wir mit dem
Herzog-Nagel.

Die nächsten Beispiele zeigen links die Küntscher-Nagelung, rechts die Herzog-Nagelung nach Stoßstangenverletzung, die nächste Serie das Ergebnis bei weiter distal gelegener Fraktur.

Bei langen Schräg- und Fragmentbrüchen erfolgt die Stabilisierung im mittleren und distalen Drittel mit Schrauben und Platten.

Lassen sich Stückbrüche geschlossen achsengerecht reponieren, nageln wir, ohne aufzubohren, im anderen Fall erfolgt die Plattenosteosynthese.

Den Fixateur externe verwenden wir bei Trümmerbrüchen, vor allem dann, wenn gleichzeitig Weichteile erheblich verletzt sind.

In der Behandlung der offenen Frakturen hat sich auch bei uns ein erheblicher Wandel ergeben. Insbesondere durch die hervorragende Wirkung von Beta-Isodona ist die Gefahr der Infektion erheblich verringert worden, so daß wir hier entweder die Plattenosteosynthese oder die Stabilisierung mit äußerem Spanner anwenden. Das implantierte Metall wird durch Weichteile gedeckt, verbleibende Hautdefekte werden in 2. Sitzung durch Spalthaut geschlossen.

Die Marknagelung, die bei der offenen Fraktur die Gefahr der Verschleppung von Keimen bis ins Kniegelenk in sich birgt, lehnen wir immer noch ab.

In den letzten 1 1/2 Jahren kamen im Krankenhaus Am Urban, Berlin, insgesamt 115 Frakturen des Unterschenkels zur Behandlung. Das Verhältnis Männer:Frauen betrug 2:1. Das Durchschnittsalter 32 Jahre. Der jüngste Patient war 2, der älteste 84 Jahre alt.

Bei 48 Patienten wurde konservativ behandelt, bei 67 Patienten wurde operiert.

33 mal wurden eine Schrauben- und Plattenosteosynthese durchgeführt. Die Dauer bis zur knöchernen Heilung betrug 13,5 Wochen, der stationäre Aufenthalt 6 Wochen.

In 34 Fällen wurden Nagelungen ausgeführt. Hier betrug die Dauer bis zur knöchernen Konsolidierung 9 Wochen, der stationäre Aufenthalt 3 Wochen.

23 offene Frakturen wurden behandelt, davon 6 konservativ und 17 operativ. Die knöcherne Konsolidierung trat im Schnitt nach 18,5 Wochen ein, der stationäre Aufenthalt betrug 14 Wochen.

An Komplikationen wurden beobachtet:
1 Infektion nach Plattenosteosynthese einer geschlossenen Fraktur, 1 Infektion nach Osteosynthese einer offenen Fraktur.

Beide Fälle konnten durch Saug-Spül-Drainage zur Ausheilung gebracht werden.

Verzögerte Callusbildung bzw. Pseudarthrosen wurden 3 mal beobachtet. Durch Beckenkammspananlagerung kam es auch hier zur Konsolidierung.

418

Zusammenfassung

Aufgrund unserer Erfahrung können wir feststellen, daß mit dieser
differenzierten Wahl des Behandlungsverfahrens in den meisten
Fällen den Verletzten weitgehend Wiederherstellung von Form und
Funktion gewährleistet wird.

W. Kurock, J. Ahlers und H.-J. Walde, Mainz

Ergebnisse der Marknagelung aus relativer Indikation bei proximalen und distalen Tibiaschaftfrakturen

Die Indikation zur operativen Versorgung einer Tibiaschaftfraktur
ist abhängig von der Art der Verletzung und vom Allgemeinzustand,
den Begleitverletzungen und der Persönlichkeitsstruktur des
Patienten. Nicht zuletzt bestimmen Einstellung und Erfahrung des
Operateurs die Behandlungsmethode. Die von KÜNTSCHER 1940 ein-
geführte, zwischenzeitlich mehrfach verbesserte und von der AO
standardisierte Marknagelung hat sich als zuverlässiges, jedoch
anspruchsvolles Osteosyntheseverfahren bewährt. Je nach Land und
Schule variieren jedoch Indikationsstellung und Operationstechnik.

An der Unfallchirurgischen Klinik der Universität Mainz wurden
von 1965 bis 1975 insgesamt 574 frische Tibiaschaftfrakturen und
84 Tibiaschaftpseudarthrosen bei 622 Patienten über 15 Jahre
operativ versorgt. Bei 364 Frakturen und bei 41 Pseudarthrosen
wurde eine Marknagelung durchgeführt. Bis 1968 wurden in Ausnahmefällen offene Frakturen zweiten und dritten Grades mit einem dünnen Nagel ohne Aufbohren der Markhöhle stabilisiert. Diese Methode
wurde jedoch völlig verlassen.

Die Marknagelung ist damit bei geschlossenen und erstgradig
offenen Schaftfrakturen, sowie bei nicht infizierten Schaftpseudarthrosen angezeigt, sofern keine allgemeinen oder lokalen
Kontraindikationen bestehen. Die Operation wird bei uns routinemäßig verzögert primär durchgeführt, d.h. bei geschlossenen
Frakturen nach einer Woche, bei erstgradig offenen Frakturen
nach Abschluß der Wundheilung, also im allgemeinen in der dritten
Woche. Die Versorgung bis zum Operationszeitpunkt erfolgt nach den
Richtlinien der konservativen Frakturbehandlung. Operationstech-
nisch bevorzugen wir die gedeckte Nagelung.

Quere und kurze Schrägfrakturen, sowie Pseudarthrosen im mittleren
Tibiaschaftdrittel stellen auch bei uns die Domäne der Marknagelung dar. Die Vorteile gegenüber anderen Verfahren sind offensichtlich. Bei den Frakturen und Pseudarthrosen im zweiten und
fünften Tibiaschaftsechstel tritt die Marknagelung in Konkurrenz
mit der Plattenosteosynthese. Bedingt durch die trompetenförmige
Erweiterung der Markhöhle am Übergang vom diaphysären zum metaphysären Bereich, stellt die Marknagelung aus relativer Indikation
besonders hohe Ansprüche an die Operationstechnik. Achsenfehlstellungen und Rotationsfehler lassen sich nur vermeiden, wenn

die Fraktur exakt reponiert und der Marknagel unter Bildwandlerkontrolle plaziert wird. Zur Sicherung der Rotationsstabilität
bei kurzem proximalem Fragment kann eine Verriegelungsschraube
eingebracht werden. Für den distalen Bereich stehen die Ausklinkdrähte nach HERZOG zur Verfügung. Damit kann bei der Marknagelung aus relativer Indikation in den meisten Fällen eine
Funktionsstabilität erreicht werden. Im Einzelfall nehmen wir
jedoch bewußt eine Lagerungsstabilität in Kauf und legen vorübergehend einen Oberschenkelgipsverband an. Die gedeckte Tibiamarknagelung aus relativer Indikation erfolgt also in erster Linie
im Dienste des Haut-Weichteilmantels.

Der Wert eines Osteosyntheseverfahrens muß jedoch an den möglichen Komplikationen gemessen werden. Die schwerwiegendste Komplikation stellt zweifellos der Infekt dar. Im eigenen Krankengut
fanden sich unter 278 geschlossenen Frakturen und Pseudarthrosen
in 1,4% Infekte. Die 136 offenen Frakturen waren dagegen mit einer
Infekthäufigkeit von 5,9% belastet. Diese hohe Komplikationsrate
geht hauptsächlich zu Lasten der zweit- und drittgradig offenen
Frakturen, die in früheren Jahren mit einem Nagel versorgt worden
waren. Pseudarthrosen fanden sich unter den 414 Tibiamarknagelungen in 1,4%. Nagelbrüche traten in 1,2% auf. Achsenfehler
mußten bei 1,9% der Fälle korrigiert werden, sie waren fast
ausschließlich auf Frakturen im distalen Drittel beschränkt.

Die gedeckte Tibiamarknagelung bei Frakturen und Pseudarthorsen
im proximalen und distalen Schaftdrittel ist ein schonendes, aber
technisch aufwendiges Operationsverfahren im Dienste der Weichteilverhältnisse. In der Hand des Erfahrenen ist die Komplikationsrate erträglich.

<u>Literatur</u>

1. KNAPP, U., WELLER, S.: Indikation und Ergebnisse der Marknagelung. Med. Welt <u>27</u>, 1991-1996 (1976).
2. SCHWEIKERT, C.H.: Die Nagelung. Langenbecks Arch. Chir. <u>337</u>,
   403-409 (1974).

H. Brüggemann, Hannover
Verfahrenswahl bei offenen Unterschenkelschaftbrüchen

Die offene Unterschenkelfraktur, bis ins letzte Jahrhundert hinein
in den meisten Fällen eine Indikation zur Amputation, gehört auch
heute noch zu den großen Problemen in der Knochenbruchbehandlung.
Trotz höchster Asepsis und subtiler Operationstechnik sind Fehl-
schläge nicht selten. Infektionsraten bis zu 19,5% wurden in den
letzten 10 Jahren in der Literatur angegeben (<u>3</u>).

Die Problematik der Behandlung offener Unterschenkelschaftbrüche
liegt vor allem in der Schwierigkeit, die Weichteilwunde bei oft

prekären Durchblutungsverhältnissen zu versorgen und gleichzeitig
die Fraktur zu stabilisieren.

Neben der schonenden Behandlung der Weichteile, einem exakten
Wunddebridement und dem spannungsfreien Wundverschluß, eventuell
mit Offenlassen der Wunde, ist die stabile Osteosynthese eine
wichtige Voraussetzung für den komplikationslosen Heilverlauf.

Die primäre Osteosynthese bei offenen Frakturen erhöht das Infektionsrisiko nicht,wie früher angenommen, sondern verhindert durch
exakte Ruhigstellung des Knochens posttraumatische Weichteilnekrosen und begünstigt so die Wundheilung (1, 2).

Die Art des Osteosyntheseverfahrens richtet sich nach der Schwere
der Weichteilverletzung:

Offene Unterschenkelfrakturen 1. Grades mit Durchspießung der
Haut von innen werden wie geschlossene Frakturen konservativ,
mit Marknagel oder Plattenosteosynthese behandelt.

Offene Frakturen 2. Grades mit Eröffnung der Fraktur durch Gewalteinwirkung von außen sollten möglichst durch eine Plattenosteosynthese versorgt werden.

Die Marknagelung führen wir in diesen Fällen selten durch, da
hierbei eine noch vorhandene endostale Durchblutung des denu-
dierten und damit schlecht vascularisierten Knochens zusätzlich
geschädigt wird. Die konservative Behandlung solcher Frakturen
sollte auf die Fälle beschränkt bleiben, bei denen aus vitaler
Indikation bei polytraumatisierten Patienten, vor allem mit
schweren Thoraxtraumen, die operative Frakturversorgung kontraindiziert ist.

Offene Frakturen 3. Grades mit ausgedehnter Weichteilzerstörung
stabilisieren wir in der Mehrzahl der Fälle durch eine Plattenosteosynthese. Daneben bietet sich vor allem bei Mehrfragment-
und Trümmerbrüchen, peripheren Durchblutungsstörungen oder ausgedehnten schwersten Weichteilcontusionen die Fixation mit
äußeren Spannern an.

In jedem Fall ist darauf zu achten, daß am Schluß der Operation
Knochen und metallische Implantate von vitalen Weichteilen bedeckt sein müssen. Es ist daher notwendig, die Platten atypisch
an die laterale oder dorsale Tibiafläche anzulegen. Liegt die
Platte medial unter der dünnen, meist contusionierten Haut,
kommt es hier mit großer Wahrscheinlichkeit zu Weichteilnekrosen,
die in vielen Fällen eine Sekundärinfektion einleiten.

Minimalosteosynthesen, z.B. mit einfachen Drahtumschlingungen,
lehnen wir ab, da sie keine Stabilität gewährleisten und als
Fremdkörper in einem instabilen Frakturbereich Nekrosen und
Infektionen begünstigen.

Ergebnisse

An der Unfallchirurgischen Klinik der Medizinischen Hochschule
Hannover wurden vom 1.1.1972 bis zum 31.12.1975 128 offene Unter-

schenkelschaftbrüche behandelt, es handelte sich dabei in der
überwiegenden Zahl um offene Frakturen 2. und 3. Grades (Tabelle 1).

Tabelle 1. Verfahrenswahl offene Unterschenkelschaftfrakturen
(1.1.72 - 31.12.75)

Therapie	I^O	II°	III°	n
Konservativ	10	16	–	26
Marknagel	18	7	–	25
Platte	6	36	17	59
Fix. externe	–	–	11	11
Prim. Amput.	–	–	7	7
	34	59	35	128

In 7 Fällen mußten wir bei völliger Zerreißung des Gefäßnerven-
bündels und ausgedehnten Knochen- und Weichteildefekten die
primäre Amputation durchführen.

In 9 Fällen kam es zu einer posttraumatischen Osteitis, darunter
6 bei Patienten mit drittgradig offenen Frakturen.

Pseudarthrosen mit Frakturheilung von mehr als 8 Monaten beobachteten wir in 6 Fällen (Tabelle 2).

Tabelle 2. Komplikationen

Komplikation	I^O	II°	III°	n	
Infektion	1	2	6	9	7,0%
Pseudarthrose	1	2	3	6	4,7%
Sek. Amputation	–	–	4	4	3,1%

Bei einem Patienten besteht noch eine Fistel, alle übrigen
Knocheninfektionen sind rezidivfrei abgeheilt. Alle Frakturen
sind konsolidiert mit einer längsten Ausheilungsdauer von 12 bzw.
16 Monaten.

In 4 Fällen mußte der Unterschenkel sekundär amputiert werden,
dreimal wegen Ischämie nach Erhaltungsversuchen und in einem Fall
aufgrund einer Sepsis bei bereits vor dem Unfall bestehender
schwerer chronischer Tibiaosteitis.

Alle sekundären Amputationen erfolgten innerhalb der 1. Woche
nach dem Unfall.

Literatur

1. BURRI, C.: Posttraumatische Osteitis. Bern, Stuttgart, Wien:
   Huber (1973).

2. TSCHERNE, H., BRÜGGEMANN, H.: Weichteilbehandlung bei Osteosynthesen, insbesondere bei offenen Frakturen. Unfallheilk.
   79, 467 (1976).
3. WEHNER, W.: Unsere Erfahrungen mit der primären Osteosynthese
   offener Frakturen. Beitr. Orth. 16, 195 (1969).

G. Herrmann, G. Ritter und F. Koudsi, Mainz

Ergebnisse bei primär durchgeführten stabilen Osteosynthesen offener Frakturen an der unteren Extremität

Die Erstbehandlung offener Frakturen hat sich im letzten Jahrzehnt deutlich gewandelt. Heute sind wir der Meinung, daß offene
Frakturen 2. und vor allem 3. Grades sofort einer primären operativen Versorgung mit stabiler Osteosynthese zugeführt werden
sollen.

Die posttraumatische Osteitis bzw. Osteomyelitis als gefähr-
lichste Komplikation betrug z.B. bei offenen Schaftfrakturen
bei konservativer Ruhigstellung und Behandlung fast 40%. Daher
sind wir in den letzten Jahren dazu übergegangen, die breit
offenen Frakturen insbesondere der unteren Extremitäten primär
durch eine stabile Osteosynthese zu versorgen und konnten so die
Rate der Wundheilungsstörungen und Infekte auf annähernd 6%
senken.

Dabei gingen wir von folgenden Leitsätzen aus:

1. Wiederherstellung der Stabilität. Die Stabilität - und damit
exakte Ruhigstellung im Frakturbereich - schafft nicht nur beste
Voraussetzungen für die komplikationslose knöcherne Ausheilung
und damit Minderung der Pseudarthrosengefahr, sondern sie ist
auch entscheidend für eine rasche Abheilung der oft schwersten
Weichteilverletzungen. In der Regel sollte primär eine funktions-
stabile Osteosynthese erreicht werden. An der unteren Extremität
kommt daher meist die Plattenosteosynthese zur Anwendung oder
bei schlechtesten Weichteilverhältnissen auch der Fixateur
externe.

Bei einer Oberschenkelfraktur kann die Platte wegen der stets
möglichen guten Weichteildeckung praktisch immer - biomechanisch
richtig - an der Außenseite angebracht werden.

Am Unterschenkel legen wir die Platte ebenfalls in der Regel an
der Außenseite an, da wir hier besonders bei schwerer Traumatisierung des Gewebes leichter eine spannungsfreie Weichteildeckung
erreichen.

Dazu darf ich Ihnen 2 typische Beispiele aus unserer Klinik
zeigen. Es handelt sich um eine breit offene Unterschenkeltrümmerfraktur bei einem 17jährigen jungen Mann nach einem
Mopedunfall. Hier zunächst das Unfallbild und das dazugehörige
Röntgenbild. Wir haben sofort eine primär stabile Plattenosteo-

synthese durchgeführt - fast im Sinne eines Erhaltungsversuches -.
Hier die postoperative Röntgenkontrolle und schließlich das Röntgenbild 1 Jahr nach dem Unfall. Die Fraktur ist komplikationslos
ausgeheilt. Anschließend noch einige klinische Funktionsergebnisse
nach Ausheilung. Als zweiter Fall ebenfalls ein junger Mann nach
einem Motorradunfall mit einer breit offenen Unterschenkelfraktur
rechts mit erheblicher Weichteilzerstörung. Zunächst das Unfall-
röntgenbild. Hier haben wir wegen des großen Weichteildefektes
primär einen äußeren Spanner angelegt und den Hautdefekt nach
Abheilen der Wunde sekundär gedeckt. Hier noch das Ausheilungs-
röntgenbild 1 Jahr nach dem Unfall und das dazugehörige klinische
Bild.

Hinzu kommt aber noch die bei den heutigen Unfällen typische
schwerste Traumatisierung des Hautweichteilmantels, so daß ein
weiterer Grundsatz der Therapie lautet:

2. Erhaltung der Vitalität. Dazu gehört die Erhaltung der noch
vorhandenen Blutzufuhr der frakturierten Knochenanteile. Dies
erfordert eine möglichst schonende Freilegung des Operationsge-
bietes; bei schweren Weichteil- und evtl. Gefäßverletzungen
dürfen noch vorhandene kleinere Blutgefäße nicht unnötig gefährdet werden. Daher legen wir den frakturierten Knochen nur sparsam
frei und entblößen ihn lediglich in dem Bereich vom Periost und
den umgebenden Weichteilen, wo wir die Platte anlegen.

Das dritte Grundprinzip unserer Therapie ist die ausreichende und
exakte Wundversorgung. Diese ist hinsichtlich der Infektverhütung unter dem Gesichtspunkt der Vitalität von entscheidender
Wichtigkeit. Alles als avital erkennbare Gewebe, insbesondere
im Bereich der Weichteile und der Haut wird vollständig entfernt.
Kleinere völlig isolierte Corticalisfragmente werden besser entfernt, große isolierte Fragmente werden primär dann belassen,
wenn sie für die Erzielung der Stabilität erforderlich sind.
Knochendefekte werden im Einzelfall primär oder sekundär mit
Spongiosaplastik aufgefüllt.

Keinesfalls darf der Wundverschluß durch Spannung erzwungen
werden. Es hat sich vielmehr bewährt, den Knochen nur mit Muskulatur zu decken und die Wunden ggf. offen zu lassen, um sie
sekundär durch Hauttransplantation zu decken.

Offene Frakturen zweiten und dritten Grades sollten heute primär
operiert und durch eine stabile Osteosynthese versorgt werden.

Der Vergleich der Behandlungsergebnisse unserer Klinik zeigt, daß
mit der primär stabilen Osteosynthese bei offenen Frakturen ungleich bessere Ergebnisse erzielt werden, als durch die frühere
konservative Behandlung.

Sogenannte Minimalosteosynthesen sind abzulehnen, da sie aufgrund
ihrer Instabilität die Infektgefahr sowohl am frakturierten Knochen, aber auch ganz besonders in den umgebenden Weichteilen
vermehren. In diesem Sinne sprechen wir hier auch von der stabilen
Osteosynthese im Dienste der Weichteile.

Podiumsdiskussion zum V. Hauptthema

Zur Frage der Verlagerung des Radialisnerven bemerkt TSCHERNE,
daß diese nur in den wenigsten Fällen ohne Schädigung von Muskel-
ästen für den Triceps möglich und daher im allgemeinen darauf zu
verzichten sei, was auch die Ansicht von SCHWEIKERT ist. TROJAN
hält die Radialisverlagerung ebenfalls für nicht notwendig.

Während aus dem Auditorium (STADLER, Davos) die Auffassung vertreten wird, eine primäre Radialisparese sei nicht unbedingt eine
absolute Indikation zur Osteosynthese des Humerusschaftes, vertritt
TROJAN entschieden den Standpunkt der absoluten Operationsindikation, wobei er darauf hinweist, daß der Nerv meist im Bruchspalt
eingeklemmt oder gequetscht, glücklicherweise aber nur selten
durchtrennt sei. Eine teilweise Radialisparese sehe er dagegen
nicht als absolute Operationsindikation an. SCHWEIKERT stimmt dem
zu, während ECKE sowohl bei vollständigen als auch bei unvoll-
ständigen Lähmungszuständen freilegt.

Zu den Vorträgen von JÄGER und HUPFAUER meint TSCHERNE, daß bei
Wirbelmetastasen anstelle einer Spondylodese eine direkte Aus-
räumung und ventrale Fusionierung angezeigt sei, zumal bei dieser
Gelegenheit eine Dekompression des Rückenmarks vorgenommen werden
könne.

Bezüglich der Operationsindikation bei kindlichen Unterarmen bemerkt SCHWEIKERT, daß nach seinen Nachuntersuchungen Verschiebungen um mehr als volle Schaftbreite im Wachstum vollkommen
ausgeglichen werden, ebenso Verbiegungen von bis zu 15 Grad.
- Zum Vortrag GROHER über Claviculafrakturen bemerkt STADLER,
daß Stückfrakturen zum großen Teil unter konservativer Behandlung ausheilen, bei spitzen Fragmenten mit drohenden Durchspies-
sungen jedoch die Osteosynthese zu bevorzugen sei.

Die Diskussion schloß mit folgenden, wörtlich wiedergegebenen
Bemerkungen von WILLENEGGER:

Zunächst einmal finde ich es sehr erfreulich und positiv, daß die
Frakturbehandlung, insbesondere die Osteosynthese - und zwar die
Druckosteosynthese -, im Programm vor allem angesprochen war. Es
sind dann eben auch die anderen Osteosyntheseverfahren hier aus-
giebig zum Zuge gekommen. Diesmal wurde es unter dem Leitmotiv
"Indikation" ausgeschrieben. Das hat nun doch alle Referenten
gezwungen, zur Indikation Stellung zu nehmen. "Indikation" heißt
ja: dasjenige Behandlungsverfahren heraussuchen, das bestmögliche
Funktionsresultate erzielt und gleichzeitig das einfachste Behandlungsverfahren darstellt. Darum werden wir zwangsläufig immer
wieder zurückgeführt auf das Gebiet der konservativen Frakturenbehandlung und müssen uns immer wieder erst einmal überlegen, ob
eine Fraktur überhaupt eine Osteosynthese erfordert. Ich muß sagen: Gerade diese Tendenz und diese Bemühung ist in den Referaten
sehr gut zum Ausdruck gekommen. Es kam daneben auch zum Ausdruck,
daß wir für viele Frakturtypen auf komplizierte Behandlungsverfahren, auf operative Behandlungsverfahren zurückgreifen müssen,
sonst bekommen wir eben nicht die guten Resultate, die wir haben
wollen und die der Mensch des zwanzigsten Jahrhunderts auch von
uns erwarten darf.

Ein zweiter Punkt, den ich als positiv herausstreichen möchte,
ist die Tatsache, daß in allen Referaten ein klares und korrektes
biomechanisches Denken in bezug auf die Osteosynthese herauskam.
Dieses Denken betrifft natürlich auch die konservative Behandlung. Das müssen wir ganz genau festhalten. Von diesem korrekten
biomechanischen Denken aus ergeben sich dann zwangsläufig biomechanisch korrekte und erfolgreiche Osteosynthesemethoden. Das
ist überall sehr schön zum Ausdruck gekommen. Wenn wir davon
Abweichungen und Kompromisse machen, müssen wir diese Kompromisse
als solche deklarieren. Dann leisten wir einen Beitrag, um von
vornherein unangenehme Kontraindikationen und gegensätzliche
Diskussionen aus dem Wege zu räumen. Wir sind eben manchmal
gezwungen, Kompromisse in dieser Richtung durchzuführen, wie
aus vielen Referaten hervorging.

Nun eine Bemerkung zu Herrn HUPFAUER. Sie haben gesagt, daß Sie
in Ihren Demonstrationen von den strengen Regeln der AO abge-
wichen sind. Ich möchte das Gegenteil behaupten. Sie haben eben
gezeigt, daß man in schwierigen Fällen sehr exakt biomechanisch
denken muß und daß man dann eben bei besonderen Verhältnissen
besondere biomechanische adäquate Methoden anwenden muß. Dieses
nur nebenbei, um an einem Beispiel zu zeigen, wie sehr wir uns
immer wieder hüten müssen, irgendwelche Gegensätze und Kontraindikationen zu konstruieren, wo sie eben gar nicht da sind.

Das persönliche Ermessen ist jetzt auch in einigen Referaten
angeklungen, gerade zum Beispiel im Zusammenhang mit dem Radialis
und Humerus. Warum sollen wir jetzt streiten und sagen: Nur bei
absoluten Lähmungen primäre Osteosynthese, bei Teillähmungen
kann man warten? - Ja, man kann. Aber wenn ein Chirurg der
Meinung ist, er möchte genau wissen, was mit dem Radialis los
ist, wenn er eine Teilparese entdeckt hat, wenn er eine Verklemmung befreit hat, ich glaube, dann müssen wir auch irgendwie
dem Chirurgen ein bestimmtes persönliches Ermessen zubilligen
und auch gar keine Gegensätze konstruieren.

Dann möchte ich mich noch mit einem Wort an diejenigen Kollegen
wenden, die in kleinen Krankenhäusern arbeiten. Sie haben auch an
diesem Kongreß gehört, ein wie weites Spektrum die Frakturenbehandlung oft ist. Der Allgemeinchirurg, der an einem kleinen
Krankenhaus arbeitet, hat doch dort ein Tätigkeitsfeld, wo er
seine Persönlichkeit als Chirurg und Arzt wirklich zu hohem
Einsatz bringen und auch selber definieren kann. Jeder Chirurg,
auch an einem kleinen Krankenhaus, kann heute einen Beitrag
leisten zur Weiterentwicklung, zur Verbesserung der Frakturenbehandlung, einfach schon dadurch, daß er gute Arbeit leistet,
daß er seine Grenzen kennt, daß er sich selber weiterentwickelt,
dann seine Grenzen immer mehr ausweiten kann, ein größeres persönliches Spektrum in seinem Hause durchführen kann. Das ist doch
etwas außerordentlich Positives, auch wenn er Nachkontrollen
macht, wenn er zum Beispiel von 50 Unterschenkelbrüchen 50 nachkontrolliert, genau orientiert ist über die Resultate. Ein solcher Beitrag ist doch schon etwas Positives an einem Kongreß.

Was mich in der Bundesrepublik zu sehen, auch sehr beeindruckt
hat, da möchte ich die Orthopäden um Entschuldigung bitten,
ist die Tatsache, wie sehr stark   und fest verankert die Praxis

der Traumatologie ist. Ich glaube, so sollte es auch sein. Das
würde für die Orthopäden bedeuten: Wenn sie schon Frakturenbehandlung, Traumatologie mit allen Konsequenzen machen, müssen
sie zuerst vor der Ausbildung zum Facharzt für Orthopädie ganz
hervorragende Allgemeinchirurgen sein.

H. Contzen, Frankfurt/M.
Schlußwort des Präsidenten

Wenn ich nur ein kurzes Fazit ziehen darf: Ich glaube, daß wir
in wirklich harter Arbeit in diesen zweieinhalb Tagen zumindest
den status praesens haben aufzeigen können und damit eigentlich
von einem - ab heute gesehen - Punkt Null die Wege für weitere
intensive Arbeit aufgezeigt oder zumindest die Richtung gewiesen
haben.

Es kann der Vergleich - und das ist der entscheidende Punkt -
des Behandlungsergebnisses immer nur auf einer exakten Nachuntersuchung beruhen. Ich habe in der Programmvorbereitung darauf Wert
gelegt und schon in der Ausschreibung Entsprechendes vermerkt.
Ich bin sehr froh und stolz, möchte ich sagen, daß diese Ausschreibungsbedingungen berücksichtigt worden sind. Diejenigen,
die ihre Vorträge hier nicht haben halten können, weil sie sich
nicht ganz an die Ausschreibungsbedingungen gehalten haben, sollten einsehen, daß es nur so möglich ist. Wir können nicht über
Dinge diskutieren, die nicht vergleichbar sind; das geht nicht.
Im übrigen glaube ich, daß alles in allem die Tage hier sinnvoll
waren, effektiv waren.

Ich möchte mit meinem herzlichen Dank an alle Sitzungsleiter,
Referenten, nicht zuletzt aber auch an alle Mitarbeiter, die im
Hintergrund gewirkt haben - an alle unsere Damen, die hier sozusagen die Heinzelmännchen waren, die dafür sorgten, daß einfach
alles lief, ganz sicher auch an die Herren, welche die Technik
hervorragend bedient haben-, die 40. Jahrestagung der Deutschen
Gesellschaft für Unfallheilkunde beschließen.

G. Dotzauer, Köln

Meine sehr verehrten Damen und Herren, bevor Sie das Haus verlassen, möchte ich gewissermaßen in Ihrer aller Vertretung
unserem Präsidenten recht herzlich danken für die Ausrichtung
und die viele Arbeit und Mühe, die er gehabt hat. Vorhin fiel
das Wort "souverän". Dieses Wort sollte man auf den ganzen Kongreß übertragen. Sie haben ihn mit einer leichten Eleganz geführt.
Sie sind ein Problem für Nachfolger! Ich wünsche Ihnen für die
nächsten Tage eine Entspannung; Sie werden sie bitter nötig haben.
Ich wünsche, daß Ihre Frau und Sie sich im Oberhessischen erholen,
um den Strapazen des Alltags wieder kräftig gegenüberstehen zu
können. Herzlichen Dank!

J. Probst, Murnau

Bericht über die Mitgliederversammlung der Deutschen Gesellschaft für Unfallheilkunde e.V. am 18.11.1976 in der Kongreßhalle zu Berlin

Der Präsident der Deutschen Gesellschaft für Unfallheilkunde für 1976, Professor Dr. med. H. CONTZEN, Frankfurt/M., eröffnete um 14.15 Uhr die Mitgliederversammlung; anwesend waren 96 Mitglieder. Er stellte zunächst fest, daß die Einladung zur Mitgliederversammlung ordnungsgemäß und termingerecht ergangen ist; aus dem Mitgliederkreise waren Änderungs- oder Ergänzungsvorschläge zur Tagesordnung nicht eingebracht worden.

Zum <u>Jahresbericht</u> führte der Präsident aus, daß in diesem Jahr 2 Präsidiumssitzungen stattgefunden haben. In der Sitzung vom 17.11.1976 wurde beschlossen, daß die Deutsche Gesellschaft für Unfallheilkunde e.V. sich der Empfehlung der Deutschen Gesellschaft für Chirurgie, betreffend die Begrenzung der Autorenzahl bei Veröffentlichungen, gleich anderen Gesellschaften anschließen wird. Nach diesen Empfehlungen, die im Organ der Gesellschaft, der Zeitschrift "Unfallheilkunde", veröffentlicht sowie vor der nächsten Jahrestagung den Vortragenden mitgeteilt werden, kommen als Autoren nur diejenigen in Betracht, die an einer Veröffentlichung verantwortlichen Anteil haben.

Im <u>Geschäftsbericht</u> orientierte der 1. Schriftführer, Priv.Doz. Dr.med. J. PROBST, Murnau, die Mitglieder über den Zugang von 16 Mitgliedschaftsanträgen und bat die Mitglieder gleichzeitig um Neuwerbung von Mitgliedern vor allem aus der jüngeren Generation. Ferner wies er auf die Notwendigkeit frühzeitiger und korrekter Manuskriptabgabe hin, die Voraussetzung des rechtzeitigen Erscheinens des Tagungsberichtes ist.

Der Kassenführer, Dr.med. G. DORKA, Berlin, trug den <u>Bericht über den Haushalt 1975</u> vor. Das Vermögen der Gesellschaft betrug am 31.12.1975 DM 55.393,40. Am 10.11.1976 gehörten der Gesellschaft insgesamt 1.094 Mitglieder an, davon 304 beitragsfrei. Im Berichtsjahr sind 10 Mitglieder verstorben, 4 ausgetreten. Gegenwärtig zählen zur Gesellschaft 15 Ehren- und 13 Korrespondierende Mitglieder. - Buchführung und Abschluß sind von Herrn Dipl. Kfm. FAERBER, Steuerberater in Berlin, überprüft worden. Die Kassenprüfung, ist am 17.11.1976 durch die Herren Prof. Dr. DÜRR, Koblenz, und Priv. Doz. Dr. HIERHOLZER, Duisburg, vorgenommen worden. Priv. Doz. Dr. HIERHOLZER schlug der Mitgliederversammlung die Entlastung des Vorstandes vor, die einstimmig gewährt wurde.

Zu den <u>Wahlen</u> ließ der Wahlleiter, Prof. Dr. JUNGBLUTH, Hamburg, bei Anwesenheit von 96 Mitgliedern die Saaltüren schließen. Zur Wahl zum 2. stellvertretenden Vorsitzenden wurde vom Präsidium Prof. Dr. SIEGFRIED WELLER, Tübingen, vorgeschlagen. Die Auszählung der im geheimen Wahlgang abgegebenen Stimmen ergab 93 ja-Stimmen, 2 nein-Stimmen, 1 Enthaltung. Prof. Dr. WELLER nahm die Wahl zum 2. stellvertretenden Vorsitzenden und damit zum designierten Präsidenten für 1978 unter gleichzeitigem Dank für das erwiesene Vertrauen an. - Zur Wahl in den nichtständigen

Beirat waren vom Präsidium Prof.Dr. WALTER DÜRR, Koblenz, und
Priv. Doz. Dr. KONRAD WALCHER, Berlin, vorgeschlagen worden.
Nach geheimer Wahl entfielen bei jeweils 82 gültigen Stimmen
auf Prof. Dr. DÜRR 75 ja-, 3 nein-Stimmen, 4 Enthaltungen, auf
Priv. Doz. Dr. WALCHER 70 ja-, 8 nein-Stimmen und 4 Enthaltungen.
Die Gewählten nahmen die Wahl an.

Als Kassenprüfer für das Geschäftsjahr 1976 wurden auf Vorschlag
des Präsidiums Priv. Doz. Dr. HIERHOLZER, Duisburg, und Dr. LECHER,
Hannover, per acclamationem gewählt.

Da Anträge aus dem Mitgliederkreise weder schriftlich noch münd-
lich gestellt wurden, schloß der Präsident um 14.43 Uhr unter
gleichzeitigem Dank an die erschienenen Mitglieder die Versamm-
lung.

gez. PROBST   gez. CONTZEN

Priv. Doz. Dr. J. PROBST   Prof. Dr. H. CONTZEN
1. Schriftführer   Präsident für 1976

Sachverzeichnis

Hefte zur Unfallheilkunde

Bd. 117–128

117. Heft: **37. Jahrestagung.** Deutsche Gesellschaft für
Unfallheilkunde, Versicherungs-, Versorgungs- und
Verkehrsmedizin e.V. 22. bis 24. November 1973, Berlin.
Kongreßbericht im Auftrage des Vorstandes zusammengestellt
von Contzen, H. 1974. 150 Abbildungen. XV, 409 Seiten
DM 122,– $53.70   ⟨3-540-06727-2⟩

118. Heft: KUTSCHA-LISSBERG, E.; RAUHS, R.: **Frische
Ellenbogenverletzungen im Wachstumsalter.** 1974, vergriffen
                                          ⟨3-540-06949-6⟩

119. Heft: **9. Tagung der Österreichischen Gesellschaft für
Unfallchirurgie.** 5. und 6. Oktober 1973, Salzburg.
Kongreßbericht im Auftrage des Vorstandes zusammengestellt
vom Sekretär der Gesellschaft, Jonasch, E. 1974, vergriffen
                                          ⟨3-540-07033-8⟩

120. Heft: **Knochenverletzungen im Kniebereich.** 2.
Reisensburger Workshop zur klinischen Unfallchirurgie, 18.–
21. September 1974. Herausgeber: Burri, C.; Rüter, A.; Spier,
W. 1975. 71 Abb. VIII, 149 Seiten
DM 32,– $14.10   ⟨3-540-07200-4⟩

121. Heft: **38. Jahrestagung.** Der Deutschen Gesellschaft für
Unfallheilkunde, Versicherung-, Versorgungs- und
Verkehrsmedizin e.V. 21. bis 23. November 1974, Berlin.
Kongreßbericht im Auftrag des Vorstandes zusammengestellt
von Probst, J. 1975. 245 Abb. 86 Tab. XXI, 562 Seiten
DM 118,– $52.00   ⟨3-540-07467-8⟩

122. Heft: FRIEDRICH, B.: **Biomechanische Stabilität und
posttraumatische Osteitis.** Experimentelle Untersuchungen zur
Ätiologie und ihre Konsequenzen für die Klinik. 1975. 51 Abb.
17 Tab. VII, 113 Seiten
DM 48,– $21.20   ⟨3-540-07468-6⟩

123. Heft: RÜEDI, T.P.: **Titan und Stahl in der
Knochenchirurgie.** 1975. 22 Abb., 7 Tab. VIII, 66 Seiten
DM 44,– $19.40   ⟨3-540-07469-4⟩

124. Heft: **10. Tagung der Österreichischen Gesellschaft für
Unfallchirurgie.** 11. und 12. Oktober 1974, Salzburg.
Kongreßbericht im Auftrage des Vorstandes zusammengestellt
vom Sekretär der Gesellschaft Jonasch, E. 110 Abb.
XIII, 330 Seiten. DM 98,– $43.20   ⟨3-540-07495-3⟩

125. Heft: **Bandverletzungen am Knie.** 3. Reisensburger
Workshop zur klinischen Unfallchirurgie 27. Februar bis
1. März 1975. Herausgeber: Burri, C.; Rüter, A. 1975.
84 Abb. X, 148 Seiten. DM 32, – $14.10   ⟨3-540-07374-4⟩

126. Heft: **Deutsch-Österreichisch-Schweizerische
Unfalltagung (2.) in Berlin.** 20.-22. Nov. 1975.
39. Jahrestagung der Deutschen Ges. für Unfallheilkunde,
11. Tagung der Österr. Ges. für Unfallchirurgie,
61. Jahresversammlung der Schweiz. Ges. für Unfallmedizin
und Berufskrankheiten. Kongreßbericht zusammengestellt
von Probst, J.; Jonasch, E.; Baur, E. 1976. 268 Abb.
XXVIII, 696 Seiten. DM 120,– $52.80   ⟨3-540-07892-4⟩

127. Heft: **Knorpelschaden am Knie.** 4. Reisensburger
Workshop zur klinischen Unfallchirurgie, 25.-27. September
1975. Herausgeber: Burri, C.; Rüter, A. 1976. 127 Abb. 40 Tab.
XI, 228 Seiten. DM 48,– $21.20   ⟨3-540-07599-2⟩

128. Heft: **Meniscusläsion und posttraumatische Arthrose am
Kniegelenk.** 5. Reisensburger Workshop zur klinischen
Unfallchirurgie, 26.-28. Februar 1976. Herausgeber: Burri, C.;
Rüter, A. 1976. 125 Abb., 55 Tab. XI, 254 Seiten
DM 56,– $24.70   ⟨3-540-07883-5⟩

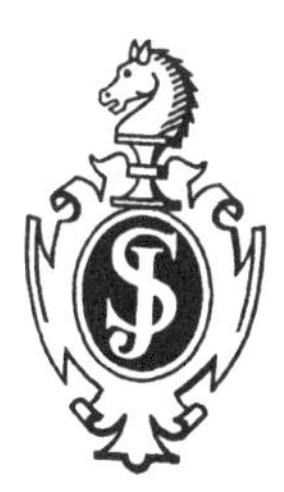

**Springer-Verlag
Berlin Heidelberg New York**

Springer Orthopädie/Traumatologie
Eine Auswahl

R. Bombelli
Osteoarthritis of the Hip
Pathogenesis and Consequent Therapy
160 figures (70 in color). X, 136 pages. 1976
Cloth DM 166,–; US $73.10
ISBN 3-540-07842-8

P.G. Maquet
Biomechanics of the Knee
with Application to the Pathogenesis and the
Surgical Treatment of Osteoarthritis
184 figures. XIII, 230 pages. 1976
Cloth DM 168,–; US $74.00
ISBN 3-540.07882-7

Progress in Orthopaedic Surgery, Volume 1
Leg Length Discrepancy
The Injured Knee
Editor: D.S. Hungerford.
With contributions by numerous experts.
Approx. 100 figures. Approx. 150 pages
Cloth DM 40,–; US $17.60
ISBN 3-540-08037-6

B. Friedrich
Biomechanische Stabilität und
posttraumatische Osteitis
Experimentelle Untersuchungen zur Ätiologie
und ihre Konsequenzen für die Klinik
(Hefte zur Unfallheilkunde, 122. Heft)
51 Abbildungen, 17 Tabellen.
VII, 113 Seiten. 1975
DM 48,–; US $19.70
ISBN 3-540.07468-6

Meniscusläsion und posttraumatische Arthrose
am Kniegelenk
5. Reisensburger, Workshop zur klinischen
Unfallchirurgie, 26. bis 28. Februar 1976
Herausgeber: C.Burri, A. Rüter
Unter Mitarbeit zahlreicher Fachwissen-
schaftler
(Hefte zur Unfallheilkunde, 128. Heft)
125 Abbildungen, 55 Tabellen.
XI, 254 Seiten. 1976. DM 56,–; US $24.70
ISBN 3-540-07883-5

Manual der Osteosynthese AO-Technik
Von M.E. Müller, M. Allgöwer,
H. Willenegger, R. Schneider
In Zusammenarbeit mit W. Bandi et al.
2. Auflage, 345 Abbildungen in Einzel-
darstellungen. Etwa 425 Seiten. 1977
Gebunden DM 236,–; US $96.00
ISBN 3-540-04663-1
In Vorbereitung

F. Pauwels
Biomechanics of the Normal and
Diseased Hip
Theoretical Foundation, Technique and
Results of Treatment. An Atlas
Translator from the German:
R.J. Furlong, P. Maquet
305 figures in 853 separate illustrations
VIII, 276 pages. 1976
Cloth DM 390,–; US $171.60
ISBN 3-540-07428-7

Unfallchirurgie
Von C. Burri et al.
2. überarbeitete und erweiterte Auflage.
(Heidelberger Taschenbücher, 145. Band)
144 Abbildungen, 10 Tabellen.
XX, 284 Seiten. 1976
DM 19,80; US $8.20
ISBN 3-540-07874-6

Zeitschriften

Archiv für orthopädische und Unfall-Chirurgie
In cooperation with the Deutsche Gesellschaft
für Unfallheilkunde.
Editorial Board: M.A.R. Freeman,
F. Linder, M.E. Müller, H. Rettig,
H.G. Willert, A.N. Witt (Managing Editor).
1977, Vols. 87–90 (3 issues each): DM 672,–;
approx. $275.60, plus postage and handling.

Der Chirurg
Zeitschrift für alle Gebiete der operativen
Medizin. Organ des Berufsverbandes
der Deutschen Chirurgen e.V.
Herausgeber:
K.H. Bauer, E. Derra, G. Heberer, E. Kern,
O. Lindenschmidt, W. Wachsmuth, R. Zenker.
1977, Vol. 18 (12 issues): DM 176,–;
approx. $72.20, plus postage and handling.

Preisänderungen vorbehalten

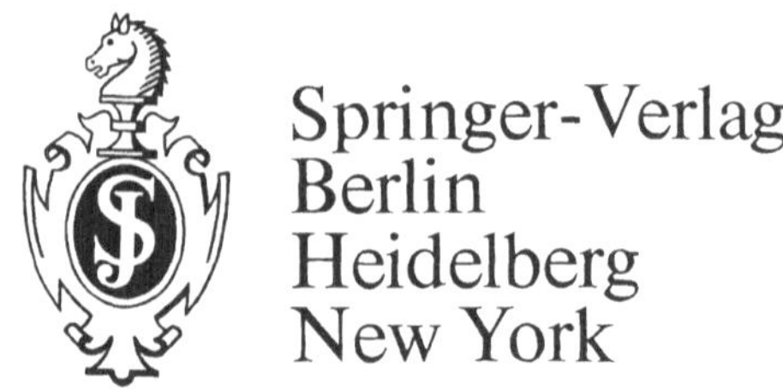

Springer-Verlag
Berlin
Heidelberg
New York